儿科放射学
Top 3 鉴别诊断
——病例荟萃与分析

Top 3 Differentials
in Pediatric Radiology

A Case Review

儿科放射学
Top 3 鉴别诊断
——病例荟萃与分析

Top 3 Differentials
in Pediatric Radiology
A Case Review

原 著 主 编　**Rebecca Stein-Wexler, MD**

Professor of Pediatric Radiology

Director, Radiology Residency Program

University of California Davis Medical Center and Children's Hospital

Sacramento, California

原著丛书主编　**William T. O'Brien Sr., DO, FAOCR**

Director, Pediatric Neuroradiology Fellowship

Cincinnati Children's Hospital Medical Center

Associate Professor of Radiology

University of Cincinnati College of Medicine

Cinncinnati, Ohio

主　　译　吴新淮

　　　　　赵　倩

　　　　　池婧涵

　　　　　王一托

北京大学医学出版社

ERKE FANGSHEXUE TOP 3 JIANBIE ZHENDUAN——BINGLI HUICUI YU FENXI

图书在版编目（CIP）数据

儿科放射学 Top 3 鉴别诊断：病例荟萃与分析 /（美）丽贝卡·斯坦因–韦克斯勒
（Rebecca Stein-Wexler）原著；吴新淮等主译 . —北京：北京大学医学出版社，2022.7
书名原文：Top 3 Differentials in Pediatric Radiology：A Case Review
ISBN 978-7-5659-2588-7

Ⅰ. ①儿… Ⅱ. ①丽… ②吴… Ⅲ. ①小儿疾病－放射诊断 Ⅳ. ① R816.92

中国版本图书馆 CIP 数据核字（2022）第 021960 号

北京市版权局著作权登记号：图字：01-2021-1265

Copyright © 2019 of the original English language edition by Thieme Medical Publishers, Inc., New York, USA

Original title: Top 3 Differentials in Pediatric Radiology: A Case Review by Rebecca Stein-Wexler

英文原著由 Thieme Medical Publishers, Inc. 出版，版权 © 2019

原著书名：Top 3 Differentials in Pediatric Radiology: A Case Review

原著作者：Rebecca Stein-Wexler

儿科放射学 Top 3 鉴别诊断——病例荟萃与分析

主　　译：吴新淮　赵　倩　池婧涵　王一托
出版发行：北京大学医学出版社
地　　址：（100191）北京市海淀区学院路 38 号　北京大学医学部院内
电　　话：发行部 010-82802230；图书邮购 010-82802495
网　　址：http://www.pumpress.com.cn
E-mail：booksale@bjmu.edu.cn
印　　刷：北京信彩瑞禾印刷厂
经　　销：新华书店
责任编辑：畅晓燕　　责任校对：靳新强　　责任印制：李　啸
开　　本：889 mm×1194 mm　1/16　印张：27　字数：840 千字
版　　次：2022 年 7 月第 1 版　2022 年 7 月第 1 次印刷
书　　号：ISBN 978-7-5659-2588-7
定　　价：190.00 元
版权所有，违者必究
（凡属质量问题请与本社发行部联系退换）

译者名单

（按姓名汉语拼音排序）

曹婧可　解放军总医院第七医学中心
池婧涵　解放军总医院第七医学中心
孔彩平　解放军总医院第七医学中心
李　莹　解放军总医院第七医学中心
覃胜灵　中国医学科学院肿瘤医院
邵建林　解放军总医院第七医学中心
孙　竹　解放军总医院第七医学中心
田智琛　解放军总医院第七医学中心
王　凤　解放军总医院第七医学中心
王一托　解放军总医院第七医学中心
吴新淮　解放军总医院第七医学中心
肖二明　廊坊市妇幼保健院
张红洁　解放军总医院第七医学中心
张　娜　解放军总医院第七医学中心
赵　倩　解放军总医院第七医学中心
周　帅　石家庄市人民医院

原著者名单

Karen Ayotte, MD
Pediatric Radiologist
The Permanente Medical Group
Walnut Creek, California

Duy Quang Bui, MD
Fellow, Neuroradiology
University of California Davis Medical Center
Sacramento, California

James S. Chalfant, MD
Resident, Radiology
University of California Davis Medical Center
Sacramento, California

Ellen Cheang, MD
Resident, Radiology
University of California Davis Medical Center
Sacramento, California

Michael Doherty, MD
Resident, Radiology
University of California Davis Medical Center
Sacramento, California

Leslie E. Grissom, MD
Clinical Professor, Radiology and Pediatrics
Nemours duPont Hospital for Children
Thomas Jefferson University
Wilmington, Delaware

Kriti Gwal, MD
Assistant Professor, Pediatric Radiology
UC Davis Medical Center and Children's Hospital
Sacramento, California

Stephen Henrichon, MD
Resident, Radiology
University of California Davis Medical Center
Sacramento, California

Ernst Joseph, MD
Resident, Radiology
Hospital of the State University of Haiti
Port-au-Prince, Haiti

Fabienne Joseph, MD
Chief Resident, Radiology
Hospital of the State University of Haiti
Port-au-Prince, Haiti

Wonsuk Kim, MD
Resident, Radiology
University of California Davis Medical Center
Sacramento, California

Aleksandar Kitich, MD
Resident, Radiology
University of California Davis Medical Center
Sacramento, California

John P. Lichtenberger III, MD
Associate Professor, Radiology and Radiological Sciences
Uniformed Services University
Bethesda, Maryland

Stephen Malutich, MD
Resident, Radiology and Nuclear Medicine
University of California Davis Medical Center
Sacramento, California

Myles Mitsunaga, MD
Resident, Radiology
University of California Davis Medical Center
Sacramento, California

Geoffrey D. McWilliams, MD
Chief Resident, Radiology
University of California Davis Medical Center
Sacramento, California

Ethan Neufeld, MD
Chief Resident, Radiology
University of California Davis Medical Center
Sacramento, California

Jennifer L. Nicholas, MD, MHA
Assistant Professor, Pediatric Radiology
Washington University School of Medicine
Mallinckrodt Institute of Radiology
Saint Louis, Missouri

Anna Nidecker, MD
Associate Professor, Neuroradiology
University of California Davis Medical Center
Sacramento, California

William T. O'Brien Sr., DO
Director, Pediatric Neuroradiology Fellowship
Cincinnati Children's Hospital Medical Center
Associate Professor of Radiology
University of Cincinnati College of Medicine
Cincinnati, Ohio

Aaron Potnick, MD
Assistant Clinical Professor, Pediatric Radiology
University of California Davis Medical Center
Sacramento, California

Shruthi Ram, MD
Resident, Radiology
University of California Davis Medical Center
Sacramento, California

Mike Evens Saint-Louis, MD
Chief Resident, Radiology
Hospital of the State University of Haiti
Port-au-Prince, Haiti

Patrick J. Sanchez, MD
Fellow, Neuroradiology
University of California Davis Medical Center
Sacramento, California

Thomas Ray Sanchez, MD
Associate Professor, Pediatric Radiology
Director of Pediatric Imaging
UC Davis Medical Center and Children's Hospital
Sacramento, California

Arvind Sonik, MD
Pediatric Radiologist
The Permanente Medical Group
Sacramento, California

Rebecca Stein-Wexler, MD
Professor of Pediatric Radiology
Director, Radiology Residency Program
University of California Davis Medical Center and
    Children's Hospital
Sacramento, California

Robert J. Wood
University of San Diego
San Diego, California

Sandra L. Wootton-Gorges[†]
Professor, Pediatric Radiology
Director of Pediatric Imaging
UC Davis Medical Center and Children's Hospital
Sacramento, California

Cathy Zhou, MD
Resident, Radiology and Nuclear Medicine
University of California Davis Medical Center
Sacramento, California

[†]Deceased.

译者前言

或许每一本书都是一滴水，只有投入大海，才能汇成知识的海洋。

原著的最大亮点是着眼于儿科影像诊断教学中的空白区，创新性地将 Top 3 教学理念、诊断思路与方法、临床病例、诊断要点融入提纲挈领的教学系统里，使儿科、影像科的实习生、规培生、进修生和医务人员能够结合自身实际，迅速掌握较全面的相关知识，提升自己的综合诊治能力，更好地为患者服务。

原著采取平铺直叙、简明扼要的形式，阐述了194例儿科典型病例的影像诊断与鉴别诊断。译者们在翻译原著的过程中，力求遵循原著风格，同时力争"信、达、雅"。译者们反复审校，字斟句酌，忠实于原文所要传递的信息，目的就是要让读者感受到本书的严谨与专业，也希望本书能够成为对儿科影像诊断学有兴趣和需要的同仁们的工具和向导。

译者团队中既有年过半百的专家，也有放射诊断科、儿科的中青年才俊和后起之秀，他们初次合作，互相学习，拓展了自身的知识视野，克服了翻译过程中的种种困难，共同为儿科影像诊断事业的发展奉献滴水之力。因译者水平有限，难免有疏漏或偏差之处，如有不妥之点，敬希指正。

吴新淮

解放军总医院第七医学中心

原著丛书序

最初"Top 3"概念的形成是源于我在军队住院医师培训期间。从第一天开始，我们的课程便强调将疾病的鉴别诊断作为我们日常读片课程的一部分，并强调其在教学和临床病例讨论中的重要性。住院医师培训的主要内容是学习鉴别诊断列表中每个病变的关键临床和影像学表现，以便在可能的情况下能够相互区分。为了避免给临床医生提供一个价值不大的鉴别诊断细目清单，我们鼓励考虑"Top 3"鉴别诊断（三大鉴别诊断）和基于具体临床情景或影像发现的任何其他重要考虑（其他鉴别诊断）。我发现这个概念和方法对放射学非常有用，所以我一直使用至今。

在我的放射学职业生涯中，特别是作为住院医师项目主任期间，我学到的一件事便是，并非每个人都以相同的方式学习或处理信息。一些人可以阅读基于病理学（即发育异常、感染过程、肿瘤等）组织的传统教科书，并容易认识到第 1 章中的发育异常与第 2 章中的感染过程和第 3 章中的一些肿瘤属于相同的鉴别诊断。其他人，比如我，最好从基于鉴别诊断的资源中学习，其内容是根据关键的影像发现组织的，类似于我们在放射学实践中的方式。如果你属于后一类，那么"Top 3"方法可能最适合你。本套丛书的目的是提供一个全面的、基于案例的替代方案，以取代传统的亚专业教科书，其中重点仍然是鉴别诊断。毕竟，当尘埃落定，核心和认证考试只不过是遥远的（希望是愉快的）记忆时，这就是放射学的意义所在。

当我为"Top 3"丛书的儿科放射学亚专业推荐作者时，我立刻想到了 Rebecca Stein-Wexler 博士。在住院医师培训期间，Stein-Wexler 博士和本书的作者之一 Sandra Wootton-Gorges 博士教给我复杂的儿科影像学知识，并促使我决定在儿科神经放射学领域继续学术生涯。她通过图像显示器观察甚至最复杂病例的风格和方法，完美地传递到本书的病例之中。其结果可能是使本书成为学习或回顾儿科放射学最实用的资源之一。

《儿科放射学 Top 3 鉴别诊断——病例荟萃与分析》（*Top 3 Differentials in Pediatric Radiology：A Case Review*）分为六部分：气道、心脏和胸部影像，胃肠道影像，泌尿生殖系统影像，肌肉骨骼影像，头颈部影像，脑和脊柱影像。每一部分从一系列基于鉴别诊断的病例开始，并得出重要的"经典放射学诊断"——这些病例的影像学表现具有单一诊断的特征。在第一版中，Stein-Wexler 博士及其同事在选择儿科影像学实践中遇到的常见和重要病例方面做了出色的工作，这些病例内容适用于各种经验水平。病例讨论集中在一个关键影像发现上（少数例外情况集中在患者表现上），作为后续鉴别诊断的基础。病例讨论的教学方法引导读者了解鉴别诊断列表中每个疾病的关键临床和影像表现，使其成为认证考试准备和更为重要的临床实践的高效资源。

我真诚地希望读者在阅读这本思考周密、写作专业的图书时，会发现这本书既生动又有教育意义。

William T. O'Brien Sr., DO, FAOCR

原著序

作为一门学科，儿科影像学不像放射学的其他亚专科。它不仅包括所有成像模式和身体的所有部位，还需要熟悉正常和异常生长发育的表现。将儿童成像时遇到的代表性病例汇编为一部全面且可读性强的书籍绝非易事。Stein-Wexler 博士，儿科放射学教授，加利福尼亚大学 Davis 分校的放射学住院医师项目主任，在指导见习生、实习生和低年资医师进行儿科放射学的课程学习和临床实践，并成功完成这一挑战方面，具有丰富的临床知识和数十年的经验。继她最近完成的 "tour de force" 儿科肌肉骨骼教材《儿童骨科成像》(Pediatric Orthopedic Imaging) 之后，Stein-Wexler 博士又创作了《儿科放射学 Top 3 鉴别诊断——病例荟萃与分析》。在这本著作中，她将大量信息简明扼要地提炼成一种广大读者容易接受的方式，无论是对刚刚开始接受培训的学生和住院医师，还是对主治医师和早期职业医师，以及希望了解该领域最新发展和概念的经验丰富的临床医师。本书简洁而系统地描述了一个庞大的学科，希望能吸引放射学住院医师去从事儿科放射学专业！

Rebecca Stein-Wexler 既是主编又是作者，她挑选了一批才华横溢的作者，他们编写了 194 例精彩的病例章节，涵盖了大多数关键的临床要点和成像模式。每一疾病都通过病史、放射学图像、关键发现、前三位鉴别诊断以及其他可能性较小的鉴别诊断、正确诊断、临床要点和代表性参考文献，简洁地组织起来。这种格式使这本教科书成为认证考试的宝贵复习工具，并用作基本的儿科放射学入门读本，尤其是对于像我们这些仍然享受手捧纸质书感觉的人！索引通过总结每个疾病最常见的鉴别诊断，促进了这些功能。本书还通过在附录中列出关键影像发现，为学生和教育工作者提供了有用的课程指南。

Stein-Wexler 博士对儿童常见的放射学检查结果进行了广泛而易于管理的总结，受到了人们的称赞。任何想要对儿科常见疾病的影像学特征进行重点回顾的人，都将受益于这本精美的教科书，而传授给读者的知识最终将有利于儿童的护理。我代表这本书的读者和我们服务的孩子们，祝贺您，感谢您，Rebecca！

Tal Laor，医学博士
放射学教授
哈佛医学院
肌肉骨骼影像学，学术部主任
波士顿儿童医院
马萨诸塞州，波士顿

原著前言

《儿科放射学 Top 3 鉴别诊断——病例荟萃与分析》，旨在为医学生和放射学住院医师最初接触儿科影像学时学习相关重要知识，以及准备考试和开始毕业后的职业生涯，提供真正有益的指导。它也将有益于放射科执业医师寻求进一步的复习提升。本书中的 194 个病例涵盖了在繁忙的实践中会遇到的典型情况。每章都包括了每个诊断最相关、最有用和最重要的信息。

儿童不是成人的"缩小版"。儿童影像学的正常和病理范围仅与成人有部分重叠，正常解剖结构随年龄而变化。一些先天性异常只在非常年幼的时候才会出现。许多常见的儿科疾病在老年患者中是闻所未闻的。在儿童不同年龄组所遇到的疾病过程——创伤、感染、某些肿瘤——表现均不相同。

本书强调了儿童特有的疾病，或儿童中特别常见的疾病。它关注相对经常遇到的疾病，但也包括不常见疾病和与疾病表现相似的正常变异型。放射学 X 线片和超声构成了大多数儿科影像学内容，因此许多病例包括这些检查方法。磁共振成像、计算机断层扫描和核医学成像也会在适当的病例中涉及。这本最新的参考书籍将为那些想要进一步深入学习的读者提供助益。

欢迎来到儿科放射学的迷人世界！

原著致谢

本书所涉及的内容借鉴了几位杰出的儿科放射学家的见解。提供宝贵建议的同事包括 Thomas Sanchez、Anna Nidecker 和拥有美好回忆的已故的 Sandra L. Wootton-Gorges。Leslie L. Grissom 和 Jennifer L. Nicholas 也在本书的最初策划阶段提供了大量帮助。此外，Leslie Grissom、Jennifer Nicholas、Anna Nidecker、Matthew Bobinski、Jennifer Chang、Arzu Ozturk 和已故的 Sandra L. Wootton-Gorges 在阅读了本书的部分内容后，提出了有价值的建议。

我要感谢我的父母——Sherman 和 Hannah Stein，他们鼓励我写作。最后，如果没有我丈夫 Tony 的鼓励和支持，没有我们成年子女 Jason 和 Rachel 的不断排解和幽默的安慰，我不可能完成这项工作。

谨以此书纪念挚友和同事
　　——献给回忆中的 Sandra L. Wootton-Gorges!

愿所有阅读此书的医务人员都能用心灵和智慧关爱自己的患者。

目　录

第 1 部分
气道、心脏和胸部
影像

1

病例 1

Karen M. Ayotte

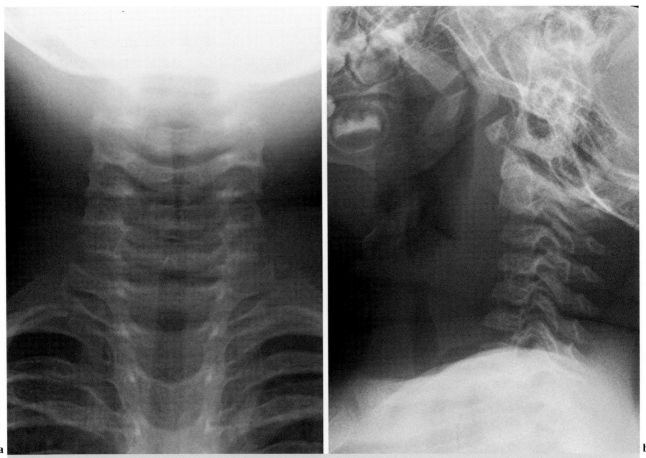

图 1.1　颈部正位片显示声门下气管狭窄，气道失去正常肩部，称为"尖顶征"（**a**）。侧位片显示下咽过度扩张和声门下狭窄；在 C2 ～ C3 有轻微的椎前软组织假性增厚和假性脱位（**b**）

■ 临床表现

一例 15 个月大伴有喘鸣声的婴儿。

■ 关键影像发现

气道狭窄（图 1.1）。

■ 三大鉴别诊断

- **哮吼（喉气管支气管炎）**。在 6 个月至 3 岁的儿童中，哮吼是最常见的上呼吸道阻塞原因，发病高峰在 1 岁左右。影像学特征是对称性声门下气道狭窄，表现为正位投影上气道失去正常肩部，称为"尖顶征"。侧位片通常显示下咽过度扩张，以及声门下气道狭窄。
- **会厌炎**。这种潜在威胁生命的疾病所影响的患者年龄比那些哮吼的患者年龄更大。当怀疑该诊断时，在成像过程中应该立即提供一位有能力管理儿童气道的医师。侧位图上 X 线片的特点是会厌增大（拇指征），以及较厚的杓状会厌襞。会厌炎在正位图上可能与哮吼相似。
- **咽后脓肿**。椎前和咽后软组织的占位性突起可能会对气道产生占位效应，导致呼吸困难和喘鸣。椎前软组织增宽的鉴别诊断包括脓肿、出血、淋巴结肿大和假性增厚。如果怀疑为生理性假性增厚，应在颈部完全伸展的情况下重复吸气检查。

■ 其他鉴别诊断

- **细菌性气管炎**。细菌性气管炎的特征是渗出性斑块附着在气管壁上。因为它们是扁平的纵向结构，所以只能在一个视图上看到它们，不对称声门下气道狭窄可能类似于哮吼的影像学表现。然而，细菌性气管炎患者通常年龄较大（6～10 岁），细菌毒性更强。气道中的黏液类似于细菌性气管炎的斑块，但咳嗽后复查时应当消失。
- **吸入性异物**。吸入的和摄入的异物在 X 线片上都可能导致异常的气道轮廓，两者都可能出现呼吸困难和喘鸣。在颈部正位 X 线片上很容易确定不透射线的圆盘状异物（如硬币）的位置。气管内软骨环位于矢状面，因为气管软骨环的后方不完整；而食管软骨环位于冠状面。比较常见的射线可透的异物的 X 线诊断是有困难的。直接可视化检查是评估的下一步。
- **血管瘤**。血管瘤往往导致不同程度的不对称的气道狭窄，通常在 1 岁之前被发现。在声门下时，患者的症状可能与其他更常见的喘鸣疾病相似。X 线片显示不对称的占位效应使气道狭窄。

■ 诊断

哮吼。

✓ 要点

- 哮吼在 3 岁以下的儿童中最为常见，"尖顶征"出现在正位 X 线片上。
- 会厌炎侧位 X 线片表现为会厌增厚（拇指征）、杓状会厌襞增厚。
- 咽后脓肿显示椎前软组织肿胀。
- 患有喘鸣的儿童，一定要考虑异物吸入。

推荐阅读

John SD, Swischuk LE. Stridor and upper airway obstruction in infants and children. Radiographics. 1992; 12(4):625–643, discussion 644

Yedururi S, Guillerman RP, Chung T, et al. Multimodality imaging of tracheobronchial disorders in children. Radiographics. 2008; 28(3):e29

病例 2

Rebecca Stein–Wexler

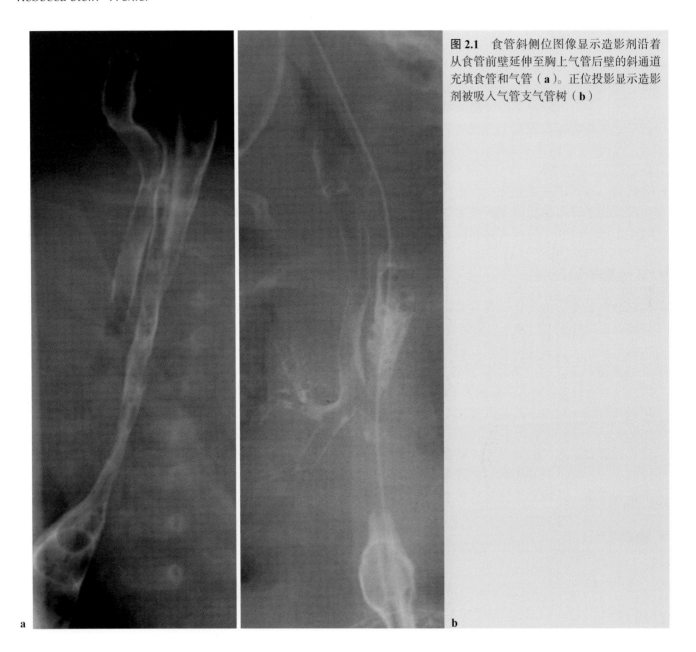

图 2.1　食管斜侧位图像显示造影剂沿着从食管前壁延伸至胸上气管后壁的斜通道充填食管和气管（a）。正位投影显示造影剂被吸入气管支气管树（b）

■ 临床表现

进食时咳嗽的 4 岁儿童。

■ 关键影像发现

气管内的造影剂（图 2.1）。

■ 三大鉴别诊断

- **误吸**。口咽协调是至关重要的，如果不协调，可能会导致误吸，无论是在看似正常的儿童还是在那些有早产史、神经损伤史和颅面畸形病史的儿童。患者可能无症状或表现为进食不良、呼吸暂停、咳嗽、喘息、反应性呼吸道疾病和下呼吸道感染。如果怀疑是误吸，患者通常会在语言病理学家的指导下通过视频透视检查进行评估。这可以对吞咽的阶段进行详细评估，并描绘钡剂在咽喉部缝隙处、梨状窦以及喉部和声门下的穿透情况。临床上隐匿性误吸的患者在其他目的的食管造影上也有类似的发现。注意造影剂在什么时候进入气管是很重要的，因为这对于确定造影剂是由喉部穿透还是由异常的气管-食管交通进入是至关重要的。

- **H 型气管食管瘘（H-type tracheoesophageal fistula, H-TEF）**。TEF 通常在新生儿出生后的食管造影中被诊断，而 TEF 合并食管闭锁是在宫内或在新生儿期因食管闭锁而被诊断出来。H-TEF 只占所有 TEF 的 5%。它有一条斜行路线，从颈下段或胸上段食管向上到达气管。年幼的婴儿出现发绀、咳嗽和进食时窒息，而年龄较大的儿童更容易出现

反复的下呼吸道感染。X 线可能显示食管下段有气体、误吸引起的弥漫性实质模糊影和肠胀气。诊断依赖于食管造影，由于存在误吸的风险，可采用等渗水溶性造影剂。然而，H-TEF 可能是由于间歇性食管闭塞，很难识别和容易延迟诊断，经常需要重复食管造影。在瘘管充满造影剂之前，可以看到食管前壁的一个小袋状突起。如果在气管内看到造影剂，识别瘘管以排除误吸是很重要的。如果无法识别瘘管，可以通过逐渐拉回食管导管来进行食管造影。

- **喉裂**。这种罕见的先天性异常包括喉后壁缺损与下咽前段或食管之间的交通。成人可能会出现声带水平以上的裂隙。下裂延伸到颈部或胸部气管，通常出现在有严重呼吸道症状的婴儿身上。超过一半的喉裂患者有其他胃肠道的畸形，包括食管闭锁、TEF 和肛门闭锁；其他部位的畸形也很常见。诊断很困难。裂隙可在食管造影上显示为延伸至喉部或气管的细小造影带，或显示为未穿透喉部的气管内的造影剂。最终诊断依赖于直接看到气道后壁的缺陷。

■ 诊断

H 型气管食管瘘。

✓ 要点

- 重要的是要确定造影剂进入气管是由于误吸还是由于异常的气管-食管交通。
- H 型气管食管瘘通常在婴儿期被诊断出来，通常

位于颈胸交界处附近。
- 喉裂常伴有其他胃肠道畸形。

推荐阅读

Durvasula VS, O'Neill AC, Richter GT. Oropharyngeal dysphagia in children: mechanism, source, and management. Otolaryngol Clin North Am. 2014; 47(5):691–720

Laffan EE, Daneman A, Ein SH, Kerrigan D, Manson DE. Tracheoesophageal fistula without esophageal atresia: are pull-back tube esophagograms needed for diagnosis? Pediatr Radiol. 2006; 36(11):1141–1147

Ng J, Antao B, Bartram J, Raghavan A, Shawis R. Diagnostic difficulties in the management of H-type tracheoesophageal fistula. Acta Radiol. 2006; 47(8):801–805

Windsor A, Clemmens C, Jacobs IN. Rare upper airway anomalies. Paediatr Respir Rev. 2016; 17:24–28

病例 3

Jennifer L. Nicholas

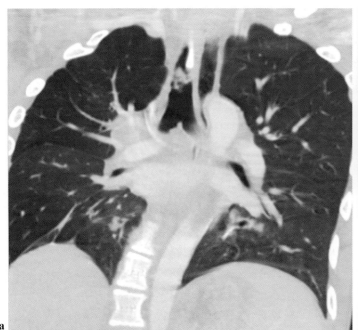
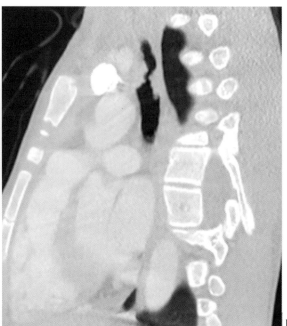
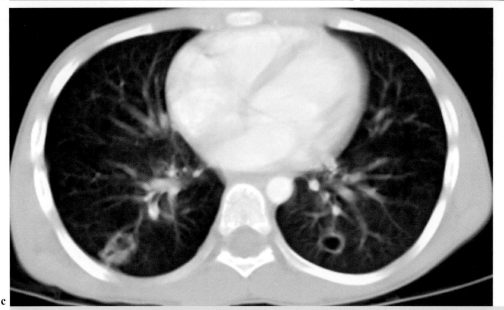

图 3.1　冠状位重建对比增强计算机断层扫描（CT）显示气管内有分叶状软组织肿块（**a**）。矢状位重建图像显示肿块来自于气管前壁和后壁（**b**）。几年前的胸部轴位 CT 显示，不同空洞阶段的双侧实质病变（**c**）。（这些图像由 Nemours/Alfred I. duPont 儿童医院的 Leslie E. Grissom 惠赠）

■ 临床表现

一位 15 岁男孩，患有慢性疾病，近期有喘息。

■ 关键影像发现

呼吸道软组织肿块（图 3.1）。

■ 三大鉴别诊断

- **吸入性异物**。幼儿最常见的腔内气道异常是吸入性异物。吸入性异物多见于右侧，因为右侧主支气管的走行比左侧要直。患儿可能有非特异性症状，或出现窒息、咳嗽和单侧喘息。当异物不透射线时，诊断比较容易，但大多数异物是可透射线的食物，通常是花生。X 线片表现通常是正常的。部分阻塞的异物可能由于球阀效应而造成肺叶或节段性的高度充气。这表明即使在看不到异物的情况下也能作出诊断。较大的异物可能会完全阻塞气道，导致肺不张。下一步是直接观察气道。

- **声门下血管瘤**。它们通常见于 6 个月以下婴儿的气管上端，表现为喘鸣。气道狭窄通常是不对称的，但有时病变会导致周围狭窄，类似于哮吼或声门下狭窄。CT 显示早期强烈增强的肿块。磁共振成像（MRI）的外观取决于演化状态，类似于其他地方的血管瘤。大多数是自发消退的，但如果有明显的气道损害，则需要治疗。

- **类癌**。原发性支气管内肿瘤在儿童中很少见。大多数是恶性的，包括类癌。类癌生长缓慢，容易出现喘息、反复肺炎和咯血。胸部 X 线片的表现类似于误吸入异物，但肺不张比高透光更常见。CT 和（或）直接支气管镜检查有助于鉴别支气管内类癌和吸入性异物。肿瘤强烈增强，可能部分钙化。它们是卵圆形的，其长轴与支气管血管束平行。

■ 其他鉴别诊断

- **乳头状瘤**。呼吸道乳头状瘤通常见于青少年乳头状瘤病，由围生期传播人乳头瘤病毒或气管切开术引起。可见一个或多个分叶状肿块，通常位于喉部，但有时也见于气管和支气管下部。支气管内病变可能导致肺不张或气体潴留。与吸入性异物或类癌患者相比，乳头状瘤患者可能有多个气腔性异常区域。

■ 诊断

伴有气管内及实质病变的乳头状瘤病。

✓ 要点

- 一侧肺叶或肺的过度充气和（或）高透光提示支气管内病变。
- 大多数吸入性异物在 X 线片上不可见。
- 声门下血管瘤通常是偏心性的，但也可以是环状的。
- 原发性支气管内肿瘤在儿童中很少见，多为类癌。

推荐阅读

Amini B, Huang SY, Tsai J, et al. Primary lung and large airway neoplasms in children: current imaging evaluation with multidetector computed tomography. Radiol Clin North Am. 2013; 51:637-657

Pugmire BS, Lim R, Avery LL. Review of ingested and aspirated foreign bodies in children and their clinical significance for radiologists. Radiographics 2015; 35:1528–1538

Roby BB, Drehner D, Sidman JD. Pediatric tracheal and endobronchial tumors: an institutional review. Arch Otolaryngol Head Neck Surg. 2011; 137:925-929

Yedururi S, Guillerman RP, Chung T, et al. Multimodality imaging of tracheobronchial disorders in children. Radiographics 2008; 28:e29

病例 4

Sandra L. Wootton–Gorges

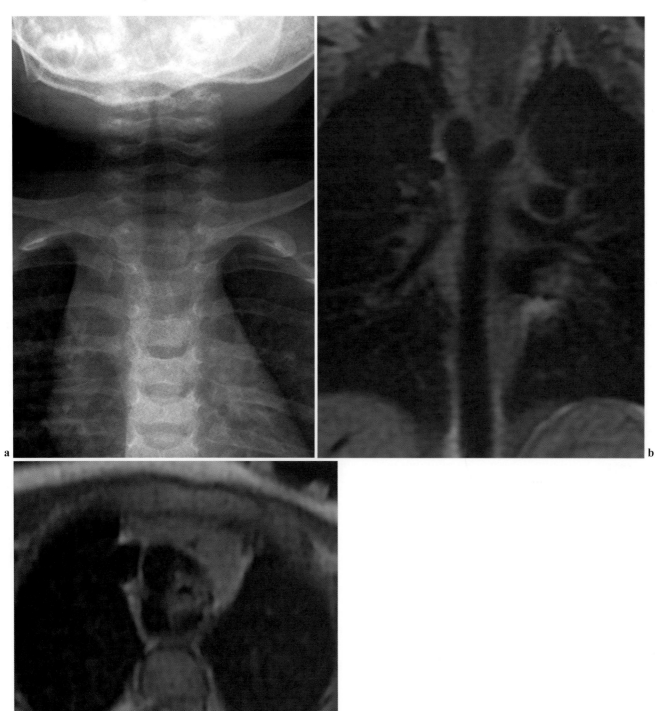

图 4.1　胸部锥形正位切面显示气管巨大、高、右侧压痕（**a**）。冠状位 T1 加权（T1-W）MRI 显示双弓（**b**）。轴位 T1-W 图像显示优势的右侧弓和较小的左侧弓（**c**）

■ 临床表现

患有喘鸣症的 10 个月大男孩。

▣ 关键影像发现

血管异常伴食管和气管压迫（图 4.1）。

▣ 三大鉴别诊断

- **右锁骨下动脉（right subclavian artery，RSCA）异常**。RSCA 异常是一种常见的孤立性弓异常（占总人口的 1%），很少有症状。在这个异常中，RSCA 是左主动脉弓的最后一个分支，它在食管后朝向右上胸，在食管造影时造成食管后部凹陷。它不被认为是一个完整的血管环。
- **双主动脉弓**。这是最常见的症状性弓形异常。在这个孤立性异常中有两个主动脉弓。75% 的病例右弓更高、更大。这两个动脉弓向后汇合形成降主动脉（通常位于左侧）。因此，动脉弓环绕食管和气管，可能会压迫食管和气管，导致喘鸣或进食困难。食管造影将显示食管后部和两侧侧方凹陷，以及气管狭窄。MRI 和增强 CT 是明确这种血管异常及其对周围结构影响的极好方法。
- **右主动脉弓伴左锁骨下动脉（left subclavian artery，LSCA）异常**。在这个异常中，LSCA 起源于右侧主动脉弓旁的 Kommerell 憩室，经食管后方走行到左上肢。导管韧带从 LSCA 延伸到左肺动脉，完成了这个经常有症状的血管环。

▣ 其他鉴别诊断

- **肺吊带**。在这个畸形中，左肺动脉起源于右肺动脉，经气管和食管之间进入左肺。食管造影显示食管前缘压痕和气管后缘凹陷。伴随的气管支气管异常，如完整的气管环是常见的，并可能导致呼吸道症状。
- **无名动脉压迫综合征**。无名动脉交叉压迫气管是引起婴儿呼吸困难的罕见原因。在这些病例中，无名动脉起源或走行可能是异常的。患者的左主动脉弓都是正常的。目前尚不确定这是否构成一种真正的疾病，或症状是否源于潜在的气管发育异常。手术再植入术或悬吊术可能有助于缓解气管狭窄。

▣ 诊断

双主动脉弓。

✓ 要点

- 右锁骨下动脉异常是一种常见的异常，很少有症状，也不被认为是一个完整的环。
- 双主动脉弓和右主动脉弓伴 LSCA 异常是最常见的症状性血管环。
- 异常左锁骨下动脉起源于右侧主动脉弓旁的 Kommerell 憩室。
- 肺吊带（左肺动脉起源异常）伴有完整的气管环。

推荐阅读

Castañer E, Gallardo X, Rimola J, et al. Congenital and acquired pulmonary artery anomalies in the adult: radiologic overview. Radiographics. 2006; 26(2):349–371

Hernanz-Schulman M. Vascular rings: a practical approach to imaging diagnosis. Pediatr Radiol. 2005; 35(10):961–979

Kellenberger CJ. Aortic arch malformations. Pediatr Radiol. 2010; 40(6):876–884

Oddone M, Granata C, Vercellino N, Bava E, Tomà P. Multi-modality evaluation of the abnormalities of the aortic arches in children: techniques and imaging spectrum with emphasis on MRI. Pediatr Radiol. 2005; 35(10):947–960

病例 5

Karen M. Ayotte

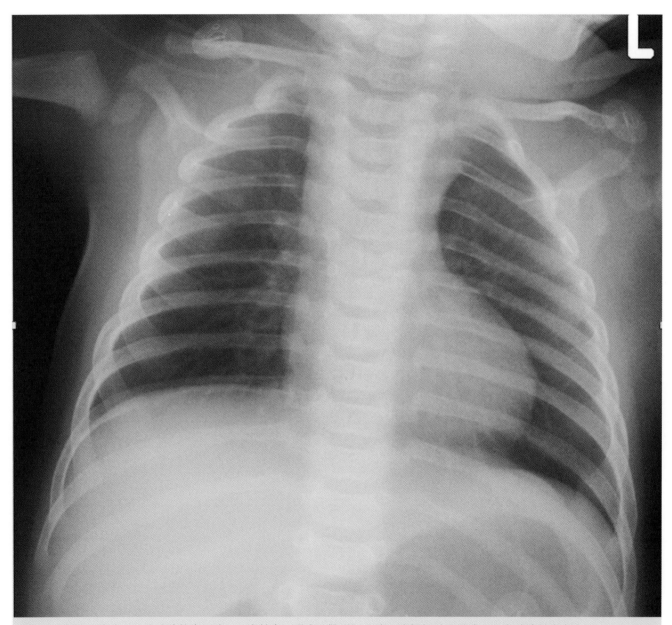

图 5.1　胸部 X 线片显示肺动脉轮廓凹陷，心尖抬高，形成"靴形"心脏。肺部相对血量减少。主动脉弓在右边

■ 临床表现

一例 4 个月大的婴儿伴有发绀。

■ 关键影像发现

伴肺血流量减少的青紫婴儿（图 5.1）。

■ 三大鉴别诊断

- **法洛四联症**。法洛四联症是儿童最常见的发绀型心脏病。定义这种异常的 4 种因素是：右心室流出道梗阻（肺动脉狭窄）、室间隔缺损（ventriculoseptal defect，VSD）、主动脉骑跨和右心室肥厚，所有这些都是由于漏斗部间隔的排列不齐造成的。由于右心室肥厚导致的肺动脉段缺陷和心尖部抬高，导致靴形心脏的典型 X 线表现。肺血管分布通常减少，但严重程度各有不同。25% 的患者主动脉弓位于右侧。
- **肺动脉闭锁**。主要解剖缺陷是右心室流出道和肺动脉瓣发育不全。当伴有室间隔缺损时，这种异常被认为是法洛四联症的严重变异，具有相似的 X 线表现。当室间隔完整时，在心房水平有强制性的右向

左分流。虽然 X 线表现各不相同，但常见严重的心脏肥大。肺血管分布正常至减少，取决于动脉导管未闭（patent ductus arteriosus，PDA）。
- **三尖瓣闭锁**。在三尖瓣闭锁中，右心房和右心室之间没有直接的血流通道。然而，在心房水平有一个右向左的分流，通常通过未闭的卵圆孔。肺动脉血流取决于室间隔缺损和（或）PDA 的存在。相关的异常发生在多达 30% 的患者（最常见的是大动脉转位）。孤立性三尖瓣闭锁伴小的室间隔缺损，胸部 X 线片显示心脏正常或减小，肺血流量减少。然而，当存在较大的室间隔缺损时，通常会出现心脏增大和肺血流量增加。约 10% 的患者存在右侧主动脉弓。

■ 其他鉴别诊断

- **右心室双出口**。当主动脉和肺动脉流出道都从右心室发出时，右心室就会出现双出口。根据所描述的 16 种变异类型，X 线表现各不相同。有些形式类似法洛四联症，伴有肺少血症和左肺门影减小。
- **Ebstein 畸形**。Ebstein 畸形包括三尖瓣尖部移位，导致右心室心房化。右心房内的三尖瓣反流和血流淤积导致右侧心脏增大，并伴有"盒形"心脏和肺少血症。心房水平的右向左分流是很常见的。

■ 诊断

法洛四联症。

✓ 要点

- 法洛四联症是最常见的发绀型先天性心脏病。
- 四联症的特征是肺动脉狭窄、室间隔缺损、右心室肥厚和主动脉骑跨。
- 肺动脉闭锁合并室间隔缺损被认为是一种严重的法洛四联症变异型。
- Ebstein 畸形导致右侧心脏增大，呈"盒形"心脏。

推荐阅读

Ferguson EC, Krishnamurthy R, Oldham SA. Classic imaging signs of congenital cardiovascular abnormalities. Radiographics. 2007; 27(5):1323–1334

Kellenberger CJ, Yoo SJ, Büchel ER. Cardiovascular MR imaging in neonates and infants with congenital heart disease. Radiographics. 2007; 27(1):5–18

Lapierre C, Déry J, Guérin R, Viremouneix L, Dubois J, Garel L. Segmental approach to imaging of congenital heart disease. Radiographics. 2010; 30(2):397–411

Schweigmann G, Gassner I, Maurer K. Imaging the neonatal heart: essentials for the radiologist. Eur J Radiol. 2006; 60(2):159–170

病例 6

Karen M. Ayotte

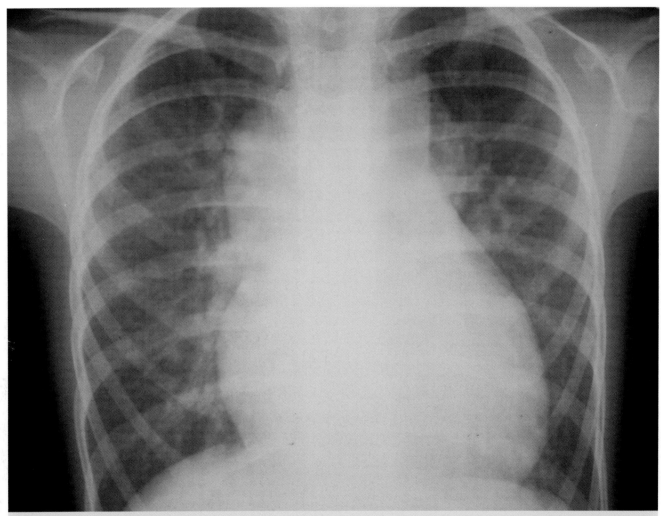

图 6.1　胸部正位 X 线片显示心脏增大，心脏纵隔呈雪人状轮廓，肺血管分布明显增加。存在左侧主动脉弓和肺过度充气

■ 临床表现

一例发绀的 2 天大婴儿。

■ 关键影像发现

肺血管增多的青紫婴儿（图 6.1）。

■ 三大鉴别诊断

- **大动脉转位（transposition of the great arteries，TGA）**。在右旋 TGA（d-TGA）中，主动脉起源于右心室，肺动脉干起源于左心室。如果没有存在交通［卵圆孔未闭（patent foramen ovale，PFO）、室间隔缺损（VSD）或动脉导管未闭（PDA）］，有这种解剖结构的患者无法存活。患者现在是在出生后立即接受治疗。历史上经典的影像学表现是心脏增大、纵隔狭窄（"弦上蛋"）和肺血管增多，在当今时代已不太常见。相反，在新生儿中可能会遇到一个正常的胸部 X 线片。

- **动脉干**。动脉干是由于原始的单一主干血管未能分割成主动脉和肺动脉主干所致。这种罕见的病变仅占先天性心脏病的 1%。伴有很大的室间隔缺损。肺血流的程度最初是可变的，主要取决于肺阻力。当肺阻力下降时，通常是生后的第 2~3 天，肺血流量可能会显著增加。合并心脏增大、右侧弓形（30% 的病例）和肺血管增加提示该诊断。

- **完全性肺静脉异常反流（total anomalous pulmonary venous return，TAPVR）**。在 TAPVR 中，肺静脉不能与左心房正常连接；相反，它们通过各种静脉途径流入右心。根据肺静脉引流的位置，有三种类型：心上型、心内型和心下型。心上型（通常为无梗阻型）是最常见的，由于上腔静脉（superior vena cava，SVC）和左垂直静脉增大，可能导致"雪人"形心脏。在心内型，肺静脉通过冠状静脉窦引流。对于心下型 TAPVR，肺静脉在膈下引流到门静脉或下腔静脉。通常，这种梗阻形式的 TAPVR 显示正常大小的心脏和血管充血。心下型 TAPVR 与异位相关。在所有三种类型中，心内分流都是通过 PFO 发生的。影像学和临床表现随 TAPVR 类型的不同而不同。

■ 其他鉴别诊断

- **三尖瓣闭锁**。在三尖瓣闭锁中，右心房和右心室的血流没有直接通路。因此，在心房水平必须有一个从右向左的分流，通常通过 PFO。肺动脉血流依赖于 VSD 和（或）PDA 的左向右分流。当出现较大的室间隔缺损时，通常会出现心脏增大和肺血流量增加。

- **单心室**。在这个罕见的畸形中，室间隔缺失。描述这种诊断的命名法可能令人混淆，提示特定的相关解剖结构。无肺动脉狭窄的患者表现为心脏增大、肺动脉增粗和肺血流量增加。

■ 诊断

心上型完全性肺静脉异常反流。

✓ 要点

- 上腔静脉和左垂直静脉在心上型完全性肺静脉异常反流中形成"雪人"形态。
- 严重肺水肿伴正常心脏大小是膈下完全性肺静脉异常反流的典型表现。

- 大动脉转位在产前超声（US）显示为平行于而不是跨越大血管起点，如果是慢性的，则在 X 线片上显示为"弦上蛋"。

推荐阅读

Ferguson EC, Krishnamurthy R, Oldham SA. Classic imaging signs of congenital cardiovascular abnormalities. Radiographics. 2007; 27(5):1323–1334

Lapierre C, Déry J, Guérin R, Viremouneix L, Dubois J, Garel L. Segmental approach to imaging of congenital heart disease. Radiographics. 2010; 30(2):397–411

Schweigmann G, Gassner I, Maurer K. Imaging the neonatal heart: essentials for the radiologist. Eur J Radiol. 2006; 60(2):159–170

病例 7

Karen M. Ayotte

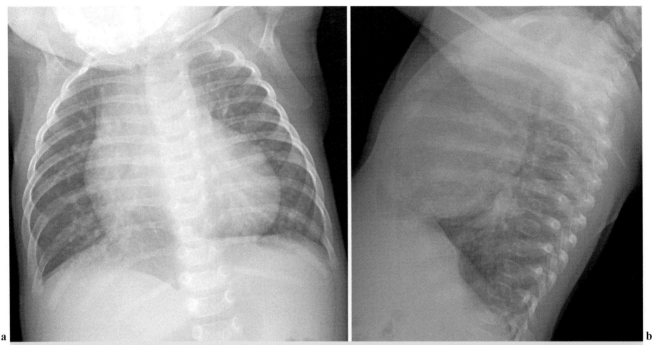

图 7.1　胸部正位（**a**）和侧位（**b**）X 线片显示心脏增大，伴有左心房增大，肺血管增多且界限清晰。肺过度充气，这在先天性心脏病患者中很常见

■ 临床表现

　　一个 6 个月大的无发绀男孩，伴有收缩期心脏杂音。

■ 关键影像发现

分流血管（图 7.1）。

■ 三大鉴别诊断

- **室间隔缺损（VSD）**。室间隔缺损是引起非发绀型分流血管的 4 种病因中最常见的一种，是仅次于二叶主动脉瓣的第二常见的先天性心脏畸形。当缺损很小时，X 线片可能是正常的。较大的缺损可引起心脏增大和左心房增大，可见的、界限清楚的、"锐利"的肺血管（即分流血管）的数目和大小增加，以及肺动脉增宽。肺过度充气很常见。患者通常在出生 6 周后出现发育不良，体格检查时出现全收缩期杂音（此时肺血管阻力下降，可见室间隔缺损左向右分流）。与任何左向右分流一样，如果不进行治疗，VSD 可能会导致严重的肺动脉高压，最终导致反向分流，这被称为艾森门格（Eisenmenger）综合征。
- **房间隔缺损（atrial septal defect，ASD）**。与室间隔缺损一样，房间隔缺损可能没有异常影像学表现。然而，较大的房间隔缺损与轻度心脏增大、右心房增大、肺动脉正常到增大以及分流血管相关。与孤立性室间隔缺损相比，房间隔缺损不会使左心房增大。ASD 患者通常比室间隔缺损患者年龄更大，因为通过这种较低压力分流的血流相对较少。房间隔缺损在临床上更有可能是隐匿性的，因此患者在临床表现中更有可能出现严重的肺动脉高压。
- **动脉导管未闭（PDA）**。动脉导管通常在围生期闭合。如果不能闭合，就会导致血液继续从左向右通过导管分流。作为一种孤立的病变，PDA 常见于早产儿。影像学表现包括不同程度的心脏增大和分流血管。随着时间的推移，可能会出现左心房和左心室增大。当伴有更为复杂的先天性心脏病时，PDA 可能是患儿生存所必需的。

■ 其他鉴别诊断

- **房室管缺损（又名心内膜垫缺损）**。这种异常的特点是房间隔和室间隔发育不全，二尖瓣和（或）三尖瓣也有异常。近 50% 的患者有 21 三体综合征。与其他左向右分流一样，影像学表现包括心脏增大、右心房边缘呈方形增大、肺动脉增大、分流血管增多。

■ 诊断

室间隔缺损。

✓ 要点

- 室间隔缺损是最常见的间隔缺损，较大的病变会导致心脏增大和分流血管。
- 房间隔缺损的患者通常比室间隔缺损的患者年龄更大，因为分流的血流较少。
- 动脉导管未闭多见于早产儿和复杂先天性心脏病患者。
- 近一半的房室管缺损（心内膜垫缺损）患者有 21 三体综合征。

推荐阅读

Ferguson EC, Krishnamurthy R, Oldham SA. Classic imaging signs of congenital cardiovascular abnormalities. Radiographics. 2007; 27(5):1323–1334

Kellenberger CJ, Yoo SJ, Büchel ER. Cardiovascular MR imaging in neonates and infants with congenital heart disease. Radiographics. 2007; 27(1):5–18

Lapierre C, Déry J, Guérin R, Viremouneix L, Dubois J, Garel L. Segmental approach to imaging of congenital heart disease. Radiographics. 2010; 30(2):397–411

Schweigmann G, Gassner I, Maurer K. Imaging the neonatal heart-essentials for the radiologist. Eur J Radiol. 2006; 60(2):159–170

病例 8

Ernst Joseph，*Rebecca Stein-Wexler*

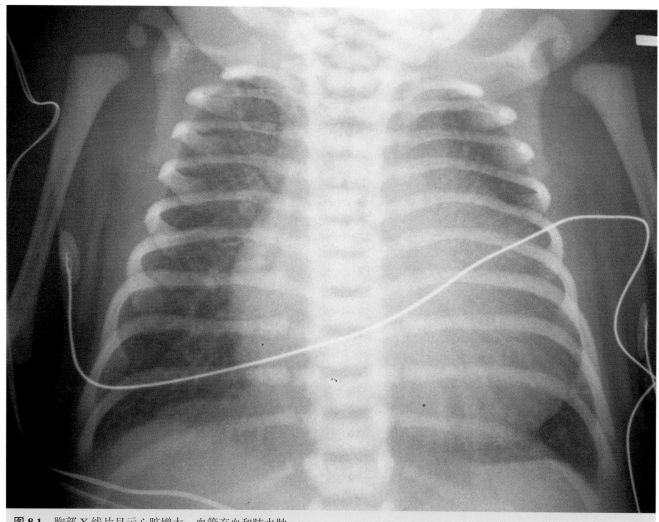

图 8.1　胸部 X 线片显示心脏增大、血管充血和肺水肿

■ 临床表现

一例出现呼吸急促和低血压的 2 天大婴儿。

■ 关键影像发现

婴儿充血性心力衰竭（congestive heart failure，CHF）（图 8.1）。

■ 三大鉴别诊断

- **左心发育不全综合征（hypoplastic left heart syndrome，HLHS）**。左心发育不全会在生后的前两天引起充血性心力衰竭。其主要特征是左心室非常小，主动脉瓣闭锁或狭窄。严重病例可有二尖瓣狭窄、左心房狭小、升主动脉发育不良。大多数血液通过卵圆孔未闭（PFO）或房间隔缺损（ASD）离开左心而流向右心。它通过肺血管系统再循环，通过动脉导管未闭（PDA）到达身体。然而，当肺血管阻力下降和 PDA 关闭时，血液涌入肺血管系统，导致充血性心力衰竭和全身低灌注。X 线检查最初显示正常，但在几天内就会出现心脏增大和血管充血。
- **主动脉缩窄（aortic coarctation，AC）**。有两种类型的 AC。小管型较少见，会导致婴儿充血性心力衰竭，也称为导管前主动脉缩窄，包括无名动脉起始处以外的长节段主动脉缩窄，以及动脉导管

前的局灶性缩窄。主动脉瓣通常也是异常的。新生儿表现为休克和脉搏微弱，胸部 X 线片显示充血性心力衰竭。更为常见的是局限型 AC，出现在年龄较大的儿童中。此型通常发生在左锁骨下动脉或动脉韧带起始处。肱动脉脉搏正常，但股动脉脉搏微弱。局限型 AC 胸部 X 线片可见左锁骨下动脉和主动脉近端扩张、狭窄部位狭窄后扩张所致的"3"字形。8 岁以上的患者被诊断为 AC 时，可能会因为侧支循环而出现第 4 ～ 8 肋骨的切迹。

- **严重的主动脉瓣狭窄**。大多数主动脉瓣狭窄的病例是在晚年才被诊断出来，但约有 10% 病例的狭窄严重到在最初的 24 h 内就会发展成充血性心力衰竭。在这些患者中，左心室压力严重升高会导致心内膜下供氧减少和心肌缺血。X 线片显示心脏增大和血管充血。超声心动图是诊断性的。

■ 其他鉴别诊断

- **全身循环过剩**。肝血管内皮瘤、颅内动静脉畸形伴 Galen 静脉动脉瘤样扩张或其他全身动静脉分流术的婴儿可能会出现高排血量充血性心力衰竭。在这种情况下，心脏解剖结构是正常的，但无法处理增加的血容量。
- **心内膜弹力纤维增生症**。这种罕见的情况通常在 6

个月大的时候出现充血性心力衰竭。它可能是原发性的，也可能会并发先天性心脏病，如 HLHS 和主动脉缩窄。心内膜和心内膜下的纤维和弹性组织增多，导致心壁增厚，心肌收缩力受损。在超声心动图上，显示心肌异常回声。胸部 X 线片显示充血性心力衰竭。心脏通常是扩张的，但也可能收缩。

■ 诊断

左心发育不全。

✓ 要点

- 左心发育不全是一种以左侧心脏发育不全为特征的疾病，它会在出生后的最初几天导致充血性心力衰竭。
- 小管型、导管前主动脉缩窄比局限型少见，在新

生儿中会导致充血性心力衰竭。
- 受心内膜弹力纤维增生症影响的心肌具有极强的回声。

推荐阅读

Ferguson EC, Krishnamurthy R, Oldham SA. Classic imaging signs of congenital cardiovascular abnormalities. Radiographics. 2007; 27(5):1323–1334

Schweigmann G, Gassner I, Maurer K. Imaging the neonatal heart: essentials for the radiologist. Eur J Radiol. 2006; 60(2):159–170

病例 9

Rebecca Stein-Wexler

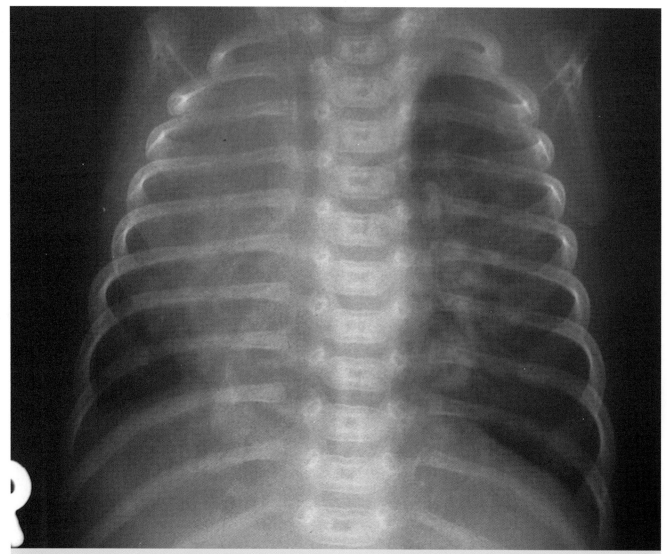

图 9.1　纵隔向右移位，只有右肺基底部出现充气。脊椎右侧 T8 ～ T9 水平的垂直曲线密度与膈肌重叠，其大小随着膈肌的下降而增大

■ 临床表现

呼吸窘迫的婴儿。

■ 关键影像发现

单侧肺小而密（图 9.1）。

■ 三大鉴别诊断

- **肺不张**。重要的是要确定肺的密度和（或）胸膜腔的容积是增加还是减少。纵隔向密度较高的一侧移动表明同侧体积减少。最常见的原因是全部或部分肺不张。肺不张通常只影响一个肺叶或肺叶段。然而，哮喘、黏液堵塞、异物滞留在主支气管、气管内导管错位、肺门淋巴结肿大、纵隔肿块和其他各种病变的患者都可能出现单侧全肺不张。
- **单侧肺发育不良或不全**。肺发育不良与肺发育不全的区别在于存在肺实质发育不全和血管发育不良，两者都有发育不全的支气管。孤立性原发性肺发育不良是最常见的，通常累及左肺。肺发育不良或不全可以是原发性的，也可以是继发性的。如果是原发性的，除了支气管血管结构发育不良外，没有可鉴别的病因。继发病例可由同侧肿块或先天性膈疝、胸壁畸形等占位性病变引起。羊水过少或膈肌运动受损通常影响双肺，巨大肿块或疝以及胸廓萎缩也会导致双侧病理改变。CT 可以鉴别发育不良、发育不全和（更为罕见的）完全性发育不全。
- **肺发育不良（弯刀）综合征**。形似"短弯刀"的静脉是弯刀综合征与单纯性肺发育不良或不全的区别。这条静脉引流全部或部分肺，通常流入下腔静脉，但有时流入门静脉或肝静脉。它的直径随着下降而增大，类似于土耳其的刀。该综合征包括形似"短弯刀"的静脉合并肺发育不良（几乎总是右肺）、心脏右旋和右肺动脉发育不良。腹主动脉为受累的肺供血。大约 1/4 的患者有其他心脏病变，但孤立的小病变通常没有症状。

■ 其他鉴别诊断

- **对侧肺过度充气**。过度充气引起的肿块效应可能导致对侧肺体积减小或发育不良。这可能是由于吸入性异物造成的空气滞留所致。先天性肺叶过度充气（congenital lobar hyperinflation，CLH）也可能导致纵隔向对侧移位。如果病变只影响一个肺叶（通常是 CLH 的情况），未受影响的同侧肺叶受压不张，会有邻近的密度增加。然而，如果全肺过度充气，很难判断是小容量致密侧还是大容量透光侧异常。CT 可能有助于诊断。

■ 诊断

弯刀综合征。

✓ 要点

- 纵隔向致密肺移位通常提示肺不张或发育不全，但也可能是对侧肺过度充气所致。
- 哮喘、黏液堵塞、异物或气管内导管错位是同侧肺不张的常见原因。
- 孤立性肺发育不良发生于左侧多于右侧。
- 弯刀综合征几乎总是影响右肺，包括异常引流静脉（形似"短弯刀"的静脉）、肺发育不良、心脏右旋和相关肺动脉发育不良。

推荐阅读

Lee EY, Dorkin H, Vargas SO. Congenital pulmonary malformations in pediatric patients: review and update on etiology, classification, and imaging findings. Radiol Clin North Am. 2011; 49(5):921–948

病例 10

Thomas Ray Sanchez

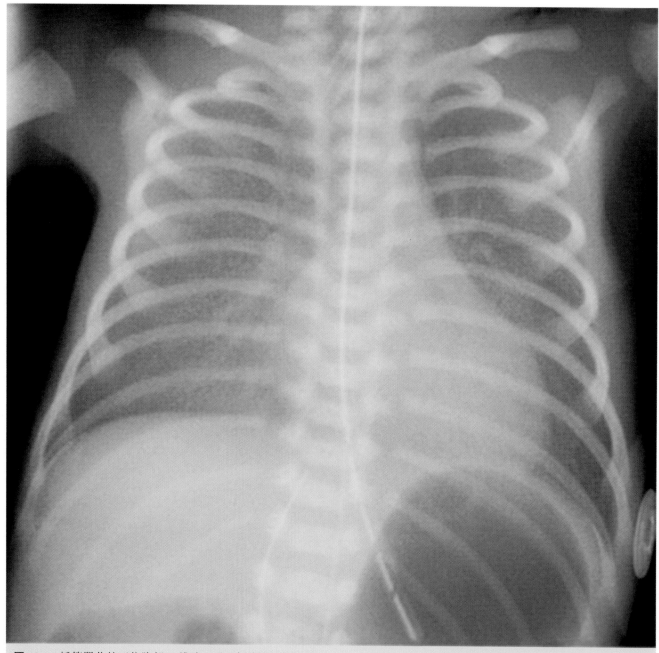

图 10.1　插管婴儿的正位胸部 X 线片显示双侧弥漫性颗粒状影

■ 临床表现

一名呼吸急促伴呻吟的 4 天大的婴儿。

■ 关键影像发现

新生儿肺部疾病伴弥漫性颗粒状影（图 10.1 ）。

■ 三大鉴别诊断

- **表面活性物质缺乏症。**表面活性物质缺乏是导致早产儿呼吸窘迫的最常见原因，特别是在妊娠 34 周之前出生的、体重不到 1.5 kg 的早产儿。这是因为未成熟的肺不能产生足够的表面活性物质来保持肺泡的开放，以进行有效的气体交换。临床表现有呻吟、鼻翼扇动、三凹征、呼吸急促和发绀，几乎都是在出生后最初 8 h 内出现。X 线片典型的表现为弥漫性颗粒状影、肺容积小，并有支气管充气征。颗粒状影由弥漫性肺泡塌陷引起，而支气管充气征代表正常的充气肺泡前气道。在严重情况下（极早产和极低出生体重儿），可能需要辅助通气和表面活性物质的应用，以达到必需的气体交换。进行正压通气的潜在并发症包括肺间质性肺气肿（ pulmonary interstitial emphysema，PIE ）、纵隔气肿和气胸。长期插管和给氧可能最终导致支气管肺发育不良（ bronchopulmonary dysplasia，BPD ）。

- **新生儿肺炎。**细菌性肺炎，尤其是由 B 组链球菌引起的肺炎，在新生儿期占多数。常见的感染途径是通过产道，特别是这种病菌呈阳性的发热的母亲胎膜早破后。由于新生儿肺炎通常不呈叶状分布，弥漫性斑片影和节段性肺不张的 X 线表现可能类似于肺表面活性物质缺乏症。然而，在非 B 组链球菌引起的新生儿肺炎患者中，由于肺泡充盈和扩张，肺容量通常正常到轻微扩大（即使没有机械通气）。胸腔积液在表面活性物质缺乏的患者中很少见，但在多达 2/3 的新生儿肺炎患者中可见。如果有适当的抗生素治疗，脓胸、肺脓肿和肺气肿等并发症是不常见的。

- **新生儿暂时性呼吸急促（ transient tachypnea of the newborn，TTNB ）。**这是新生儿呼吸窘迫最常见的原因。暂时性和良性的 TTNB 发生在未成熟的淋巴管不能迅速吸收残余的肺液时。典型的 X 线片显示中央有条纹状模糊影和少量胸腔积液，小裂隙内有积液。患儿在出生后 48 h 内临床症状改善，72 h 内 X 线片表现恢复正常。治疗仅限于对症治疗和观察。

■ 诊断

表面活性物质缺乏症。

✓ 要点

- 表面活性物质缺乏是早产儿呼吸窘迫最常见的原因。
- 新生儿肺炎可能类似于表面活性物质缺乏症，但新生儿肺炎通常有胸腔积液。

- 新生儿暂时性呼吸急促是一过性的，临床表现迅速改善；72 h 内 X 线片表现正常。

推荐阅读

Agrons GA, Courtney SE, Stocker JT, Markowitz RI. From the archives of the AFIP: lung disease in premature neonates: radiologic-pathologic correlation. Radiographics. 2005; 25(4):1047–1073

Hermansen CL, Lorah KN. Respiratory distress in the newborn. Am Fam Physician. 2007; 76(7):987–994

Pramanik AK, Rangaswamy N, Gates T. Neonatal respiratory distress: a practical approach to its diagnosis and management. Pediatr Clin North Am. 2015; 62(2):453–469

病例 11

Thomas Ray Sanchez

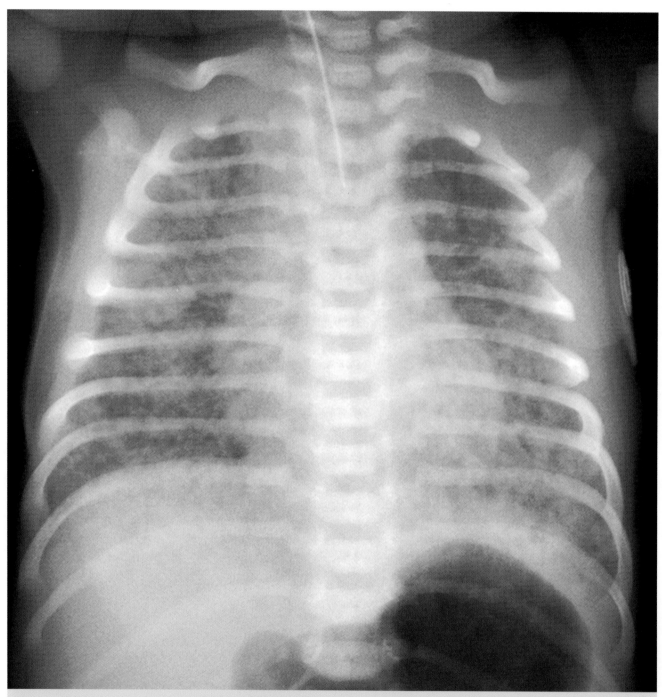

图 11.1 胸部正位 X 线片显示双肺弥漫性粗大的网状影和结节状影

■ 临床表现

足月新生儿合并呼吸窘迫。

■ 关键影像发现

新生儿肺部疾病伴弥漫性粗大的网状、结节状影（图 11.1）。

■ 三大鉴别诊断

- **新生儿暂时性呼吸急促（TTNB）**。TTNB 是足月新生儿呼吸窘迫的最常见原因。这是由于淋巴管未成熟导致胎儿残留的肺液吸收延迟所致。这种情况是暂时的，是良性的。在最低限度的支持性治疗下，患者在 72 h 内显示临床和 X 线表现的改善。TTNB 在剖宫产或急产的足月新生儿中更为常见。典型的 X 线表现为过度充气、中央条纹状影，以及类似水肿的气腔性病变。少量的胸腔积液很常见，通常局限于小裂隙。心脏大小正常。如果患者病情没有好转，应该怀疑是心脏病和新生儿肺炎。

- **胎粪吸入综合征（meconium aspiration syndrome, MAS）**。胎粪吸入综合征通常会影响足月或足月后的婴儿。胎儿宫内窒息导致肛门括约肌松弛，进入羊水的胎粪可能被吸入。气道阻塞导致混合性肺不张和过度充气。胎粪由脱落的细胞、皮肤、胆盐和消化酶组成。虽然无菌，但作为刺激物，它会引起化学性肺炎，容易继发感染。婴儿通常在出生后几小时内出现呼吸窘迫。胸部 X 线片显示弥漫性、双侧但有时不对称的粗大的网状结节状影。既有肺不张，又有空气滞留。气胸和纵隔气肿很常见。严重者可出现持续性肺动脉高压，有时需要体外膜肺（extracorporeal membrane oxygenation, ECMO）治疗。

- **新生儿肺炎**。细菌性肺炎在新生儿期占主导地位。B 组链球菌性肺炎最为常见。其他微生物包括李斯特菌、大肠埃希菌和克雷伯菌。感染通常是通过产道，特别是在胎膜早破之后。弥漫性斑片影的 X 线表现可能类似于胎粪吸入，但斑片影更加严重，有时 X 线片是正常的。链球菌性肺炎的肺容积通常减小，而其他致病菌性肺炎通常过度充气。胸腔积液很常见。足量抗生素覆盖后的并发症很少见，但包括脓胸、肺脓肿和肺气肿。

■ 其他鉴别诊断

- **先天性心脏病**。先天性心脏病的血管充血和水肿可能表现为粗大的网状结节状影。肺部经常过度充气，胸腔积液也很常见。心脏纵隔轮廓异常可能提示心脏病变，但诊断通常依赖于超声心动图或 MRI。

■ 诊断

胎粪吸入综合征。

✓ 要点

- 如果新生儿暂时性呼吸急促在 3 天内没有缓解，考虑新生儿肺炎或先天性心脏病。
- 胎粪吸入综合征通常表现为比新生儿暂时性呼吸急促更多的结节状、粗大和不对称的弥漫性网状影。
- 新生儿肺炎可能与胎粪吸入综合征相似，也可能使胎粪吸入综合征复杂化。
- 胎粪吸入综合征常发生气道阻塞并发症，如气胸和纵隔气肿。

推荐阅读

Edwards MO, Kotecha SJ, Kotecha S. Respiratory distress of the term newborn infant. Paediatr Respir Rev. 2013; 14(1):29–36, quiz 36–37

Lobo L. The neonatal chest. Eur J Radiol. 2006; 60(2):152–158

病例 12

Rebecca Stein–Wexler

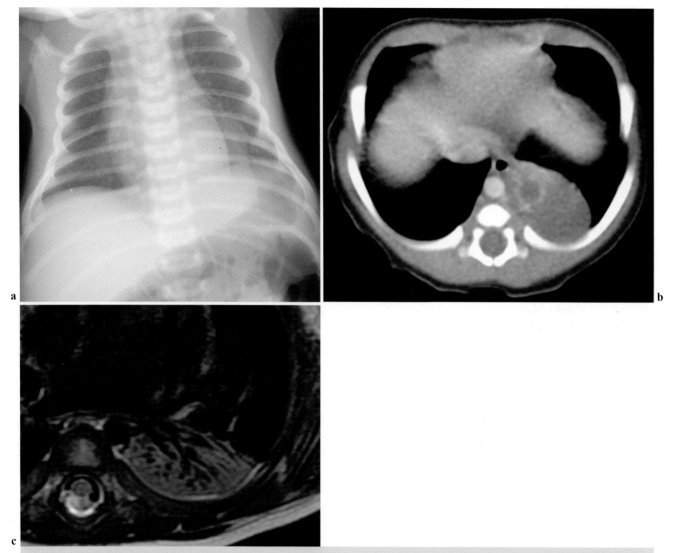

图 12.1　胸部 X 线片显示左肺底有致密肿块（**a**）。增强后的轴位 CT 软组织窗显示肿块呈实性，除了一个低密度囊肿（**b**）。轴位 T2-W MRI 显示小血管从主动脉左侧延伸至肿块（**c**）

■ 临床表现

产前超声检查发现 1 例胸部肿块的新生儿。

■ 关键影像发现

新生儿肺部致密肿块（图 12.1）。

■ 三大鉴别诊断

- **先天性肺气道畸形（congenital pulmonary airway malformation，CPAM）**。气道发育不良导致这组囊性和实性病变。Ⅰ型有直径至少 2 cm 的微囊。Ⅱ型囊肿直径在 0.5 ～ 2 cm 之间。Ⅲ型多为实性，但可能有直径达 0.5 cm 的微囊。Ⅳ型有很大的充气囊肿。0 型会影响所有的肺叶，并且是致命的。Ⅳ型和 0 型很少见。CPAM 与其他肺部异常有关，混合性病变可能有肺隔离因素。CPAM 通常在产前被发现，它们可能出现在患有呼吸窘迫的婴儿或患有肺炎的较大患者中。Ⅰ型 CPAM 表现为充满液体或空气的囊肿，而Ⅱ型表现为囊性或实性。Ⅲ型 CPAM 呈实性，囊肿仅在组织学上可见。Ⅱ型和Ⅲ型可能与其他先天畸形并存，因此预后较差。较大的病变可以切除，但较小病变的处理是有争议的。
- **肺隔离症**。这包括发育不良的肺，其血管供应来自全身动脉。最常见于左下叶。肺叶外隔离出现在出生后早期，引流到全身静脉系统，并有自己的胸膜覆盖；而叶内隔离引流到肺静脉系统，缺乏胸膜覆盖，并且在以后出现反复感染。这两种形式的隔离症看起来都是实性的，除非它们有 CPAM 区域，或者严重感染，导致组织破裂，使其与支气管树连通。
- **膈疝**。先天性膈肌缺损最常见于左侧，并导致肠和（或）实质器官的疝出。大多数疝包含肠道，并在肠道充气时变得透明，但那些包括充满液体的肠道、肝或其他实质器官的疝保持软组织密度。它们通常是在宫内或出现呼吸窘迫的新生儿中被诊断出来。预后取决于肺发育不良的程度和相关异常的严重程度。无论缺损的大小如何，都需要外科咨询。如果病变含有肝或有心脏畸形，预后较差。

■ 其他鉴别诊断

- **先天性大叶过度充气（以前称为先天性大叶肺气肿）**。在生后的最初几天，在清除滞留的胎儿肺液之前，此病变可能呈实性。然而，一般在高透光性病变的鉴别诊断中需要考虑到此病。
- **支气管源性囊肿**。大多数支气管源性囊肿发生在中纵隔，特别是隆突下和右气管旁。然而，大约 10% 是实质性的。小的病灶是无症状的，但大的囊肿可能会引起胸痛、吞咽困难或呼吸困难。如果重叠感染，症状可能类似肺炎。X 线片上，病变看起来坚固而光滑。在 CT 和 MRI 上，它们通常表现为单纯的液体，但如果液体中蛋白质含量较高，它们在 T1 上可能呈明亮信号，而在 CT 上则表现为致密影。

■ 诊断

肺叶外隔离。

✓ 要点

- 先天性肺气道畸形根据囊肿大小进行分类，如果囊肿非常小，可能看起来是实性的。
- 肺叶外隔离看起来呈实性，除非严重感染导致组织破裂，使其与支气管连通。
- 含有充满液体的肠道或腹部器官的先天性膈疝看起来是实性的。
- 大约 10% 的支气管源性囊肿发生在肺实质。

推荐阅读

Taylor GA, Atalabi OM, Estroff JA. Imaging of congenital diaphragmatic hernias. Pediatr Radiol. 2009; 39(1):1–16

Thacker PG, Rao AG, Hill JG, Lee EY. Congenital lung anomalies in children and adults: current concepts and imaging findings. Radiol Clin North Am. 2014; 52(1):155–181

病例 13

Karen M. Ayotte

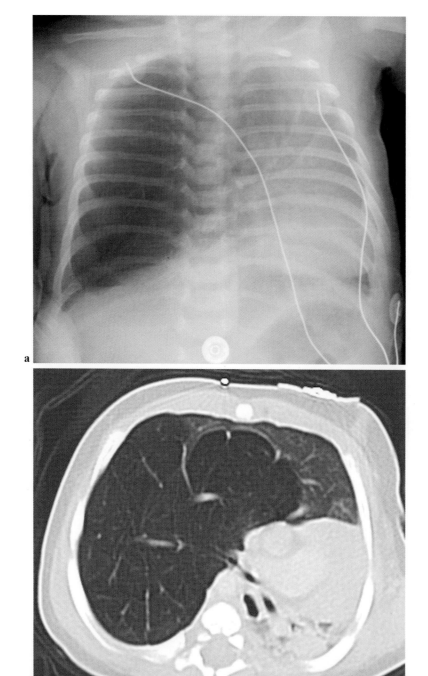

图 13.1　胸部 X 线片显示右肺过度充气，纵隔向左移位；血管纹理几乎延伸到周围（a）。轴位增强 CT 显示狭窄的支气管导致右上叶过度充气，血管减少；略高密度的正常右中叶前部跨中线突出，心脏后左肺可见严重肺不张（b）

■ 临床表现

一例持续咳嗽的 3 周大婴儿。

■ 关键影像发现

肺部肿块透亮（图 13.1）。

■ 三大鉴别诊断

- **先天性大叶过度充气（congenital lobar hyperinflation，CLH；以前称为先天性大叶肺气肿）。** CLH 是继发于正常气流阻塞的进行性肺叶过度扩张，通常是由于不同程度的支气管发育不良或阻塞所致。在出生之前，肺部充满了液体。出生后，随着受累肺叶内的液体逐渐被空气取代，X 线片的表现也会发生变化。最常见的部位是左上叶，其次是右中叶和右上叶。实质、血管和支气管存在但减弱。患儿常出现新生儿期呼吸窘迫。手术切除是明确的治疗方法。
- **先天性肺气道畸形（CPAM）。** CPAM 是终末细支气管的错构瘤性增生，伴有肺泡发育异常。大多数肿块既有囊性成分，又有实性成分，影像表现各不相同。病变与气管支气管树相通，在出生后早期往往会充气。在没有重叠感染的情况下，可以看到内部的液-液平面。Stocker Ⅰ 型 CPAM 由一个或多个大小至少 2 cm 的囊肿组成，Ⅱ 型囊肿小于 2 cm，Ⅲ 型囊肿基本是实性的。明确的治疗是外科手术，但对无症状或偶然发现的病变的治疗是有争议的。
- **先天性膈疝（congenital diaphragmatic hernia，CDH）。** 膈肌先天缺损可能导致上腹部实性和中空器官向胸内突出。缺损最常见于左侧。疝在出生时可能表现为囊性或实性。如果大部分疝内容物是肠道，液体衰减会随着肠道充气而消退。大多数病例是在宫内诊断的，或者出现在患有呼吸窘迫的新生儿中。预后取决于肺发育不良的程度，以及相关异常的存在。无论缺损的大小如何，都需要外科会诊。

■ 其他鉴别诊断

- **坏死性肺炎。** 如果实质实变坏死，可能会形成脓肿，类似于其他囊性病变。坏死性肺炎在下叶更为常见。囊性区域可以是单发的，也可以是多发的，大到 10 cm，充满空气、液体或两者兼而有之。保守治疗在其他方面健康的儿童中通常是成功的。支气管胸膜瘘可能会使外科引流复杂化。

■ 诊断

先天性右上肺叶过度充气。

✓ 要点

- 大多数胸部肿块的预后主要基于由此导致的肺发育不良的程度。
- 先天性肺叶过度充气最常发生在左上叶，其次是右中叶和右上叶。
- 先天性肺气道畸形根据囊性成分的大小进行分类。
- 先天性膈疝可能类似于囊性或实性原发性胸部肿块，左侧更为常见。

推荐阅读

Biyyam DR, Chapman T, Ferguson MR, Deutsch G, Dighe MK. Congenital lung abnormalities: embryologic features, prenatal diagnosis, and postnatal radiologic-pathologic correlation. Radiographics. 2010; 30(6):1721–1738

Newman B. Congenital bronchopulmonary foregut malformations: concepts and controversies. Pediatr Radiol. 2006; 36(8):773–791

Taylor GA, Atalabi OM, Estroff JA. Imaging of congenital diaphragmatic hernias. Pediatr Radiol. 2009; 39(1):1–16

病例 14

Rebecca Stein-Wexler

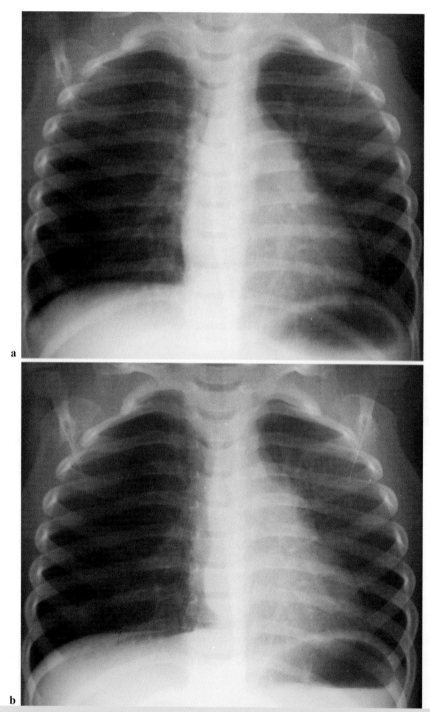

图 14.1 吸气时胸部 X 线片显示正常（ a ）。呼气时的 X 线片显示，正常左肺部分塌陷，密度增加，而右肺仍处于过度充气状态（ b ）

■ 临床表现

一个气喘的 2 岁男孩。

■ 关键影像发现

婴儿期后肺透光度不对称（图 14.1）。

■ 三大鉴别诊断

- **吸入性异物**。吸入性异物的儿童通常表现为非特异性症状或窒息、咳嗽和喘息。由于大多数异物是透射线的食物材料（通常是花生），诊断取决于球阀效应引起的肺叶或节段性过度充气。较大的异物可能会完全阻塞气道，导致肺不张。多数异物位于右主干支气管内，因为其走行是笔直的。如果怀疑是异物吸入——不论最初的胸部 X 线片显示的是单侧肺或肺叶高透光度或过度充气——呼气图像可能显示空气滞留。侧卧位 X 线片，模拟依赖性半胸的呼气，可能对那些不能根据提示吸气和呼气的年幼患者有帮助。如果向下的一侧持续存在高透光度和（或）过度充气，则存在空气滞留。

- **前部气胸**。仰卧位儿童胸膜气体聚集在前方，导致同侧全肺透亮。线索包括特别尖锐的心脏纵隔轮廓和伴随的深沟。检查纵隔移位很重要，因为纵隔移位预示着张力性气胸，这是一种紧急情况。

- **单侧肺气肿**。单侧气肿或大疱性疾病可能发生在有早产和呼吸窘迫综合征（respiratory distress syndrome，RDS）病史的患者身上。肺间质性肺气肿（PIE）的急性并发症通常很快就会消失。然而，间质囊肿可能持续并扩大，压缩正常组织。或者，严重的 RDS 患者发展为支气管肺发育不良（BPD），有时可能会形成不对称的肺大疱，导致单侧透亮。

■ 其他鉴别诊断

- **Swyer-James 综合征**。腺病毒、呼吸道合胞病毒（RSV）或支原体引起的闭塞性细支气管炎导致透明肺（通常是单侧）。X 线片显示由于细支气管阻塞引起空气滞留而导致的高透光性。血管相对较少且较小，CT 显示效果最佳。支气管扩张症很常见。肺容量通常较小，但如果有旁路通气和空气滞留，则肺容量可能较大。CT 上的马赛克灌注是由散布的正常肺组织引起的。

- **Poland 综合征**。胸大肌及邻近的骨和软组织结构发育不良或不全导致受累胸腔高透光度。手指可能短（短指）和融合（并指）。这种情况在男性中更为常见，通常见于右侧。

■ 诊断

花生吸入右主干支气管。

✓ 要点

- 由于大多数吸入性异物都是可透射线的，所以吸气、呼气或卧位 X 线片通常是诊断必不可少的。
- 有囊性肺间质性肺气肿病史或有严重支气管肺发育不良的患者，肺气肿和肺大疱可能是单侧的。

- Swyer-James 综合征是由传染性闭塞性细支气管炎引起的空气滞留。
- 短指和并指手可能伴发 Poland 综合征。

推荐阅读

Dillman JR, Sanchez R, Ladino-Torres MF, Yarram SG, Strouse PJ, Lucaya J. Expanding upon the unilateral hyperlucent hemithorax in children. Radiographics. 2011; 31(3):723–741

Pugmire BS, Lim R, Avery LL. Review of ingested and aspirated foreign bodies in children and their clinical significance for radiologists. Radiographics. 2015; 35(5):1528–1538

Wasilewska E, Lee EY, Eisenberg RL. Unilateral hyperlucent lung in children. AJR Am J Roentgenol. 2012; 198(5):W400– W414

病例 15

Fabienne Joseph，*Rebecca Stein-Wexler*

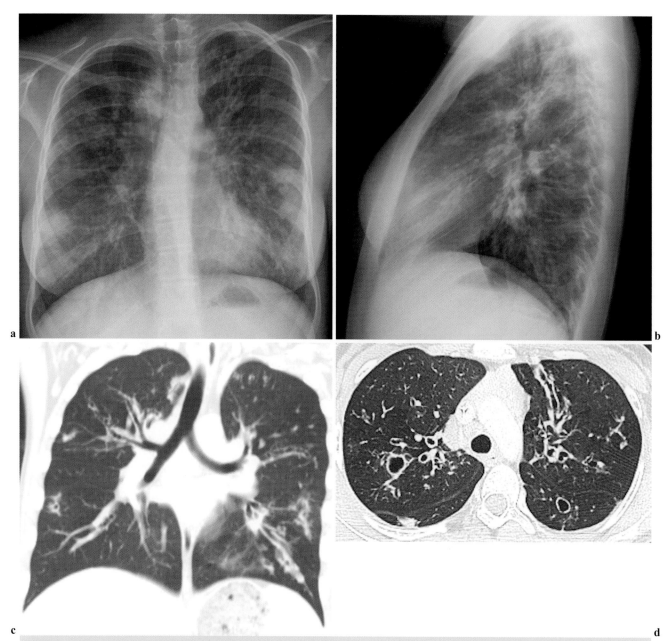

图 15.1 正位（**a**）和侧位（**b**）胸部 X 线片显示扩张的厚壁支气管，类似电车轨道，主要位于肺上叶；也有斑片状阴影和肺门淋巴结病变。冠状位重建 CT 显示上、下叶均有支气管扩张（**c**）。轴位 CT 显示左上叶有静脉曲张样支气管扩张，右上叶和左下叶也有囊性支气管扩张（**d**）

■ 临床表现

一位患有慢性咳嗽的十几岁女孩。

■ 关键影像发现

支气管扩张（图 15.1）。

■ 三大鉴别诊断

- **囊性纤维化（cystic fibrosis，CF）**。CF 是一种相对常见的常染色体隐性遗传病，会导致黏性分泌物，并影响肺部、胃肠道系统和外分泌腺。这种疾病最常见于白种人。CF 患者发生气道炎症，导致黏液堵塞、空气滞留和支气管扩张，最严重的是上叶。实变并不太常见。支气管扩张有 3 个阶段。患者可能同时出现 3 个阶段表现，也可能只有 1 个阶段表现。最温和的形式是管状阶段，其特征是平行的厚壁支气管，类似于电车轨道。如果支气管内径超过相邻动脉的内径（印环征），CT 可识别细微病例。支气管可能不能正常逐渐变细，或者它们可能延伸得太靠近胸膜。支气管扩张可进展到静脉曲张样阶段，呈蛇形和串珠状。最后，在囊性阶段，扩张的厚壁支气管末端有一个厚壁囊肿。金黄色葡萄球菌、流感嗜血杆菌、铜绿假单胞菌和烟曲霉菌的重叠感染很常见。扩张的支气管内可能有黏液堵塞，并伴有远端的树芽状表现。慢性炎症可能导致支气管动脉新生血管形成和随后的咯血。CT 用来对疾病的严重程度进行评分。

- **感染后支气管扩张症**。肺炎可能损害纤毛清除黏液，导致慢性支气管壁炎症和损伤。这可能会导致支气管扩张，通常是管状，尽管也可以看到更晚期的支气管扩张。与 CF 一样，重叠感染可能会导致树芽状外观，以及实变、散在磨玻璃样颗粒影和脓肿形成。

- **原发性纤毛运动障碍（primary ciliary dyskinesia，PCD）**。这种常染色体隐性遗传病的特征是纤毛结构和功能缺陷，导致支气管扩张、位置异常和（或）严重的鼻窦炎，以及精子运动不良。患者通常有肺部、鼻窦和中耳的感染。支气管扩张最常见于右中叶，而与 CF 不同的是，儿童的上叶很少受到影响。约 50% 患者有正常的位置，40% 患者有位置反向，其余的患者有内脏异位。先天性心脏病相对少见。Kartagener 综合征见于大约 50% 的 PCD 患者，以支气管扩张、位置异常、鼻窦炎三联征为特征。

■ 其他鉴别诊断

- **支气管扩张伴有急性感染或阻塞**。扩张的支气管必须是不可逆转的，才能被认为是支气管扩张。因此，有时伴随急性呼吸道疾病或梗阻的相对常见的气道改变不被认为是真正的支气管扩张，因为它们是可逆的。

■ 诊断

囊性纤维化。

✓ 要点

- 支气管扩张可分为管状阶段、静脉曲张样阶段和囊性阶段。
- 在囊性纤维化中，支气管扩张在上叶最为严重，而这一区域通常不伴有原发性纤毛运动障碍。
- 囊性纤维化的支气管动脉新生血管形成可能导致咯血。
- Kartagener 综合征患者有原发性纤毛运动障碍，并伴有支气管扩张、位置异常和鼻窦炎三联征。

推荐阅读

Javidan-Nejad C, Bhalla S. Bronchiectasis. Radiol Clin North Am. 2009; 47(2):289–306

Kennedy MP, Noone PG, Leigh MW, et al. High-resolution CT of patients with primary ciliary dyskinesia. AJR Am J Roentgenol. 2007; 188(5):1232–1238

Murphy KP, Maher MM, O'Connor OJ. Imaging of cystic fibrosis and pediatric bronchiectasis. AJR Am J Roentgenol. 2016; 206(3):448–454

病例 16

Stephen Malutich

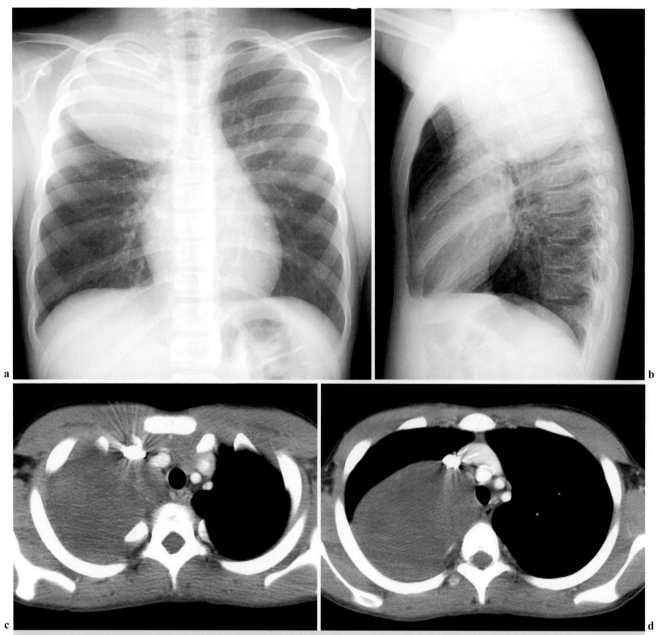

图 16.1　胸部正位 X 线片显示一个凸起的软组织肿块，从上纵隔向右上外侧胸壁延伸（**a**）。在侧位视图（**b**）它突出于上脊椎之上。轴位增强 CT 图像显示边界清楚、均质的后纵隔软组织肿块，它使血管结构移位（**c**，**d**）

■ 临床表现

一名胸痛的 10 岁男孩。

■ 关键影像发现

后纵隔肿块（图 16.1）。

■ 三大鉴别诊断

- **神经母细胞瘤。** 交感神经系统的原始神经嵴细胞产生一组细胞成熟程度不同的肿瘤。神经母细胞瘤，分化程度最低且最具侵袭性，发生在幼龄儿童（中位年龄 2 岁）。它最常见于肾上腺，只有大约 1/5 发生在后纵隔。神经节神经母细胞瘤居中，包含成熟和未成熟的神经节细胞。神经节瘤是最成熟的肿瘤，常见于年龄较大的儿童，多见于后纵隔。CT 上纵隔神经节瘤往往结构均质，界限清晰，而分化程度低的肿瘤往往具有更强的侵袭性。钙化发生在大多数神经母细胞瘤和 50% 的神经节瘤中。MRI 表现各异，仅凭影像学表现无法明确鉴别肿瘤。此外，神经节瘤可能发生恶性转化。[123]I 间碘

苄胍（MIBG）去甲肾上腺素受体成像对于确诊神经母细胞瘤和检测隐匿的转移性疾病非常有用。
- **肺隔离症。** 支气管肺隔离是先天性胸廓畸形，包含与支气管树或肺动脉系统没有直接联系的异常肺组织。可以是实性或囊性，通常发生在下叶的后基底段（尤其是左侧）。根据其血管引流和是否被胸膜层包围，肺隔离症被分为肺内或肺外隔离。
- **髓外造血。** 贫血情况下骨髓红细胞生成不足可能导致募集更多的红细胞生成部位。累及肝或脾可能导致肝大或脾大。后纵隔较少受累；当受累时，可有单侧或双侧椎旁肿块，肿块分叶、平滑、边界清晰。

■ 其他鉴别诊断

- **淋巴瘤。** 尽管淋巴瘤罕见起源于后纵隔，但由于其在儿科人群中的流行，因此必须考虑。在 CT 上，它看起来是一个均匀的、边界清楚的软组织肿块。其他地方存在淋巴结病变支持这一诊断。
- **前肠重复囊肿。** 当在胎儿发育过程中，上皮被异

常包裹在结缔组织中时，可能会导致先天性前肠重复囊肿。在后纵隔，这可能是食管重复畸形或神经肠源性囊肿。食管囊肿可能与食管相通，并有气-液平面。神经肠源性囊肿与脊椎畸形有关。

■ 诊断

神经节瘤。

✓ 要点

- 神经节瘤是一种良性的、分化良好的神经嵴肿瘤，常见于后纵隔。
- 髓外造血通常导致肝脾大，但也可能引起椎旁肿块。
- 肺外支气管肺隔离通常发生在左下纵隔。

推荐阅读

Balassy C, Navarro OM, Daneman A. Adrenal masses in children. Radiol Clin North Am. 2011; 49(4):711–727, vi

Lonergan GJ, Schwab CM, Suarez ES, Carlson CL. Neuroblastoma, ganglioneuroblastoma, and ganglioneuroma: radiologic-pathologic correlation. Radiographics. 2002; 22(4):911–934

McCarville MB. Malignant pulmonary and mediastinal tumors in children: differential diagnoses. Cancer Imaging. 2010; (1A):S35–S41

Ranganath SH, Lee EY, Restrepo R, Eisenberg RL. Mediastinal masses in children. AJR Am J Roentgenol. 2012; 198(3):W197–W216

病例 17

Stephen Malutich

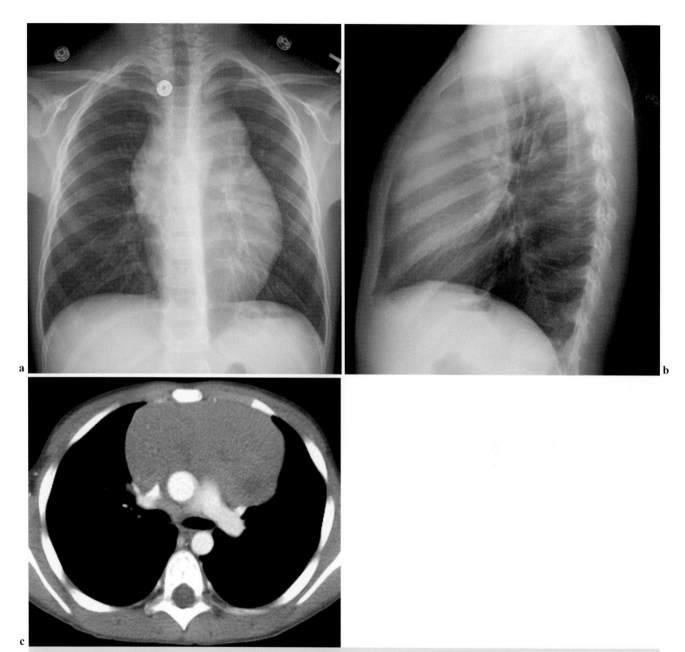

图 17.1　胸部正位 X 线片显示分叶状前纵隔肿块（a）。侧位片显示软组织密度填充胸骨后间隙（b）。轴位增强 CT 显示前纵隔内边缘光滑、大部分均质的软组织肿块，血管结构移位，间接压迫气管（c）

■ 临床表现

一名 9 岁男童出现咳嗽和呼吸急促。

■ 关键影像发现

前纵隔肿块（图 17.1）。

■ 三大鉴别诊断

- **突出的正常胸腺**。正常胸腺可能导致前纵隔增大，直到 2 岁左右。它不会引起气道狭窄，而且可能会显示三角形"帆"征。如果胸腺组织伸入小裂隙，侧位片上显示其下缘通常是锐利的。肋骨可能会压迫胸腺，导致"波浪"征。回声特性类似于肝。胸腺在 CT 上显示是均质的。

- **淋巴瘤**。在儿科人群中，淋巴瘤占纵隔肿块的近一半。由于大多数纵隔淋巴瘤是由霍奇金病引起的，同时也累及其他区域，因此应该仔细评估下颈部是否有淋巴结病变。CT 典型表现为光滑、边界清楚、分叶状、结节状的软组织肿块。霍奇金淋巴瘤可见囊性或坏死成分。肿块可压迫气道和（或）上腔静脉。胸腔积液，通常是单侧的，出现在多达一半的病例中。肺实质通常不受累及。前纵隔受累在儿童非霍奇金淋巴瘤中也很常见。

- **白血病**。急性淋巴细胞白血病是最常见的儿科恶性肿瘤，约占肿瘤病例的 1/3。CT 表现为大的、均质的前纵隔软组织肿块，类似于淋巴瘤。大的肿瘤可能表现为中央坏死，它们可能压迫气道和邻近结构。也可能出现胸腔积液、纵隔或下颈部淋巴结病变以及骨质受累。

■ 其他鉴别诊断

- **胸腺增生**。胸腺反弹性增生通常见于从化疗和严重疾病等应激中恢复的儿童。胸腺又长回原来大小的 50%。在有问题的病例中，正常的放射性示踪剂摄取有助于区分胸腺反弹和复发性疾病。

- **畸胎瘤**。异位生殖细胞肿瘤占前纵隔肿块的 1/4，分为成熟型和未成熟型。成熟畸胎瘤通常被认为是良性的，恶变的风险非常低。它们表现为巨大的、异质的脂肪和软组织团块，使邻近结构移位但不侵犯它们。大多数是部分囊性的，1/4 是部分钙化的。未成熟畸胎瘤通常以软组织密度为主，伴有较小的钙化和脂肪灶。

- **胸腺瘤**。尽管胸腺瘤在儿童中很少见，但它仍然是前纵隔肿块的一个考虑因素。CT 显示边缘光滑的软组织肿块，较大的肿瘤可能有囊性区域或坏死。在 T1-W MRI 上，肿块与肌肉呈等信号或略高信号。T2-W MRI 显示不均匀信号，比肌肉稍亮。纤维性间隔可横穿肿块，在 T1 和 T2-W 图像上均呈低信号，给予造影剂后增强。

■ 诊断

T 细胞急性淋巴细胞白血病。

✓ 要点

- 纵隔淋巴瘤和白血病可能迅速增大，并引起气道压迫。

- 淋巴瘤和白血病通常不能仅凭影像加以区分。

推荐阅读

Averill LW, Acikgoz G, Miller RE, Kandula VV, Epelman M. Update on pediatric leukemia and lymphoma imaging. Semin Ultrasound CT MR. 2013; 34(6):578–599

Mong A, Epelman M, Darge K. Ultrasound of the pediatric chest. Pediatr Radiol. 2012; 42(11):1287–1297

Nasseri F, Eftekhari F. Clinical and radiologic review of the normal and abnormal thymus: pearls and pitfalls. Radiographics. 2010; 30(2):413–428

Ranganath SH, Lee EY, Restrepo R, Eisenberg RL. Mediastinal masses in children. AJR Am J Roentgenol. 2012; 198(3):W197–W216

病例 18

Aaron Potnick

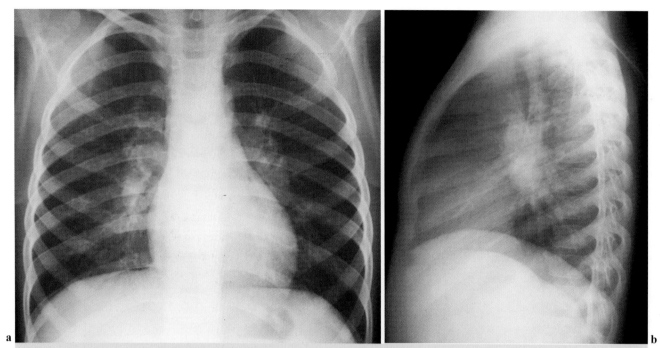

图 18.1　胸部正位（a）和侧位（b）片显示肺门增大，纵隔正常，肺部清晰

■ 临床表现

一个身体不适的十几岁男孩。

■ 关键影像发现

肺门淋巴结病（图 18.1）。

■ 三大鉴别诊断

- **单核细胞增多症**。大多数传染性单核细胞增多症是由 EB 病毒感染引起的，10% 是由巨细胞病毒引起的。它通过唾液传播，在青少年和年轻成人中最为流行。症状包括全身不适、低热、淋巴结肿大和脾大。使用 β- 内酰胺类抗生素（氨苄西林、阿莫西林）后出现特征性斑丘疹可能是急性感染的诊断依据。传染性单核细胞增多症通常在临床上被诊断。胸部 X 线片可能显示肺门淋巴结病变。治疗是支持性的。应避免进行接触性运动至少 3 周，以避免脾损伤。
- **其他传染病**。最典型的与肺门淋巴结病相关的感染包括结核、组织胞浆菌病和球孢子菌病。原发性结核病发生在以前没有接触过结核分枝杆菌的患者，最常见于婴儿和 5 岁以下儿童。淋巴结病变的分布通常是单侧的：右侧肺门和右侧气管旁。虽然这可能是肺结核的唯一表现，但下、中叶实变也很常见。组织胞浆菌病和球孢子菌病均可表现为肺门淋巴结病变。组织胞浆菌病在美国中西部和东南部流行，球孢子菌病在美国西南部流行。
- **淋巴瘤**。非霍奇金淋巴瘤和霍奇金淋巴瘤均可累及胸部，通常表现为前纵隔肿块。霍奇金淋巴瘤的肺门受累比非霍奇金淋巴瘤更常见，而且通常是双侧的。淋巴瘤几乎可以累及身体的任何器官，在任何令人费解的病变的鉴别诊断中都应予以考虑。

■ 其他鉴别诊断

- **结节病**。这种多系统疾病的特征是非干酪性上皮样细胞肉芽肿，几乎可以影响任何器官。高达 90% 的病例累及胸部。结节病的胸部淋巴结病变通常是对称的，累及双侧肺门、右气管旁（"1-2-3 征" 或 "花环三联征"）。肺部表现以上肺和中肺为主，包括结节、纤维性改变（网状阴影、结构扭曲、牵拉性支气管扩张）和双侧肺门周围模糊影。结节病在儿童中并不常见。

■ 诊断

单核细胞增多症。

✓ 要点

- 传染性单核细胞增多症表现为青少年和年轻成人的淋巴结肿大和脾大。
- 有肺门淋巴结病变和下、中叶实变的患者应考虑肺结核。
- 淋巴瘤最常出现在胸腔内，表现为前纵隔肿块，肺门受累通常是双侧的。
- 结节病高达 90% 的病例可见胸部受累。

推荐阅读

Burrill J, Williams CJ, Bain G, Conder G, Hine AL, Misra RR. Tuberculosis: a radiologic review. Radiographics. 2007; 27(5):1255–1273

Criado E, Sánchez M, Ramírez J, et al. Pulmonary sarcoidosis: typical and atypical manifestations at high-resolution CT with pathologic correlation. Radiographics. 2010; 30(6):1567–1586

Lucas S, Andronikou S, Goussard P, Gie R. CT features of lymphobronchial tuberculosis in children, including complications and associated abnormalities. Pediatr Radiol. 2012; 42(8):923–931

Toma P, Granata C, Rossi A, Garaventa A. Multimodality imaging of Hodgkin disease and non-Hodgkin lymphomas in children. Radiographics. 2007; 27(5):1335–1354

病例 19

Rebecca Stein-Wexler

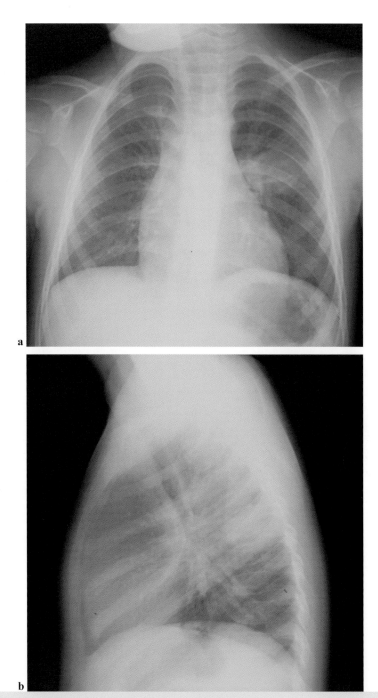

图 19.1　胸部正位（a）和侧位（b）X 线片显示左下叶上段有圆形密度影

■ 临床表现

一例咳嗽、发热的 4 岁男童。

■ 关键影像发现

肺部肿块（图 19.1）。

■ 三大鉴别诊断

- **球形肺炎**。球形肺炎在 8 岁以下的儿童中表现为界限清楚的肺模糊影，最常发生在下叶的上段。通常由肺炎链球菌引起，炎症过程受到限制，因为这个年龄段的气流侧支通路（Lambert 管、Kohn 孔）发育较差。在适当的临床环境下，建议随访胸部 X 线片，以确保抗生素治疗有效。
- **先天性肺气道畸形（CPAM）**。CPAM 是支气管肺前肠畸形的一部分，通常在宫内诊断。较大患者可能出现呼吸窘迫或反复肺炎。CPAM 包括与气管支气管树沟通的呼吸元件的异常增殖。Stocker Ⅰ 型所含囊肿大于 2 cm，最常见。Ⅱ 型包含较小的囊肿，并与先天畸形有关。Ⅲ 型看起来是实性的，但实际是微囊状的。在婴儿中，肿块在 X 线片上可能呈实性，尽管它常是隐匿性病变。年龄较大的儿童可见实性或囊性肿块。根据类型的不同，CT 可显示充气或充液的囊性或实性病变。由于感染和恶性肿瘤的风险增加，一般建议手术切除。
- **肺隔离症**。这种先天性病变包括发育不良和无功能的肺组织，并有系统动脉供血。只有在重叠感染后，它才能与气管支气管树相连。它通常位于左下叶。通常在宫内确诊，也可能出现呼吸窘迫或肺炎。叶外隔离症出现在出生后早期，引流到全身静脉系统，并有自己的胸膜覆盖，而叶内隔离症在以后表现为反复感染，引流到肺静脉系统，缺乏胸膜覆盖。两者都表现为实性肿块，除非它们含有 CPAM 区域，或者发生重叠感染，导致组织破裂，使其与支气管树沟通。

■ 其他鉴别诊断

- **支气管源性囊肿**。这种前肠重复囊肿通常表现为孤立的、离散的纵隔肿块，但偶尔也会出现在肺实质。它含有单纯的或复杂的液体，除非有重叠感染，否则它的壁通常很薄。纵隔结构的肿块效应可能导致吞咽困难或呼吸窘迫。年龄较大的孩子可能会抱怨胸痛。
- **胸膜肺母细胞瘤**。这种罕见的、侵袭性的、原始的胸膜或实质肿瘤表现为大的（＞5 cm）囊性、实性或混合性软组织肿块。胸腔积液很常见，这种疾病最初通常被诊断为肺炎。儿童期癌症在近亲中很常见。

■ 诊断

球形肺炎。

✓ 要点

- 球形肺炎出现在 8 岁以下的儿童，侧支气流通路发育较差。
- 先天性肺气道畸形与气道相通，并根据囊性和（或）实性成分进行分类。
- 肺隔离症有系统动脉供血，并根据静脉引流和胸膜覆盖情况进一步分类。
- 隔离在下叶更为常见，尤其是在左叶。

推荐阅读

Newman B. Congenital bronchopulmonary foregut malformations: concepts and controversies. Pediatr Radiol. 2006; 36(8):773–791

Restrepo R, Palani R, Matapathi UM, Wu YY. Imaging of round pneumonia and mimics in children. Pediatr Radiol. 2010; 40(12):1931–1940

Yikilmaz A, Lee EY. CT imaging of mass-like nonvascular pulmonary lesions in children. Pediatr Radiol. 2007; 37(12):1253–1263

病例 20

Ernst Joseph，*Rebecca Stein-Wexler*

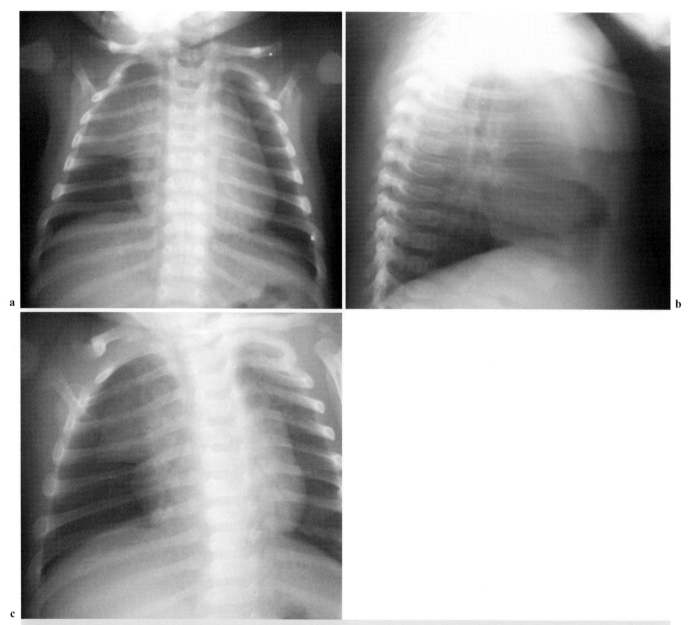

图 20.1　正位片显示右上肺一阴影，可见正常支气管血管纹理（**a**）。侧位片显示小裂隙处胸骨后密度明显增加（**b**）。斜位片显示阴影为三角形，外侧缘呈波浪状（**c**）

■ 临床表现

一例 2 周大的呼吸窘迫患儿。

■ 关键影像发现

右上叶（right upper lobe，RUL）模糊影（图 20.1）。

■ 三大鉴别诊断

- **正常胸腺。** 正常的胸腺在青春期达到最大重量，但与胸部体积相比，胸腺体积从婴儿期到大约 2 岁时是最大的。它的形状是三角形或四边形，边缘应该是光滑的，而不是小叶状。胸腺可能像从上纵隔边缘伸出的帆，有时类似 RUL 病理。正常的胸腺是柔软的，所以不会引起气道狭窄。相邻的肋骨扭曲了它的轮廓，导致"胸腺波"征象——这在斜位 X 线片上最为明显。胸腺是均质的，其背后的支气管血管纹理也有助于区分胸腺和肺叶塌陷或实变。在侧位投射时，由于胸腺组织突入小裂隙，下缘通常很锋利。换气不足时胸腺大小会被夸大，有问题的病例可以通过充分吸气并重复成像来澄清。CT 上，胸腺表现为均质、轮廓光滑、无分叶。超声表现类似于肝。MRI 表现为轻度 T1 高信号和显著 T2 高信号。

- **右上叶塌陷。** 肺叶塌陷在儿童中比在成人中更常见。在重症监护病房住院的新生儿和年龄较大的儿童中，RUL 塌陷占肺叶塌陷病例的 2/3 以上，而在成年人中，下叶最常受到影响。这些差异可

能是因为儿童的气道较小，更容易坍塌，也更容易被黏液和碎片堵塞。发育差的侧支通道也是原因之一。由于仰卧位儿童的 RUL 支气管最易受影响，所以它最容易被吸入并导致塌陷。一过性气管插管位置不当也可能是原因之一。X 线表现除了密度高、右上胸可能有支气管充气征外，还包括纵隔向右移位和右肺门抬高。容量减少的其他征象包括肋骨拥挤和膈肌同侧抬高。右肺中叶和下叶的过度充气可能也很明显。

- **右上叶肺炎。** 在肺炎的情况下，肺叶实变通常提示细菌病因，通常是肺炎链球菌，有时是流感嗜血杆菌、金黄色葡萄球菌或其他革兰氏阴性菌。大叶性肺炎在 5 岁以上的儿童中最为常见。支气管充气征有助于将肺炎与正常胸腺区分开来。胸腔积液和对侧纵隔移位也支持这一诊断。增强 CT 可用于评估坏死、脓肿和脓胸等并发症。超声对胸腔积液的定性非常有用，它可能有助于立即定性胸膜下的实性突起。

■ 诊断

正常胸腺。

✓ 要点

- 正常胸腺边缘光滑、无分叶，不会模糊支气管血管纹理。
- 右上叶塌陷在急症儿童中很常见，体积丢失应提

示诊断。
- 支气管充气征和胸腔积液支持大叶性肺炎的诊断。

推荐阅读

Daltro P, Santos EN, Gasparetto TD, Ucar ME, Marchiori E. Pulmonary infections. Pediatr Radiol. 2011; 41 Suppl 1:S69–S82

Thomas K, Habibi P, Britto J, Owens CM. Distribution and pathophysiology of acute lobar collapse in the pediatric intensive care unit. Crit Care Med. 1999; 27(8):1594–1597

Walker CM, Abbott GF, Greene RE, Shepard JA, Vummidi D, Digumarthy SR. Imaging pulmonary infection: classic signs and patterns. AJR Am J Roentgenol. 2014; 202(3):479–492

Westra SJ, Choy G. What imaging should we perform for the diagnosis and management of pulmonary infections? Pediatr Radiol. 2009; 39 Suppl 2:S178–S183

病例 21

Aaron Potnick

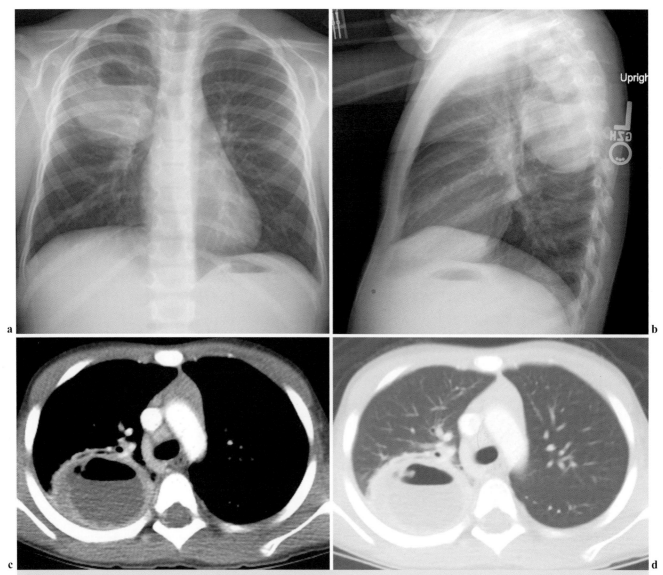

图 21.1　胸部正位（**a**）和侧位（**b**）片显示右下叶一空洞性肿块，有气-液平面。增强 CT 显示一个厚壁、边缘增强的肿块，中央有一个充满空气和液体的空腔（**c**，**d**）

■ 临床表现

一例 5 岁男童，尽管接受了 10 天的抗生素治疗，但仍持续发热。

■ 关键影像发现

胸部空洞性肿块（图 21.1）。

■ 三大鉴别诊断

- **气囊肿（pneumatoceles）**。气囊肿是肺实质内的薄壁充气结构。它们被认为是由于单向瓣膜机制造成的小气道阻塞，导致气道坏死，使空气渗入间质。它们可能是多发的。气囊肿早期增大，6 周内消退。病因包括细菌感染、碳氢化合物吸入和创伤。
- **脓肿**。脓肿发生在持续性肺炎的背景下，通常伴有潜在的免疫抑制或先天性或获得性实质异常。脓肿必须与脓胸相鉴别，因为治疗方法可能不同。两者通常都充满空气和液体，但脓胸通常表现为薄壁，与相邻胸壁广泛接触（透镜状），以及有"胸膜裂开"征象。脓肿典型为厚壁圆形，与胸壁接触狭窄或不接触。两者都是用针对特定微生物

（通常是儿童中的葡萄球菌或链球菌）的抗生素治疗。脓胸和一些脓肿也可以通过手术引流，但肺脓肿经胸膜引流有发生支气管肺瘘的风险。

- **支气管源性囊肿**。支气管源性囊肿是由胚胎发育过程中气管支气管树的腹侧萌芽或分支异常引起的。它最常发生在中纵隔或后纵隔，但也可见于肺实质、胸膜或膈内。CT 表现为孤立、光滑、圆形或椭圆形肿块，壁不明显，密度均匀（根据内容物的不同，从水到软组织密度不等）。支气管源性囊肿可能由于出血或感染而迅速增大。这些囊肿通常是无症状的，除非它们压迫了关键结构。囊肿内的空气提示继发感染，并且与气管支气管树相通。

■ 其他鉴别诊断

- **其他感染**。真菌病（组织胞浆菌病、球孢子菌病或芽生菌病）、原发后结核病（postprimary tuberculosis）和棘球蚴病可能导致肺囊肿。慢性真菌性肺炎和原发后结核病均表现为以上叶为主的空洞病变，通常无淋巴结病变。棘球绦虫（幼虫期）最常感染肝，继发肺下叶受累。包虫病囊肿有三层，这

三层之间的空气剥离形成一个"半月板"征象，提示囊肿即将破裂。

- **坏死性肿瘤**。空洞性肿瘤在儿科人群中比感染性囊肿要少得多。考虑因素包括淋巴瘤、胸膜肺母细胞瘤、肉瘤（横纹肌肉瘤、未分化肉瘤）、原始神经外胚层肿瘤（PNET）和转移性疾病。

■ 诊断

肺脓肿。

✓ 要点

- 气囊肿是一种无症状、薄壁、充气的结构，可自发消退。
- 脓肿应与脓胸通过影像加以鉴别，因为治疗方法

往往不同。
- 支气管源性囊肿是典型的无症状、充满液体的结构，具有均质的液体或软组织密度。

推荐阅读

Odev K, Guler I, Altinok T, Pekcan S, Batur A, Ozbiner H. Cystic and cavitary lung lesions in children: radiologic findings with pathologic correlation. J Clin Imaging Sci. 2013; 3:60

Walker CM, Abbott GF, Greene RE, Shepard JA, Vummidi D, Digumarthy SR. Imaging pulmonary infection: classic signs and patterns. AJR Am J Roentgenol. 2014; 202(3):479–492

病例 22

Aaron Potnick

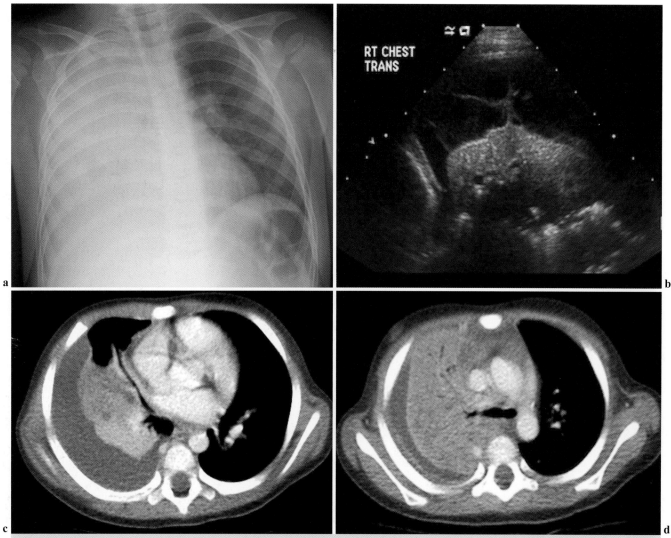

图 22.1　胸部正位片可见右侧胸完全模糊，纵隔无明显移位（**a**）。横断面超声可见右侧大量胸腔积液伴肺实变（**b**）。CT 增强可见肺实变、坏死和大量胸腔积液（**c**）。另一张 CT 片也显示脏胸膜和壁胸膜增强（**d**）

■ 临床表现

一例 18 个月大的婴儿，咳嗽发热 10 天。

■ 关键影像发现

单侧胸腔致密影，无容量丢失（图 22.1）。

■ 三大鉴别诊断

- **肺炎**。大叶性肺炎最常见于 5 岁以上儿童。大多数都是细菌性的，通常是肺炎链球菌感染，也有流感嗜血杆菌、金黄色葡萄球菌和其他革兰氏阴性菌感染。结核分枝杆菌和其他微生物也可能导致肺叶实变。对于呼吸系统疾病，影像学的目的主要是区分病毒性和细菌性肺炎，以及评估脓肿和脓胸等并发症。增强 CT 可显示坏死、脓肿和脓胸。超声可以明确胸腔积液的性质。病毒性肺炎表现为支气管周围间质斑片影增多、过度充气和肺不张。球形肺炎见于 8 岁以下的儿童，通常是肺炎链球菌感染，它表现为边界清晰的圆形模糊影，通常位于下叶的上段。在新生儿中，肺炎最常由 B 组链球菌引起。它的影像学表现类似于肺表面活性物质缺乏，伴有双肺散在的颗粒状模糊影，两者的鉴别点是肺炎通常有渗出。它也可以表现为肺门密度增高、肺过度充气和（或）间质结构不清。

- **淋巴瘤**。有超过 3/4 的霍奇金淋巴瘤患者和约一半的非霍奇金淋巴瘤患者，淋巴瘤在出现时就会影响到胸部，通常是位于前纵隔的肿块，其他胸部表现包括中央气道受压、上腔静脉阻塞、胸腔积液和心包积液。肺部受累在儿童中相对少见，表现为结节、间质模糊影或实变；最常见于青少年和男性。

- **Askin 瘤**。Askin 瘤，或周围原始神经外胚层肿瘤，是尤因肉瘤家族的一部分，这些肿瘤通常发生在胸壁的软组织，偶尔也会发生在纵隔或周围肺组织，当儿童或年轻成人出现不均匀的软组织胸壁肿块，并伴有肋骨破坏和胸腔积液时，应考虑此病。

■ 其他鉴别诊断

- **胸膜肺母细胞瘤**。这种罕见的、侵袭性的、恶性的胸膜肺间充质肿瘤发生在儿童早期，预后很差。它通常表现为以胸膜为基础的大肿块，但可能类似于晚期肺炎。通常位于右侧，不侵犯胸壁，胸腔积液比较常见。1 型是囊性的（通常是单个、大的、多房囊肿），2 型为囊实性（多发小囊肿），3 型看起来是实性的，但实际上是由多个微囊组成。1 型出现的年龄最早（不到 1 岁），预后最好。

■ 诊断

肺炎伴脓胸。

✓ 要点

- 病毒性肺炎通常引起过度充气、支气管周围间质模糊和移动性肺不张，而细菌性肺炎则引起实变和胸腔积液。
- 淋巴瘤通常表现为前纵隔的肿块，但也表现为胸膜、心包和实质受累。
- 有胸壁肿块和肋骨破坏的儿童或年轻成人，应考虑 Askin 瘤。
- 胸膜肺母细胞瘤发生于幼儿，表现为以胸膜为基础的大肿块，不侵犯胸壁，通常位于右侧，并伴有胸腔积液。

推荐阅读

Eslamy HK, Newman B. Pneumonia in normal and immunocompromised children: an overview and update. Radiol Clin North Am. 2011; 49(5):895–920

Naffaa LN, Donnelly LF. Imaging findings in pleuropulmonary blastoma. Pediatr Radiol. 2005; 35(4):387–391

Toma P, Granata C, Rossi A, Garaventa A. Multimodality imaging of Hodgkin disease and non-Hodgkin lymphomas in children. Radiographics. 2007; 27(5):1335–1354

病例 23

Jennifer L. Nicholas

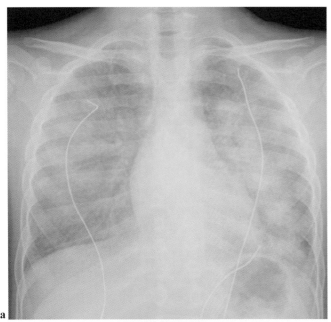
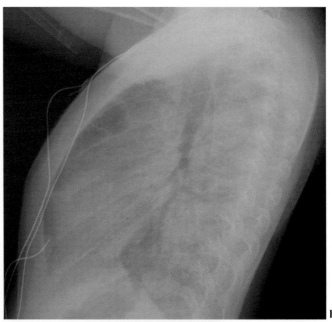
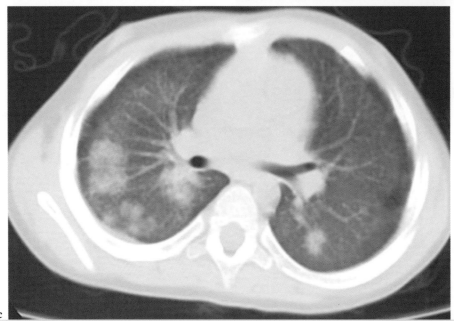

图 23.1 正位（**a**）和侧位（**b**）胸部 X 线片，可见弥漫性网状结节状影，以及局灶性云雾状气体影散布于两肺各处。轴位 CT，可见弥漫性小叶间隔增厚，背景呈弥漫性网状结节状影，伴双侧局灶性磨玻璃样影，未累及周边（**c**）

■ 临床表现

一名 6 岁男孩突发咳嗽伴铁锈色痰。

■ 关键影像发现

网状结节状影（图 23.1）。

■ 三大鉴别诊断

- **支气管肺发育不良（bronchopulmonary dysplasia，BPD）**。BPD 是由正压通气引起的，通常发生在患有呼吸窘迫综合征的早产儿。这是儿童肺部疾病最常见的原因。病理改变为间质纤维化、肺过度充气、肺泡数目减少、腺泡发育受阻和肺不张。肺部出现过度充气，伴有条索状阴影和透亮区。空气滞留在基底部很常见。CT 可见过度充气、网状、网状结节状和线状影；胸膜下带及胸膜增厚，结构扭曲；支气管变小或者扩张，支气管壁增厚。
- **特发性肺含铁血黄素沉着症**。这通常在 10 岁时表现出来，痰中见到含铁血黄素的巨噬细胞即可诊断，肺活检可见到间质和肺泡内含铁血黄素的巨

噬细胞，在 CT 上则表现为光滑的小叶间增厚和结节状影。磨玻璃样影反映了局灶性出血，通常是急性出血，最终在 CT 上可呈现纤维化改变。
- **朗格汉斯细胞组织细胞增生症（Langerhans cell histiocytosis，LCH）**。LCH 的特点是朗格汉斯细胞增生，浸润许多组织，引起炎症和肉芽肿形成。在肺部，它们主要存在于支气管和细支气管上皮。肉芽肿最终在小气道旁边形成。空腔化会导致气道阻塞、空气滞留和囊性病变。结节和囊腔壁在 X 线片上表现为双肺弥漫性网状结节状影，最终可能会进展成蜂窝肺。

■ 其他鉴别诊断

- **肺淋巴管扩张症**。这种先天性或获得性疾病的特征是引流肺间质和胸膜下间隙的淋巴管扩张。胸部 X 线片可见肺间质斑片影，双肺对称的弥漫性模糊或颗粒影和胸腔积液。CT 可见小叶间隔、支气管血管周围区域增厚及片状磨玻璃样影。
- **非特异性间质性肺炎**。各种病因导致的肺泡间质内均一的淋巴浆细胞炎症和不同程度的纤维化。CT 呈磨玻璃影和细线状或网状影，主要位于外周

部，可能进展为支气管扩张和蜂窝肺。
- **机化性肺炎**。以前称为闭塞性细支气管炎机化性肺炎，包括小气道管腔和空腔内的组织纤维化。周边常有斑片状影，伴有邻近磨玻璃影。可以看到位于中间的磨玻璃影被周围融合的高密度影包裹，有时称为"反晕"征。还可以见到支气管充气征、轻度支气管扩张、沿支气管血管束分布的肺结节、线状和带状影、小叶周围增厚和纤维化等影像学表现。

■ 诊断

特发性肺含铁血黄素沉着症。

✓ 要点

- 特发性肺含铁血黄素沉着症通常不累及肺周边部。
- 不同大小、形状和厚壁的囊腔提示朗格汉斯细胞组织细胞增生症。
- 机化性肺炎可见磨玻璃影周围有融合的高密度影（反晕征）。

推荐阅读

Guillerman RP, Brody AS. Contemporary perspectives on pediatric diffuse lung disease. Radiol Clin North Am. 2011; 49(5):847–868

Lee EY, Cleveland RH, Langston C. Interstitial lung disease in infants and children: New classification system with emphasis on clinical, imaging, and pathologic correlation. In Cleveland RH, ed. Imaging in Pediatric Pulmonology. New York, NY: Springer; 2012

病例 24

Shruthi Ram

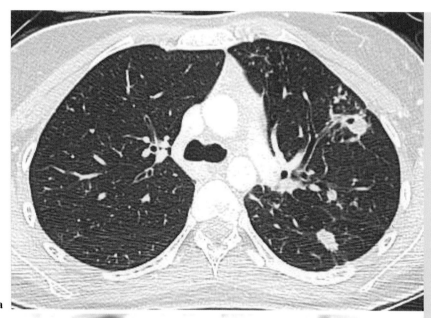

a

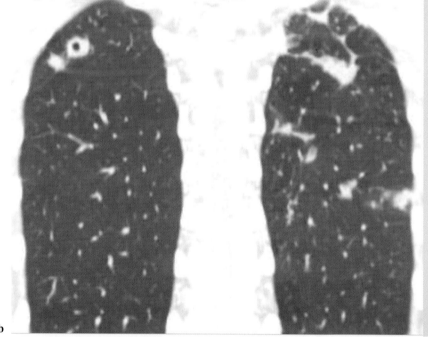

b

图 24.1　轴位 CT 显示数个结节，其中一个为空洞性结节，并伴有邻近的树芽状阴影（**a**）。冠状位重建图像，可见主要位于肺上叶的实性和空洞性结节（**b**）

■ 临床表现

一名 9 岁儿童，咳嗽伴发热。

■ 关键影像发现

多发空洞性肺部病变（图 24.1）。

■ 三大鉴别诊断

- **脓毒性栓子**。脓毒性栓子是由肺外来源的感染物质发生肺内传播引起的，通常由心内膜炎、中心静脉导管、起搏器导线或牙周病引起。患者出现发热、呼吸急促和胸痛。CT 的特征性表现包括不同阶段的多个空洞性结节和周围楔形阴影。滋养血管征包含一条直接通向结节的血管，具有很高的特异性。
- **结核病或真菌感染**。原发后结核病和慢性真菌感染，也可能导致多发性空洞性结节，特别是在免疫功能低下的患者中。临床特征从轻微症状到发热伴有咳嗽和咯血。典型的影像学表现包括以上叶为主的纤维空洞性病变和支气管内播散，表现为树芽状和边界不清的小叶中心结节。在早期原发性病变中，可见 Ghon 复合体（局限性肺炎伴相关淋巴管炎和淋巴结病）。儿童结核病最具特征性的 CT 表现是边缘强化或部分钙化的纵隔、肺门低密度淋巴结病变。在大约 1/3 的患者中，淋巴结病会导致气道受压。淋巴支气管型肺结核表现为空气潴留、肺塌陷或实变、肺炎、空洞和支气管扩张。也可见胸膜和粟粒性疾病。
- **转移性疾病**。几乎所有的儿童肺部恶性肿块都是转移性的，最常见的是肾母细胞瘤、骨肉瘤或霍奇金淋巴瘤。结节通常为周围性、局限性，下叶较多见。空腔化比较少见，有时会导致气胸。

■ 其他鉴别诊断

- **乳头状瘤病**。喉乳头状瘤病是由人乳头瘤病毒在围生期传播引起的。这种罕见的疾病通常在 2 ～ 4 岁时被诊断出来。患者可表现为声音嘶哑，哭声微弱。乳头状瘤的数量差异很大，但通常局限于气道。肺部播散是一种罕见的并发症，表现为多发性空洞性肺结节，通常只有在呼吸道病变激光治疗后才能见到。
- **肉芽肿性多血管炎**。这种中小血管的坏死性血管炎可能表现为典型的窦道、肺、肾三联征。CT 表现包括中央气道狭窄和多发性空洞性肺结节。

■ 诊断

原发后结核病。

✓ 要点

- 滋养血管征是脓毒性栓子的高度特异性表现。
- 上叶为主的空洞病变且有支气管内播散的特征，通常提示结核病或真菌感染。
- 儿童空洞性转移性病变可见于肾母细胞瘤、霍奇金淋巴瘤和骨肉瘤。

推荐阅读

Abe K, Tanaka Y, Takahashi M, et al. Pulmonary spread of laryngeal papillomatosis: radiological findings. Radiat Med. 2006; 24(4):297–301

Dodd JD, Souza CA, Müller NL. High-resolution MDCT of pulmonary septic embolism: evaluation of the feeding vessel sign. AJR Am J Roentgenol. 2006; 187(3):623–629

Harisinghani MG, McLoud TC, Shepard JA, Ko JP, Shroff MM, Mueller PR. Tuberculosis from head to toe. Radiographics. 2000; 20(2):449–470, quiz 528–529, 532

Lucas S, Andronikou S, Goussard P, Gie R. CT features of lymphobronchial tuberculosis in children, including complications and associated abnormalities. Pediatr Radiol. 2012; 42(8):923–931

Toma P, Bertaina A, Castagnola E, et al. Fungal infections of the lung in children. Pediatr Radiol. 2016; 46(13):1856–1865

病例 25

Mike Evens Saint-Louis，Rebecca Stein-Wexler

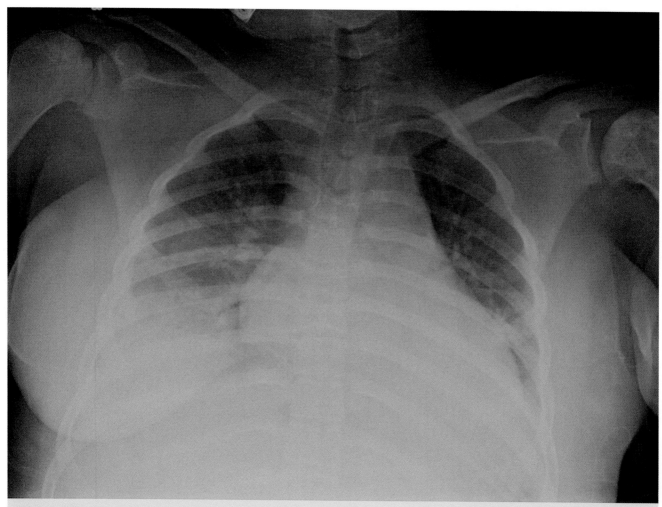

图 25.1 胸部 X 线片，可见双侧胸腔积液和基底部阴影，并伴有心脏增大和血管膨出。肱骨头硬化且不规则

■ 临床表现

一名 17 岁女孩，患有镰状细胞病和急性胸痛。

■ 关键影像发现

镰状细胞病患者伴有肺部模糊影（图 25.1）。

■ 三大鉴别诊断

- **肺炎**。免疫状态受损使患有镰状细胞病的儿童患肺炎的可能性比免疫未受损儿童高约 100 倍。这些感染通常是反复发生的。肺炎链球菌、流感嗜血杆菌、金黄色葡萄球菌、衣原体和沙门菌是最常见的病原体。儿童表现为咳嗽和发热。影像学表现与其他患者相似：肺实变影和胸腔积液。超声可能表现为病灶旁渗出液，如果有分隔、胸膜增厚和肺部肿块效应，则出现脓胸的可能性大。肺炎可能会发展为急性胸部综合征。镰状细胞病的患者应该评估骨骼是否不规则，如肱骨头缺血性坏死和椎体畸形。
- **急性胸部综合征**。在镰状细胞病患者中，肺炎、骨梗死引起的脂肪栓子、肺血管闭塞等均可导致急性胸部综合征。肺炎是儿童最常见的病因。急性胸部综合征是镰状细胞病患者住院和死亡的最常见原因，患者出现发热、胸痛，通常还有低氧血症。胸部 X 线片早期可能是正常的。随着肺部模糊阴影的形成，通常是在肺中叶和下叶，胸腔积液也经常出现。治疗包括补液、输血、吸氧和使用止痛药。如果肺炎引起了急性胸部综合征，那么通常也会使用抗生素。
- **肺动脉血栓形成**。镰状细胞病由于凝血和血小板功能异常而增加了肺血栓形成的风险。肺梗死是由小血管闭塞引起的，它发生在没有下肢静脉血栓的情况下。这种现象在患有镰状细胞病的年长患者中更为常见。临床表现可能包括发热、呼吸急促和胸痛。与急性胸部综合征一样，入院时的胸部 X 线片可能是正常的，也可能有实变。胸腔积液相对少见。影像学异常通常在 7～10 天内消失。

■ 其他鉴别诊断

- **骨梗死伴肺不张**。镰状细胞病患者的胸痛也可能是肋骨梗死引起的骨痛。胸部 X 线片可能显示继发于胸部夹板固定后引起的肺不张。

■ 诊断

急性胸部综合征和肱骨头缺血性坏死。

✓ 要点

- 肺炎在患有镰状细胞病的儿童中很常见，但在其他方面与未患镰状细胞病儿童的肺炎相似。
- 急性胸部综合征在儿童最常由肺炎引起，但也可能由脂肪栓塞、血管闭塞和其他因素引起。
- 急性胸部综合征或肺梗死患者的胸部 X 线片最初可能是正常的。

推荐阅读

Dinan D, Epelman M, Guimaraes CV, Donnelly LF, Nagasubramanian R, Chauvin NA. The current state of imaging pediatric hemoglobinopathies. Semin Ultrasound CT MR. 2013; 34(6):493–515

Lonergan GJ, Cline DB, Abbondanzo SL. Sickle cell anemia. Radiographics. 2001; 21(4):971–994

Martin L, Buonomo C. Acute chest syndrome of sickle cell disease: radiographic and clinical analysis of 70 cases. Pediatr Radiol. 1997; 27(8):637–641

病例 26

Stephen Malutich

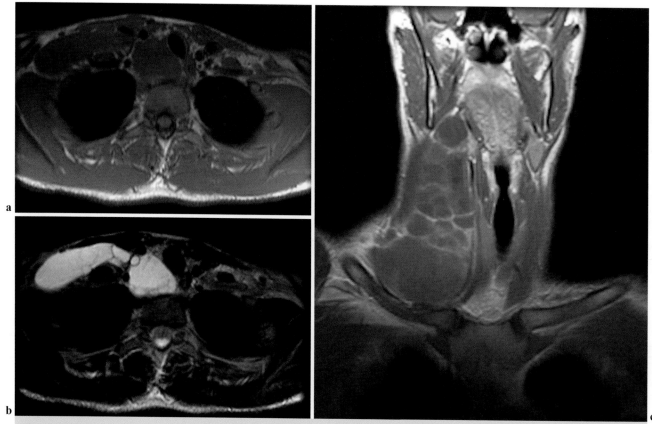

图 26.1　轴位 MRI T1-W 可见右前胸壁肿块，与肌肉等信号，气管明显向左移位（a）。轴位 MRI T2-W 可见肿块呈高信号，并且多间隔（b）。冠状位增强 MRI T1-W 可见软组织肿块，间隔强化；从上胸沿着颈部右侧延伸（c）

■ 临床表现

一位有胸壁肿块的 16 岁男孩。

■ 关键影像发现

囊性胸壁肿块（图 26.1）。

■ 三大鉴别诊断

- **淋巴管畸形。**75% 的淋巴管畸形发生在颈部，延伸至纵隔的比例高达 10%。然而，也可以发生在身体其他部位。这些病变在 Noonan 综合征、Turner 综合征以及 13、18 和 21 三体综合征的患者中更为常见。横断面成像可以确定受累的深度和程度，因为临床表现往往低估了病变受累的大小。CT 结果因囊腔内容物而异，囊腔内容物可能包括蛋白质、液体、血液和脂肪。这些软组织病变包围和侵犯解剖结构，沿着组织平面生长并跨越解剖间隔。巨囊性病变在 MRI T2-W 上呈高信号，但在 T1-W 成像上取决于蛋白质或出血的含量。可见间隔强化，微囊性病变呈实性改变。

- **静脉畸形。**平滑肌层的缺失会导致薄壁扩张的静脉结构形成，表现为软组织肿块。多普勒超声显示血流非常缓慢。病灶在 T1 呈低信号，T2 呈高信号，呈弥漫性强化。X 线和 CT 上出现静脉石，可以确诊。就像淋巴管畸形一样，这些病变可能会沿着组织平面并跨越间隔发展。混合性静脉淋巴管畸形很常见。

- **坏死性腺病。**儿童坏死性淋巴结炎通常是感染性或炎症性的，继发于细菌或分枝杆菌感染、猫抓病或川崎病。与霍奇金淋巴瘤相关的淋巴结病可能是坏死性的，随着治疗的进行，其他淋巴瘤可能会坏死。结合病史和相关临床症状可以缩小鉴别诊断范围。

■ 其他鉴别诊断

- **脓肿。**脓腔通常由坏死的碎片组成，周围环绕着一圈活化的中性粒细胞，并被成纤维细胞隔开。经常可见大范围的周围炎症，积液可能会使邻近结构移位。多普勒超声显示内部血流消失，周围血管增多。CT 上脓肿壁强化反映了血流增加。脓肿中心的液化可以是多房的，在 CT 上表现为低密度，在 MRI T2-W 上可见高信号。可能存在邻近的充血性淋巴结病。

■ 诊断

淋巴管畸形。

✓ 要点

- 大多数淋巴管畸形发生在头部和颈部，但也可以发生在身体的其他部位。
- 淋巴管畸形可能延伸得很深，穿过组织平面，进入不同的间隔。

- 静脉畸形在多普勒超声上表现为血流缓慢，可能出现静脉石。
- 坏死性淋巴结病通常是由感染或炎症引起的，但也可能是由淋巴瘤在治疗过程中引起的。

推荐阅读

Fefferman NR, Pinkney LP. Imaging evaluation of chest wall disorders in children. Radiol Clin North Am. 2005; 43(2):355–370

Petroze R, McGahren ED. Pediatric chest II: Benign tumors and cysts. Surg Clin North Am. 2012; 92(3):645–658, ix

Restrepo R, Lee EY. Updates on imaging of chest wall lesions in pediatric patients. Semin Roentgenol. 2012; 47(1):79–89

病例 27

Rebecca Stein-Wexler

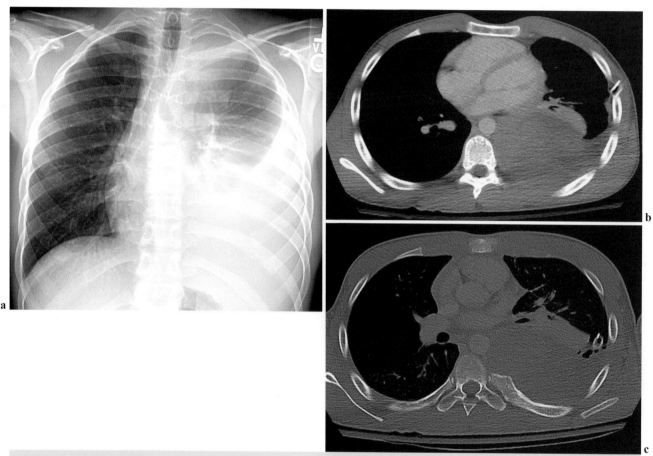

图 27.1　胸部正位 X 线片，可见左侧底部密度较高，使心脏和膈的边界模糊，新月状肿块沿着胸侧壁向上蔓延（**a**）。增强 CT 显示心脏后软组织肿块轻度强化，合并胸腔积液（**b**）。骨窗显示相邻肋骨轻度扩张（**c**）

■ 临床表现

一名 14 岁男孩胸痛。

■ 关键影像发现

年龄较大儿童的胸壁实性软组织肿块（图 27.1）。

■ 三大鉴别诊断

- **尤因肉瘤（Ewing sarcoma，ES）**。原始神经外胚层肿瘤、Askin 瘤以及骨性和骨外 ES 都属于 ES 肿瘤家族（ES family of tumors，ESFT）。这些小的圆形细胞肿瘤在 11 号染色体和 22 号染色体之间有易位，通常只有通过电子显微镜才能区分。ES 在胸部的常见部位包括锁骨、肋骨和胸骨；肋骨受累通常在后内侧，可能沿着神经孔生长。大多数 ES 发生在儿童和青少年，男孩更常见。患者出现快速增长的肿块伴疼痛，有时还会有咳嗽、呼吸困难，以及发热和体重减轻等全身症状。X 线片显示溶骨性和（或）硬化性骨，常伴有大的软组织肿块。CT 可能显示营养不良性钙化。在 T1-W MRI 上，肿块常呈肌肉样高信号，大的病灶可见出血和坏死。CT 和 MRI 表现无特异性，但有助于指导治疗。复发率高，通过完全切除可改善。

- **Askin 瘤**。同样在 ESFT 中，Askin 瘤被定义为胸壁的骨外 ES。与 ES 不同的是，Askin 瘤在女孩中更常见。典型表现是较大的胸壁肿块，常合并广泛的胸腔积液，可能形成囊性肿块，并产生相当大的占位效应。相邻肋骨可能被破坏或扩张，肿块通常不会钙化，可能有肺门和纵隔淋巴结病变。

- **横纹肌肉瘤**。这是儿童最常见的软组织肉瘤，但累及胸壁的不到 10%。胸壁横纹肌肉瘤发生在青少年，表现为迅速增长的肿块，可能会伴有疼痛。大多数肿瘤为肺泡型，其预后比其他亚型差。肿瘤表现为软组织肿块，不均匀强化，可能伴有坏死区，邻近的骨可能被破坏。CT 或 MRI 表现无特异性，但对评估病变程度有一定价值。

■ 其他鉴别诊断

- **硬纤维瘤（侵袭性纤维瘤病）**。这种浸润性病变不会转移，但很难完全切除，因此复发很常见。在青少年和年轻人中最常见。它通常位于肌肉和邻近筋膜内，可包裹神经和血管。骨和皮下软组织很少受累。MRI 信号随细胞密度、血管密度、胶原蛋白和水分含量的不同而不同。

- **朗格汉斯细胞组织细胞增生症（LCH）**。肋骨 LCH 可能表现为胸壁软组织肿块，起源于骨骼。骨性成分最初表现为渗透性和溶解性，也可能有较大的软组织肿块。然而，随着疾病的愈合，边缘通常看起来很清楚，软组织成分也会消失。LCH 在 MRI 上明显增强。

■ 诊断

Askin 瘤。

✓ 要点

- ES 肿瘤家族通常表现为一个巨大的软组织肿块，伴有溶解或硬化的锁骨、肋骨或胸骨。
- 胸部横纹肌肉瘤多为肺泡型，预后较差。
- 硬纤维瘤不转移，但浸润性很强，因此很难切除。

- 朗格汉斯细胞组织细胞增生症的受累骨组织早期可能表现为渗透性，但随着病变的愈合，边缘会渐渐变得很清楚。

推荐阅读

Fefferman NR, Pinkney LP. Imaging evaluation of chest wall disorders in children. Radiol Clin North Am. 2005; 43(2):355–370

Restrepo R, Lee EY. Updates on imaging of chest wall lesions in pediatric patients. Semin Roentgenol. 2012; 47(1):79–89

病例 28

Rebecca Stein-Wexler

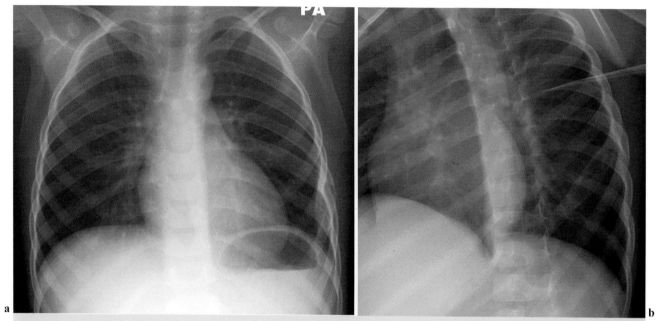

图 28.1　正位胸部 X 线片可见左侧第 6 根肋骨外侧扩张和硬化（a）。斜位片能更好地显示扩张肋骨内的透光性（b）

■ 临床表现

　　5 岁男孩胸壁硬肿块。

■ 关键影像发现

扩张性肋骨病变（图 28.1）。

■ 三大鉴别诊断

- **分叉肋**。肋骨分叉是导致无症状前胸壁肿块最常见的原因。这通常是一种正常的变异，最常发生在右侧，女性常见。第 4 根肋骨最常受累。Gorlin 基底细胞痣综合征可见多根肋骨分叉。胸部 X 线片可诊断。

- **骨软骨瘤**。这些骨性赘生物起源于骨表面，并有透明的软骨帽。在肋骨中，大部分发生在肋骨与软骨交界处。那些不压迫神经或血管、刺激性软组织或骨折的肿块很可能表现为无症状的肿块。它们也可能引起胸腔积液，还可能侵蚀邻近的肋骨。可能恶变成软骨肉瘤，通常发生在儿童时期。骨软骨瘤可以是无柄的，也可以是有蒂的。大多数是孤立性的，但如果存在多发病变，应该评估是否有脊髓受累，很可能会导致脊髓受压。

- **骨纤维异常增生症**。在发育异常的情况下，成骨间充质的成骨细胞不能正常分化，肋骨病变可表现为膨胀性、透光性和多房性，也可呈梭形，伴有硬化性或磨玻璃样密度。皮质通常增厚。在 T1-W MRI 上，病灶呈中等信号，而在 T2 上，其信号强度为低至中等，这取决于骨小梁的范围。

■ 其他鉴别诊断

- **朗格汉斯细胞组织细胞增生症（LCH）**。肋骨 LCH 可能伴有或不伴软组织肿块。骨性成分最初表现为渗透和溶解。然而，随着疾病的愈合，边缘逐渐变得清楚，软组织成分也会消失，MRI 有明显的强化。

- **神经母细胞瘤转移**。肋骨是神经母细胞瘤骨转移的常见部位，通常表现为渗透性或不规则透光性。

- **原发性骨恶性肿瘤**。原发性恶性肋骨病变往往比良性病变大，患者通常主诉疼痛或压痛。尤因肉瘤和尤因肉瘤家族的其他成员比骨肉瘤更常见。

■ 诊断

朗格汉斯细胞组织细胞增生症。

✓ 要点

- 肋骨分叉（通常是第 4 肋）是导致无症状前胸壁肿块的最常见原因。

- 如果存在多发性骨软骨瘤，应该查看是否累及脊髓。

- 骨纤维异常增生症可导致透亮的多房膨胀性肿块，或呈梭形外观，伴有磨玻璃样或硬化密度。

- 朗格汉斯细胞组织细胞增生症通常早期表现为渗透性和溶解性，最后边界渐渐清楚。

推荐阅读

Donnelly LF, Frush DP, Foss JN, O'Hara SM, Bisset GS III. Anterior chest wall: frequency of anatomic variations in children. Radiology. 1999; 212(3):837–840

Fefferman NR, Pinkney LP. Imaging evaluation of chest wall disorders in children. Radiol Clin North Am. 2005; 43(2):355–370

Restrepo R, Lee EY. Updates on imaging of chest wall lesions in pediatric patients. Semin Roentgenol. 2012; 47(1):79–89

病例 29

Rebecca Stein–Wexler

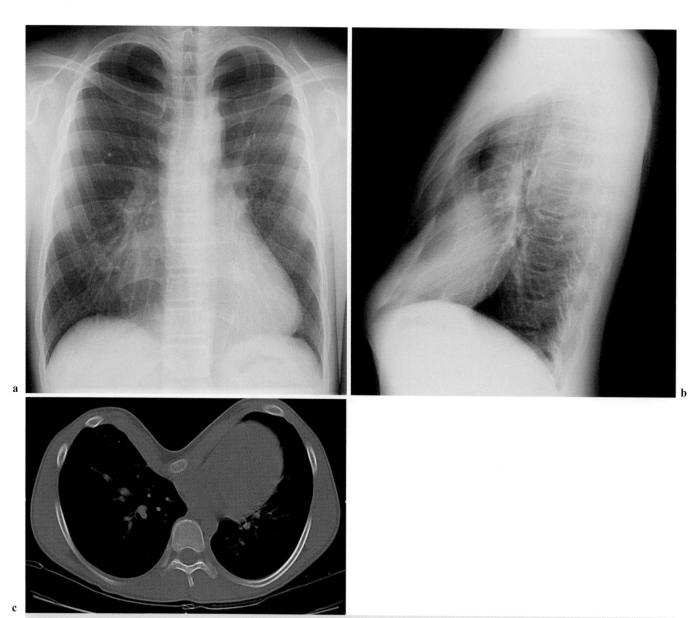

图 29.1　胸部后前位 X 线片可见右心边缘软组织增多，肋骨相对垂直（**a**）。侧位片可见胸骨位于前胸壁的背侧，胸壁后方透亮（**b**）。轴位 CT 可见胸骨后移，左右胸壁凸起，心脏向左移位（**c**）

■ 临床表现

14 岁男孩胸壁畸形。

■ 关键影像发现

胸壁畸形（图 29.1）。

■ 三大鉴别诊断

- **漏斗胸**。漏斗胸是一种先天性前胸壁畸形，可能是孤立的，也可能是家族性的。表现为下胸骨向后凹陷，常向左倾斜，肋骨向前突出。胸壁前后径较窄，心脏向左移位。在这种情况下，可能会带来外观的困扰。然而，严重的病例可能会并发限制性肺部疾病、呼吸困难、心悸、二尖瓣脱垂和疼痛。马方综合征患者可见漏斗胸。胸部 X 线片可见右心边缘密度增加，心脏向左移位，这是由于胸壁软组织的叠加引起的。侧位片可见胸骨移位。根据轴位低剂量 CT 或 MRI 测量结果计算出的"Haller 指数"被用来帮助确定是否需要手术。Haller 指数是胸部最大横径除以胸骨后壁到椎体前的距离得到的。该值大于 3.25 通常需要手术。

一种常见的手术方法是在胸部插入一根金属棒，张力会使得胸骨逐渐重塑。在胸部 X 线片上可通过金属棒的移位或角度评估可能存在的并发症。
- **鸡胸**。通常是胸骨上部向前突出，由脊柱侧弯引起，这导致了一个异常凸出的前胸壁。有大约 10% 的患者与先天性心脏病有关。这在马方综合征患者中也较为常见。
- **Poland 综合征**。通常表现为单侧胸大肌发育不良。同侧乳房和乳头也可能发育不全，上肋骨可能畸形。短指和并指也很常见。右侧多见，在男孩中更常见。胸部 X 线片显示胸部相对透亮，并可能伴有上肋畸形。横断面成像可判断是否手术治疗。

■ 诊断

漏斗胸。

✓ 要点

- 漏斗胸患者心脏右侧突出的软组织轮廓影与右中叶实变相似。
- Haller 指数是胸部最大横径除以胸骨后壁到椎体前的距离，大于 3.25 表示需要手术。
- 鸡胸是胸骨上部向前突出所致。
- Poland 综合征的特征是单侧胸大肌发育不良，常伴有同侧手畸形。

推荐阅读

Donnelly LF, Frush DP, Foss JN, O'Hara SM, Bisset GS III. Anterior chest wall: frequency of anatomic variations in children. Radiology. 1999; 212(3):837–840

Fefferman NR, Pinkney LP. Imaging evaluation of chest wall disorders in children. Radiol Clin North Am. 2005; 43(2):355–370

Restrepo R, Lee EY. Updates on imaging of chest wall lesions in pediatric patients. Semin Roentgenol. 2012; 47(1):79–89

病例 30

Rebecca Stein-Wexler

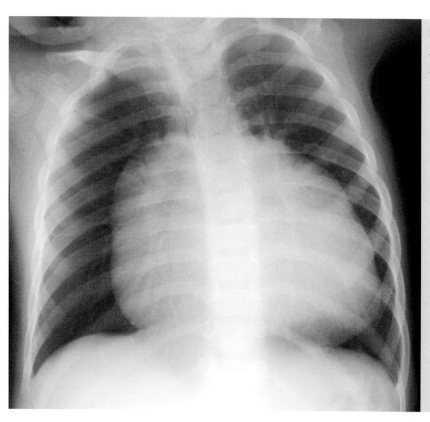

图 **30.1**　正位胸部 X 线片可见肺过度充气，血管减少，心胸轮廓明显增大，右心边缘明显扩大

■ 临床表现

一例发绀的 18 个月大的男婴。

■ 关键影像发现

盒形心（图 30.1）。

■ 三大鉴别诊断

Ebstein 畸形（三尖瓣下移畸形）。在 Ebstein 畸形中，三尖瓣的隔瓣和后瓣向下朝向右心室移位。这会导致一个大的共同的右心室房（"右心室房化"）和一个最初的小右心室。右心室流出的血流通常减少，导致血管减少。三尖瓣关闭不全，因此有三尖瓣反流，导致右心房增大。随着右心近端结构的扩张，三尖瓣变得更加关闭不全，导致心脏增大加重。许多患者的右心室也扩张，右心室流出道也是如此。同时，右心房压力升高，右向左分流通常发生在未闭的卵圆孔或房间隔缺损上，导致发绀。心脏左侧结构的大小保持正常。

肺血流量通常是减少的，有时也是正常的。影像学持续显示右心房增大，常常是疾病严重的表现；右心房可能填满整个右胸腔。由于右心室流出道扩张，左心边缘可能看起来像架子一样。肺动脉流出道凸起不明显，主动脉较小。这些影像表现结合在一起，形成了典型的与 Ebstein 畸形相关的"盒形心脏"。

Ebstein 畸形在先天性心脏病中所占比例不到 1%。它与孕妇在怀孕前三个月的锂使用有关。肺血流随相关解剖异常而变化，因此患者可能是发绀型或非发绀型。右心室衰竭导致的左心室流出量减少可能导致疲劳和呼吸困难。阵发性室上性心动过速很常见，心律失常可能导致心脏性猝死。

尽管血管减少的盒形心脏基本上被认为是 Ebstein 畸形的诊断标准，但其他一些疾病也有相似的表现。这些疾病包括极严重的淋巴结病、大量心包积液和巨大的胸腺。然而，这些疾病肺血管不应该减少。虽然孤立性肺动脉闭锁确实显示肺血管减少，但通常不会导致这种类型的心脏增大。

✓ 要点

- 在 Ebstein 畸形中，三尖瓣移位会导致共同的室房腔（右心室房化）。
- 肺血管通常减少，导致发绀。
- 三尖瓣关闭不全会导致反流、右心房增大、反流进行性加重和心房增大的恶性循环。
- Ebstein 畸形与孕妇在怀孕前三个月的锂使用有关。

推荐阅读

Ferguson EC, Krishnamurthy R, Oldham SA. Classic imaging signs of congenital cardiovascular abnormalities. Radiographics. 2007; 27(5):1323–1334

Schweigmann G, Gassner I, Maurer K. Imaging the neonatal heart—essentials for the radiologist. Eur J Radiol. 2006; 60(2):159–170

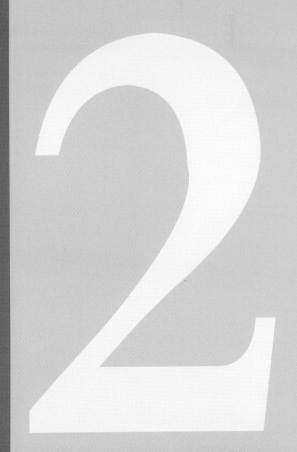

第 2 部分
胃肠道影像

病例 31

Rebecca Stein-Wexler

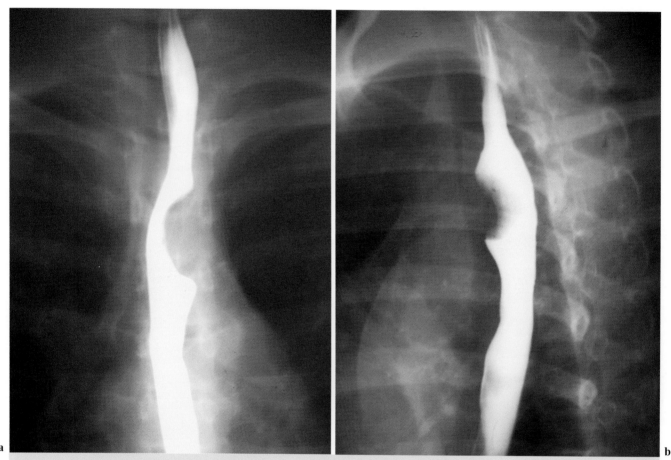

图 31.1 食管造影正位片可见一个边界清楚的缺损，为食管左侧壁凹陷（a）。斜位片可见前壁充盈缺损（b）

■ 临床表现

一名 10 岁儿童吞咽困难。

■ 关键影像发现

食管肿块（图 31.1）。

■ 三大鉴别诊断

- **右锁骨下动脉异位**。左主动脉弓伴右锁骨下动脉异常是最常见的主动脉弓畸形。它被认为是一个不完整的血管环。在 80% 的病例中，锁骨下动脉在食管后面从左到右穿过，但只有 10% 的患者会出现症状（食管受压性吞咽困难），通常在食管造影中被偶然发现。
- **食管重复囊肿**。食管重复囊肿通常发生在食管远端右侧的后纵隔处。大多数患者没有症状，但患者可能有呼吸窘迫或吞咽困难，如果囊肿壁上有胃黏膜，可能会发生出血。食管重复囊肿很少是完整的，它们很少与食管相通。食管重复是仅次于远端回肠的第二常见的肠道重复。就像其他地方的肠道重复畸形一样，它们是由异常的肠道管化引起的。食管囊肿可能是孤立的，也可能与其他支气管肺前肠畸形一起发生。重复囊肿在 CT 上接近水的密度，无中心强化。在 MRI 上，它们在 T2 是明亮的，在 T1 是可变的，这取决于它们是含有蛋白性液体还是出血性液体。

- **其他前肠囊肿**。神经管原肠囊肿是由 CSF 填充的软脑膜通过脊椎缺损突出形成的。因此，这些囊肿与脊椎畸形一起发生，如神经管闭合不全、半椎体、蝴蝶椎体和脊髓裂开畸形。它们在下颈部和胸部最常见。MRI 可以检查它们是否与膜囊相连。支气管囊肿是由支气管树的异常萌芽引起的。其管壁有呼吸道上皮，充满液体或黏液物质。70% 位于中纵隔，其余位于肺门或肺。

■ 其他鉴别诊断

- **血管环**。双主动脉弓和右主动脉弓伴左锁骨下动脉异常导致在主动脉弓水平的食管后壁出现充盈缺损。食管造影在侧位和斜位显示食管后部凹陷，在正位显示双侧受压。双主动脉弓比右主动脉弓伴左锁骨下动脉异常更常见。

■ 诊断

食管重复囊肿。

✓ 要点

- 食管重复囊肿可能是孤立的，也可能与支气管肺前肠畸形一起发生。
- 食管是肠重复囊肿的第二大常见部位，仅次于远端回肠。
- 神经管原肠囊肿伴有脊椎畸形。
- 异常的右锁骨下动脉伴左主动脉弓通常是无症状的。

推荐阅读

Berrocal T, Torres I, Gutiérrez J, Prieto C, del Hoyo ML, Lamas M. Congenital anomalies of the upper gastrointestinal tract. Radiographics. 1999; 19(4):855–872

Lee NK, Kim S, Jeon TY, et al. Complications of congenital and developmental abnormalities of the gastrointestinal tract in adolescents and adults: evaluation with multimodality imaging. Radiographics. 2010; 30(6):1489–1507

Rao P. Neonatal gastrointestinal imaging. Eur J Radiol. 2006; 60(2):171–186

病例 32

Arvind Sonik

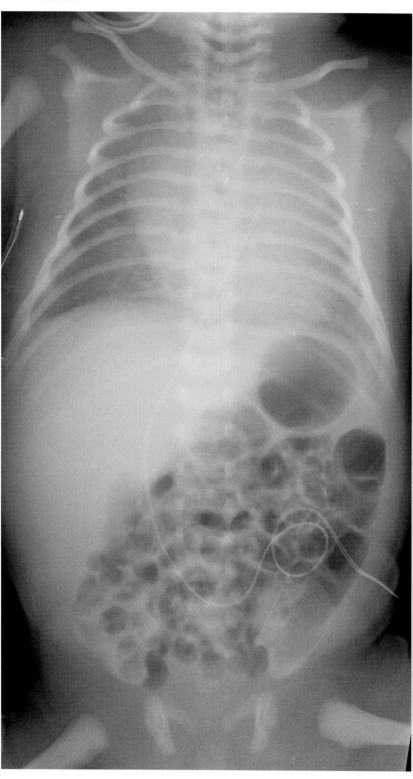

图 32.1　食管导管末端位于隆突上方的透明袋内。肠腔正常充气。注意脐静脉导管位置异常

■ 临床表现

一名出生 1 天的婴儿经口喂养困难。

■ 关键影像发现

进食困难（图 32.1）。

■ 三大鉴别诊断

- **气管食管瘘 / 食管闭锁**。可根据气管食管（tracheo-esophageal，TE）瘘的存在与否和位置，对食管闭锁（esophageal atresia，EA）进行分类。食管近端闭锁合并气管和食管远端节段之间的瘘管是最常见的类型。EA 常伴有额外的胃肠道异常。心脏、肾和脊椎畸形（包括脊椎畸形、肛门闭锁、心脏缺损、气管食管瘘、肾畸形，合并或不合并肢体畸形）的发生率较低。评估包括将进食导管置入到闭锁水平之后拍摄胸部 X 线片，以及拍摄腹部 X 线片以评估肠道空气。如果怀疑为 H 型瘘管（通常是年龄较大的儿童，他们在进食时会出现咳嗽），应该行食管造影，最好是等渗水溶性对比剂。食管蹼被认为是 EA 的变异型，可能与 TE 瘘有关。在食管造影上，食管蹼表现为薄的、横向的或倾斜的充盈缺损。在新生儿中，EA 是喂养困难最常见的原因。
- **异物**。异物可能滞留在相对狭窄的食管区域：在胸腔入口、主动脉弓，以及不太常见的胃食管（gastro-esophageal，GE）交界处。食管造影对于怀疑透 X 射线的异物很有帮助。盘状金属异物的鉴别诊断应考虑盘状电池，并由于其腐蚀性而构成医疗急症。
- **食管重复囊肿**。食管重复畸形通常表现为囊肿，通常位于右侧和后纵隔。它们很少是完整的，也很少与食管沟通。重复囊肿在 CT 上接近水密度，无中心强化。在 MRI 上，它们在 T2 是明亮的，在 T1 是可变的，取决于它们的内含物。

■ 其他鉴别诊断

- **血管环**。最常见的引起吞咽困难的血管畸形是具有完整结构的血管环：①双主动脉弓；②右主动脉弓，伴有左锁骨下动脉异常和动脉韧带起源于降主动脉。食管造影在侧位和斜位显示食管后部凹陷，在正位显示双侧受压。双主动脉弓较右主动脉弓伴左锁骨下动脉异常更为常见。左主动脉弓伴右锁骨下动脉异常是最常见的主动脉弓畸形，但这是一个不完整的血管环，因此很少有症状。

■ 诊断

食管闭锁合并气管食管瘘。

✓ 要点

- 食管闭锁是根据气管食管瘘的存在与否和位置来分类的。
- 近端食管闭锁并有气管和远端食管之间的瘘管是最常见的。
- 异物通常滞留在胸腔入口和主动脉弓处，而胃食管交界处较少见。
- 完整的血管环可能导致食管压迫和吞咽困难。

推荐阅读

Berrocal T, Torres I, Gutiérrez J, Prieto C, del Hoyo ML, Lamas M. Congenital anomalies of the upper gastrointestinal tract. Radiographics. 1999; 19(4):855–872

Lee NK, Kim S, Jeon TY, et al. Complications of congenital and developmental abnormalities of the gastrointestinal tract in adolescents and adults: evaluation with multimodality imaging. Radiographics. 2010; 30(6):1489–1507

Rao P. Neonatal gastrointestinal imaging. Eur J Radiol. 2006; 60(2):171–186

病例 33

Rebecca Stein-Wexler

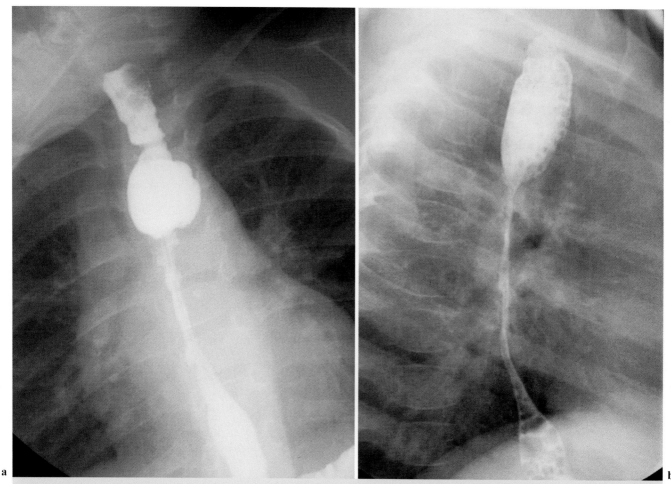

图 33.1　食管造影正位图可见食管中段严重狭窄，并伴有近端扩张和食管壁不规则（**a**）。侧位片可见近端扩张的食管和狭窄的区域之间有一个平滑的锥形过渡（**b**）

■ 临床表现

　　5 岁男孩吞咽困难。

■ 关键影像发现

食管狭窄（图 33.1）。

■ 三大鉴别诊断

- **食管闭锁修复部位狭窄**。不管是否存在气管食管瘘，大约 1/3 的食管闭锁患者会在修复部位发生吻合口狭窄。狭窄是由吻合口紧张、术后漏和（或）胃食管反流（gastroesophageal reflux，GER）引起的。这些狭窄很难预防，通常通过食管扩张术和置入支架治疗。顽固性狭窄则行食管吻合术。在术后即刻，水肿可能会导致可逆性食管狭窄，但这种一般不认为是狭窄。
- **摄入腐蚀性物质造成的狭窄**。意外摄入腐蚀性物质在 2 岁左右的儿童中最为常见。家庭用品的 pH 通常 ≤ 2，或 ≥ 12，可能会导致严重的食管损伤。

大多数摄入的腐蚀性物质是碱性的，洗碗皂和消毒剂是最常见的摄入物质，通常使用抗生素和类固醇治疗。II 级食管烧伤有 50% 的可能会导致狭窄。
- **继发于胃食管反流的狭窄**。慢性胃食管反流在儿童中可能会导致与成人相似的并发症，包括继发于严重疾病的狭窄，它可能导致反应性呼吸道疾病、鼻窦炎和睡眠呼吸暂停，通过上消化道（upper gastrointestinal，UGI）检查可以发现。在儿童中，临床上有意义的 GER 通常是用蛋白泵抑制剂治疗的。难治性病例可行胃底折叠术，但成功率相差较大。

■ 其他鉴别诊断

- **嗜酸性食管炎**。这是一种慢性、复发性、免疫介导的疾病，以食管壁嗜酸性粒细胞浸润为特征。发病率正在增加，嗜酸性食管炎（eosinophilic esophagitis，EE）现在是儿童和成人胃肠道症状的常见原因。婴幼儿的症状是非特异性的，包括发育不良、烦躁不安和喂养不耐受，而年龄较大的儿童和青少年则出现吞咽困难，通常是进食固体食物。可能

会发展为食管环、狭窄和沟纹。
- **先天性食管狭窄**。这种情况比较罕见，通常是由食管壁结构的先天性畸形引起的。多达 1/3 的患者还患有食管闭锁、其他肠道畸形或心脏畸形。这种疾病是由管壁的纤维肌性增厚、气管支气管残留物或膜状蹼引起的（按频率从高到低的顺序）。有时会引起扩张，特别是在纤维肌性增厚的情况下。

■ 诊断

继发于以前摄入碱性液体引起的食管狭窄。

✓ 要点

- 摄入碱性腐蚀性物质，如洗碗皂，可能会导致食管狭窄。
- 大约 1/3 的食管闭锁患者在修复部位发生狭窄。
- 婴幼儿的嗜酸性食管炎有非特异性的症状，包括发育停滞。
- 先天性食管狭窄可能与食管闭锁并存。

推荐阅读

Amae S, Nio M, Kamiyama T, et al. Clinical characteristics and management of congenital esophageal stenosis: a report on 14 cases. J Pediatr Surg. 2003; 38(4):565–570

Baird R, Laberge JM, Lévesque D. Anastomotic stricture after esophageal atresia repair: a critical review of recent literature. Eur J Pediatr Surg. 2013; 23(3):204–213

Dellon ES. Eosinophilic esophagitis. Gastroenterol Clin North Am. 2013; 42(1):133–153

病例 34

Fabienne Joseph，*Rebecca Stein-Wexler*

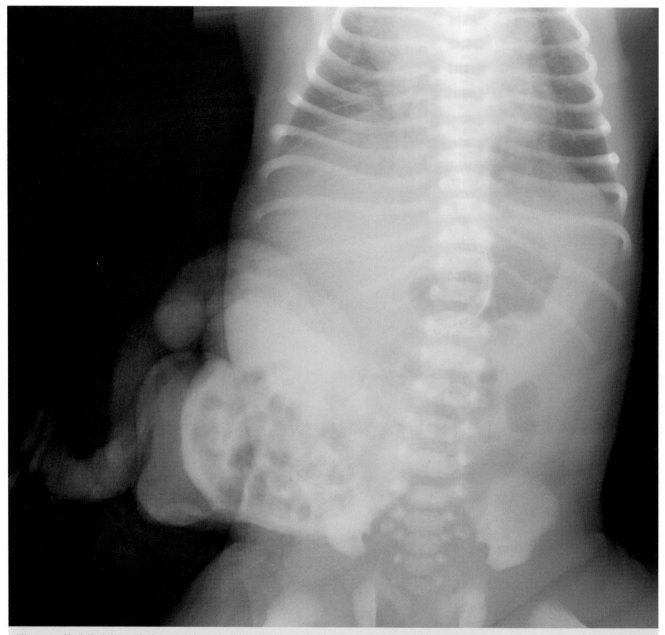

图 34.1　仰卧位腹部 X 线片可见腹部上方和侧面的软组织肿块，包含多个边界清楚的透明信号

■ 临床表现

产前超声异常的新生儿。

■ 关键影像发现

新生儿肠管外化（图 34.1）。

■ 三大鉴别诊断

- **脐膨出**。这种先天性腹壁中线缺损形成于脐带附着点的底部，包括脐。肠道，有时还有其他器官，突出到由腹膜和羊膜形成的囊中。50% 的患者有相关的心脏异常。肾相对向头侧移动，可以在膈的正下方找到。肠旋转不良。大约 30% 的脐膨出患者是早产，男婴多见。50% 的患者存在染色体异常。脐膨出在 Beckwith-Wiedemann 综合征、Cantrell 五联症、膀胱 / 泄殖腔外翻和 21 三体患者中更为常见。脐膨出通常可由产前超声诊断。产后腹部 X 线片显示腹部有一个巨大的软组织肿块突出，其内可见充气的肠环。缺损通常比腹裂大，但如果脐膨出的颈部较窄，梗阻可能会导致肠管其他地方扩张。母体血清甲胎蛋白（AFP）可能升高。这种疾病由于相关异常导致死亡率较高。

- **腹裂**。腹裂由腹壁的先天性脐旁缺损构成，几乎总是位于腹中线的右侧。它可能是由环境因素引起的，也可能导致缺血，因此它与肠闭锁有关。肠环和部分胃和（或）肝进入缺损处，通常只有 2 ～ 3 cm 宽。突出的结构未被腹膜覆盖。长期暴露在羊水中会损害肠壁，可能会导致蠕动受损，如果需要进行肠切除，有时还会导致短肠。通常情况下会有肠旋转不良。相比于正常情况，肾可能更靠近头侧。与脐膨出一样，常在子宫中通过超声做出诊断。腹部 X 线片显示由软组织或充气管状结构组成的突出肿块。腹裂可能与膜撕裂的脐膨出混淆。然而，正常脐位于肿块的左侧，这是鉴别的关键点。孕妇血清甲胎蛋白（AFP）通常升高。

- **Cantrell 五联症**。这种极为罕见的先天性畸形包括五个主要特征：膈肌前部缺损、脐上腹壁中线缺损、膈心包缺损、胸骨下部缺损和各种先天性心脏畸形。心脏向腹腔膨出会导致"心脏异位"。Cantrell 五联症是由妊娠第 3 周中胚层异常迁移而导致的。大多数病例是散在分布的。

■ 诊断

脐膨出。

✓ 要点

- 脐膨出和腹裂都是由腹部肠环突出构成的。
- 在脐膨出时，突出的结构通常被腹膜覆盖（除非膜破裂），但腹裂则不会。
- 腹裂的脐部是正常的，位于腹壁缺损的左侧；脐膨出时，肠疝入脐部。
- 环境因素可能导致腹裂，继而导致肠闭锁，而脐膨出是由遗传因素引起的。

推荐阅读

Kelly KB, Ponsky TA. Pediatric abdominal wall defects. Surg Clin North Am. 2013; 93(5):1255–1267

Mallula KK, Sosnowski C, Awad S. Spectrum of Cantrell's pentalogy: case series from a single tertiary care center and review of the literature. Pediatr Cardiol. 2013; 34(7):1703–1710

病例 35

Karen M. Ayotte

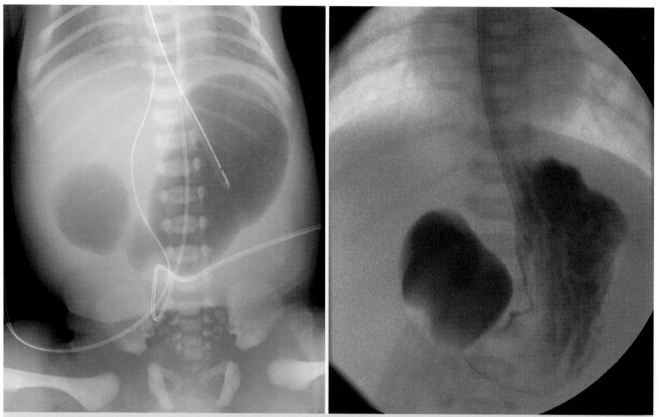

图 35.1　仰卧位腹部 X 线片可见胃和十二指肠近端扩张，远端未充气，同时可见肠导管和脐血管导管（**a**）。上消化道斑点图像（spot image）可见对比剂不超过扩张的近端十二指肠（**b**）

■ 临床表现

一名未接受产前护理的新生儿出现呕吐。

■ 关键影像发现

"双泡"征（图 35.1）。

■ 三大鉴别诊断

- **肠旋转不良 / 中肠扭转**。中肠扭转是一种外科急症，当肠在旋转不良的情况下绕过狭窄的肠系膜根部时发生。当可疑诊断时，必须加快检查，将发病率和死亡率降至最低。典型的表现是出生后第 1 个月的婴儿出现胆汁性呕吐，伴有部分十二指肠梗阻。然而，临床表现和影像学表现各不相同，X 线表现可正常，也可表现为完全性十二指肠梗阻，类似于十二指肠闭锁。需要进行上消化道检查以确定十二指肠和近端小肠的走行。旋转不良时，十二指肠–空肠交界处（Treitz 韧带）不能穿过中线左侧和（或）位于幽门下方。肠扭转时，近端肠呈"旋涡征"。
- **十二指肠闭锁 / 狭窄**。十二指肠闭锁和十二指肠狭窄都是由于十二指肠部分（狭窄）或完全（闭锁）再通失败所致。经典的 X 线表现是"双泡"征。在完全闭锁的患者中，扩张的十二指肠远端通常没有气体。患者在生后最初几小时出现呕吐。在 80% 的患者，呕吐是胆汁性的，但如果梗阻位于 Vater 壶腹近端，则是非胆汁性的。十二指肠明显扩张，提示梗阻时间较长。相关异常的发生率增加，30% 的患者有 21 三体综合征。十二指肠狭窄可能出现在老年患者。
- **环状胰腺**。环状胰腺常与十二指肠闭锁或狭窄并存。环状胰腺可能出现在患有十二指肠梗阻的婴儿或患有慢性恶心和呕吐的年龄较大的儿童或成人中。横断面影像显示与胰腺毗邻的软组织肿块环绕十二指肠。上消化道检查通常显示十二指肠降部呈现周围性狭窄。

■ 其他鉴别诊断

- **十二指肠蹼**。腔内十二指肠蹼会引起不同程度的梗阻，通常出现在较大的儿童甚至是成年人。然而，婴儿的梗阻比较严重，其 X 线表现类似于其他原因引起的十二指肠梗阻。上消化道检查可能显示十二指肠周围狭窄或大小不一的孔径，使有限数量的对比剂通过远侧。十二指肠蹼可能会伸展，导致出现"风向袋"征。
- **十二指肠前门静脉症**。十二指肠前门静脉症是一种罕见的异常表现，可能阻塞十二指肠。通常伴有旋转不良、十二指肠闭锁和一些其他异常。

■ 诊断

十二指肠闭锁。

✓ 要点

- 旋转不良合并中肠扭转是一种外科急症，需要立即诊断和干预。
- 上消化道检查确定了十二指肠的走行和 Treitz 韧带的位置。
- 十二指肠闭锁典型的表现为"双泡"征，30% 的患者有 21 三体综合征。
- 环状胰腺导致十二指肠降部环周狭窄。

推荐阅读

Berrocal T, Lamas M, Gutieérrez J, Torres I, Prieto C, del Hoyo ML. Congenital anomalies of the small intestine, colon, and rectum. Radiographics. 1999; 19(5):1219–1236

Morteleé KJ, Rocha TC, Streeter JL, Taylor AJ. Multimodality imaging of pancreatic and biliary congenital anomalies. Radiographics. 2006; 26(3):715–731

Rao P. Neonatal gastrointestinal imaging. Eur J Radiol. 2006; 60(2):171–186

Strouse PJ. Disorders of intestinal rotation and fixation ("malrotation"). Pediatr Radiol. 2004; 34(11):837–851

病例 36

Ellen Cheang

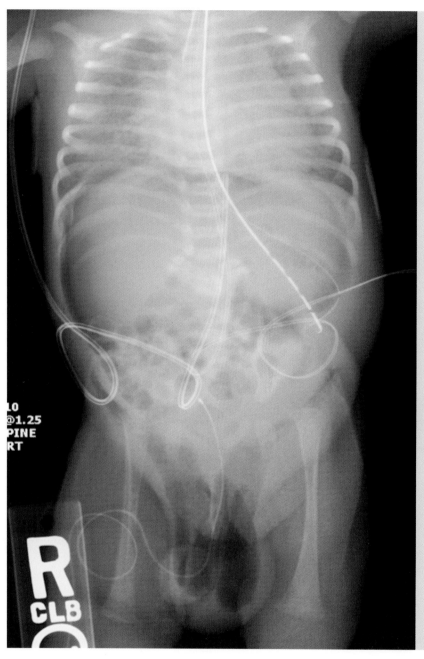

图 **36.1**　仰卧位腹部 X 线片可见低密度影覆盖肝，并聚集在肝的边缘，延伸至下腹壁、腹股沟管和阴囊，胃泡不可见

■ 临床表现

一名 3 天大的非洲裔美国足月男婴突发腹胀。

■ 关键影像发现

气腹（图 36.1）。

■ 三大鉴别诊断

- **坏死性小肠结肠炎（necrotizing enterocolitis，NEC）。** NEC 是早产儿最常见的外科急症。危险因素包括早产、先天性心脏病和围生期窒息，通常在出生后第 10 天发生，其症状是非特异性的，包括喂养困难、腹胀、便血、呼吸窘迫和脓毒症。腹部 X 线片是诊断的主要依据，可表现为肠壁增厚、肠管固定或扩张、积气症、门静脉充气和气腹。仰卧位片上显示的游离气体包括肝上的气体影、镰状韧带周围的气体影和肠壁两侧的气体影（Rigler 征）。NEC 的治疗手段包括胃肠减压、氧气和抗生素治疗，影像学表现为严重肠缺血或穿孔的患者通常需要手术治疗。

- **自发性肠穿孔（spontaneous intestinal perforation，SIP）。** SIP 通常发生在末端回肠，高危因素包括极低出生体重早产儿，以及使用过糖皮质激素或吲哚美辛等药物。穿孔通常发生在生后 10 天内，患儿出现急性腹胀和低血压，腹部 X 线片显示气腹，无积气症或门静脉充气。

- **自发性胃穿孔。** 自发性胃穿孔通常发生在足月儿出生的第 2～7 天，男孩和非洲裔美国人中常见。高危因素包括胎膜早破、臀位分娩、糖尿病母亲、低出生体重和吲哚美辛治疗史，临床表现为突发性腹胀，X 线片通常显示大量气腹。

■ 其他鉴别诊断

- **创伤。** 因严重创伤入院的患者中大约 5% 有小肠损伤，可能是部分或全层损伤。通常发生在十二指肠空肠交界处附近的空肠，回肠远端是第二常见的部位。大多数儿童都有钝挫伤，并表现为腰部的瘀斑。临床症状可能很轻微，而 CT 是诊断的关键。多达 50% 的患者会出现游离气体影，可见局灶性肠壁增厚和强化、局灶性扩张和（或）中到大量游离液体。偶尔也会出现肠壁中断。

- **纵隔气肿。** 来自纵隔的游离气体可以进入腹部，导致气腹，机械通气是导致纵隔气肿最常见的原因。其机制目前还不完全清楚，空气进入腹膜的途径可能包括直接通过胸膜和膈肌缺损、膈肌的微小穿孔，以及通过纵隔沿血管束进入腹膜后腔，最后到达腹膜。

■ 诊断

双侧髋关节脱位患者自发性胃穿孔。

✓ 要点

- 肠壁增厚和肠袢固定或扩张提示坏死性小肠结肠炎，积气症和门静脉充气是诊断的依据。
- 自发性穿孔对回肠的影响比对胃的影响大。

- 少数创伤性肠穿孔患者可见游离气体，典型表现为局灶性肠壁增厚或强化、肠扩张和（或）游离液体。

推荐阅读

Epelman M, Daneman A, Navarro OM, et al. Necrotizing enterocolitis: review of state-of-the-art imaging findings with pathologic correlation. Radiographics. 2007; 27(2):285–305

Levine MS, Scheiner JD, Rubesin SE, Laufer I, Herlinger H. Diagnosis of pneumoperitoneum on supine abdominal radiographs. AJR Am J Roentgenol. 1991; 156(4):731–735

Sivit CJ. Imaging children with abdominal trauma. AJR Am J Roentgenol. 2009; 192(5):1179–1189

病例 37

Rebecca Stein-Wexler

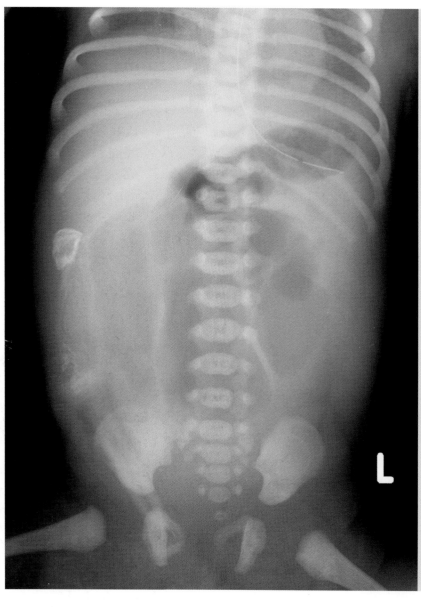

图 37.1　仰卧位 X 线片可见右侧腹部边界清楚的钙化，周边组织也呈无规则钙化，伴肠管扩张

■ 临床表现

....

一名腹胀的新生儿。

■ 关键影像发现

婴儿腹部钙化影（图 37.1）。

■ 三大鉴别诊断

- **肾上腺出血（adrenal hemorrhage，AH）**。AH 最初表现为复杂的回声影。随着血块液化，中心变成低回声影，最终整个病变进展成囊性变。超声在几个月的时间里呈现出复杂的不同表现。曲线状钙化最早可在出血后 2 周在囊壁上形成，并逐渐变得明显，钙化最终收缩而呈现块状。AH 是新生儿最常见的肾上腺肿块。70% 发生在右侧。新生儿应激、缺氧、败血症和出血性疾病均可导致 AH。正常新生儿肾上腺在超声上表现为典型的"三明治"状，皮质低回声，髓质薄且伴回声影。

- **胎粪性腹膜炎**。胎粪性腹膜炎发生在宫内肠穿孔后，发病原因是肠道闭锁、胎粪性肠梗阻或其他梗阻。化学性腹膜炎导致腹水和多发性腹内和阴囊内钙化，如果有假性囊肿形成，钙化呈簇状，如果在囊壁内，则呈曲线状。在没有假性囊肿形成的情况下，通常是散布在腹部。

- **腹膜后畸胎瘤（retroperitoneal teratoma，RPT）**。RPT 通常发生在左肾上极附近。它们是儿童第三常见的腹膜后肿瘤，仅次于神经母细胞瘤和肾母细胞瘤。只有 5% 的儿童畸胎瘤发生在此。大约一半的人是在 10 岁之前确诊的，好发于 6 个月以下的女孩。它们是从多能细胞发展而来的，恶性肿瘤的发生率很低。大多数 RPT 是成熟的，其中大多数是囊性的。几乎所有的病例都含有脂肪，大约一半的病例有钙化灶（通常是牙状）。不成熟的 RPT 比较少见，而且往往是实性的。恶变较罕见，通常以血清甲胎蛋白升高为先兆。

■ 其他鉴别诊断

- **神经母细胞瘤（neuroblastoma，NB）**。在新生儿期，NB 和 AH 可能会被混淆，因为两者都可能表现为囊性，都可能出现钙化。然而，AH 的钙化呈曲线状，而 NB 的钙化通常是斑块状。由于这个年龄段的 NB 通常是惰性的，可以通过超声来确诊。在动态超声上，AH 缩小，而 NB 则不会缩小，尿香草扁桃酸（VMA）随 NB 进展而升高。

- **TORSCH 感染**。巨细胞病毒和弓形虫病可能导致肝、脾和腹膜钙化。

- **胎中胎**。这种良性的同卵双胞胎片段在怀孕 3 周左右被合并到其宿主双胞胎的体内。通常位于腹膜后，也有报道出现在脑室、肝、骨盆和其他地方。发生在四肢和椎体可与畸胎瘤相鉴别。

■ 诊断

继发于空肠和回肠闭锁的胎粪性腹膜炎。

✓ 要点

- 肾上腺出血最常见的是右侧，在 2 周后可能会在壁上形成钙化。

- 神经母细胞瘤和肾上腺出血可能看起来相似，但可通过超声和尿香草扁桃酸水平来区分。

- 胎粪性腹膜炎继发于子宫肠穿孔，可为局限性（假性囊肿）或弥漫性。

- 腹膜后畸胎瘤最常见于左肾上极附近，通常为囊性，伴有脂肪和钙化。

推荐阅读

Lakhoo K. Neonatal teratomas. Early Hum Dev. 2010; 86(10):643–647

Rajiah P, Sinha R, Cuevas C, Dubinsky TJ, Bush WH Jr, Kolokythas O. Imaging of uncommon retroperitoneal masses. Radiographics. 2011; 31(4):949–976

Veyrac C, Baud C, Prodhomme O, Saguintaah M, Couture A. US assessment of neonatal bowel (necrotizing enterocolitis excluded). Pediatr Radiol. 2012; 42 Suppl 1:S107–S114

病例 38

Sandra L. Wootton-Gorges

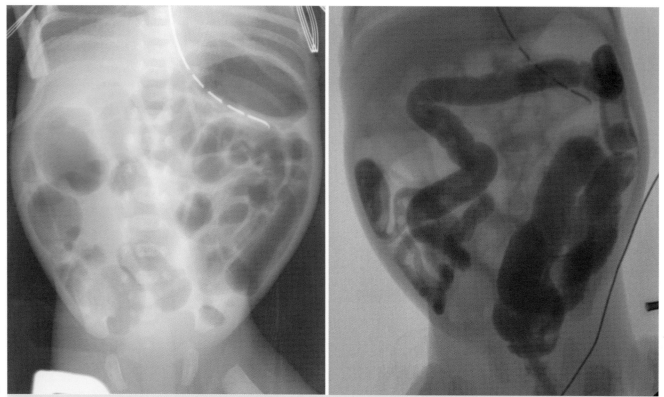

图 38.1　仰卧位腹部 X 线片可见腹部多个扩张的肠管，直肠无充气气体，右侧腹部有模糊的肥皂泡影（**a**）。水溶性对比剂灌肠显示细小结肠，对比剂回流至远端小回肠，右上腹向扩张回肠过渡，胎粪滞留导致回肠和远端结肠多处充盈缺损（**b**）

■ 临床表现

一名出生 26 h 未排胎粪的新生儿，喂奶后腹胀、胆汁潴留。

■ 关键影像发现

新生儿远端肠梗阻（图 38.1）。

■ 三大鉴别诊断

- **结肠功能不成熟**。功能不成熟包括左半小结肠和胎粪堵塞综合征。这种低位肠梗阻的常见原因与早产、母亲在分娩期间服用硫酸镁或阿片类药物以及糖尿病母亲婴儿有关。患儿出现胎粪排出受阻、腹胀和（或）呕吐。X 线片显示弥漫性肠腔扩张，对比剂灌肠可以诊断正常直肠和直肠乙状结肠的胎粪堵塞。左半结肠管径小于脾曲，无器质性梗阻。对比剂灌肠刺激胎粪排出后，排便可恢复正常。
- **胎粪性肠梗阻**。胎粪性肠梗阻可能是囊性纤维化的首发症状。回肠末端和右半结肠顽固的胎粪导致远端肠梗阻，X 线片可能看不到液-液平面，右下腹部可出现肥皂泡影。对比剂灌肠可见远端回肠和右半结肠的胎粪颗粒，以及极细小的结肠。诊断性水溶性对比剂灌肠也可能具有治疗作用，有助于胎粪排出。
- **回肠闭锁或狭窄**。回肠闭锁或狭窄可能是局灶性宫内缺血性损伤所致。新生儿出现低位肠梗阻。对比剂灌肠有助于鉴别结肠功能丧失而导致的细小结肠，通常伴有空肠或结肠闭锁和狭窄。

■ 其他鉴别诊断

- **先天性巨结肠**。又称 Hirschsprung 病（Hirschsprung disease，HD），是由于壁内神经节细胞头尾向迁移完全失败所致。无神经节细胞的节段不能松弛，导致远端肠梗阻。症状包括便秘、腹胀和（或）胆汁性呕吐，约 2% 的 21 三体综合征患者患有HD。X 线片显示远端肠梗阻。对比剂灌肠通常在直肠乙状结肠区域，在痉挛狭窄的远端结肠和扩张的近端结肠之间有一个移行区。HD 患者的直肠与乙状结肠管径的比率异常，比率至少为 1——直肠至少和乙状结肠一样大。少数情况下 HD 会影响整个结肠，使得整个结肠就像一个"铅管"。活检提示移行区下方没有神经节细胞可确诊。
- **肛门闭锁 / 肛门直肠畸形**。肛门闭锁是婴儿低位肠梗阻重要的病因，通常会有临床表现。在这些患儿中评估相关的肾和脊髓畸形很重要。瘘管通常延伸到尿道（男性）或阴道（女性）。

■ 诊断

胎粪性肠梗阻。

✓ 要点

- 结肠功能不成熟与早产和糖尿病母亲婴儿有关。
- 先天性巨结肠是由神经节细胞缺乏症引起的，移行区通常在直肠乙状结肠区域。
- 回肠闭锁被认为是宫内缺血所致，因功能障碍而出现细小结肠。
- 胎粪性肠梗阻发生在囊性纤维化患者中，表现为极细小的结肠，回肠内有胎粪颗粒。

推荐阅读

Berrocal T, Lamas M, Gutieérrez J, Torres I, Prieto C, del Hoyo ML. Congenital anomalies of the small intestine, colon, and rectum. Radiographics. 1999; 19(5):1219–1236

Rao P. Neonatal gastrointestinal imaging. Eur J Radiol. 2006; 60(2):171–186
Vinocur DN, Lee EY, Eisenberg RL. Neonatal intestinal obstruction. AJR Am J Roentgenol. 2012; 198(1):W1-W10

病例 39

Rebecca Stein-Wexler

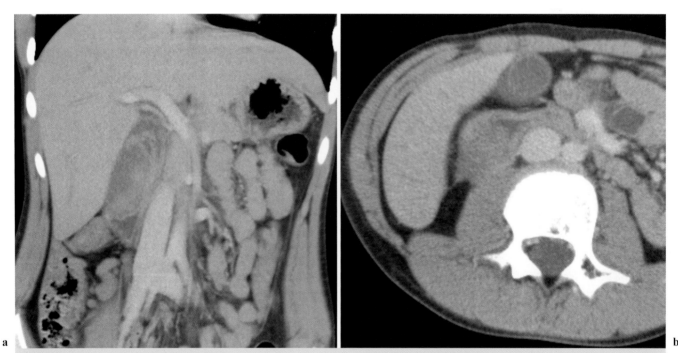

a
b

图 39.1　冠状位增强 CT 可见一个不均匀的肿块，肿块扩张到十二指肠降部的右侧壁（a）。轴位图像可见此肿块以外的肠壁正常（b）

■ 临床表现

....

　　一名 9 岁男孩前身撞在自行车车把上后出现腹痛。

▪ 关键影像发现

十二指肠肿块（图 39.1）。

▪ 三大鉴别诊断

- **十二指肠血肿。**这种损伤通常是由机动车或自行车车把撞击事故中遭受的钝性腹部损伤引起的；也可以发生在非意外损伤中，很少情况下发生于内镜检查过程中。损伤通常出现在十二指肠以外的其他部位。患者主诉疼痛，并可能发展为胃的出口部或胰腺、胆管梗阻。CT 显示肠壁增厚和壁性血肿，通常有游离和腹膜后积液，这有助于确定是否有穿孔，穿孔可能会有腹膜后积气和（或）口服对比剂的渗出。对症支持治疗后血肿最终会消失，并发穿孔需要急诊手术。
- **十二指肠重复囊肿。**虽然肠道的重复囊肿最常累及回肠远端，但十二指肠也可能受到影响。患者会出现肿块、梗阻，20% 的患者也会胃出血。囊肿通常为球形或管状，与肠道相邻，有时与之相通，超声显示黏膜及浆膜处回声影、肌层低回声影等"肠道信号"。CT 或 MRI 显示管壁轻度强化，但中央无强化。
- **淋巴结病。**肝门淋巴结沿门静脉延伸至肝十二指肠韧带，可与十二指肠肿块相似。淋巴结病是肝硬化的常见症状，肿大的结节提示淋巴瘤，但门静脉周围结节受累仅在广泛的腹内疾病中常见。结核和乙型或丙型肝炎等感染导致的门静脉周围淋巴结病变可能不太明显。

▪ 其他鉴别诊断

- **肝肿瘤。**发生在尾状叶或肝门附近的肝肿瘤可能类似于十二指肠肿块。如果出血，它可能像一个巨大的复杂的十二指肠血肿。根据患者的年龄，可能诊断为肝母细胞瘤（5 岁或以下）或肝细胞癌（5 岁以上），血清甲胎蛋白通常升高。

▪ 诊断

十二指肠血肿。

✓ 要点

- 十二指肠血肿是由钝性创伤引起的，表现为肠壁增厚或壁性肿块。
- 十二指肠重复囊肿呈球形或管状，超声显示特征性的"肠道信号"。
- 肝门淋巴结肿大提示淋巴瘤。
- 影响尾状叶的肝肿瘤可能类似于十二指肠肿块。

推荐阅读

Berrocal T, Torres I, Gutiérrez J, Prieto C, del Hoyo ML, Lamas M. Congenital anomalies of the upper gastrointestinal tract. Radiographics. 1999; 19(4):855–872

Helmberger TK, Ros PR, Mergo PJ, Tomczak R, Reiser MF. Pediatric liver neoplasms: a radiologic-pathologic correlation. Eur Radiol. 1999; 9(7):1339–1347

Shilyansky J, Pearl RH, Kreller M, Sena LM, Babyn PS. Diagnosis and management of duodenal injuries in children. J Pediatr Surg. 1997; 32(6):880–886

病例 40

Rebecca Stein-Wexler

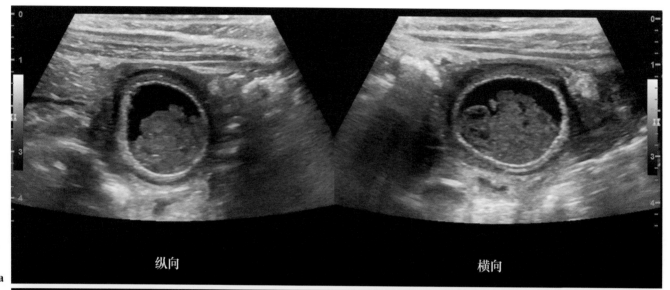

纵向　　　　　　　　　　　　　横向

a

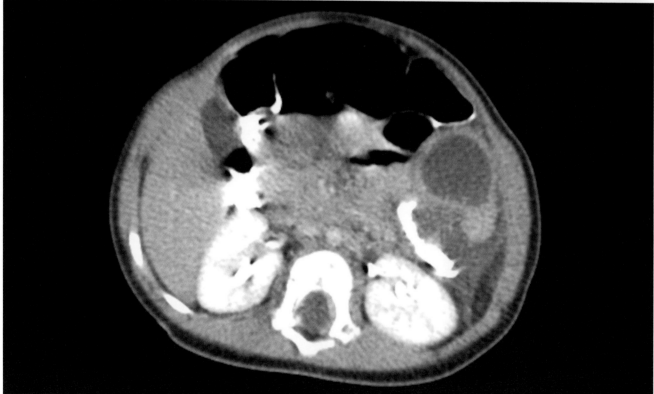

b

图 40.1 左上腹的纵向和横向超声图像显示一个圆形肿块，内部回声，周边低回声，含球状中等回声影（**a**）。轴位 CT 经口和静脉对比剂显示为圆形低密度肿块，有强化壁，与肠管密切相关（**b**）

■ 临床表现

一名 1 岁女童出现阵发性腹痛。

■ 关键影像发现

邻近肠壁的囊肿（图 40.1）。

■ 三大鉴别诊断

- **肠重复囊肿**。肠重复囊肿最常累及回肠远端，还可按频率由高到低的次序依次累及十二指肠、胃、食管和其他部位。患者会出现肿块、梗阻，20%的患者也会胃出血。囊肿通常为球形，不与肠道相通；有时呈管状。超声显示黏膜及浆膜处回声影、肌层低回声影等"肠道信号"。CT 或 MRI 显示管壁轻度强化，但中央无强化。

- **梅克尔（Meckel）憩室**。梅克尔憩室是最常见的胃肠道先天性畸形，通常无症状。发现于 2% 的患者，通常在 2 岁时出现。大多数梅克尔憩室长 2 英寸（约 5.08 cm），起源于回肠的系膜小肠对向侧，距离回盲瓣不到 2 英尺（约 60.96 cm）。儿童可能会出现继发于肠扭转的血性大便和肠梗阻，或以憩室为触发点的小肠套叠。症状可能类似阑尾炎。偶尔，在 CT 或 MRI 上梅克尔憩室可能被误诊为小的囊性结构。因为憩室的大小和位置各不相同，

超声很难确诊。CT 能更准确地确定病变的位置、大小和相关并发症。锝 -99m 梅克尔扫描是梅克尔憩室最常见的诊断手段。

- **淋巴管畸形**。淋巴管畸形是先天性血管畸形的一部分，包括肠系膜和大网膜囊肿。淋巴管畸形有内皮细胞和薄壁的平滑肌层，其中包含淋巴腔和淋巴组织，通常是多房性的，呈弥漫性、跨越范围广，病变多发生在小肠或大肠系膜上，长达 40 cm。它们通常在没有症状的成年人中发现，但 1/3 为 15 岁以下的儿童，可能会出现疼痛、肿块、呕吐或发热。如果合并出血或感染，正常的无回声液体影会形成钙化，通常存在多个间隔。MRI 对病变范围的显示效果最佳。肠系膜囊肿不同于淋巴管畸形，其内壁为柱状或立方状上皮，壁内缺乏平滑肌；60%位于小肠系膜，可延伸至腹膜后。大网膜囊肿是最少见的，它们仅限于大网膜或小网膜。

■ 其他鉴别诊断

- **脑脊液假性囊肿（CSFoma）**。脑脊液可能聚集在脑室-腹腔分流术的腹膜末端，导致囊性肿块、分流失败和脑积水。这通常是由于粘连造成的，如果分流术的远端在连续成像中没有改变位置，则应怀疑有粘连。

■ 诊断

空肠重复囊肿。

✓ 要点

- 肠重复囊肿最常见于回肠末端，在超声上有典型的"肠道信号"特征。
- 梅克尔憩室可表现为扭转或小肠套叠，临床表现与阑尾炎相似。
- 淋巴管畸形通常是多房的，且在解剖间隙间交叉。
- 肠系膜囊肿发生在小肠系膜，并可能延伸到腹膜后。

推荐阅读

Ranganath SH, Lee EY, Eisenberg RL. Focal cystic abdominal masses in pediatric patients. AJR Am J Roentgenol. 2012; 199(1):W1–W16

Rao P. Neonatal gastrointestinal imaging. Eur J Radiol. 2006; 60(2):171–186

Wootton-Gorges SL, Thomas KB, Harned RK, Wu SR, Stein-Wexler R, Strain JD. Giant cystic abdominal masses in children. Pediatr Radiol. 2005; 35(12):1277–1288

病例 41

Thomas Ray Sanchez

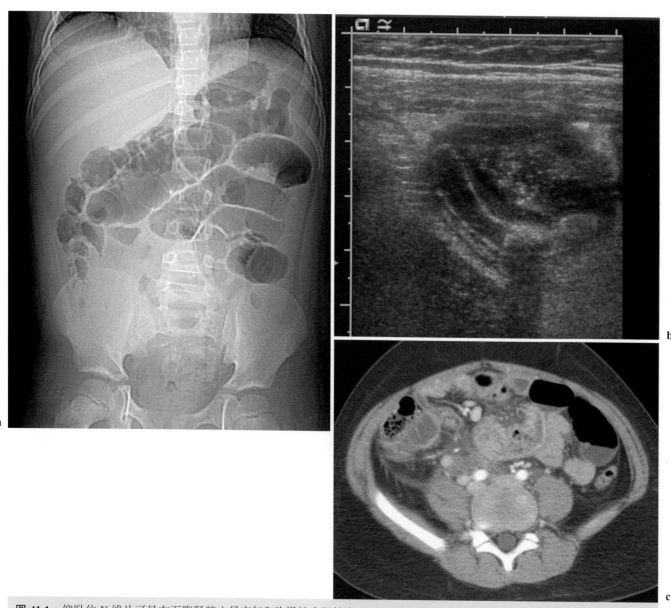

图 41.1　仰卧位 X 线片可见右下腹肠腔少量充气和弥漫性小肠扩张（**a**）。右下腹超声可见盲肠后管状扩张的盲端结构，近端有梗阻性回声结构（**b**）。盲肠增强 CT 可见与脓肿相符的厚壁、边缘增强的积液（**c**）

■ 临床表现

5 岁儿童弥漫性腹痛和腹胀。

■ 关键影像发现

肠梗阻（图 41.1）。

■ 三大鉴别诊断

- **阑尾炎穿孔**。急性阑尾炎是儿童急腹症最常见的病因。诊断比较有挑战性，因为临床表现可能与其他胃肠道、泌尿生殖系统和妇科疾病相似，导致延误诊断，并增加穿孔的可能性。肠腔扩张可能是由于腹膜炎引起的无动力性肠梗阻，也可能是由于右下腹部的炎症和粘连造成的机械性梗阻。超声或 CT 可发现异常阑尾，如果黏膜有缺损或周边出现蜂窝织炎或脓肿，提示穿孔。
- **肠套叠**。肠套叠是 5 岁以下儿童肠梗阻的最常见原因。虽然 X 线片对肠梗阻的诊断很有用，但超声是确诊肠套叠的首选影像学方法。内肠套叠和外肠套叠的肠壁层交替的"靶征"在超声上很明显。疾病早期可通过透视或超声引导灌肠复位，大约 90% 的病例可成功治愈。
- **梅克尔憩室炎**。患有梅克尔憩室炎的儿童可能会出现继发于肠扭转或小肠套叠的血便和肠梗阻（憩室可能是一个触发点）。超声很难诊断，因为憩室的大小和位置各不相同。如果憩室穿孔，临床体征和超声检查结果都可能与阑尾炎相似。CT 能更准确地确定位置、大小和并发症。验证性核医学梅克尔扫描对可疑病例的诊断价值较高。

■ 其他鉴别诊断

- **粘连**。如果患者以前做过腹部手术，术后粘连通常是首要考虑的症状。小肠钡餐造影或 CT 进行上消化道检查，常可以识别移行区，并确定梗阻是部分的还是完全的。
- **嵌顿性腹股沟疝**。如果有鞘状突未闭（在新生儿中非常常见，2 岁以上儿童大约占 20%），肠可能会通过腹股沟突出。阴囊或腹股沟管内出现含气肠袢具有诊断性意义。然而，在肠梗阻的情况下，肠道通常不含气体，可以通过腹股沟皱襞增厚来帮助诊断。超声可显示肠在腹股沟管内还是腹股沟管外。
- **肠旋转不良伴扭转**。肠旋转不良时持续的肠扭转可能导致肠梗阻。

■ 诊断

阑尾炎穿孔。

✓ 要点

- 阑尾炎穿孔可引起无动力性肠梗阻或因远端肠炎引起的梗阻。
- 肠套叠是 5 岁以下儿童肠梗阻最常见的原因，可通过超声进行诊断。
- 梅克尔憩室可能会出现梗阻，临床表现类似阑尾炎。
- 肠粘连是腹部手术后肠梗阻的常见原因。

推荐阅读

Hryhorczuk A, Lee EY, Eisenberg RL. Bowel obstructions in older children. AJR Am J Roentgenol. 2013; 201(1):W1–W8

Nolan T, Abramson L, Sanchez TR. Multimodality imaging of perforated appendicitis in children. Contemporary Diagnostic Radiology. 2012; 35:1–6

Sivit CJ. Imaging the child with right lower quadrant pain and suspected appendicitis: current concepts. Pediatr Radiol. 2004; 34(6):447–453

病例 42

Rebecca Stein-Wexler

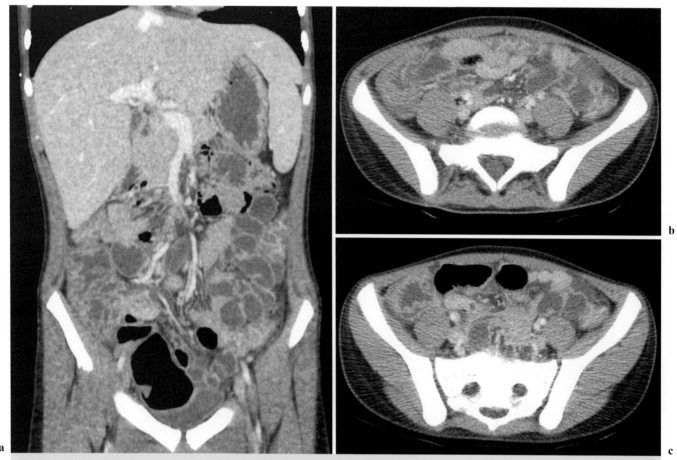

图 42.1　冠状位增强 CT 可见盲肠壁对称、明显增厚和轻度不均匀强化，以及轻微的周围炎症（**a**）。轴位图像显示肠壁呈分层状（**b**，**c**）

■ 临床表现

　　12 岁中性粒细胞减少症女孩，有急性粒细胞白血病史，骨髓移植后出现发热、腹泻。

■ 关键影像发现

免疫功能低下的儿童肠壁增厚（图 42.1）。

■ 三大鉴别诊断

- **伪膜性结肠炎**。伪膜性结肠炎是艰难梭菌过度生长的结果，通常发生在接受抗生素治疗的患者。结肠壁明显增厚，继发于黏膜和黏膜下水肿，导致中心性低密度。这种疾病通常会影响整个结肠，但偶尔只会累及右半结肠。"手风琴征"是腔内液体在伪膜和水肿的结肠皱襞之间延伸的结果，结肠周围脂肪相对较少。
- **中性粒细胞减少性结肠炎 / 盲肠炎**。这种炎性和坏死性结肠炎发生在中性粒细胞减少症的儿童，通常累及右半结肠。它也可能局限于盲肠或包括回肠末端。最常见于急性白血病患者，表现为发热、腹泻和触痛。典型表现呈圆周、对称的肠壁增厚，不均匀强化。结肠周围炎性绞窄很常见，可能会

发生肠壁内积气。由于有穿孔的风险，禁止钡剂灌肠。在接受内科治疗的患者中，穿孔和脓毒症导致的死亡率高达 40% ~ 50%。

- **移植物抗宿主病（graft-versus-host disease，GVHD）**。当骨髓 T 淋巴细胞损伤受体上皮细胞时，就会发生移植物抗宿主病。年龄较大的儿童患病风险增加，患者通常表现为腹泻、肝大、腹水和随之而来的腹胀。黏膜会出现溃烂和破坏，随后被血管肉芽组织取代。典型的 CT 表现为黏膜强化，同时伴有扩张，影响整个小肠和大肠。在小肠钡餐造影中，对比剂充盈的肠管呈"带状"外观。免疫抑制治疗通常有效。

■ 其他鉴别诊断

- **移植后淋巴增生性疾病**。这种疾病的范围从淋巴样组织增生到恶性增生。它与慢性免疫抑制状态下 EB 病毒的重新激活有关，通常发生在接受器官

移植的患者身上。有环状肠壁增厚、动脉瘤样扩张，可能会出现淋巴结肿大、实性肿块和肝脾大。早期诊断和治疗至关重要。

■ 诊断

中性粒细胞减少性结肠炎。

✓ 要点

- 在严重结肠炎的情况下，由于有穿孔的风险，禁止对比剂灌肠。
- 伪膜性结肠炎是艰难梭菌过度生长所致，影像学表现为"手风琴征"。

- 中性粒细胞减少性结肠炎发生在免疫抑制的患者，最常累及盲肠或右半结肠。
- 移植物抗宿主病在 CT 上表现为黏膜强化，小肠钡餐造影呈"带状"外观。

推荐阅读

Khoury NJ, Kanj V, Abboud M, Muwakkit S, Birjawi GA, Haddad MC. Abdominal complications of chemotherapy in pediatric malignancies: imaging findings. Clin Imaging. 2009; 33(4):253–260

Lee V, Cheng PS, Chik KW, Wong GW, Shing MM, Li CK. Autoimmune hypothyroidism after unrelated haematopoietic stem cell transplantation in children. J Pediatr Hematol Oncol. 2006; 28(5):293–295

Levine DS, Navarro OM, Chaudry G, Doyle JJ, Blaser SI. Imaging the complications of bone marrow transplantation in children. Radiographics. 2007; 27(2):307–324

病例 43

Rebecca Stein-Wexler

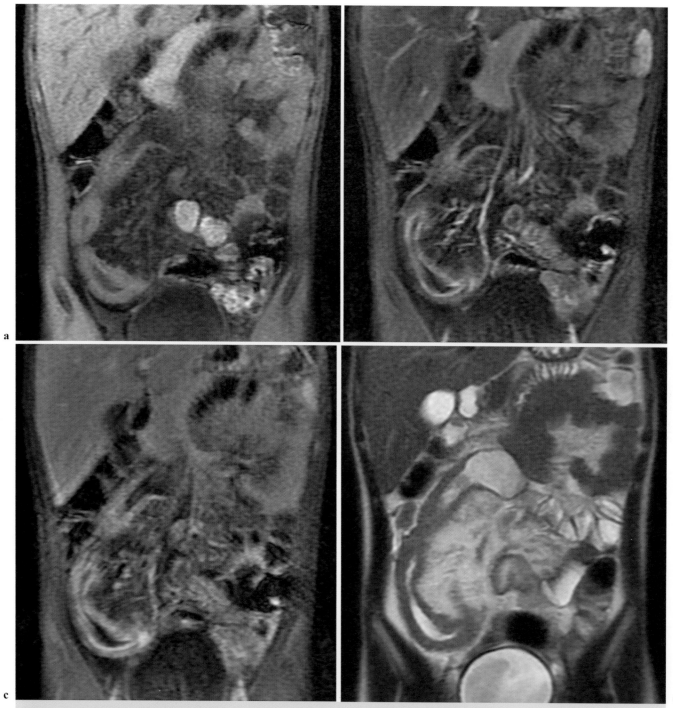

图 43.1　T1-W 肝加速容积采集成像（liver acquisition with volume acceleration，LAVA）MRI 显示远端回肠肠壁增厚（**a**）。钆增强后早期 LAVA 图像可见增厚的黏膜强化（**b**）。钆增强后晚期 LAVA 图像显示增厚肠壁全层强化（**c**）。T2-W 单次激发快速自旋回波（single-shot fast spin echo，SSFSE）图像显示均匀的肠壁增厚及狭窄，以及狭窄前肠管扩张（**d**）

■ 临床表现

青少年血性腹泻。

▨ 关键影像发现

肠壁广泛增厚（图 43.1）。

▨ 三大鉴别诊断

- **传染性小肠结肠炎。**传染性小肠结肠炎是引起腹痛和腹泻的常见原因，但是很少进行影像学检查。更加急症的疾病可能是由病毒或耶尔森菌、弯曲杆菌、沙门菌、大肠埃希菌和其他微生物引起的，如果临床症状没有缓解，并且进行了影像学检查，则可见肠壁环状增厚，以及腺体病变和邻近脂肪的炎性改变。

- **克罗恩病（Crohn disease，CD）。**大约 1/4 的 CD 病例出现在儿童时期，通常是青春期。这种肉芽肿性炎症性肠病（inflammatory bowel disease，IBD）的特征是全肠道都可能有跳跃性病变，以末端回肠和结肠为主。在儿童中，由于病变可能只涉及结肠，使得 CD 难以与溃疡性结肠炎区分。但 CD 是透壁的，可能有肛周裂隙。超声显示肠壁增厚，有时有脓肿。该病在 MRI 上表现为活动性炎症、瘘管或穿孔、纤维化或狭窄以及修复。在活动性疾病中，肠壁增厚大于 3 mm，并显示高 T2 信号伴有透壁增强；显著的血管弓形组织的梳状征与此阶段相关。肠袢的扭曲或栓系提示穿孔性疾病，对比增强可以确定瘘管通道。活动期炎症反应可能出现狭窄。若肠道出现慢性、纤维化病变，肠壁会在 T2 序列上显示与肌肉信号强度相似，有轻度增强，且近端肠管是扩张的。CD 首选药物治疗。大约 15% 的儿童需要手术治疗 CD 引起的瘘管、脓肿和狭窄。

- **溃疡性结肠炎（ulcerative colitis，UC）。**这种炎症性肠病有 1/4 的患者在儿童期即有临床表现，累及邻近肠管，从直肠向近端不同程度地延伸。在"反流性回肠炎"它可能累及末端回肠。与克罗恩病不同，炎症仅限于黏膜和黏膜下层。影像学改变没有克罗恩病明显。在儿童时期，UC 的发病率大约是 CD 的一半。硬化性胆管炎的发生，以及广泛的结肠受累和早发疾病，增加了结肠癌、肝硬化和胆管癌的风险。

▨ 其他鉴别诊断

- **过敏性紫癜。**过敏性紫癜是由 IgA 介导的多系统超敏性血管炎，累及皮肤、肾、胃肠道系统（通常是空肠和回肠末端）和关节。大约一半的病例由于肠壁出血和黏膜下水肿会引起肠壁增厚，有时发生在典型皮疹之前。超声可能显示小肠套叠和肠壁分层紊乱。X 线透视检查和 CT 可以显示肠壁均匀的皱褶增厚（"堆叠硬币样"）。CT 或 MRI 也可显示肠壁增厚或出血，以及伴有肠系膜水肿的血管充血区域。其他胃肠道表现包括胃溃疡、胰腺炎和胆囊积水。该病通常在起病 8 周内消退，但经常复发。

▨ 诊断

克罗恩病。

✓ 要点

- 活动性克罗恩病表现出强烈的透壁性肠道强化，慢性期则表现轻微。
- 克罗恩病慢性狭窄在 T2 序列上显示低信号的肠壁增厚和上游肠管扩张。

- 溃疡性结肠炎累及邻近肠的黏膜 / 黏膜下层，并可能影响末端回肠，称为"反流性回肠炎"。
- 过敏性紫癜中，由出血和水肿引起的肠壁增厚可能先于皮疹出现。

推荐阅读

Chalian M, Ozturk A, Oliva-Hemker M, Pryde S, Huisman TA. MR enterography findings of inflammatory bowel disease in pediatric patients. AJR Am J Roentgenol. 2011; 196(6):W810–W816

Dillman JR, Smith EA, Sanchez RJ, et al. Pediatric small bowel Crohn disease: Correlation of US and MR enterography. Radiographics. 2015; 35(3):835–848

Duigenan S, Gee MS. Imaging of pediatric patients with inflammatory bowel disease. AJR Am J Roentgenol. 2012; 199(4):907–915

病例 44

Cathy Zhou

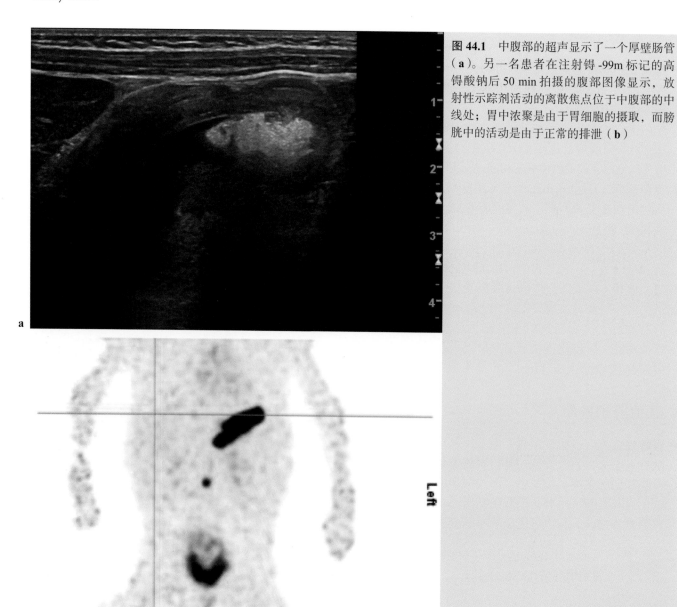

图 **44.1** 中腹部的超声显示了一个厚壁肠管（**a**）。另一名患者在注射锝 -99m 标记的高锝酸钠后 50 min 拍摄的腹部图像显示，放射性示踪剂活动的离散焦点位于中腹部的中线处；胃中浓聚是由于胃细胞的摄取，而膀胱中的活动是由于正常的排泄（**b**）

■ **临床表现**

一名 2 岁女孩，腹痛，有缺铁性贫血和两次消化道出血史。

■ 关键影像发现

局灶性肠壁增厚（图 44.1）。

■ 三大鉴别诊断

- **急性阑尾炎**。阑尾炎症通常是由于淋巴增生或阑尾结石引起的梗阻。腹腔内压力的增加会导致局部缺血、黏膜损伤，继续进展还会导致细菌侵袭和透壁炎症。超声通常用于儿童阑尾炎的诊断。其表现包括一个外径超过 6 mm 的不可压迫的阑尾、肠壁充血，以及周围的脂肪回声。如果超声不能确定，CT 可更清楚地显示阑尾扩张、肠壁增厚强化及阑尾周围炎症。邻近肠壁可能增厚，阑尾穿孔后可引起腹水和脓肿。
- **梅克尔憩室**。小肠常见的先天性发育异常之一，这种真性憩室是由卵黄管吸收失败造成。人群中约 2% 存在憩室，一般在 2 岁左右发现，位于回盲瓣近端约 2 英尺（60.96 cm），通常有 2 英寸（5.08 cm）长，可能包含两种类型的异位组织：胃或胰腺。大多数患者无症状，但少数患者出现无痛性间歇性直肠出血和（或）腹痛。它可能导致小肠梗阻，临床表现可能类似阑尾炎。影像学表现因憩室是否导致出血、炎症或梗阻而异。超声和 CT 可显示肠壁增厚和梗阻，有时可显示憩室。如果患者出血，CT 血管造影可能显示永存的卵黄管动脉，但优先选择锝 -99m 进行梅克尔憩室扫描，可显示分泌黏蛋白的异位胃黏膜摄取锝 -99m。
- **克罗恩病**。这种特发性、多因素疾病导致消化道慢性黏膜和透壁炎症，具有典型的跳跃式病变和溃疡，可能会形成瘘管。小肠和大肠都可能受累。在儿童中，有时只有末端回肠受累，其他地方的肠完全正常。肠外疾病包括血清阴性脊椎关节病、肝胆疾病、结节性红斑、营养不良或生长迟缓。小肠钡餐造影可能显示黏膜溃疡，并伴有进行性肠壁水肿、鹅卵石样外观、狭窄和瘘。CT 扫描很容易显示肠壁增厚、邻近血管充血和脓肿。MRI 可更好地确定肠道受累的程度以及透壁炎症；它也能区分活动性炎症和纤维化。可通过胶囊内镜或直接内镜进行诊断。

■ 诊断

梅克尔憩室。

✓ 要点

- 急性阑尾炎的超声表现包括一个扩张的、厚壁的、不可压迫的阑尾和邻近的脂肪回声。
- 克罗恩病常常只累及末端回肠；它有跳跃式病变，影响整个肠壁。
- 梅克尔憩室可能伴有直肠出血、炎症和（或）梗阻。

推荐阅读

McLaughlin PD, Maher MM. Nonneoplastic diseases of the small intestine: differential diagnosis and Crohn disease. AJR Am J Roentgenol. 2013; 201(2):W174–W182

Pepper VK, Stanfill AB, Pearl RH. Diagnosis and management of pediatric appendicitis, intussusception, and Meckel diverticulum. Surg Clin North Am. 2012; 92(3):505–526, vii

病例 45

Rebecca Stein-Wexler

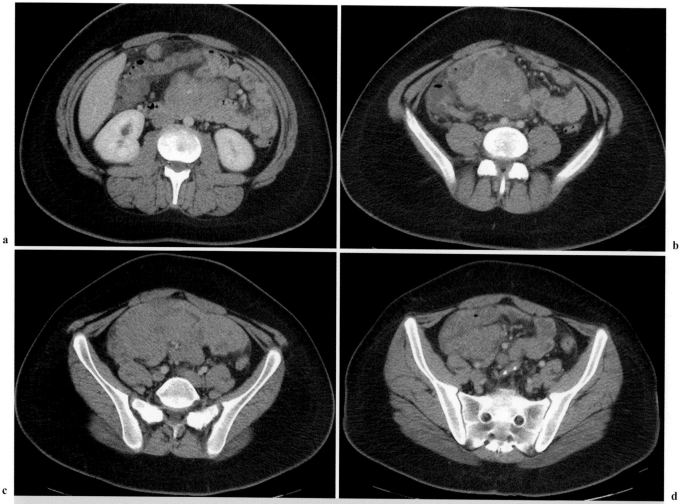

图 45.1 轴位对比增强 CT 显示包裹肠系膜上动脉和静脉的腹膜后软组织肿块（**a**）。右下象限也有一个分叶的、边缘平滑的软组织肿块，延伸至骨盆（**b ～ d**）。注意偶然发现的阑尾粪石（**d**）

■ 临床表现

青春期发育不良和间歇性腹痛。

■ 关键影像发现

与肠道相关的软组织肿块（图 45.1）。

■ 三大鉴别诊断

- **肠道淋巴瘤**。儿童肠道淋巴瘤通常是非霍奇金 B 细胞淋巴瘤的 Burkitt 亚型。患者通常大于 5 岁，发病率随年龄增长而增加。回盲部最常受到影响。肠道发现包括肠壁增厚、管腔内肿块、外生性肿块、狭窄、动脉瘤性扩张和肠套叠。肿瘤往往出现在右下象限，由于倍增时间非常快，体积较大。轻度强化影，如果肿瘤很大，可能会有中央坏死。肠系膜上动脉和肠系膜上静脉通常被包裹（"三明治"征）。1/4 的病例有腹水。MRI 在 T1 上显示均匀的低强度，轻微钆强化，在 T2-W 像上显示异质性高信号。弥散加权成像（DWI）和氟脱氧葡萄糖正电子发射断层扫描（FDG-PET）有助于发现其他地方的淋巴结疾病。治疗后病变可能会钙化。
- **静脉畸形（venous malformation，VM）**。肠道 VM 通常可引起直肠出血，肠套叠和梗阻是其不常见的表现。可发生在胃肠道的任何地方，可能伴有蓝色橡皮疱痣、Proteus 和 Klippel-Trénaunay 综合

征。像其他血管畸形一样，VM 在出生时就存在，并随着患者生长而扩大。与血管瘤不同，它们不会退化。X 线平片和透视对照研究可能会显示静脉石，但诊断取决于断层扫描和血管造影。在 CT 上可以看到一个软组织肿块。然而，MRI 更敏感，显示肠壁增厚、脂肪浸润、静脉扩张，以及相关的软组织肿块。增强程度不一。病灶在 T2 序列上呈高信号。核医学出血研究可以确定出血部位。血管造影既能识别病变，又能进行干预。血管瘤、动静脉畸形和淋巴管畸形很少见。

- **大肠癌**。尽管家族性腺瘤性息肉病、Peutz-Jeghers 综合征、其他息肉病和溃疡性结肠炎的发病率有所增加，大肠癌在儿童中仍是散发出现。这种疾病在男孩中更常见。儿童的预后比成人差，可能与延迟诊断和更具侵袭性的组织学亚型有关。儿童通常表现为长期腹痛、呕吐和其他梗阻症状，以及排便习惯改变。

■ 其他鉴别诊断

- **丛状神经纤维瘤**。腹膜后丛状神经纤维瘤可浸润小肠和大肠，但很少引起梗阻。恶性变性是一个

令人担忧的问题，表现为突然生长、异质性增加和 T2-W MRI 上靶征的丢失。

■ 诊断

伯基特（Burkitt）淋巴瘤。

✓ 要点

- 大多数小儿肠道淋巴肿瘤为伯基特淋巴瘤，通常累及回盲部。
- 静脉畸形常发生在具有潜在综合征的患者中。
- 静脉畸形可在 X 线片上显示静脉石，MRI 显示软组织肿块伴静脉扩张。
- 大肠癌在儿童中预后较差，但在该年龄组中罕见。

推荐阅读

Dubois J, Rypens F, Garel L, Yazbeck S, Therasse E, Soulez G. Pediatric gastrointestinal vascular anomalies: imaging and therapeutic issues. Pediatr Radiol. 2007; 37(6):566–574

Salas-Valverde S, Lizano A, Gamboa Y, et al. Colon carcinoma in children and adolescents: prognostic factors and outcome—a review of 11 cases. Pediatr Surg Int. 2009; 25(12):1073–1076

病例 46

Rebecca Stein-Wexler

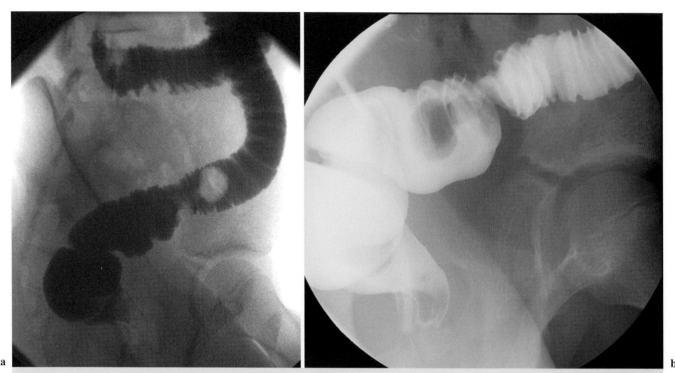

图 46.1 对比灌肠显示直肠乙状结肠连接处附近出现圆形带蒂病变，并指向结肠肝曲（**a**）。在第二张图像中，病变翻转，指向直肠（**b**）

■ 临床表现

    13 岁女生直肠出血。

■ 关键影像发现

结肠息肉（图 46.1）。

■ 三大鉴别诊断

- **幼年性息肉**。这种错构瘤性息肉是儿童时期最常见的息肉，通常出现在 2～5 岁。通常位于左半结肠。在大约 50% 的患者中，存在不止一个息肉。息肉通常有蒂，直径在 1～3 cm 之间。它们通常表现为鲜红色直肠出血、小细胞性贫血或脱垂肿块。孤立的幼年性息肉没有潜在的恶性肿瘤风险，但是当出现多个息肉时，尤其是超过 5 个，患者可能会有息肉病综合征，恶性肿瘤的风险增加。息肉可以通过对比灌肠、CT 或磁共振（MR）肠道造影 / 灌肠来识别。

- **家族性腺瘤性息肉病**。这种疾病的特征是覆盖结肠表面的数百至数千个腺瘤，通常也存在于胃肠道的其他地方。这种疾病通常是常染色体显性遗传，往往在青春期表现出来。如果不进行结肠切除术，所有患者最终都会发展成结肠癌。高达 1/5 的人还会发展成硬纤维瘤，十二指肠腺癌、髓母细胞瘤、肝母细胞瘤和其他肿瘤的发病率增加。使用非甾体抗炎药后，肠息肉消退。息肉可以通过对比灌肠、CT 和 MR 来识别；进行横断面成像还可以筛查其他肿瘤。

- **幼年性息肉病综合征**。患有多发性（特别是 5 个以上）错构瘤性结肠息肉或结肠外肠息肉的儿童可能患有幼年性息肉病综合征。患者出现直肠出血，通常为青春期前出血。胃肠道癌症的风险增加。虽然有患者早在 4 岁时就被诊断出肠癌，但大部分在 20 多岁时发展成肠癌的可能性更高。该病为常染色体显性遗传病，外显率可变，散发性基因突变很常见。

■ 其他鉴别诊断

- **Peutz-Jehgers 综合征**。这种常染色体显性疾病的特征是肠内错构瘤样息肉和口腔色素沉着过度。息肉按频率递减的次序可发生在空肠、回肠、十二指肠、结肠和胃中。症状包括直肠出血、腹痛和由大息肉或肠套叠引起的梗阻。大于 15 mm 的息肉更容易引起肠套叠。大约一半患有这种疾病的患者在 20 岁之前出现症状，大约一半最后会发展成肠癌，大约一半会发生小肠肠套叠。发生其他部位（如生殖器官、乳房、胰腺等）肿瘤的风险增加。CT 和 MR 肠道造影 / 灌肠可用于肠套叠和息肉的鉴别，尤其是大于 10 mm 的息肉，更可能有临床意义。超声也可能显示息肉和肠套叠。

■ 诊断

幼年性息肉。

✓ 要点

- 幼年性息肉是儿童最常见的息肉，通常位于直肠乙状结肠处。
- 家族性腺瘤性息肉病患者患硬纤维瘤和其他肿瘤的风险增加；除非采用结肠切除术治疗，否则都将发展成结肠癌。
- 约 50% 的 Peutz-Jehgers 综合征患者会出现小肠肠套叠。

推荐阅读

Adolph VR, Bernabe K. Polyps in children. Clin Colon Rectal Surg. 2008; 21(4):280–285

Durno CA. Colonic polyps in children and adolescents. Can J Gastroenterol. 2007; 21(4):233–239

Monsalve J, Kapur J, Malkin D, Babyn PS. Imaging of cancer predisposition syndromes in children. Radiographics. 2011; 31(1):263–280

病例 47

Rebecca Stein-Wexler

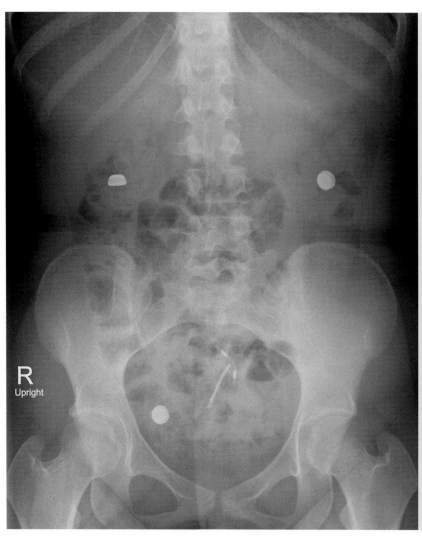

图 47.1　有三种圆形金属密度影，具有双层结构。骨盆有第四个金属密度影，呈 T 型

■ 临床表现

16 岁女生便秘。

■ 关键影像发现

金属异物（图 47.1）。

■ 三大鉴别诊断

- **硬币**。硬币是儿童最常见摄入的不透射线的异物，但幸运的是，它们相对良性——除非它们引起梗阻，在食管中停留超过 24 h，或者在胃中停留超过 28 天。大量的硬币留在胃里可能需要取出，因为有些含有大量的锌。像其他异物一样，硬币通常滞留在食管中——特别是在胸腔入口的水平——或者不太常见的是在幽门或回盲瓣处。

- **尖锐异物**。玻璃和金属尖锐物体是常见的摄入异物。虽然玻璃不透射线，但可能因为太小，无法在 X 线片上识别。因此，如果有令人信服的病史，即使 X 线片正常，也通常进行内镜检查。由于有

穿孔的风险，食管中的尖锐物体需紧急处理，靠近幽门的尖锐物体也应被移除。一旦尖锐物进入小肠，应一直跟踪，直到从胃肠道通过，因为穿孔仍有可能发生——最常见的是在回盲瓣附近。

- **盘式电池**。盘式电池可能会产生电流，导致溃疡、瘘管形成和肠壁穿孔。如果卡在食管中，摄入后 1 ～ 2 h 内就会发生损伤，因此必须迅速做出诊断，以便及时移除。如果让它们在胃中停留超过 4 天，它们可能腐蚀并释放出有毒物质。因此，必须追踪他们的位置。当正面观看时，电池会投射出一个双环，而在侧面观看，它们的斜边很明显。

■ 其他鉴别诊断

- **磁铁**。摄入多个磁体是危险的，因为它们可能会在肠道中相互吸引，导致压迫性坏死和穿孔或瘘管形成。使用稀土金属制成的小磁铁（可能用于玩具）风险最大。即使没有令人信服的临床病史，如果 2 个或 2 个以上的小金属物体相互邻接，也应怀疑磁铁摄入。

- **圆柱形电池**。通常是 5 号和 7 号电池，这些电池没有盘式电池那样危险。然而，它们会释放出可

能导致穿孔的腐蚀性物质，以及汞等有毒重金属。如果它们在胃中停留超过 2 天，就需要进行内镜取出。

- **含铅异物**。含铅油漆粉尘是儿童铅中毒最常见的原因，但一些其他物品也含有铅。胃酸会迅速溶解铅物质，导致摄入后 90 min 内开始吸收铅。必须确认是否从消化道远端排出。铅中毒的症状类似于肠胃炎。

■ 诊断

摄入的盘式电池和宫内节育器。

✓ 要点

- 食管内残留的尖锐异物构成急症。
- 磁铁可能会导致压迫性坏死，如果有 2 个或多个相邻的金属物体，则怀疑磁体。

- 在食管中滞留 1 ～ 2 h 的盘式电池必须通过内镜取出。
- 盘式电池正面会投射出一个双环，而侧面投射为斜边。

推荐阅读

Denney W, Ahmad N, Dillard B, Nowicki MJ. Children will eat the strangest things: a 10-year retrospective analysis of foreign body and caustic ingestions from a single academic center. Pediatr Emerg Care. 2012; 28(8):731–734

Pugmire BS, Lim R, Avery LL. Review of ingested and aspirated foreign bodies in children and their clinical significance for radiologists. Radiographics. 2015; 35(5):1528–1538

病例 48

Mike Evens Saint–Louis，*Rebecca Stein–Wexler*

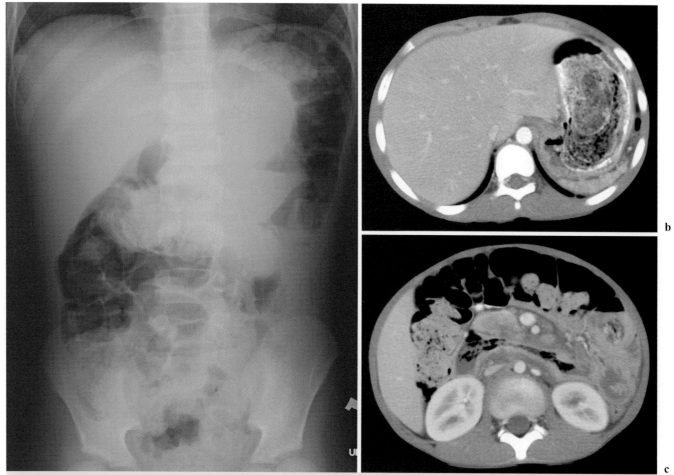

图 48.1 仰卧位腹部 X 线平片显示胃区的不均匀软组织密度影（**a**）。口服和静脉造影的轴位 CT 显示胃内密度不均的肿块（**b**）。轴位 CT 显示十二指肠第 2 段有气体和软组织密度的混合影，伴有腹膜后积液；胰头部分呈密度不均匀影（**c**）

■ 临床表现

一名患有镰状细胞病和腹痛的 11 岁男孩。

■ 关键影像发现

镰状细胞病患者的腹痛（图 48.1）。

■ 三大鉴别诊断

- **脾隔离症**。对于 10 岁以下的镰状细胞病患儿来说，感染后的脾隔离症是第二大常见死因。这种疾病可引起脾内血液的快速汇集，以及血管内容量减少。如果程度较轻，患者会出现嗜睡、腹痛、脾大和心动过速。随着症状加重，可能在几小时内发展为心力衰竭和死亡。诱因不明，这种现象在生后 6 个月至 2 岁之间最常见，在 8 岁后很少出现。脾比预期的要大，仍可能在正常年龄范围内，但由于大多数镰状细胞病患者因脾梗死而有一个小脾，这应在适当的临床背景下引起怀疑。超声可显示一个不均质的脾伴多发的（常为周边）低回声区，在 CT 呈低密度。MR 可能显示出血。治疗是输血，很少采用脾切除术。
- **胃石症**。异食癖在镰状细胞病儿童中很常见，但未引起足够重视。约 35% 的镰状细胞病患者有异食癖，异食癖在营养缺乏或情绪障碍的儿童中尤

为常见。异食癖可能与锌、铁缺乏有关。在少数患者中，难以消化的物质在胃内聚集，形成胃石。毛团石由毛发组成，植物粪石由植物质组成。胃石可能会脱落并滞留在远端的肠内，可能会导致梗阻。它们也可能导致出血、肠套叠、穿孔，极少情况下诱发胰腺炎。X 线片显示一个不均匀的胃内肿块，可能是由管腔内的空气勾勒而成。CT 显示中等密度影与空气混合，有时呈圆周漩涡状。
- **胆囊炎**。镰状细胞病中的慢性溶血导致高胆红素血症，随后形成胆色素结石。事实上，大约 20% 的镰状细胞病儿童发生胆色素结石。绝大多数是无症状的。然而，偶尔结石滞留在胆囊颈部或不能通过胆囊管，导致胆囊炎和胆绞痛。患者出现上腹部疼痛，尤其是在高脂肪餐后。超声表现类似于非镰状细胞病患者的胆石症或胆囊炎。

■ 诊断

胃和十二指肠结石伴胰腺炎。

✓ 要点

- 因为镰状细胞病患者通常有小脾，故而尽管脾隔离症的脾体积会增大，但其总体大小可能在正常范围内。
- 严重的脾隔离症可能会在数小时内进展到死亡。
- 镰状细胞病患者的胆色素结石发病率增加，但大多数无症状。
- 锌或铁缺乏的镰状细胞病患者可能会出现异食癖，极少数随后形成胃石症，导致梗阻、出血、肠套叠、胰腺炎或穿孔。

推荐阅读

Dinan D, Epelman M, Guimaraes CV, Donnelly LF, Nagasubramanian R, Chauvin NA. The current state of imaging pediatric hemoglobinopathies. Semin Ultrasound CT MR. 2013; 34(6):493–515

Lonergan GJ, Cline DB, Abbondanzo SL. Sickle cell anemia. Radiographics. 2001; 21(4):971–994

Stein-Wexler R, Wootton-Gorges SL, Shakibai S, et al. Trichobezoar: an unusual cause for pancreatitis in a patient with sickle cell anemia. Clin Adv Hematol Oncol. 2006; 4(6):471–473

病例 49

Rebecca Stein-Wexler

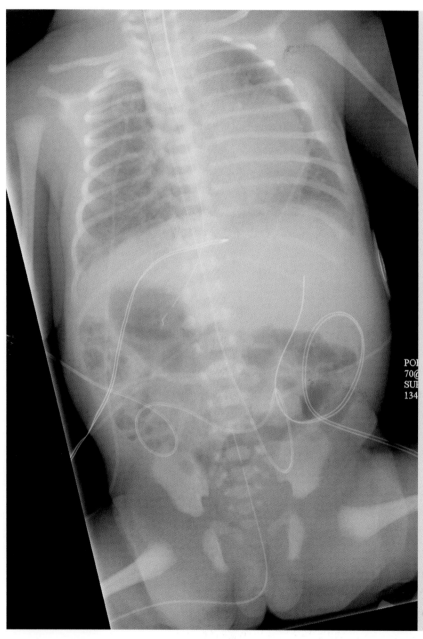

图 49.1　仰卧位 X 线片显示肝在患者左侧，胃泡在右侧。心尖和主动脉弓在左边。心尖隆起表明右心室肥大，血管系统充血

■ 临床表现

早产儿发绀，伴有心脏杂音。

■ 关键影像发现

内脏异位综合征（图 49.1）。

■ 三大鉴别诊断

- **内脏异位综合征（位置不明）。**如果心脏位置和腹部内脏的位置不一致，患者就有某种形式的异位综合征。主支气管在 CT 上所见的分支形态可以很好地提示心脏位置。必须评估心房与肝、胃和脾之间的关系，以及下腔静脉的连续性和位置。胆道闭锁、脾异常和肠旋转不良在内脏异位综合征患者中更为常见。如果是完全型异位，腹部内脏的位置是颠倒的（左右转位）。如果是部分型异位，肝位置居中且水平，胆囊在中线处。胃通常在右位心的左侧，在左位心的右侧，或者有时在中线。

- **右侧异构（无脾症）。**两个肺都是三叶的。完全型肺静脉异位引流，导致肺静脉回流受阻。脾缺失，

下腔静脉和主动脉可能在同一侧。肝通常有一个横向结构，桥接腹部。大约 1/3 患者的上腔静脉是双侧的。几乎普遍存在严重、复杂的发绀型先天性心脏病。患者也更容易感染。患者在新生儿期出现症状，预后不良。这种情况常见于男婴。

- **左侧异构（多脾症）。**对于多脾症，肺是双叶的，肺静脉流入左、右心房。脾有多个，或者脾可能是双叶的。脾和胃在同一侧。桥接型肝比无脾症少见。下腔静脉中断，约 2/3 患者出现奇静脉延续。主要表现为症状较轻的发绀型先天性心脏病，通常伴有肺过度循环、充血性心力衰竭和左侧梗阻。患者出现症状较无脾症者更晚。这种情况在女孩中比较常见。

■ 其他鉴别诊断

- **完全性内脏反位。**在完全性内脏反位中，胸部和腹部器官从正常位置（内脏正位）反转过来。先天性心脏病（通常是大血管转位）的风险约为 5%。大

约 1/5 的完全性内脏反位患者患有 Kartagener 综合征，表现为纤毛异常导致鼻窦息肉、慢性鼻窦炎、支气管扩张、不孕和左右转位。

■ 诊断

伴有完全性腹部左右转位和房室共同通道的内脏异位综合征。

✓ 要点

- 肺门结构是确定心脏位置最可靠的方式。
- 无脾症和多脾症被描述成内脏异位综合征可能是最佳的，因为这样可以个体化描述内脏位置特征。
- 与多脾症相比，无脾症患者的先天性心脏病更加

严重，更可能引起发绀。
- 怀疑为内脏异位综合征的患者，除了要进行心脏检查，还应进行胸部 X 线、腹部超声和上消化道检查，以评估内脏位置和旋转不良。

推荐阅读

Applegate KE, Goske MJ, Pierce G, Murphy D. Situs revisited: imaging of the heterotaxy syndrome. Radiographics. 1999; 19(4):837–852, discussion 853–854

Lapierre C, Déry J, Guérin R, Viremouneix L, Dubois J, Garel L. Segmental approach to imaging of congenital heart disease. Radiographics. 2010; 30(2):397–411

病例 50

Cathy Zhou

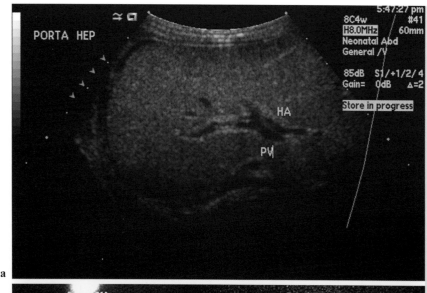

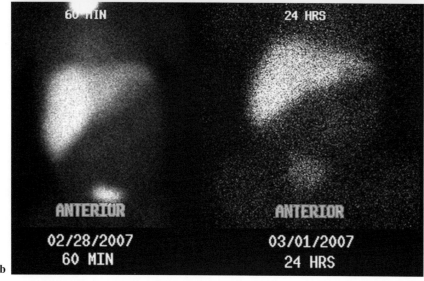

图 50.1　腹部超声显示肝回声和右门静脉前壁增厚；胆总管和胆囊都不可见（a）。肝胆亚氨基二乙酸（HIDA）扫描图像在注射后 60 min 和 24 h 显示持续的肝活动，在胆囊或肠中没有；肾的排泄可以解释膀胱处的活动（b）

■ 临床表现

一名 19 天大的女孩，有呕吐、黄疸和胆红素升高的病史。

■ 关键影像发现

生后胆汁淤积性黄疸 2 周余（图 50.1）。

■ 三大鉴别诊断

- **胆道闭锁。** 这是新生儿胆汁淤积最常见的原因。胆管炎症导致胆管闭塞、梗阻，最终肝硬化。左右肝管通常闭锁至肝门处，但更近端或更远端的结构可能会受到影响。伴有内脏异位、肠旋转不良、心脏或肺畸形的综合征病例不常见，胎儿在宫内即可诊断。大多数胆道闭锁患者在生后 2～4 周即表现为胆汁淤积性黄疸、白陶土便、深色尿（正常新生儿在生后第 1 周出现皮肤黄染很常见）。超声会提示肝增大、回声增强，右门静脉前壁增厚（三角索征）。胆囊可能缺失、畸形，或小且不受喂养影响；近端胆管大多没有扩张。可能会有肝门囊肿或更少见的肝囊肿。HIDA 扫描显示 24 h 后仍无显影剂排泄入肠道。诊断必须依靠肝活检，最终治疗是通过 Kasai 手术（肝门肠吻合术）和（或）肝移植来实现的。
- **新生儿肝炎。** 婴儿期早期的肝炎通常是特发性的，只有一小部分病例可归因于遗传性疾病、代谢原因或感染。影像学检查包括超声和 HIDA 扫描，超声可能显示一个增大的肝回声。HIDA 扫描通常显示从血池中摄取放射性示踪剂延迟，但肠道中的排泄正常。然而，肝细胞功能严重受损可能导致正常的肠道排泄不会发生。经苯巴比妥治疗可以增强肝细胞功能，促进肠道排泄。治疗主要是支持性的，大部分病例可自发缓解。新生儿肝炎是一种排除性诊断。
- **囊性纤维化。** 这种常染色体隐性遗传性疾病导致异常折叠的蛋白质通道和增厚的分泌物。这种疾病影响全身的外分泌腺，主要引起肺部并发症和胰腺功能不全。患者一出生就可能出现胎粪性肠梗阻或罕见的新生儿黄疸，分别是由于胃肠道和胆管阻塞所致。诊断通过家族史、汗液测试和（或）基因检测证实。

■ 其他鉴别诊断

- **败血症。** 新生儿败血症是婴儿死亡的主要原因。早发性败血症是由产时病原菌传播引起的，常见致病菌是 B 族链球菌。缺氧和低灌注可引起器官功能障碍。炎症反应的上调导致毒性化合物的清除减少及胆红素代谢受损，会影响肝功能。CT 扫描可能发现感染灶。

■ 诊断

胆道闭锁。

✓ 要点

- 生后第 1 周的生理性黄疸很常见，且会逐渐改善，但持续的高胆红素血症需要额外关注并完善相关检查。
- 如果超声下发现胆囊缺失、过小或异常，且未发现胆总管，则可考虑胆道闭锁；胆道闭锁患儿右门静脉前壁可能增厚。
- 在 HIDA 扫描中，胆道闭锁通常显示放射性示踪剂的正常摄取，并且在 24 h 后没有排泄；而新生儿肝炎放射性示踪剂的摄取由于肝细胞功能受损而延迟。

推荐阅读

McKiernan P. Neonatal jaundice. Clin Res Hepatol Gastroenterol. 2012; 36(3):253–256

Nesseler N, Launey Y, Aninat C, Morel F, Mallédant Y, Seguin P. Clinical review: The liver in sepsis. Crit Care. 2012; 16(5):235

Rozel C, Garel L, Rypens F, et al. Imaging of biliary disorders in children. Pediatr Radiol. 2011; 41(2):208–220

病例 51

Rebecca Stein-Wexler

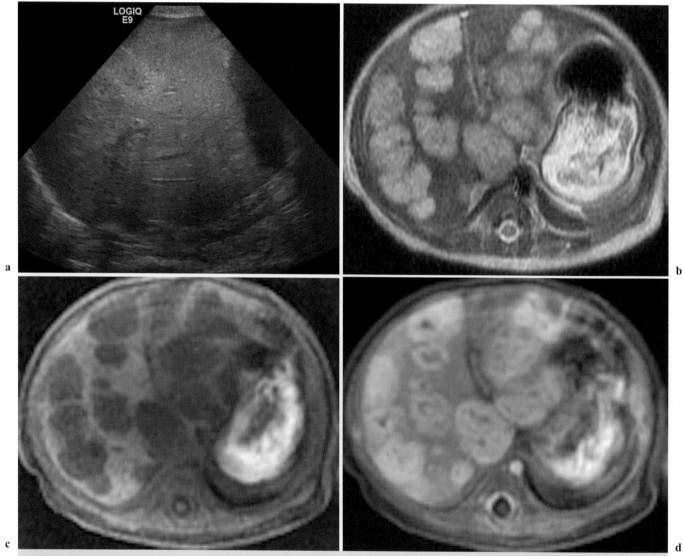

图 51.1　肝超声显示不均匀的回声结构和不同程度的回声增强，提示有小肿块（**a**）。轴位单次激发快速自旋回波（SSFSE）T2-W 序列 MRI 显示多个高信号、边界明确的肝内肿块（**b**）。在 LAVA 强化前 T1-W 序列上，这些肿块边界清晰且呈低信号（**c**）。钆增强 T1-W 动脉期 LAVA 图像显示强烈的周围增强（**d**）

■ 临床表现

一名 2 个月大的腹胀、气短的婴儿。

■ 关键影像发现

多发肝肿块（图 51.1）。

■ 三大鉴别诊断

- **婴儿肝血管瘤（infantile hepatic hemangioma，IHH）。** 这种良性肿瘤由纤维间质和许多薄壁血管通道组成。大约 90% 在 6 个月大的时候就出现了，并且逐渐退化消失。当数量众多或较大时，它们可能会因血管分流而导致高排血量心力衰竭。超声下可见病灶边界清楚，呈分叶状，通常呈低回声和高血管性。在 CT 上，它们通常不均匀，且与正常肝相比呈低密度。细小或粗糙的钙化很常见。病灶在 MRI T2-W 序列上非常亮。大多数增强，但模式随着病变的大小和数量而变化——通常最初是周边，然后填充。血管分流可能导致肝下主动脉口径减小。

- **肿瘤转移性疾病。** 肝转移性疾病——典型的是儿童神经母细胞瘤和肾母细胞瘤——通常是由血源性扩散引起的。由于出血和钙化，结节通常呈低回声，神经母细胞瘤呈不均一回声。在 CT 或 MRI 中，它们通常比肝实质增强得少，并且通常呈轻度 T2 高信号。转移性神经母细胞瘤患者尿液中儿茶酚胺水平升高。
- **淋巴瘤。** 继发性肝淋巴瘤通常发生于霍奇金病患者，伴有脾受累和主动脉旁淋巴结病变（重要的诊断线索）。病灶在超声上呈低回声，在 CT 和 MRI 上呈可变信号，有时周边增强。原发性肝淋巴瘤也可能是多灶性的。

■ 其他鉴别诊断

- **多灶性肝母细胞瘤。** 这是最常见的儿科原发性肝肿瘤，通常在 6 岁前出现。约 20% 的病例有卫星病灶。血管侵犯更常见于多灶性肿瘤。病灶不均质，增强程度不及肝；可能有钙化。血清甲胎蛋白升高。肝细胞癌也可能是多灶性的，但通常在 5 岁后出现。
- **感染。** 脓肿——尤其是金黄色葡萄球菌和溶组织内阿米巴所致——是导致儿童多发性肝病变最常见的感染，尽管在早产儿和免疫功能低下者，念珠

菌病较为常见。脓肿形成早期，多数病灶在超声上呈低回声，在 CT 上呈低密度改变。在 MRI 上，脓肿在 T1 呈低信号，在 T2 呈高信号，并伴有周围水肿。在免疫反应强的患者中，脓肿外周有强化。
- **局灶性结节增生。** 这些错构瘤性病变在接受化疗或腹部放疗的儿童中出现的频率越来越高，在这种情况下通常是多发性的。超声下表现无特异性。CT 或 MRI（T2 序列）可见高信号的中央瘢痕，具有延迟强化。

■ 诊断

多灶性婴儿肝血管瘤。

✓ 要点

- 婴儿肝血管瘤通常向心性增强，可能出现高排血量心力衰竭。
- 神经母细胞瘤和肾母细胞瘤是最常见的转移到肝的小儿肿瘤。
- 钙化可见于婴儿肝血管瘤、神经母细胞瘤转移瘤和肝母细胞瘤。
- 多灶性局灶性结节性增生通常发生在癌症存活的儿童中。

推荐阅读

Duigenan S, Anupindi SA, Nimkin K. Imaging of multifocal hepatic lesions in pediatric patients. Pediatr Radiol. 2012; 42(10):1155–1168, quiz 1285

Hegde SV, Dillman JR, Lopez MJ, Strouse PJ. Imaging of multifocal liver lesions in children and adolescents. Cancer Imaging. 2013; 12:516–529

病例 52

William T. O'Brien，Sr

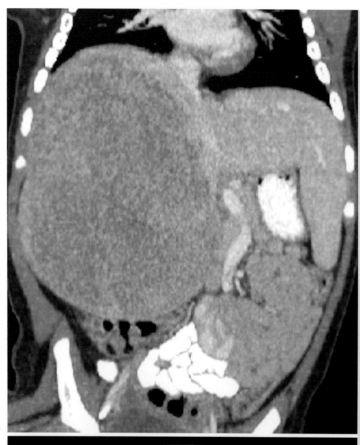

a

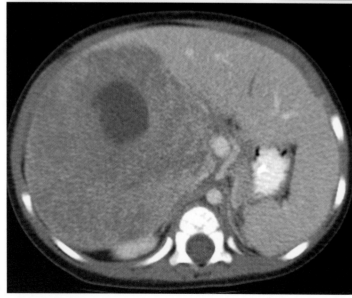

b

图 **52.1**　腹部 CT 冠状位重建对比增强显示一个密度不均一的中度强化肿块，基本占据肝的右叶（**a**）。轴位 CT 显示中央低密度，可能为坏死或中央囊变；注意肾的肿块效应（**b**）

■ 临床表现

一名体检发现肝大的 3 个月大患儿。

■ 关键影像发现

婴儿肝肿块（图 52.1）。

■ 三大鉴别诊断

- **肝母细胞瘤**。肝母细胞瘤是婴儿期最常见的原发性肝肿瘤，绝大多数病例发生在 3 岁以前。患者通常表现为无痛的腹部肿块。超过 90% 的患者血清甲胎蛋白水平升高，这是一个有用的鉴别指标。病变通常很大、孤立、不均匀，界限清楚，虽然它可能看起来界限不清。肿瘤在 CT 上呈低密度，约 50% 的病例有钙化。与血管内皮瘤的细钙化或粗钙化相比，钙化是"块状的"。实性成分略有增强。超声下，肝母细胞瘤是异质性的，可能有钙化。
- **血管内皮瘤**。这是一种发生于新生儿的血管性肝病变，大约 90% 的病例在出生后的前 6 个月出现症状。肿瘤通常很大，在这种情况下，血管分流可能导致高排血量心力衰竭，以及肝上主动脉扩大和肝下主动脉口径减小。病变在 CT 上表现为不均质的、与周围正常肝实质相比的低密度影。细小或粗糙的钙化很常见。血管内皮瘤均有强化，尽管增强模式根据病变的大小和数量而有变化。
- **间叶性错构瘤**。间叶性错构瘤是一种不常见的良性肝肿块，通常出现在婴儿时期。体积通常很大，边界清楚，呈囊状和多囊状。如果有实性成分，肿瘤类似于肝母细胞瘤或血管内皮瘤。

■ 其他鉴别诊断

- **转移瘤**。神经母细胞瘤转移性病变通常起于原发性肾上腺病变，尽管原发病变可能发生在沿交感神经链的任何部位。转移灶通常继发于出血和钙化而呈现不均匀改变。肾母细胞瘤的转移灶（不如神经母细胞瘤常见）在 CT 上呈低信号。
- **脓肿**。大的脓肿很少类似肝肿块。肝脓肿 CT 上表现为低密度，周围强化。脓肿是由直接播散或血源性播散引起的。
- **血肿**。肝血肿的大小和形状各不相同。CT 上与正常肝实质相比呈低密度。应注意寻找对比剂主动外渗的区域。后续成像会显示消退。除了腹部创伤和出血性疾病以外，血肿的病因还包括脐静脉导管错位。

■ 诊断

间叶性错构瘤。

✓ 要点

- 肝母细胞瘤是婴儿期最常见的原发性肝恶性肿瘤，其甲胎蛋白水平升高。
- 血管内皮瘤可能与血液分流和高排血量心力衰竭有关。
- 间叶性错构瘤通常体积大、多房囊性。
- 神经母细胞瘤和肾母细胞瘤是最常见的转移到肝的恶性肿瘤。

推荐阅读

Helmberger TK, Ros PR, Mergo PJ, Tomczak R, Reiser MF. Pediatric liver neoplasms: a radiologic-pathologic correlation. Eur Radiol. 1999; 9(7):1339–1347

Keup CP, Ratnaraj F, Chopra PR, Lawrence CA, Lowe LH. Magnetic resonance imaging of the pediatric liver: benign and malignant masses. Magn Reson Imaging Clin N Am. 2013; 21(4):645–667

Woodward PJ, Sohaey R, Kennedy A, Koeller KK. From the archives of the AFIP: a comprehensive review of fetal tumors with pathologic correlation. Radiographics. 2005; 25(1):215–242

病例 53

Rebecca Stein–Wexler

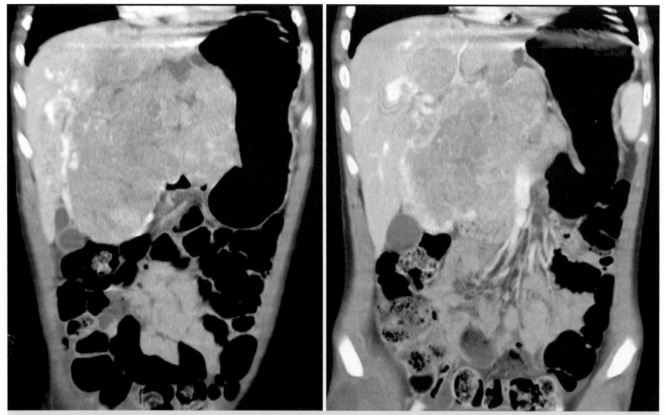

图 53.1　冠状位重建增强 CT 图像显示一个分叶的、不均匀的肝肿块，有坏死区域和明显的外周血管（**a**，**b**）

■ 临床表现

一个有厌食症和腹痛的 13 岁男孩。

■ 关键影像发现

大龄儿童肝肿块（图 53.1）。

■ 三大鉴别诊断

- **恶性肿瘤肝转移**。儿童的肝转移瘤通常是由于肾母细胞瘤、神经母细胞瘤或淋巴瘤引起，很少发生胆管和肝原发性肿瘤的肝内扩散。通常，转移瘤比原发性肝肿瘤更常见。转移瘤通常为多发性。

- **肝细胞癌（hepatocellular carcinoma，HCC）**。这是青少年最常见的肝原发性恶性肿瘤，甚至在 6 岁的儿童中也比肝母细胞瘤更常见。血清甲胎蛋白通常升高。诱发因素包括胆道闭锁、家族性胆汁淤积性黄疸、糖原累积病和肝硬化。影像特点和成人 HCC 一致。超声下显示肿瘤是以实性病变为主的不均质结构。CT 和 MRI 可显示坏死区域，具有动脉

高度强化及延迟廓清效应。儿童 HCC 对化疗不敏感，预后差

- **肝母细胞瘤**。肝母细胞瘤患者通常小于 6 岁，表现为无痛性肿块和体重减轻。90% 的患者血清甲胎蛋白升高。肝母细胞瘤通常体积大、孤立存在、不均质且边界清晰，虽然它可能看起来边界不清。常有出血和坏死，在超声上显像不均质，在 CT 上呈低密度影，大约 50% 患者有块状钙化。实性成分略有增强。在 T1 和 T2 序列上，以及在注射钆对比剂后，肿瘤呈不均质表现。肝母细胞瘤常侵犯肝血管和下腔静脉，限制了手术治疗的选择。

■ 其他鉴别诊断

- **局灶性结节增生（focal nodular hyperplasia，FNH）**。这种良性错构瘤样肿瘤含有功能正常的肝细胞，不出血，没有恶性潜能，通常是偶然发现的。它可能在子宫内形成动静脉畸形，或在儿童期癌症存活的儿童中形成。超声下肿瘤与肝呈等回声。CT 显示高密度，早期均匀强化，快速廓清，因此在延迟成像上大多数肿瘤近似肝。30% 的患者可见中央瘢痕，起初低密度，然后填充。FNH 在 MRI 上与肝组织相似，尽管它在 T1 上可能呈稍低信号，在 T2 上呈稍高信号。中央瘢痕在 T2 成像上为高信号，显示延迟增强。

- **肝细胞腺瘤**。这种罕见的肿瘤由肝细胞和窦道组成，见于成人，有时见于青少年。影像学表现通常是非特异性的，但梯度双回波成像可能因细胞内脂质而显示信号下降。由于肝细胞腺瘤有出血的风险，故常被切除。

- **纤维板层癌**。这种罕见、具肝区疼痛的肿瘤发生在没有肝病病史的青少年中。胶原和纤维化形成一个可能钙化的中央瘢痕，在 T1 和 T2 上都是暗的。和 FNH 不同，瘢痕没有强化。40% 的患者存在钙化。预后比 HCC 好。

■ 诊断

肝细胞癌。

✓ 要点

- 肝细胞癌是青少年最常见的肝原发性恶性肿瘤，与成人肝细胞癌相似。
- 肾母细胞瘤、神经母细胞瘤和淋巴瘤最常转移

到肝。

- 纤维板层癌有一个可能钙化的中央瘢痕，其预后优于肝细胞癌。

推荐阅读

Keup CP, Ratnaraj F, Chopra PR, Lawrence CA, Lowe LH. Magnetic resonance imaging of the pediatric liver: benign and malignant masses. Magn Reson Imaging Clin N Am. 2013; 21(4):645–667

Rasalkar DD, Chu WC, Cheng FW, Hui SK, Ling SC, Li CK. A pictorial review of imaging of abdominal tumours in adolescence. Pediatr Radiol. 2010; 40(9):1552–1561, quiz 1589–1590

Tran VT, Vasanawala S. Pediatric hepatobiliary magnetic resonance imaging. Radiol Clin North Am. 2013; 51(4):599–614

病例 54

Rebecca Stein-Wexler

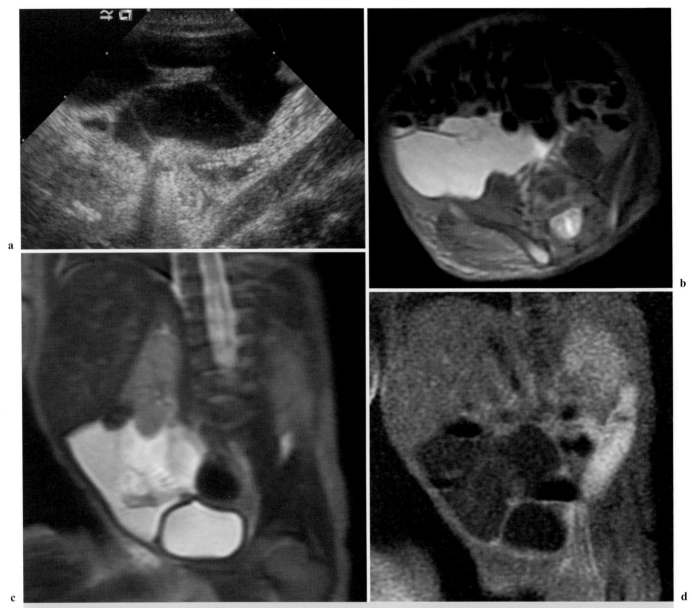

图 54.1　右下腹的超声显示一个多分隔的囊性病变，伴有片状低回声（**a**）。轴位稳态采集快速成像（fast imaging employing steady-state acquisition，FIESTA）证实了病变的囊性性质（**b**）。冠状位单次激发快速自旋回波（SSFSE）图像显示肿块充满右下腹（**c**）。冠状位 T1 脂肪抑制钆增强成像显示分隔强化，但液性区域无增强（**d**）

■ 临床表现

一个腹痛、黄疸的 8 岁女孩。

■ 主要影像学发现

右腹部囊性肿块（图 54.1）。

■ 三大鉴别诊断

- **卵巢囊肿**。功能性囊肿和囊性肿瘤（尤其是良性囊性畸胎瘤）约占卵巢肿块的 3/4。当病变较大时，这些病变可能从骨盆延伸到肝。女孩通常诉腹部隐痛和腹胀。当囊肿发生扭转时，可出现急性腹痛。
- **胆总管囊肿**。这种先天性的肝内和（或）肝外胆管囊性畸形通常在 10 岁时出现。只有 1/4 的患者有典型的间歇性腹痛、右上腹肿块和黄疸的三联征。诊断依赖于鉴别一个囊性右上腹肿块，它不同于胆囊，并且有胆管通向囊肿或从囊肿出来。超声和磁共振胆管胰腺造影术（cholangiopancreatography，

MRCP）是诊断特定类型病变的最佳方法（Todani 分类法有 5 种以上）。放射性核素显像也有助于确认胆汁来源。本病有上行性胆管炎、结石和恶性肿瘤的风险，需要切除。
- **胰腺假性囊肿**。假性囊肿占儿童胰腺囊性病变的 75%。它通常是由胰腺创伤性损伤后，渗出液体被纤维包膜包裹所形成。这种界限分明的单房薄壁囊性肿块可位于胰腺任何部位，通常是体部和尾部。分隔和碎片提示出血或感染。胰腺假性囊肿在超声上通常是无回声的，在 CT 上通常是近水衰减的。先天性胰腺囊肿很少见。

■ 其他鉴别诊断

- **胆囊积水**。这可能是由于暂时性胆囊管阻塞或排空不良造成的。它与呼吸道感染、肠胃炎和川崎综合征有关。胆囊显著扩张，不伴壁增厚、周围积液、结石或胆管扩张。
- **肠系膜囊肿**。肠系膜囊肿是淋巴管畸形和大网膜囊肿谱系疾病的一部分。1/3 病例为 15 岁以下的儿童，他们可能会出现疼痛、腹部肿块、呕吐或发热。病变发生在肠系膜上，大小不等（最大可

至 40 cm）。如果并发出血或感染，通常无回声的液体会变得复杂，并可能出现钙化和分隔。MRI 是显示病变范围的最佳图像。
- **重复囊肿**。肠重复囊肿最常累及回肠末端，但其他部位也可能受到影响。患者有肿块、梗阻，20% 有胃黏膜出血。囊肿通常呈球形或管状，与肠相邻，有时与肠相通。影像上可见管腔内碎片。CT 或 MRI 显示囊壁稍增强。

■ 诊断

肠系膜囊肿。

✓ 要点

- 巨大的卵巢囊肿可能会延伸到上腹部。
- 诊断为胆总管囊肿依赖于识别有胆管通向囊肿或

从囊肿出来，并且与胆囊分离。
- 大多数儿童胰腺假性囊肿是由外伤引起的。

推荐阅读

Ranganath SH, Lee EY, Eisenberg RL. Focal cystic abdominal masses in pediatric patients. AJR Am J Roentgenol. 2012; 199(1):W1–W16

Rao P. Neonatal gastrointestinal imaging. Eur J Radiol. 2006; 60(2):171–186

Wootton-Gorges SL, Thomas KB, Harned RK, Wu SR, Stein-Wexler R, Strain JD. Giant cystic abdominal masses in children. Pediatr Radiol. 2005; 35(12):1277–1288

病例 55

Rebecca Stein–Wexler

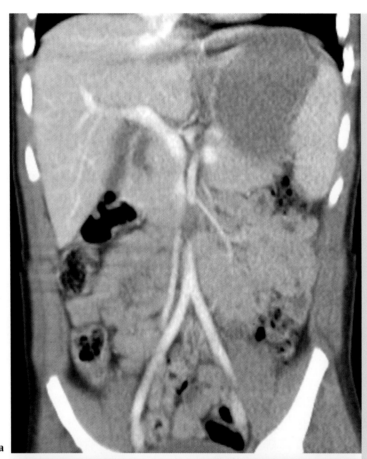

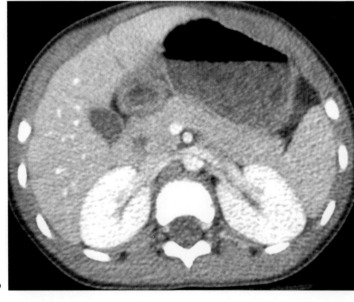

图 55.1　冠状位重建增强 CT 显示低密度的十二指肠降部管腔旁可见软组织密度影；正常胆囊的一部分覆盖在软组织块的侧缘上（a）。轴位图像显示软组织肿块与胰腺连续，围绕十二指肠腔（b）

■ 临床表现

一个腹痛的 3 岁男孩。

■ 关键影像发现

胰头肿块（图 55.1）。

■ 三大鉴别诊断

- **胰腺炎**。儿童胰腺炎最常见的原因是由非意外损伤、自行车车把事故和汽车事故引起的创伤。感染和全身性疾病不太常见。腺体可能显示局灶性或弥漫性增大。超声下表现差异很大。CT 显示边界不清、周围液性区，如果有坏死则表现为局灶性低密度影、无强化。
- **环状胰腺**。50% 的环状胰腺患者表现为新生儿十二指肠梗阻，其他患者稍晚表现为疼痛或梗阻。大多数环状胰腺新生儿也有其他先天性异常，如十二指肠狭窄或闭锁、21 三体综合征、气管食管瘘和先天性心脏病。影像显示软组织部分或完全包围

十二指肠，与胰头相连。上消化道可见十二指肠降部环形狭窄。
- **实性假乳头状瘤**。这种非内分泌胰腺肿瘤最常见于胰头。通常发病于青春期少女和年轻女性，表现为可触及的包块，有时疼痛。通常大于 5 cm，呈实性，界限清楚，但如果坏死，可呈部分囊性。与其他胰腺肿块不同，这种肿瘤通常是出血性的。磁共振 T1 序列可看到残留胰腺组织的低信号包膜或边缘，中心信号强度因出血和坏死的存在而有很大差异。儿童期发生转移不常见，预后相对较好。

■ 其他鉴别诊断

- **淋巴瘤**。非霍奇金淋巴瘤——尤其是伯基特淋巴瘤——是最常见的转移到胰腺的肿瘤，但即使是这样也很罕见。单一转移病灶最可能的位置是胰头。
- **胰母细胞瘤**。这是儿童最常见的胰腺外分泌肿瘤。平均发病年龄为 4 岁，肿瘤在男孩中更为常见。儿童通常表现为腹部肿块。血清甲胎蛋白（AFP）常增高，肿瘤也可能分泌促肾上腺皮质激素。肿块看起来很大、坚实、界限分明，钙化程度不等。

虽然肿瘤可能发生在胰头，但它更常伸入小网膜囊。它倾向于包住动脉并侵入静脉。肿瘤通常转移至肝，大约 1/3 的患者出现转移。
- **胰岛细胞肿瘤**。功能性内分泌肿瘤，如胰岛素瘤和胃泌素瘤，通常很小，由于激素分泌过多引起的症状而就诊。胃泌素瘤常发生于胰头部，而胰岛素瘤则更多发生于胰腺体部和尾部。胰腺内分泌肿瘤与多发性内分泌肿瘤和 von Hippel-Lindau 综合征有关。

■ 诊断

环状胰腺。

✓ 要点

- 儿童胰腺炎通常是由直接创伤引起的，也可能是由虐待儿童引起的。
- 环状胰腺表现为围绕十二指肠的软组织，与胰腺相连。

- 实性假乳头状瘤多发生在青春期女性，最常见于胰头。
- 胰母细胞瘤在年轻男孩中最常见，可能导致 AFP 升高。

推荐阅读

Alexander LF. Congenital pancreatic anomalies, variants, and conditions. Radiol Clin North Am. 2012; 50(3):487–498

Nijs E, Callahan MJ, Taylor GA. Disorders of the pediatric pancreas: imaging features. Pediatr Radiol. 2005; 35(4):358–373, quiz 457

Shet NS, Cole BL, Iyer RS. Imaging of pediatric pancreatic neoplasms with radiologic-histopathologic correlation. AJR Am J Roentgenol. 2014; 202(6):1337–1348

病例 56

Rebecca Stein-Wexler

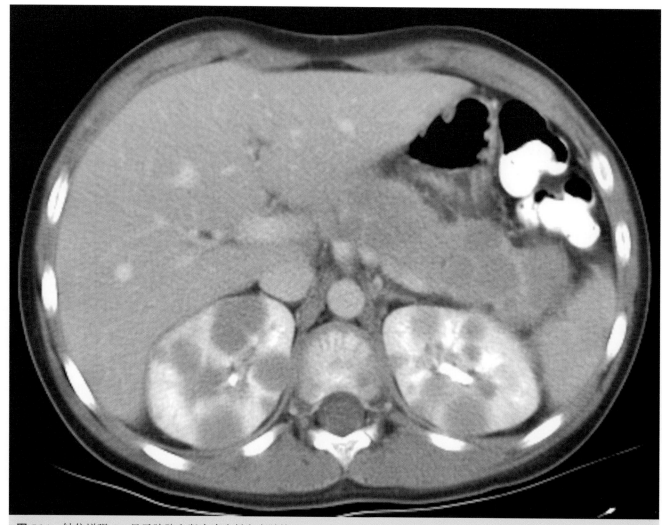

图 56.1　轴位增强 CT 显示胰腺和肾有多个低密度肿块

■ 临床表现

16 岁男孩腹痛。

■ 关键影像发现

多发胰腺低密度（图 56.1）。

■ 三大鉴别诊断

- **淋巴瘤**。儿童最常见的非上皮性胰腺肿瘤是淋巴瘤，但即使这样也相对罕见。细胞类型通常是非霍奇金淋巴瘤——大细胞淋巴瘤或者是伯基特淋巴瘤。原发性胰腺淋巴瘤更不常见。影像学可显示单个或多个低密度肿块，或腺体弥漫性增大。
- **常染色体显性遗传性多囊肾病（autosomal-dominant polycystic kidney disease，ADPKD）**。这种常见的遗传疾病通常出现在成人身上，在儿童时期偶有诊断。如果在一个有遗传倾向的儿童看到即使一个肾囊肿，都有可能是 ADPKD。当出现 3 个囊肿时可确定该诊断。ADPKD 的特征是正常到轻微增大的肾，在整个肾单位发现多个圆形囊肿。囊肿也可能发生在胰腺、肝、脾和精囊中。该病患者脑动脉瘤发生率约为 10%。

- **von Hippel-Lindau 病**。约 50% 的这种常染色体显性疾病患者可能会出现非肿瘤性内衬上皮的胰腺囊肿。胰腺囊肿可能是该病唯一的腹部表现，囊肿可能是单发或多发的。von Hippel-Lindau 病的特征还包括中枢神经系统血管母细胞瘤、视网膜血管瘤、嗜铬细胞瘤、肾囊肿和肿瘤，以及胰腺内分泌和其他肿瘤。

■ 其他鉴别诊断

- **转移瘤**。神经母细胞瘤可能转移到胰腺，也可能继续扩散。尸检结果显示，小泡型横纹肌肉瘤约 2/3 的病例转移至胰腺。滑膜肉瘤的可能性也需要考虑。
- **胰腺炎**。儿童胰腺炎最常见的原因是由非意外损伤、自行车车把事故和汽车事故引起的创伤。系统性疾病和毒素是不太常见的原因。局灶性胰腺炎可能导致多种病变。超声下表现差异很大。病灶在 CT 上界限不清，可能有周围积液。如果病变有坏死，常为低密度影，无强化。

■ 诊断

伯基特淋巴瘤。

✓ 要点

- 胰腺淋巴瘤通常是继发性的，由大细胞淋巴瘤或伯基特淋巴瘤引起。
- 多发性胰腺囊肿可能是 von Hippel-Lindau 综合征的唯一腹部表现。
- 神经母细胞瘤和各种肉瘤可能转移到胰腺。

推荐阅读

Alexander LF. Congenital pancreatic anomalies, variants, and conditions. Radiol Clin North Am. 2012; 50(3):487–498

Nijs E, Callahan MJ, Taylor GA. Disorders of the pediatric pancreas: imaging features. Pediatr Radiol. 2005; 35(4):358–373, quiz 457

Shet NS, Cole BL, Iyer RS. Imaging of pediatric pancreatic neoplasms with radiologic-histopathologic correlation. AJR Am J Roentgenol. 2014; 202(6):1337–1348

病例 57

Rebecca Stein−Wexler

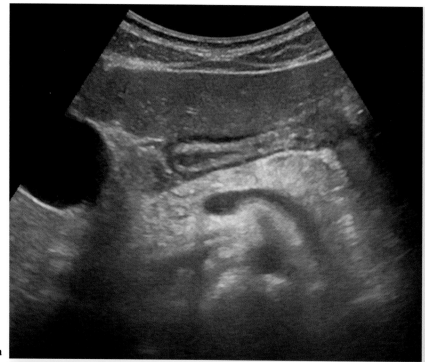

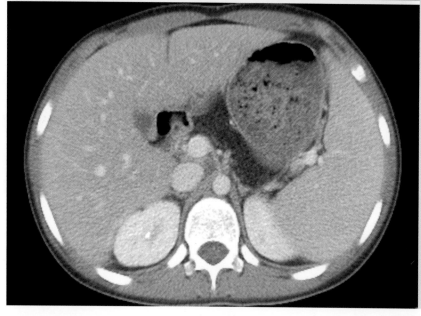

图 57.1　腹部超声显示胰腺回声，但形态完整（a）。轴位增强 CT 显示胰腺呈极低密度（b）

■ 临床表现

14 岁女孩吸收障碍。

■ 关键影像发现

胰腺脂肪浸润（图 57.1）。

■ 三大鉴别诊断

- **囊性纤维化**。这是儿童胰腺外分泌功能不全的最常见原因，也是白种人中最常见的威胁生命的常染色体隐性遗传性状。黏液分泌物可能阻塞胰腺的小导管，导致腺泡扩张和腺体萎缩。胰腺实质逐渐被不同数量的纤维组织和脂肪替代，超声可见异常回声，CT 可见低密度影。也可能有钙化和囊肿。
- **Shwachman-Diamond 综合征（中性粒细胞减少伴胰腺功能不全）**。这种罕见的疾病是儿童胰腺外分泌功能不全的第二大常见原因。患病儿童身材矮小，生长发育受限。还有不同程度的干骺端发育不良和间歇性中性粒细胞减少症。胰腺导管的大部分结构是完整的，但实质被脂肪所取代。
- **慢性胰腺炎**。大多数儿童慢性胰腺炎病例是由于蛋白酶基因突变（家族遗传性胰腺炎，通常为常染色体显性遗传）所致。大约 1/3 的病例是由于胰胆系统的先天性畸形导致的梗阻，最常见的是胰腺分裂。自身免疫性、毒性或代谢性病因罕见。大多数患者年龄在 5 ~ 15 岁之间，有急性胰腺炎、复发性胰腺炎或疼痛发作。淀粉酶和脂肪酶升高。影像显示不规则、扩张的导管、狭窄和（不常见的）钙化。大约 20% 的病例会出现萎缩和脂肪替代。

与慢性胰腺炎不同，急性小儿胰腺炎最常见的原因是外伤，其次是胰胆系统的先天性畸形。暴露于药物和毒素、多系统疾病以及腮腺炎和风疹病毒感染等也是相对常见的病因。常染色体显性家族遗传性胰腺炎是急性胰腺炎的罕见病因。无论病因如何，胰酶在胰腺实质中被激活，导致组织自身消化。急性胰腺炎表现为水肿，可能导致出血性坏死和胰腺假性囊肿。

■ 诊断

囊性纤维化。

✓ 要点

- 囊性纤维化患者可能会出现胰腺萎缩和脂肪沉积。
- 囊性纤维化和 Shwachman-Diamond 综合征是儿童胰腺外分泌功能不全的最常见原因。
- 儿童慢性胰腺炎通常是由基因突变或胰腺分裂引起。
- Shwachman-Diamond 综合征患者通常有骨骼变化，如干骺端发育不良。

推荐阅读

Alexander LF. Congenital pancreatic anomalies, variants, and conditions. Radiol Clin North Am. 2012; 50(3):487–498

Nijs E, Callahan MJ, Taylor GA. Disorders of the pediatric pancreas: imaging features. Pediatr Radiol. 2005; 35(4):358–373, quiz 457

Schwarzenberg SJ, Bellin M, Husain SZ, et al. Pediatric chronic pancreatitis is associated with genetic risk factors and substantial disease burden. J Pediatr. 2015; 166(4):890–896.e1

病例 58

Rebecca Stein-Wexler

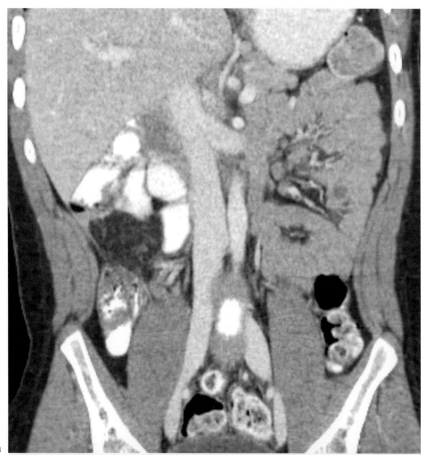

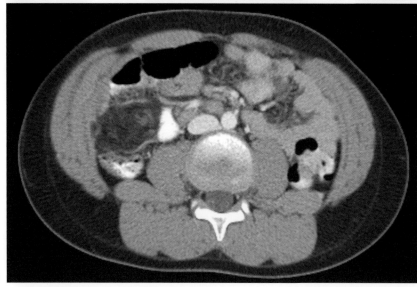

图 58.1　经口服和静脉造影的冠状位重建 CT 显示，毗邻正常表现的肠管处，在低密度的脂肪组织中见致密影（a）。轴位图像显示血管的漩涡状外观（b）

■ 临床表现

9 岁女孩，急性腹痛。

■ 关键影像发现

局部显著的网膜或肠系膜脂肪（图 58.1）。

■ 三大鉴别诊断

- **阑尾炎**。急性阑尾炎是儿童外科急腹症最常见的原因。诊断可能具有挑战性，因为临床表现经常与其他胃肠道、泌尿生殖道和妇科疾病混淆，可能会延迟诊断进而增加穿孔的可能性。确诊要求清楚呈现直径超过 6 mm 的不可压缩的充液盲端阑尾。阑尾结石可能很明显。次要症状包括显著的、浸润的脂肪。脂肪在超声可见声像。CT 显示在高密度的脂肪内，可见软组织条状影，未被包裹。

- **克罗恩病**。这是儿童最常见的炎症性肠病，其发病率正在增加。高达 25% 的病例出现在儿童身上。该疾病的特征是发作性病程、跳跃性病变和透壁肠壁炎症。儿童小肠比成人更容易受累。超声可以显示克罗恩病的肠和肠系膜改变，但更常用的是 CT 和 MRI。疾病所处阶段决定肠道外观。在急性期，可能出现黏膜充血、肠壁水肿（> 3 mm）和直小血管充血（"梳状征"）。肠壁可能变得纤维化和肠黏膜特征消失，并可能形成狭窄。可能会出现瘘管、窦道、脓肿和蜂窝织炎。肠系膜纤维脂肪增生通常发生在炎症性肠段附近，可能有助于限制炎症扩散。显著的脂肪伴有充血的直小血管（"梳状征"）是 CT 上活动性疾病的最佳指征。

MRI 上更明显的指征是病损肠壁的线性信号及弥散受限。肠系膜纤维脂肪组织增多是慢性病的常见症状，被称为"蠕动脂肪"或"脂肪包裹"，超声下表现为异常厚的回声肠系膜。由于炎症的关系，软组织呈束状改变，在 CT 和 MRI 上，与脂肪密度及信号一致，这种增生的脂肪对邻近组织产生占位效应。

- **网膜梗死**。虽然大网膜的大部分布满血管，血运丰富，但其右下外侧缘的血液供应薄弱，使其易于梗死。网膜梗死在超重儿童中更常见，尤其是男孩。它可能是由暴食、咳嗽或拉伸引起的。儿童的网膜梗死表现类似阑尾炎：急性或亚急性右下腹痛、厌食、恶心和呕吐。患者症状较轻，只有轻微的白细胞增多。超声下可见位于右腹部腹壁下的无血管性、不可挤压变形、中等回声的脂肪组织。CT 典型改变为一个大的（> 5 cm）椭圆形肿块，与升结肠相邻，但互相独立存在。肿块有被膜包裹，中央区可有高密度条纹，为血栓形成的血管或纤维带。如果梗死是由扭转引起的，网膜血管的漩涡将会很明显。在超声和 CT 上，相邻的结构看起来都是正常的，这是一个重要的区别点。本病以保守治疗为主。

■ 诊断

网膜梗死。

✓ 要点

- 在超声上呈异常腹部脂肪回声，不可压缩。
- "蠕动脂肪"在慢性克罗恩病中很常见，在急性克罗恩病中伴有直小血管充血（"梳状征"）。
- 对于阑尾炎和克罗恩病，邻近的肠道也是异常的。
- 网膜梗死多发生在右下外侧腹部，邻近肠道正常。

推荐阅读

Coulier B. Segmental omental infarction in childhood: a typical case diagnosed by CT allowing successful conservative treatment. Pediatr Radiol. 2006; 36(2):141–143

Dillman JR, Smith EA, Sanchez RJ, et al. Pediatric small bowel Crohn disease: Correlation of US and MR enterenterography. Radiographics. 2015; 35(3):835–848

Towbin AJ, Sullivan J, Denson LA, Wallihan DB, Podberesky DJ. CT and MR enterography in children and adolescents with inflammatory bowel disease. Radiographics. 2013; 33(7):1843–1860

病例 59

Cathy Zhou

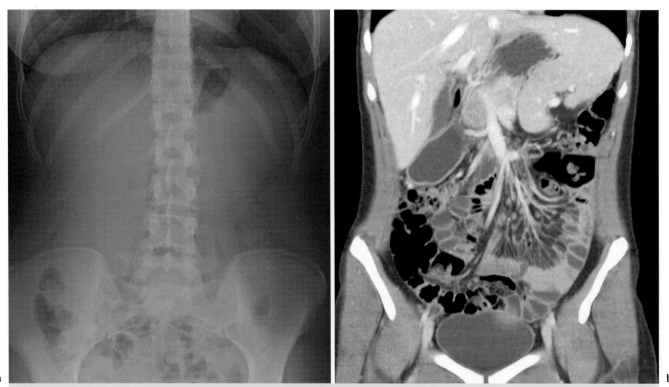

a

b

图 59.1　胃泡被软组织块移向中间（a）。冠状位重建增强 CT 显示脾位于左上腹相对居中的位置；脾门的朝向异常，朝向下外侧（b）

■ 临床表现

一个 15 岁的女孩在车祸后。

■ 关键影像发现

脾异位（图 59.1）。

■ 三大鉴别诊断

- **游走脾**。在儿童中，游走脾通常是由一个或多个脾悬韧带的缺失或伸长引起的。它更常见于梅干腹综合征、肾发育不全、胃扭转、膈肌膨出和其他先天性异常的患者。脾从正常位置转移到骨盆或腹部的任何地方。小于 1 岁的患者通常表现为腹部肿块，而年龄较大的儿童更常因扭转而出现腹痛（后文讨论）。15% 的病例是偶然诊断的。体检通常会发现一个明显的肿块。慢性脾功能亢进偶尔会导致全血细胞减少。腹部 X 线片可显示正常的脾阴影缺如，而在其他部位有肿块效应，但通常需要横断面成像进行诊断。超声显示脾窝没有脾；相反，在腹部的其他地方有一个带有中央血管门的脾样肿块。血流完好。CT 和 MRI 显示类似的发现。可采用脾固定术进行治疗。
- **脾扭转**。脾扭转发生在半数以上有游走脾的儿童。扭转可能是间歇性的，因此腹痛可能是急性、慢性或间歇性的。长时间扭转会导致脾大、全血细胞减少，最终导致梗死。脾扭转可以被超声诊断。异位脾往往相对较大，可能是由于慢性、复发性扭转和静脉充血。在没有梗死的情况下，脾实质应该表现均一。脾周围可能有液体。多普勒超声显示缺乏血流，血管蒂可能出现扭转。CT 可显示高度特异性的"螺纹征"，提示扭转的血管蒂和脂肪及异位的胰腺组织交替出现。MRI 也具有诊断价值。治疗是以脾固定术矫正扭转，如果脾不能保留则行脾切除术。
- **脾梗死**。如果扭转持续，脾梗死可能会发生，血液供应全面中断，患者出现急腹症。长期静脉闭塞会导致局部腹膜炎、静脉血栓形成和脾功能亢进。如果出现动脉闭塞，可能会出现出血性梗死、包膜下和脾内出血、坏疽、纤维化和功能性无脾症。多普勒超声显示实质内无血流，近端脾动脉阻力指数升高。实质回声不均匀。类似的发现可见于 CT，并可见"螺纹征"。当然，脾梗死也发生在没有脾异位的情况下。在这种情况下，梗死可能是节段性的或广泛性的，主要是由于血液异常、血栓栓塞事件、创伤、感染和胰腺炎造成。超声和 CT 都可诊断，显示典型的楔形周边或整体低回声/低密度。

■ 诊断

游走脾。

✓ 要点

- 游走脾的婴儿通常表现为腹部肿块，而年龄较大的儿童表现为腹痛。
- 游走脾可发生于腹部的任何位置。
- CT"螺纹征"是脾扭转的特征性影像。
- 如果扭转发展为梗死，脾实质表现为不均一性。

推荐阅读

Ayaz UY, Dilli A, Ayaz S, Api A. Wandering spleen in a child with symptoms of acute abdomen: ultrasonographic diagnosis. Case report. Med Ultrason. 2012; 14(1):64–66

Brown CV, Virgilio GR, Vazquez WD. Wandering spleen and its complications in children: a case series and review of the literature. J Pediatr Surg. 2003; 38(11):1676–1679

Lombardi R, Menchini L, Corneli T, et al. Wandering spleen in children: a report of 3 cases and a brief literature review underlining the importance of diagnostic imaging. Pediatr Radiol. 2014; 44(3):279–288

病例 60

Rebecca Stein–Wexler

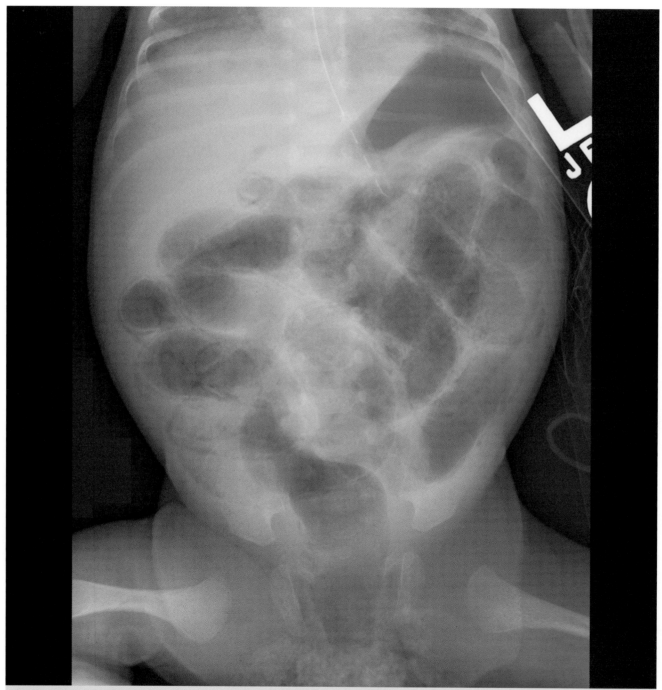

图 60.1 肠扩张，曲线状透明平行于肠壁的大部分。左腹部肠壁有斑驳状积气，肝内有分支状积气

■ 临床表现

　　一个胎龄 27 周、生后 3 周的早产儿出现腹部肿
胀、变色。

■ 关键影像发现

早产儿积气（图 60.1）。

■ 诊断

伴有门静脉积气的坏死性小肠结肠炎（necrotizing enterocolitis，NEC）。重症监护室中 1% ~ 5% 的新生儿出现 NEC，通常是早产儿和体重低于 2 kg 的新生儿。这在那些出生时胎龄不足 28 周、体重不足 1.5 kg 的新生儿中尤为常见。NEC 偶尔发生在危重的足月新生儿和患有先天性心脏病的婴儿中。通常在 2 周大左右发病，但早产儿可能较晚。NEC 由多种因素所致，导致黏膜破裂、炎症以及最终的缺血和坏死。这些因素包括缺氧、感染、高渗喂养、肠动力下降和免疫反应受损。细菌也可能进入血液，导致严重的败血症。表现形式各不相同，包括呕吐、喂养不耐受、腹泻、便血以及腹部膨胀和变色。可能会出现更多的全身性症状，如呼吸暂停、嗜睡、体温或血压不稳定，甚至休克。虽然这种疾病通常始于升结肠和回肠末端，但它也可能在任何地方出现。病变分布可以是融合的或斑片状的。

X 线片最初可能显示扩张的肠袢，广泛但不均匀地分布在整个腹部。在一些患者，即使是严重的病例，也有可能是唯一的表现。肠管分离表明肠壁增厚。随着 NEC 的进展，肠壁内的气体可能变得明显，导致沿肠管周围出现多个小圆形（黏膜下）或椭圆形（浆膜下）气泡。黏膜下积气可能类似于早期早产儿的胎粪或晚期早产儿的粪便，但在出生后早期很少出现气泡状粪便。

在多达 1/3 的 NEC 病例中，可能会形成门静脉气体，呈线性分支状改变，延伸到外围（不像胆道积气，其位于更中心的位置）。这些病变通常通过对症支持治疗来解决，如禁食、抗生素和补液。如果肠管在系列 X 线片的过程中没有改变，应怀疑肠缺血。穿孔发生在高达 1/3 的病例中，最常见于最初的 48 h。积气通常表现为肝上方的透光度增加。如果腹腔大量积气，游离气体会沿着镰状韧带形成"橄榄球征"或在肠壁外形成"双壁征"。左侧卧位或仰卧位 X 线片可确诊。需进行外科手术治疗。

超声可能显示肠壁增厚，可能伴有血管减少。积气表现为肠壁周围回声，伴有颗粒状回声灶和后部回声伪影。通过显示在门静脉系统内移动的回声病灶可以证实肝门静脉积气。超声既可显示积气也可显示积液。

在急性期和恢复早期的 NEC 病例中，对比研究意义不大，但对随访评估肠管狭窄的进展是有用的。大概 20% 的患儿会出现肠狭窄，狭窄最常见于结肠，有时候发生在小肠。

✓ 要点

- 坏死性小肠结肠炎最常影响升结肠和末端回肠。
- 肠道扩张可能是坏死性小肠结肠炎的第一个征象。
- 如果扩张的肠壁在连续的 X 线片上没有形态改变，则怀疑是缺血。
- 门静脉积气可以通过对症支持治疗解决，但消化道穿孔则需要手术。

推荐阅读

Epelman M, Daneman A, Navarro OM, et al. Necrotizing enterocolitis: review of state-of-the-art imaging findings with pathologic correlation. Radiographics. 2007; 27(2):285–305

Rao P. Neonatal gastrointestinal imaging. Eur J Radiol. 200 6; 60(2):171–186

Tam AL, Camberos A, Applebaum H. Surgical decision making in necrotizing enterocolitis and focal intestinal perforation: predictive value of radiologic findings. J Pediatr Surg. 2002; 37(12):1688–1691

病例 61

Thomas Ray Sanchez

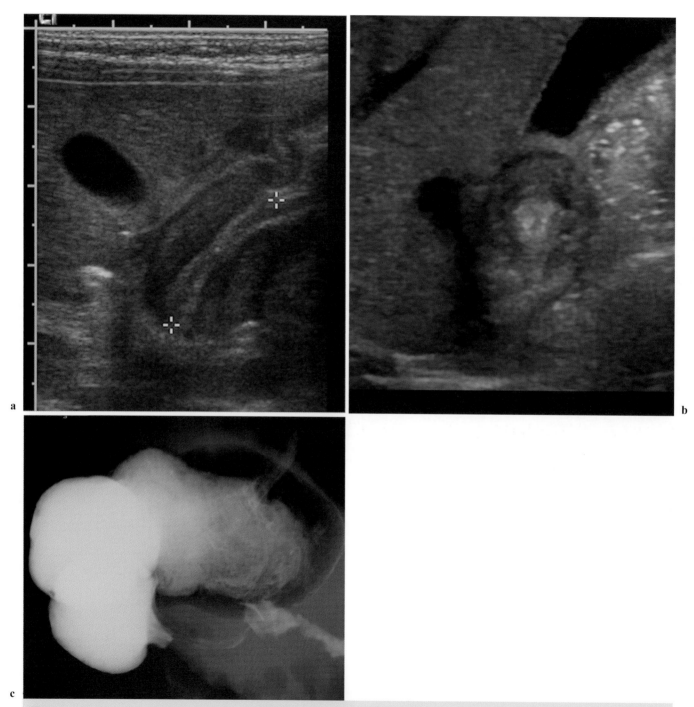

图 61.1　通过幽门的矢状面超声显示了一个测量值为 16 mm 的细长幽门通道（**a**）。横向超声显示增厚的幽门肌（5 mm）呈"环形"外观；可见黏膜回声，肌肉相对于肝呈轻度低回声（**b**）。上消化道检查图像显示细长的幽门管（**c**）

■ 临床表现

一名 2 个月大的婴儿出现喷射性非胆汁性呕吐。

■ 关键影像发现

肥厚细长的幽门肌（图 61.1）。

■ 诊断

肥厚性幽门狭窄（hypertrophic pyloric stenosis，HPS）。肥厚性幽门狭窄（HPS）是婴儿（男孩多于女孩）在出生后最初几个月呕吐的常见原因。它通常出现在生后 3～8 周之间。喷射性、非胆汁性呕吐是典型的临床发现。婴儿食欲良好，但体重不会增加，如果这种情况长期存在，甚至可能会出现体重下降。在腹壁可观察到胃蠕动，在体重明显减轻的婴儿中更明显。一枚可触及的"橄榄核"代表增厚的幽门肌肉，实际上很难发现。实验室检查可能提示低氯低钾性代谢性碱中毒。

超声在评价 HPS 方面具有重要的作用。测量数值对诊断是有用的，但是大部分诊断是基于对增厚的幽门肌的一般形态学评估。在横切面上，增厚的肌肉像一个热狗面包（"热狗征"），而在纵切面上，它像子宫颈的超声外观（"宫颈征"）。即使婴儿近期没有

进食，胃内通常仍充满了摄入的物质。可观察到幽门有蠕动增强的收缩。从胃窦到幽门不能看见液体通道。

在横切面上，正常幽门肌的单个壁厚度小于 2 mm，正常幽门的长度应小于 10 mm。如果单个壁的厚度为 3 mm 或更大，则在横切面上诊断为 HPS（在纵切面上获得的测量值可能会高估厚度）。虽然幽门长度的测量通常很难准确评估，因此不太可靠，但在 HPS，幽门管长度经常超过 16 mm。小婴儿的异常幽门可能略短（14 mm）。HPS 的治疗方法是幽门肌切开术。

幽门痉挛或间歇性收缩可能会出现类似 HPS 的改变，但表现是短暂的。在这种情况下，肌层厚度通常小于 3 mm。观察幽门临界厚度（2～3 mm）很重要，这使它有时间放松，并最终允许胃内容物通过。如果幽门肌厚度保持在临界状态，并且不能放松，随访超声可能具有诊断意义。

✓ 要点

- 肥厚性幽门狭窄是生命最初几个月呕吐和胃出口梗阻的常见原因。
- 幽门肌单个壁厚度 3 mm 或更厚，以及幽门管长度超过 14～16 mm，提示肥厚性幽门狭窄。
- 幽门肌的临界增厚（2～3 mm）可能继发于幽门痉挛。

推荐阅读

Costa Dias S, Swinson S, Torrão H, et al. Hypertrophic pyloric stenosis: tips and tricks for ultrasound diagnosis. Insights Imaging. 2012; 3(3):247–250

Hernanz-Schulman M. Infantile hypertrophic pyloric stenosis. Radiology. 2003; 227(2):319–331

病例 62

Rebecca Stein–Wexler

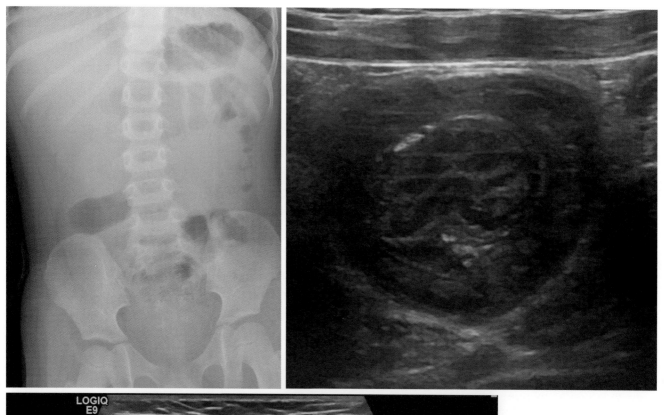

a

b

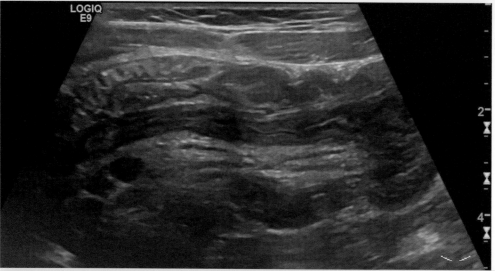

c

图 62.1　仰卧位 X 线片显示一些扩张的肠管，提示右中腹部有圆形软组织密度影，没有直肠气体（**a**）。腹部超声显示肠呈环形，有多个回声层和低回声层（**b**）。这个区域的纵向图像显示套叠的厚壁肠管呈分层的假肾外观，以及少量的环间液和游离液（**c**）

■ 临床表现

一个腹部绞痛的 3 岁儿童。

■ 关键影像发现

肠套叠（图 62.1）。

■ 诊断

回结肠套叠。回结肠套叠是影像学和外科急症，发生于小肠套入大肠时，导致梗阻，如果任其发展，还会导致肠缺血。它通常是"特发性的"（由增生的远端回肠淋巴组织引起），最常见于 3 ～ 24 个月大的婴儿。继发性肠套叠常由肠重复畸形、梅克尔憩室、息肉、囊性纤维化、过敏性紫癜或淋巴瘤引起，更有可能发生在该年龄范围以外的儿童中。

典型的三联征——阵发性绞痛性腹痛、果酱样大便和可触及的腹部肿块——很少同时出现。症状从呕吐、腹泻、直肠出血、精神萎靡、易激惹到心力衰竭不等。超声可对此常见疾病进行高度准确的诊断。当横向观察肠套叠时，分层的肠管呈靶状外观（套叠的肠管套入接收肠管）。纵向观察时，肠管更像肾形外观。尽管回结肠套叠始于回盲部，但套叠肠可能一直延伸到直肠，因此对整个腹部的评估是必要的。应评估游离液、环间液、肠壁增厚、血管情况以及梗阻。X 线片可能显示肠梗阻或肠套叠部位的软组织肿块，但有时是正常的也不能排除诊断。

肠套叠有 4 种不同的类型。小肠-小肠套叠非常常见，如果没有诱因可解决，有时即使有诱因也能解决。在超声和 CT 上是短段、窄直径的肠套叠，后续的超声可以确定套叠是否解决。回结肠套叠是最具临床意义的肠套叠。回结肠套叠发生在小肠套入小肠内，整个肿块又套入大肠。这种形式的肠套叠用灌肠方法通常难以复位，一般需要手术复位。最后结肠-结肠套叠通常与病理性诱因有关。

回结肠和回-回结肠套叠首先用灌肠复位治疗，在美国通常在 X 线透视下引导，但也可以使用超声监测。可以进行液体或空气复位。空气复位的优点是穿孔的可能性更小，射线暴露更少，过程更简便，成功率更高。空气复位时，最大压力为 120 mmHg，当发生罕见的张力性气腹时，需经腹穿刺排气。"三法则"适用于液体复位：不超过 3 次尝试，每次 3 min，灌肠对比剂位于患者上方 3 英尺（1 英尺＝ 0.3048 米）处。然而这一规则是针对钡剂制定的，如果使用碘化对比剂，需要 5 英尺的高度以产生相仿的压力。很多人修改了这一法则以适用于空气复位，将尝试次数限制为 3 次，每次持续时间（如果套叠肠管没有移动）限制为 3 min。复位失败导致手术。

✓ 要点

- 肠套叠的表现是高度可变的，腹部 X 线片可能正常，但超声可提供一个敏感和特异的诊断方式。
- 超声横向观察时，肠套叠显示多个套叠肠管的靶状或环状征象；纵向观察时显示肾形（假肾）外观。
- 空气复位的辐射暴露较少，穿孔可能性小，可能比液体复位成功率高。

推荐阅读

Daneman A, Navarro O. Intussusception. Part 1: a review of diagnostic approaches. Pediatr Radiol. 2003; 33(2):79–85

Daneman A, Navarro O. Intussusception. Part 2: an update on the evolution of management. Pediatr Radiol. 2004; 34(2):97–108, quiz 187

Lioubashevsky N, Hiller N, Rozovsky K, Segev L, Simanovsky N. Ileocolic versus small-bowel intussusception in children: can US enable reliable differentiation? Radiology. 2013; 269(1):266–271

病例 63

Rebecca Stein-Wexler

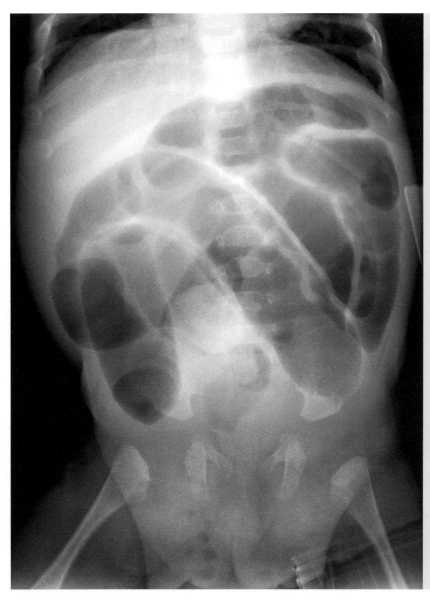

图 63.1　仰卧位 X 线片显示腹部有扩张的肠管。右侧阴囊也有几个小的气体灶。两个腹股沟皱褶都鼓了出来

■ 临床表现

早产儿男孩腹胀。

■ 关键影像发现

伴随阴囊气体的肠管扩张（图 63.1）。

■ 诊断

嵌顿性腹股沟疝导致肠梗阻。腹股沟疝在新生儿中很常见，尤其是在早产儿中更常见。男孩比女孩发病率高。大多数疝因患儿在腹股沟、阴囊或阴唇出现无症状肿块而诊断。疝在 Valsalva 动作（如哭泣）时更为明显。

腹股沟疝主要是由于正常的腹股沟鞘状突没有闭合形成。正常的男孩在胎龄 25 ～ 35 周时，睾丸从腹膜后通过腹股沟管下降。它们带着腹膜，形成鞘状突，鞘状突是延伸到阴囊或大阴唇的腹膜外突。在大多数新生儿男孩中，鞘状突是开放的，但通常在 2 岁时闭合成为鞘膜。如果鞘状突未闭，液体、网膜和肠可能会进入阴囊。疝更常见于右侧，因为右侧睾丸比左侧下降得晚。

女孩腹股沟疝的发展不同。在女孩中，未闭的鞘状突通常在怀孕 8 个月时闭合。当闭合失败时会作为腹膜突出物持续存在于圆韧带附近，被称为 "Nuck 憩室"。女孩的腹股沟疝通常是双侧的，在学龄前患儿中，大约 20% 含有卵巢。

如果鞘状突狭窄，只有液体会穿过疝，导致交通性鞘膜积液。如果管径宽，肠和网膜可能会延伸到阴囊或阴唇。腹股沟疝通常通过查体来诊断，但超声在诊断困难或疑似的情况下是有用的。这也有助于识别疝内的肠道，评估其血管情况和可还原性。这些因素有助于确定肠道是被嵌顿还是绞窄。阴囊中可见气体、蠕动和（或）在阴囊或腹股沟管中看见 "肠管影像"，表明疝囊中存在肠道。与腹腔交通的鞘膜积液也被认为是疝。

很难预测哪些疝会导致肠嵌顿、绞窄和生殖器梗死，因此基本上所有的小儿腹股沟疝都需要手术修复。并发症风险的增加与修复延迟相关。早产儿易患腹股沟疝，但其外科手术风险高。因此，手术修复时机的选择各不相同。一小部分患者最终会发展成对侧疝，对于是否需要常规探查意见不一。

✓ 要点

● 腹股沟疝在 2 岁以下的男孩中很常见，尤其是在早产儿中。

● 腹股沟疝通常发生在男孩的右侧、女孩的双侧。

● 超声可帮助评估疝是否包含肠道，以及是否存在绞窄。

推荐阅读

Basta AM, Courtier J, Phelps A, Copp HL, MacKenzie JD. Scrotal swelling in the neonate. J Ultrasound Med. 2015; 34(3):495–505

Cascini V, Lisi G, Di Renzo D, Pappalepore N, Lelli Chiesa P. Irreducible indirect inguinal hernia containing uterus and bilateral adnexa in a premature female infant: report of an exceptional case and review of the literature. J Pediatr Surg. 2013; 48(1):e17–e19

Graf JL, Caty MG, Martin DJ, Glick PL. Pediatric hernias. Semin Ultrasound CT MR. 2002; 23(2):197–200

Wang KS; Committee on Fetus and Newborn, American Academy of Pediatrics. Section on Surgery, American Academy of Pediatrics. Assessment and management of inguinal hernia in infants. Pediatrics. 2012; 130(4):768–773

病例 64

Rebecca Stein-Wexler

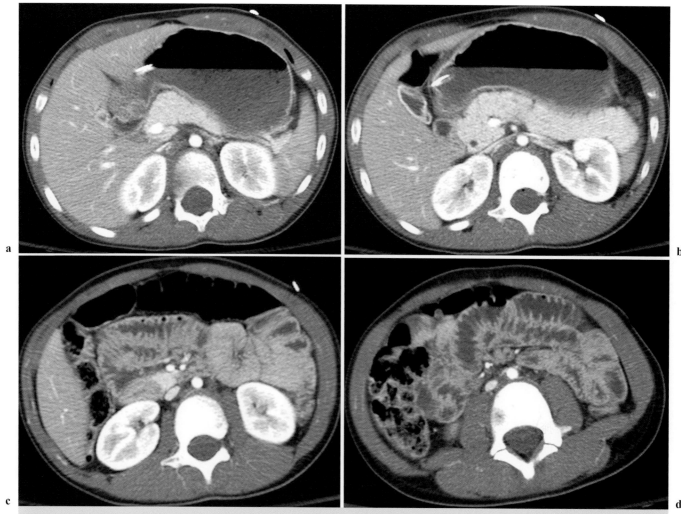

图 64.1 轴位增强 CT 显示肾上腺、胰腺和肾高信号。主动脉和下腔静脉相对较小。肠道轻度扩张，肠壁强化（**a ~ d**）

■ 临床表现

一个 12 岁的少年在一次机动车事故后。

■ 关键影像发现

肾上腺、胰腺、肾和肠壁强化，伴小口径的大血管（图 64.1）。

■ 诊断

低灌注综合征。低灌注综合征通常发生在严重的钝性创伤中，多见于颅内损伤导致严重神经功能缺损的患者。常发生于有低血容量性休克的严重损伤患者。这种情况可以在腹部 CT 上诊断，这些患者在接受液体复苏后动脉血压维持稳定，但所给液体暂时掩盖了潜在的低血压。这些儿童面临着快速和不可预测的血流动力学失代偿的风险。20% 的患者在 CT 检查时可能会出现低血压。

这种情况出现在供应皮肤、内脏和肌肉的血管逐渐收缩用以保障大脑、心脏和肾的血流灌注时。此外，由于血管内的容积相对较小，静脉注射的对比剂比平时更加浓聚。这些患者通常处于衰竭的边缘，死亡率可能接近 50%。正确诊断这一综合征非常重要，以便能够快速开展复苏。

典型的 CT 表现包括充满液体的肠道，以及肠壁、主动脉和下腔静脉强化。主动脉和下腔静脉都很小。当主动脉直径小于肠系膜上动脉起点以下 6 mm 至 1 cm 宽度时，被认为主动脉狭窄。如果下腔静脉扁平超过 3 cm，则认为下腔静脉狭窄。肾通常是高密度的，但有时在严重的情况下，肾可能根本没有增强（"黑肾"）。门静脉周围水肿，胰腺、肾上腺和肠系膜强化。然而，有时胰腺和脾显示增强减少。腹部和腹膜后积液，肠壁增厚。

低灌注综合征中发生的肠壁增厚可能被误认为创伤性肠壁损伤。然而，在低灌注综合征中，肠壁增厚是弥散的，肠管是扩张的。并且，通常只累及小肠。此外，还将出现前文提及的其他表现。未察觉的肠壁损伤和各种其他病情进展可能导致弥漫性肠壁增厚和增强显影，但无论辅助检查支持与否，都需对低灌注综合征进行积极的鉴别诊断。

✓ 要点

- 在液体复苏暂时掩盖了严重的潜在血流动力学失代偿的情况下，低灌注综合征患者可能突然出现循环衰竭。
- 典型的影像学改变为肠管扩张，肠壁、主动脉和下腔静脉显著增强，以及主动脉和下腔静脉管径变窄。
- 胰腺、肾上腺和肠系膜可能明显增强，肾呈现高密度影。
- 低灌注综合征累及肠道范围广，而肠壁损伤通常只影响有限区域。

推荐阅读

Sheybani EF, Gonzalez-Araiza G, Kousari YM, Hulett RL, Menias CO. Pediatric non-accidental abdominal trauma: what the radiologist should know. Radiographics. 2014; 34(1):139–153

Sivit CJ. Imaging children with abdominal trauma. AJR Am J Roentgenol. 2009; 192(5):1179–1189

Strouse PJ, Close BJ, Marshall KW, Cywes R. CT of bowel and mesenteric trauma in children. Radiographics. 1999; 19(5):1237–1250

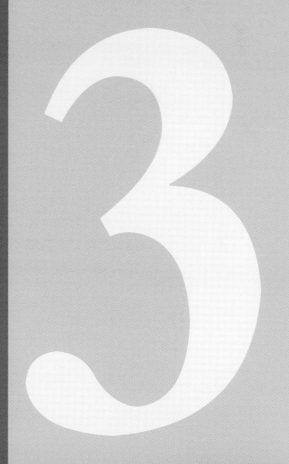

第 3 部分
泌尿生殖系统影像

病例 65

Shruthi Ram

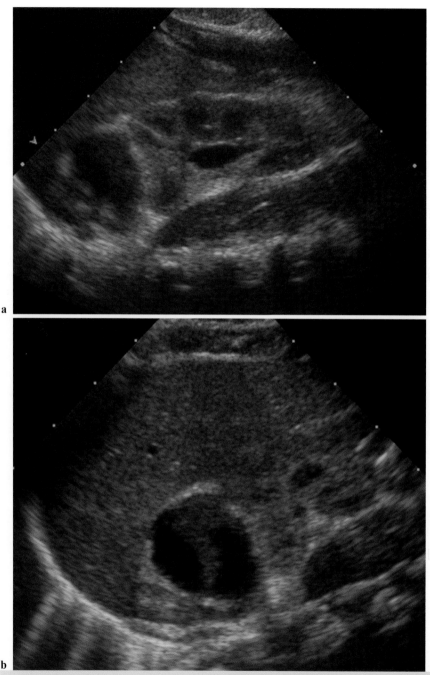

图 65.1　右上象限的纵向超声显示一个复杂的低回声肾上腺肿块（a）。横向图像显示病变主要是无回声的（b）。彩色血流图像（未显示）显示内部没有血管

■ 临床表现

新生儿伴有贫血。

■ 关键影像发现

新生儿肾上腺肿块（图 65.1）。

■ 三大鉴别诊断

- **肾上腺出血**。难产、缺氧、败血症和出血性疾病可能导致围生期正常肾上腺的出血。临床表现包括可触及的肿块、贫血、黄疸、低血容量性休克和最终的肾上腺功能不全，但有时在肾超声上意外地诊断出肾上腺出血。右边比较常见。正常新生儿肾上腺相对较大，易于超声成像，呈 Y 形或 V 形，有多个层面可见低回声皮质和薄的髓质。急性肾上腺出血时，正常肾上腺被一个复杂回声的肿块所替代。随着血肿的发展，中央部分变得更低回声，然后在最终退化和随后的钙化之前完全囊性变。这种回声逐渐降低的动态模式有助于区分出血和其他肾上腺病变。

- **神经母细胞瘤（NB）**。NB 来源于神经嵴的交感神经节细胞，是婴儿期最常见的恶性肿瘤。在新生儿中通常起源于肾上腺。在超声中，NB 通常表现为实性、不均质高回声为主。钙化常见，导致弥漫性回声增强。肿瘤呈囊性比较少见。NB 与肾上腺出血有共同的影像学特征。在连续成像中，两种病变的大小都可能减小，因为新生儿 NB 可能会退化。然而，NB 表现更为复杂，而肾上腺出血则更趋于囊性变。新生儿 NB 可能有广泛的转移，但预后良好，不受影像随访受限的影响。CT 和 MRI 对分期很有价值。尿儿茶酚胺在新生儿 NB 中通常正常，在大龄儿童中可升高。

- **腹内肺叶外隔离症**。肺叶外隔离症有时可以在腹部发现，通常在左肾上方。像其他部位的肺叶外隔离症一样，它由无功能的支气管肺组织组成，这些组织与气管支气管树分离，并具有独立的来自主动脉的分支动脉供血，静脉引流到体循环。腹内肺叶外隔离症的诊断通常在妊娠 16 周的产前超声检查中完成。典型的影像特征包括一个实性的、轮廓分明的三角形回声肿块，通常位于左膈下，可以有多发小囊肿。正常的肾上腺与隔离组织是分开的。血管供应可以通过超声、CT 或 MRI 显示。

■ 诊断

肾上腺出血。

✓ 要点

- 回声逐渐减弱有助于鉴别出血和神经母细胞瘤。
- 新生儿肾上腺神经母细胞瘤预后良好，不受有限的连续成像的影响。
- 腹内肺叶外隔离症由无功能的支气管肺组织组成，由体循环动脉供血、体循环静脉引流，有自身胸膜覆盖。
- 肾上腺出血和新生儿神经母细胞瘤通常位于右侧，而隔离症通常位于左侧。

推荐阅读

Dhingsa R, Coakley FV, Albanese CT, Filly RA, Goldstein R. Prenatal sonography and MR imaging of pulmonary sequestration. AJR Am J Roentgenol. 2003; 180(2):433–437

Jordan E, Poder L, Courtier J, Sai V, Jung A, Coakley FV. Imaging of nontraumatic adrenal hemorrhage. AJR Am J Roentgenol. 2012; 199(1):W91–W98

Papaioannou G, McHugh K. Neuroblastoma in childhood: review and radiological findings. Cancer Imaging. 2005; 5:116–127

Yao W, Li K, Xiao X, Zheng S, Chen L. Neonatal suprarenal mass: differential diagnosis and treatment. J Cancer Res Clin Oncol. 2013; 139(2):281–286

病例 66

Karen M. Ayotte

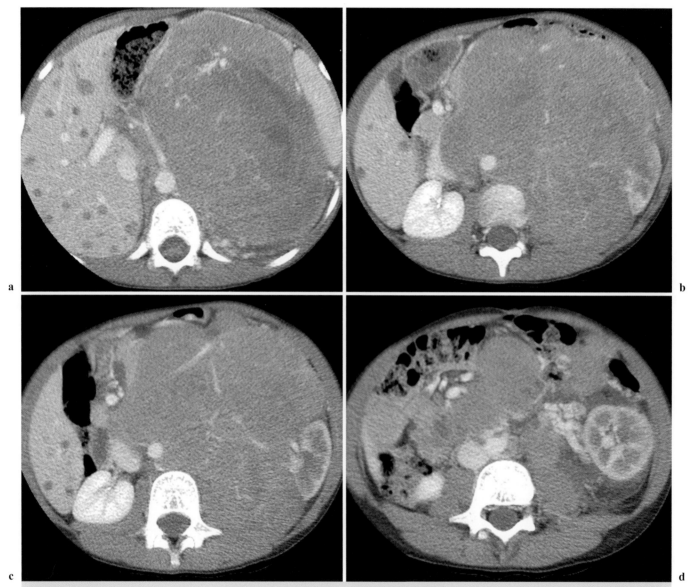

图 66.1　轴位对比增强 CT 图像显示左上腹有一个大肿块，肝、肠、脾和左肾移位（**a ~ d**）。血管被包裹和移位，但未受侵。左肾内侧可见多条充血的侧支血管，左肾灌注延迟。肝中有许多低密度圆形病变

■ 临床表现

7 岁女孩，出现腹部包块和不适。

■ 关键影像发现

儿童肾上腺肿块（图 66.1）。

■ 三大鉴别诊断

- **神经母细胞瘤**。神经母细胞瘤是一种原始神经嵴细胞的恶性肿瘤。它约占所有儿科肿瘤的 10%。诊断的平均年龄约为 2 岁，几乎所有病例都是在 10 岁前诊断的。患儿通常病情很重，可能出现副肿瘤综合征，如由于血管活性肠肽（vasoactive intestinal peptide，VIP）分泌引起的大量水样腹泻。肿瘤可能发生在沿着交感神经链的任何地方，但通常来自肾上腺。影像学特征包括浸润性软组织肿块，通常伴有钙化，包裹而不是侵入血管，并转移到肝和骨骼。
- **嗜铬细胞瘤**。大约 70% 的嗜铬细胞瘤起源于肾上腺，在儿童中少见，通常表现为高血压。大多数自然发生，但在伴有多发性内分泌肿瘤（multiple endocrine neoplasia，MEN）综合征和 von Hippel-Lindau 综合征患者中的发病率增加。这些肿瘤通常对间碘苯甲胍亲和力强，在 T2-W 磁共振成像上病灶信号很高。
- **肺叶外隔离症**。虽然更常见于肺下叶，但隔离症可发生在膈下，通常在左肾上方。发生在膈下时，引流静脉通常汇入体循环静脉系统。与所有隔离症一样，动脉供应直接来自主动脉。

■ 其他鉴别诊断

- **肾上腺出血**。在围生期，肾上腺出血是比神经母细胞瘤更常见的肾上腺肿块的原因，但在没有外伤的情况下，这在较大的儿童中并不常见。经典的超声图像可见低回声或无回声、无血管的肾上腺肿块，尽管在急性期出血可能显得复杂。连续成像显示尺寸逐渐减小，通常最终表现为放射学上明显的粗糙钙化。
- **肾上腺皮质癌**。虽然肾上腺皮质癌是一种罕见的儿童肿瘤，但比单纯腺瘤更为常见。它们通常是有激素活性的。肿瘤直径通常大于 5 cm。内部坏死和钙化常见，产生不规则的、异质性肿块。
- **肾或肝肿块**。确定肾上腺肿块是来源于肾上腺、外生型肾还是肝可能很困难，尤其是在轴位成像上。冠状位和矢状位 CT 或 MRI 有帮助。肾母细胞瘤是最常见的肾肿瘤，但新生儿期除外，新生儿期最常见的是中胚叶肾瘤。年龄较小的患者更可能患有婴儿肝血管瘤或肝母细胞瘤，而肝细胞癌更常见于年龄较大的儿童。

■ 诊断

肾上腺神经母细胞瘤伴肝转移。

✓ 要点

- 神经母细胞瘤经常钙化，包裹血管，并转移到肝和骨骼。
- 肾上腺出血在围生期很常见，并随着时间的推移而减小。
- 儿童嗜铬细胞瘤最常见于有潜在综合征的儿童。

推荐阅读

Balassy C, Navarro OM, Daneman A. Adrenal masses in children. Radiol Clin North Am. 2011; 49(4):711–727, vi

Nour-Eldin NE, Abdelmonem O, Tawfik AM, et al. Pediatric primary and metastatic neuroblastoma: MRI findings: pictorial review. Magn Reson Imaging. 2012; 30(7):893–906

Paterson A. Adrenal pathology in childhood: a spectrum of disease. Eur Radiol. 2002; 12(10):2491–2508

病例 67

Rebecca Stein–Wexler

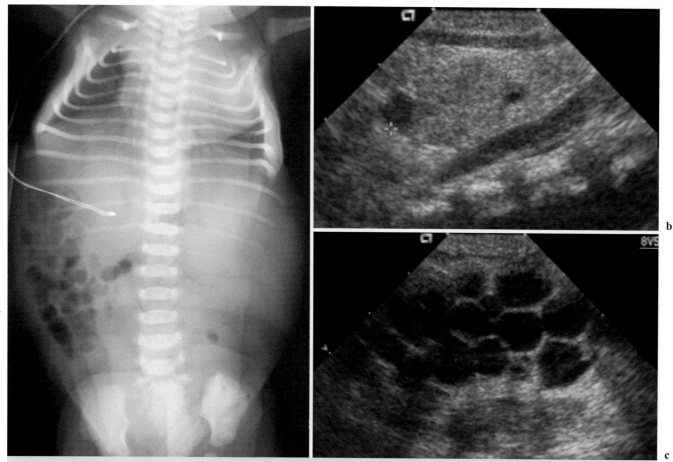

图 67.1 仰卧位 X 线片显示极小的胸部和不相称的腹部扩大（**a**）。纵向右肾超声显示肾小且高回声（长 2 cm），并有几个小囊肿（**b**）。左肾的纵向超声显示它由多个彼此不相通的囊肿组成（**c**）

■ 临床表现

产前超声异常的新生儿。

■ 关键影像发现

羊水过少继发肺发育不良（图 67.1）。

■ 三大鉴别诊断

- **双侧多囊性肾发育不良（multicystic dysplastic kidneys，MCDK）**。MCDK 被认为是由于胎儿肾集合系统的宫内梗阻或由于异常的肾盂输尿管连接部引起的肾组织改变所致。超声可发现多个大小不同的彼此不相通的囊肿，以及其间发生回波的、发育不良的实质。肾大小不一。双侧 MCDK 引起无尿和极度羊水过少，导致双侧肺发育不全、面部压迫和肢体畸形（Potter 后遗症）。情况是致命的。

- **双侧肾发育不全**。如果父母至少一方患有单侧肾发育不全或肾异常，则双侧肾发育不全最常见。它也可导致 Potter 后遗症。

- **严重的膀胱出口梗阻**。后尿道瓣膜（posterior urethral valves，PUV）是先天性尿道梗阻最常见的原因。它们只发生在男孩。沃尔夫管组织形成一层厚的瓣膜样膜，从精阜延伸到远端的前列腺部尿道。排尿期膀胱尿道造影（voiding cystourethrography，VCUG）显示前列腺部尿道扩张且拉长，在外括约肌突然变窄的上方膨胀。膀胱通常壁厚且呈小梁状。常见严重的单侧或双侧输尿管积水性肾病，可有肾囊肿，由于囊性发育不良，实质可能出现不均质和回声。子宫内羊水过少、肾积水、膀胱膨胀，有时还有尿性腹水可导致产前诊断。严重的病例可能表现出典型的 Potter 后遗症。

■ 其他鉴别诊断

- **常染色体隐性遗传性多囊肾病（autosomal-recessive polycystic kidney disease，ARPKD）**。大约一半的 ARPKD 病例在产前被诊断为严重的肾病和羊水过少，这可导致肺发育不良。围生期超声显示体积增大的有回声的肾，缺乏正常的皮质髓质分界；也可能有微小的、扩张的管状导管的菊形团。在儿童期晚期出现的病例中，当肝病理改变占主导时，肾受累通常不太严重。

■ 诊断

Potter 后遗症伴多囊性肾发育不良。

✓ 要点

- 宫内肾梗阻或肾组织改变导致多囊性肾发育不良。
- 后尿道瓣膜通常导致前列腺部尿道扩张、膀胱壁增厚和严重的输尿管积水性肾病。
- 肾囊性发育不良可能伴随后尿道瓣膜。
- 由于多种原因导致的极度羊水过少可导致 Potter 后遗症：双侧肺发育不良、面部压迫和肢体畸形。

推荐阅读

Avni FE, Hall M. Renal cystic diseases in children: new concepts. Pediatr Radiol. 2010; 40(6):939–946

Berrocal T, López-Pereira P, Arjonilla A, Gutiérrez J. Anomalies of the distal ureter, bladder, and urethra in children: embryologic, radiologic, and pathologic features. Radiographics. 2002; 22(5):1139–1164

病例 68

Rebecca Stein–Wexler

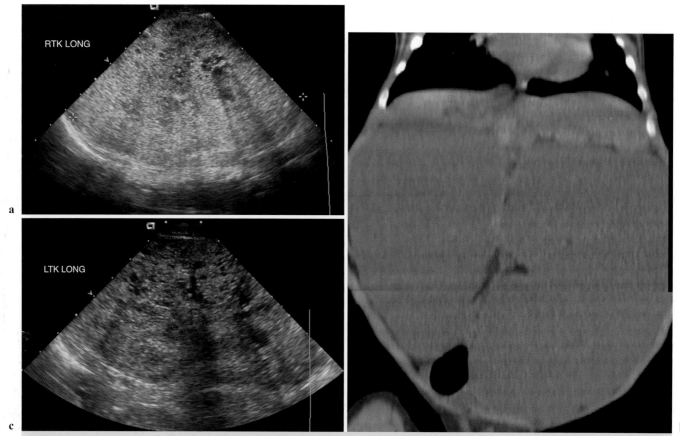

图 68.1 右肾超声显示一个增大的（11 cm）肾，见多个微小囊肿（**a**）。左肾表现类似（**b**）。冠状位 CT 平扫显示肾明显增大，充满腹部（**c**）

■ 临床表现

一名 1 个月大的孩子，尿量减少，腹部隆起。

■ 关键影像发现

双肾肿大（图 68.1）。

■ 三大鉴别诊断

- **常染色体隐性遗传性多囊肾病（ARPKD）。**这种纤毛疾病导致肾集合管的非梗阻性扩张和门静脉胆管纤维化。肾和肝的受累程度差异很大。平均发病的年龄为 2.5 岁，但约一半的病例在产前诊断为严重的肾病和羊水过少，这可能导致肺发育不良。围生期超声显示明显增大的有回声的肾，缺乏正常的皮质髓质分界；它可能显示微小的、扩张的管状导管菊形团。正常、受压的皮质可能有低回声晕轮。在 MRI 中，肾呈相对 T1 低信号和 T2 高信号；它们显示出无数微小的管状囊性病灶，有时还有一些较大的囊性病变。在儿童期晚期出现的病例中，当肝表现占主导地位时，包括肝内胆管扩张或囊肿、相对较大的左肝叶和最终的门静脉高压症，肾受累通常不太严重。

- **淋巴瘤 / 白血病。**淋巴细胞性白血病可能广泛浸润肾，导致肾增大。皮质髓质分界不清，皮质增强减少。非霍奇金伯基特淋巴瘤是最常见的影响肾的淋巴瘤。肾受累通常由血源性播散或直接扩散引起。可能有多个双侧软组织结节、一个孤立的肿块或弥漫性肾肿大。

- **Meckel-Gruber 综合征。**这种围生期致死性疾病通常表现为囊性肾发育不良、轴后多指（趾）畸形和枕叶脑膨出。可以在妊娠早期之末或中期之初（早于 ARPKD）于子宫内诊断。髓质的锥体呈扩大的低回声。

■ 其他鉴别诊断

- **双侧多囊性肾发育不良（MCDK）。**MCDK 被认为是由于胎儿肾集合系统的宫内梗阻或由于肾盂输尿管连接部异常引起的肾组织改变所致。超声可发现多个大小不同的互不相通的囊肿，以及其间有回波的、发育不良的实质。肾大小不一。双侧 MCDK 因为无尿和严重的羊水过少导致宫内 Potter 后遗症。

- **常染色体显性遗传性多囊肾病（autosomal-dominant polycystic kidney disease，ADPKD）。**该病通常出现在较大的儿童，而很少发生在婴儿和年幼儿童中，表现为增大的有回声的肾，类似于 ARPKD。然而，高分辨超声显示圆形囊肿，而不是 ARPKD 的微小管状囊肿，皮质也受累及。囊肿也常见于肝、脾、胰腺和精囊。ADPKD 是终末期肾病最常见的遗传性原因。

■ 诊断

常染色体隐性遗传性多囊肾病。

✓ 要点

- 常染色体隐性遗传性多囊肾病中，肾受累增大，呈弥漫性回声，大部分伴有髓质管状囊肿。
- 在大龄儿童的常染色体隐性遗传性多囊肾病中，肝病占优势。
- 肾淋巴瘤表现为多发性结节、孤立性肿块或弥漫性肾肿大。
- 常染色体显性遗传性多囊肾病可能类似于常染色体隐性遗传性多囊肾病，但囊肿通常较大、呈圆形，皮质和髓质均受累及。

推荐阅读

Avni FE, Hall M. Renal cystic diseases in children: new concepts. Pediatr Radiol. 2010; 40(6):939–946

Chung EM, Conran RM, Schroeder JW, Rohena-Quinquilla IR, Rooks VJ. From the radiologic pathology archives: pediatric polycystic kidney disease and other ciliopathies: radiologic-pathologic correlation. Radiographics. 2014; 34(1):155–178

Lee EY. CT imaging of mass-like renal lesions in children. Pediatr Radiol. 2007; 37(9):896–907

病例 69

Rebecca Stein-Wexler

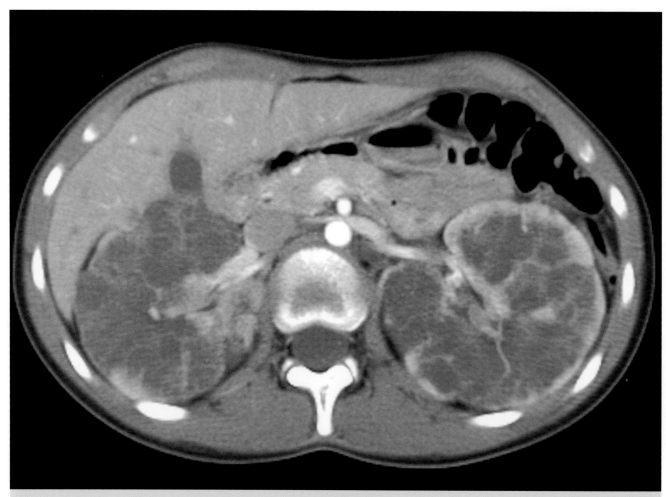

图 69.1 轴位增强 CT 显示多个低密度肿块遍布于肾，分布在髓质和皮质

■ 临床表现

16 岁男孩，车祸后腹痛。

■ 关键影像发现

多发性双侧肾囊肿（图 69.1）。

■ 三大鉴别诊断

- **常染色体显性遗传性多囊肾病（ADPKD）。** 这种常见的遗传性疾病通常在成年时出现，此时囊肿已经取代了肾实质，患者出现高血压和肾衰竭。不到 2% 的人在 15 岁之前就已经存在。儿童期的诊断通常是偶然发现或由于家族史。肾正常到轻微增大。囊肿可见于整个肾单位，包括皮质，并且它们是圆形的而不是管状的［不像常染色体隐性遗传性多囊肾病（ARPKD）］。如果在一个有遗传倾向的孩子身上看到哪怕一个囊肿，都有可能是 ADPKD，发现 3 个囊肿即可确诊。当在婴儿和非常小的儿童中遇到时，肾通常表现为大而有回声，类似 ARPKD，但是微小的圆形大囊可能很明显。囊肿也常见于肝、脾、胰腺和精囊。脑动脉瘤发生率约为 10%。ADPKD 的基因与结节性硬化症的基因之一相邻，因此患者可能表现出两种疾病的特征。

- **结节性硬化症。** 这种全身性常染色体显性遗传性疾病的特征是大脑、皮肤、肾、眼睛、心脏和其他部位的多发性错构瘤，肾囊肿，以及肾细胞癌（很少见）。血管肌脂肪瘤是这种疾病中最常见的肾病变，通常在 10 岁前出现。这些病变有回声，通常很小，位于肾皮质。它们往往会扩大，可能存在出血。肾囊肿在婴儿中占主导地位，但总体发生率较低，数量较少。

- **von Hippel-Lindau（VHL）综合征。** VHL 肿瘤抑制基因的突变导致这种疾病的血管生成增加。肿瘤发生在多个器官，包括血管母细胞瘤（尤其常见于视网膜和小脑）、肾透明细胞癌、肾血管肌脂肪瘤、肾上腺嗜铬细胞瘤和胰岛细胞瘤。胰腺和肾囊肿也会发生。在这些儿童中，早在 3 岁时就可以看到肾细胞癌。它可能是实性、囊性混合的、多中心的和双侧的。

■ 其他鉴别诊断

- **双侧单纯性肾囊肿。** 单纯性肾囊肿在儿童中相对罕见，可能是肾囊性疾病的首发症状。特别是如果存在 1 个以上的囊肿，建议随访以评估是否有额外囊肿的扩大或进展，这将提示囊性肾病。

- **ARPKD。** 这种情况通常在婴儿时期表现为增大的、有回声的肾。然而，在肝病相对为主的大龄儿童中，它可能表现为单个或多个囊肿。

■ 诊断

常染色体显性遗传性多囊肾病。

✓ 要点

- 在遗传易感性患者中，3 个或 3 个以上肾囊肿的存在表明为常染色体显性遗传性多囊肾病。
- 常染色体显性遗传性多囊肾病的肾囊肿是圆形的，分布在整个肾，不像常染色体隐性遗传性多囊肾病，后者具有管状囊肿并且通常不累及皮质。
- 在结节性硬化症患者中，肾血管肌脂肪瘤比肾囊肿更常见。
- 单纯性肾囊肿可能是儿童肾囊性疾病的第一个征象，应予以随访。

推荐阅读

Avni FE, Hall M. Renal cystic diseases in children: new concepts. Pediatr Radiol. 2010; 40(6):939–946

Chung EM, Conran RM, Schroeder JW, Rohena-Quinquilla IR, Rooks VJ. From the radiologic pathology archives: pediatric polycystic kidney disease and other ciliopathies: radiologic-pathologic correlation. Radiographics. 2014; 34(1):155–178

Monsalve J, Kapur J, Malkin D, Babyn PS. Imaging of cancer predisposition syndromes in children. Radiographics. 2011; 31(1):263–280

Winterkorn EB, Daouk GH, Anupindi S, Thiele EA. Tuberous sclerosis complex and renal angiomyolipoma: case report and review of the literature. Pediatr Nephrol. 2006; 21(8):1189–1193

病例 70

Rebecca Stein–Wexler

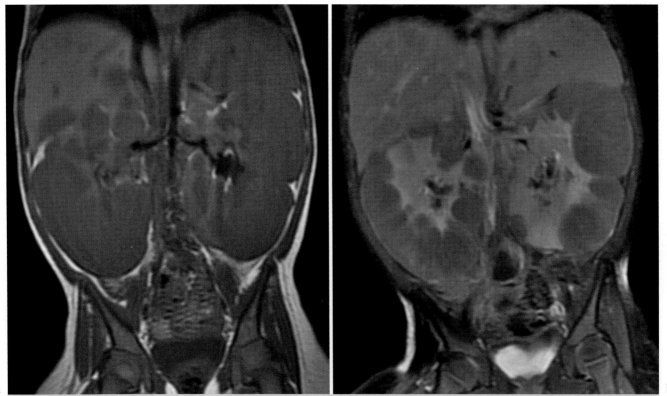

图 70.1 腹部冠状位 T1-W MRI 显示双侧肾增大；肾轮廓呈分叶状，与肾实质相比，有多个轻度低信号的肿块（**a**）。冠状 T1-W 增强、脂肪抑制图像可以更好地分辨多个周围圆形肿块，其增强程度远低于正常肾实质（**b**）

■ 临床表现

8 个月婴儿，腹部膨胀。

■ 关键影像发现

多发性肾肿块（图 70.1）。

■ 三大鉴别诊断

- **多灶性肾盂肾炎**。这通常是由上行感染引起的。如果由于反流，病变通常界限不清，更常见于肾上、下极。超声上，肾外形有差异，通常是正常的。CT 和 MRI 可能显示低增强肿块或延伸至周围的斑状条纹。
- **淋巴瘤/白血病**。肾淋巴瘤通常发生在非霍奇金淋巴瘤多器官受累的情况下，尤其是伯基特淋巴瘤。最常见的表现是多个实质性肿块，导致肾增大。不常见的表现包括肾浸润、单个肾内肿块或侵袭性肾外肿块。病灶在超声下呈低回声，在 CT 和 MRI 几乎没有增强。白血病肾损害表现为相对均匀的肾增大。
- **结节性硬化症（tuberous sclerosis，TS）**。这种系统性常染色体显性遗传性疾病的特征是多发性错构瘤。

大约 80% 的儿童会在大脑、皮肤、肾、眼睛、心脏和其他地方发生血管肌脂肪瘤（angiomyolipomas，AML）。肾囊肿和（罕见的）肾细胞癌也会发生。AML 包含不同数量的脂肪、异常血管和平滑肌。在 TS 中，这些良性肿瘤发生在较早的年龄，可能是巨大的、多发的和双侧的，在青春期前后增大。正常儿童的 AML 通常是单个的。严重的出血，通常发生在大于 4 cm 的肿瘤中，可能是致命的，可通过预防性栓塞来预防。AML 在超声上有回声。小病变中的脂肪在 CT 或 MRI 上更容易看到其特征，在 CT 或 MRI 上它们显示脂肪衰减信号。肾母细胞瘤、脂肪瘤和畸胎瘤也可含有脂肪。

■ 其他鉴别诊断

- **肾母细胞瘤病**。胚胎 36 周后，原始胚叶组织的多灶性或弥漫性岛状物导致肾母细胞瘤病。病变可能是单个或多个。肾母细胞瘤病与肾母细胞瘤密切相关，40% 的单侧肾母细胞瘤患者有肾母细胞瘤病。肾母细胞瘤病发生在多种综合征中，包括 Beckwith-Wiedemann 综合征、18 三体综合征、散发性无虹膜症、Denys-Drash 综合征和 WAGR 综合征（肾母细胞瘤、无虹膜症、泌尿生殖系统异常、

智力低下）。高达 5% 的肾母细胞瘤病患者会发展成肾母细胞瘤。肾可能增大，超声显示皮质髓质分界不明显，有时有局灶性低回声区。病变在 CT 上是均匀的，没有增强。尽管在注射对比剂之前，肾母细胞瘤病在 MRI 上可能是不均匀的，但注射钆对比剂后病灶看上去似乎比肾母细胞瘤更均匀。
- **肾母细胞瘤（Wilms 瘤）**。虽然通常是孤立的，但肾母细胞瘤可能有多个肿块（"同时性"）。

■ 诊断

肾母细胞瘤病。

✓ 要点

- 血管肌脂肪瘤在结节性硬化症儿童中很常见，更可能是多发、双侧的，且体积较大。
- 大于 4 cm 的血管肌脂肪瘤发生严重出血的风险增加。
- 肾淋巴瘤通常表现为多个双侧肿块，但也可能表现为弥漫性浸润或局灶性肿块。
- 肾母细胞瘤病与肾母细胞瘤密切相关，尤其如果肾母细胞瘤是多灶性的。

推荐阅读

Gee MS, Bittman M, Epelman M, Vargas SO, Lee EY. Magnetic resonance imaging of the pediatric kidney: benign and malignant masses. Magn Reson Imaging Clin N Am. 2013; 21(4):697–715

Geller E, Kochan PS. Renal neoplasms of childhood. Radiol Clin North Am. 2011; 49(4):689–709, vi

Lowe LH, Isuani BH, Heller RM, et al. Pediatric renal masses: Wilms tumor and beyond. Radiographics. 2000; 20(6):1585–1603

Siegel MJ, Chung EM. Wilms' tumor and other pediatric renal masses. Magn Reson Imaging Clin N Am. 2008; 16(3):479–497, vi

病例 71

Rebecca Stein-Wexler

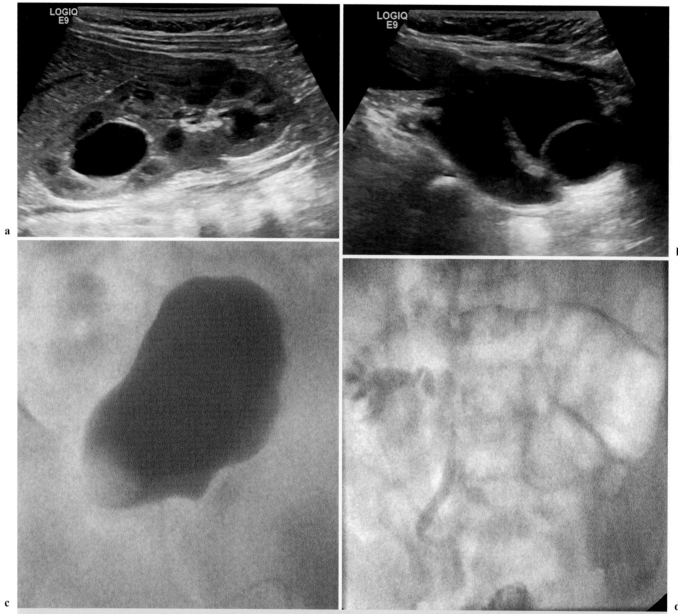

图 71.1 纵向右肾超声显示上极有一个囊肿（**a**）。膀胱的纵向超声显示一个薄壁的腔内囊性结构，它与一个扩张的囊性管状结构密切相关（**b**）。排尿期膀胱尿道造影（VCUG）的膀胱斜切面显示右侧膀胱底部有圆形充盈缺损（**c**）。排泄后，在集合系统中看到对比剂，集合系统具有下垂的百合样结构（**d**）

■ 临床表现

　　一名 2 个月大的女婴患有尿路感染（urinary tract infection，UTI）。

■ 关键影像发现

肾囊性上极（图 71.1）。

■ 三大鉴别诊断

- **重复肾伴上极肾盂积水**。重复集合系统相对常见，可见于大约 10% 的 UTI 儿童。根据 Weigert-Meyer 规则，上极输尿管异位插入，位于正常位置的下内侧；集合系统更可能阻塞并导致输尿管囊肿。下极集合系统更容易回流。因此，任一或两个集合系统都可能被扩张。重复系统的下极有相对较少的肾盏。因此，充满对比剂的下极肾盏的结构显示一种"下垂的百合样"结构。

- **节段性多囊性肾发育不良（MCDK）**。有时肾的一部分是正常的，只有一部分受到多囊性发育不良的影响。此外，输尿管囊肿的存在提示多囊性发育不良可能影响重复肾的一部分。发育不良、实质回声的存在有助于诊断，但有时需要功能性肾核素成像来区分由于上极肾积水（显示活性）和节段性 MCDK（不显示）引起的大囊肿。

- **肾囊性肿块**。多房囊性肾瘤是一种罕见的疾病，影响年轻男性和老年女性。患者表现为多房囊性肾肿块，其特征性地突入肾盂或集合系统。肾母细胞瘤更常见，但是，虽然经常有中央坏死和出血，肾母细胞瘤很少是纯囊性的。同样，中胚叶肾瘤和透明细胞肾癌很少是完全囊性的。

■ 其他鉴别诊断

- **肾囊肿**。单纯性囊肿在儿童中并不常见。3 个或更多囊肿可能提示存在囊性肾病。

- **囊性肾上腺肿块**。有时很难区分肾上腺肿块和肾上极肿块，尽管用冠状位或矢状位 CT 或 MRI 可能可以区分。根据其发展阶段，肾上腺出血可能表现为囊性。虽然神经母细胞瘤通常是实体瘤，常部分钙化，但在围生期可能是囊性的。

■ 诊断

膀胱输尿管反流至肾下极，伴有相关的输尿管囊肿和输尿管积水。

✓ 要点

- 根据 Weigert-Meyer 规则，上极输尿管异位插入其正常位置的下内侧，可能导致阻塞，并可能导致输尿管囊肿。

- 反流在重复系统的下极更常见。

- 节段性多囊性发育不良可能发生在正常肾或部分重复肾。

- 肾母细胞瘤可能出血、坏死，但很少是纯囊性的。

推荐阅读

Avni FE, Hall M. Renal cystic diseases in children: new concepts. Pediatr Radiol. 2010; 40(6):939–946

Muller LS. Ultrasound of the paediatric urogenital tract. Eur J Radiol. 2014; 83(9):1538–1548

病例 72

William T. O' Brien Sr.

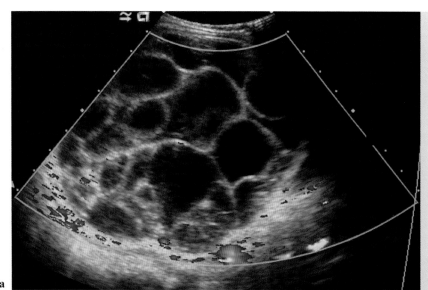

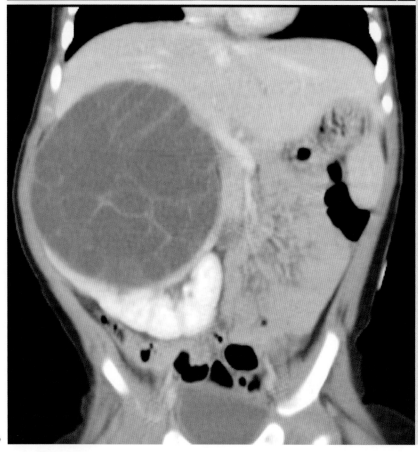

图 72.1　右上肾的横向超声显示一个由多个不相通囊肿组成的肿块（a）。冠状位重建增强 CT 显示多房囊性肿块延伸至肾门，取代了右肾的上极，正常的下极实质成 "爪" 形围绕病变部位（b）

■ 临床表现

　　一名 10 个月大的婴儿，常规体检时右侧可触及腹部肿块。

■ 关键影像发现

单侧囊性肾肿块（图 72.1）。

■ 三大鉴别诊断

- **肾积水**。肾积水是儿童肾肿块的最常见原因。单侧疾病最常见的原因是输尿管肾盂连接部（ureteropelvic junction，UPJ）梗阻或输尿管外部压迫。双侧肾积水通常是由于膀胱出口梗阻（男孩的后尿道瓣膜）。在超声上，囊性病变是扩张的集合系统，在肾盂中央相通，这是一个关键的特征。
- **多囊性肾发育不良（MCDK）**。MCDK 被认为是由于胎儿肾集合系统的宫内梗阻或由于 UPJ 异常导致的肾组织改变所致。超声可发现多个大小不一的囊肿，它们之间无沟通。受影响的肾段无功能。对侧肾应仔细评估，因为常见对侧异常，如 UPJ 梗阻。
- **多房囊性肾瘤**。这种罕见的疾病具有双峰年龄分布，好发于年轻男性和老年女性。患者表现为多房囊性肾肿块，其特征是病变突入肾盂或集合系统。在 CT 上病灶内的分隔可增强。肿瘤通过手术被切除。

■ 其他鉴别诊断

- **囊性肾母细胞瘤**。肾母细胞瘤是儿童最常见的肾恶性肿瘤，发病高峰在 3 岁。患者通常有一个巨大的腹部肿块，呈实性和异质性，但尤其是在婴儿中，肾母细胞瘤可能是囊性的。很少累及两个肾。局部扩散包括肾静脉、下腔静脉和淋巴结。与神经母细胞瘤不同，肾母细胞瘤侵犯血管，而不是包裹血管。通常转移到肺和肝。肿瘤通常是散发性的，但可能与隐睾、偏身肥大、无虹膜症、Denys-Drash 综合征和其他综合征有关。
- **肾脓肿**。肾脓肿是尿路感染罕见但严重的并发症。它们通常发生在患有持续性膀胱输尿管反流导致的慢性感染儿童中。超声显示一个模糊的低回声区，通常位于皮质髓质交界处。脓肿在超声上呈低回声，在 CT 上呈低密度。

■ 诊断

多房囊性肾瘤。

✓ 要点

- 肾积水是儿童肾肿块最常见的原因。
- 多囊性肾发育不良由多个不相通的囊肿组成，对侧异常的发生率增加。
- 多房囊性肾瘤具有双峰年龄分布，典型表现为突入肾盂。
- 肾母细胞瘤是儿童最常见的肾恶性肿瘤，有时可能是囊性的，尤其是在婴儿中。

推荐阅读

Avni FE, Hall M. Renal cystic diseases in children: new concepts. Pediatr Radiol. 2010; 40(6):939–946

Chung EM, Conran RM, Schroeder JW, Rohena-Quinquilla IR, Rooks VJ. From the radiologic pathology archives: pediatric polycystic kidney disease and other ciliopathies: radiologic-pathologic correlation. Radiographics. 2014; 34(1):155–178

Lowe LH, Isuani BH, Heller RM, et al. Pediatric renal masses: Wilms tumor and beyond. Radiographics. 2000; 20(6):1585–1603

病例 73

Rebecca Stein-Wexler

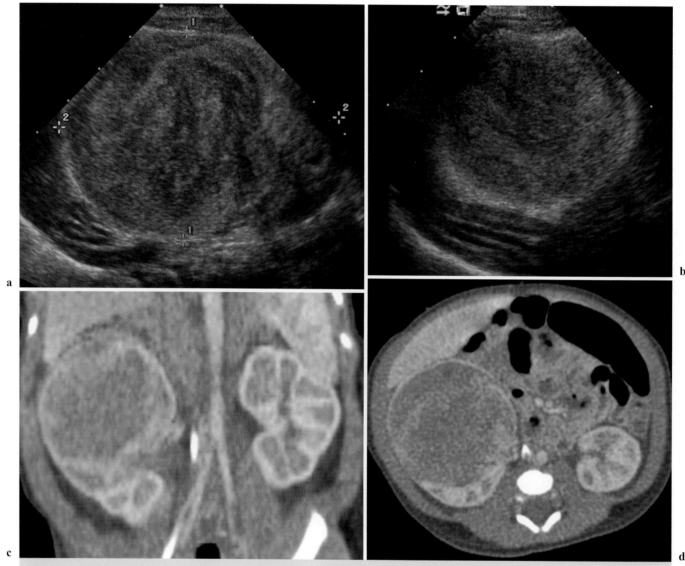

图 73.1　右上象限的纵向（a）和横向（b）超声显示一个实性肿块，伴有回声交替增强和减弱的同心环，邻近肾上腺正常。冠状位重建增强 CT 显示肿块部分被肾组织爪形包围，表明它来自肾（c）。轴位增强 CT 显示肿块边界清晰，压迫肾组织变薄的边缘（d）

■ 临床表现

一名 2 个月大的婴儿，腹部可触及肿块。

■ 关键影像发现

小婴儿的肾实性肿块（图 73.1）。

■ 三大鉴别诊断

- **中胚叶肾瘤**。中胚叶肾瘤是一种肾错构瘤，是新生儿最常见的肾实体瘤。出现的平均年龄为 2 个月。患者通常无症状，除了可触及的肿块，他们可能有高钙血症。由于中胚叶肾瘤的影像学表现与肾母细胞瘤难以区分，因此必须切除。

- **肾母细胞瘤**。肾母细胞瘤是儿童最常见的肾恶性肿瘤，发病高峰在 3 岁，是出生 2 个月后婴儿最常见的肾肿块。肿瘤通常表现为无症状的腹部肿块。典型表现为起源于肾皮质的边界清晰的圆形病灶。体积很大时，可表现为不均匀和部分囊性，伴有内部坏死和出血。钙化相对少见，瘤内脂肪极其罕见。肾母细胞瘤通过同侧肾静脉局部扩散，通过淋巴管扩散到局部淋巴结，并通过血液扩散到肺和肝。约 5% 的患者双侧患病，更常见于患有肾母细胞瘤病或相关先天性异常（如隐睾、尿道下裂、马蹄肾、偏身肥大和无虹膜症）的患者。多种综合征的发病率增加。

- **横纹肌样瘤**。这种极具侵袭性的肾恶性肿瘤通常发生在 2 岁前，表现为血尿或发热。甲状旁腺激素水平升高可能导致高钙血症，导致对侧肾髓质钙质沉着。肿瘤通常至少 9 cm。一般来说，它类似于肾母细胞瘤。然而，横纹肌样瘤比肾母细胞瘤更靠近中央区域，起源于髓质，常累及肾门。包膜下积液比肾母细胞瘤更常见。肺和肝转移很常见，但肿瘤也会扩散到骨骼和大脑。颅后窝髓母细胞瘤和原始神经外胚层肿瘤以及其他中枢神经系统肿瘤的发病率增加。死亡率约为 75%。

■ 其他鉴别诊断

- **神经母细胞瘤**。尽管 CT 和 MRI 可以鉴别，但有些情况下，肾上腺神经母细胞瘤可能在超声上与肾肿块类似。神经母细胞瘤起源于神经嵴的交感神经节细胞。在新生儿中，神经母细胞瘤比肾母细胞瘤更常见。在超声上，通常表现为实性、异质性，主要是高回声。钙化很常见，导致弥漫性回声增强，并有助于将该肿瘤与肾母细胞瘤区分开来。肿瘤很少呈囊性。新生儿神经母细胞瘤可能有广泛的转移，但预后良好。尿儿茶酚胺在新生儿神经母细胞瘤中通常是正常的，尽管在患有该病的大龄儿童中升高。

■ 诊断

中胚叶肾瘤。

✓ 要点

- 中胚叶肾瘤是新生儿最常见的实性肾肿块。
- 横纹肌样瘤极具侵袭性，常伴有颅后窝肿瘤。
- 双侧肾母细胞瘤更常见于肾母细胞瘤病、先天性异常和多种综合征的患者。
- 神经母细胞瘤在新生儿中比肾母细胞瘤更常见。

推荐阅读

Gee MS, Bittman M, Epelman M, Vargas SO, Lee EY. Magnetic resonance imaging of the pediatric kidney: benign and malignant masses. Magn Reson Imaging Clin N Am. 2013; 21(4):697–715

Geller E, Kochan PS. Renal neoplasms of childhood. Radiol Clin North Am. 2011; 49(4):689–709, vi

Paterson A. Adrenal pathology in childhood: a spectrum of disease. Eur Radiol. 2002; 12(10):2491–2508

病例 74

John P. Lichtenberger III

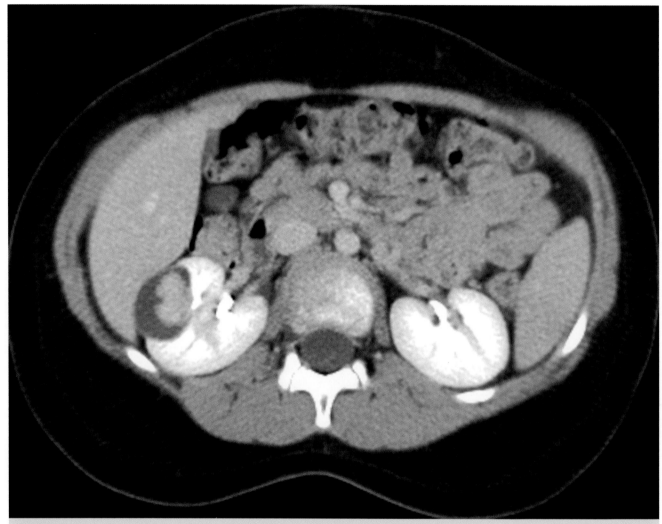

图 74.1 增强 CT 的轴位图像显示一个小的右肾肿块，在一个界限分明的囊肿内有一个实性结节状增强成分

■ 临床表现

一个 5 岁女孩，机动车事故后。

■ 关键影像发现

较大儿童的肾实性肿块（图 74.1）。

■ 三大鉴别诊断

- **肾母细胞瘤**。肾母细胞瘤是儿童最常见的肾恶性肿瘤，发病高峰在 3 岁。患者常出现腹部肿块。肿瘤特征性表现为一个界限清楚的圆形肿块，起源于肾皮质并引起占位效应。它通常比周围的肾实质增强程度低。通过沿肿瘤的边缘可见受压的肾实质，可确认为肾来源，此称为"爪形征"。肾母细胞瘤较大时可表现为不均一性和部分囊性，伴有内部坏死和出血。钙化相对不常见，瘤内脂肪极为罕见。肾母细胞瘤通过同侧肾静脉局部扩散，通过淋巴管扩散到局部淋巴结，并通过血液扩散到肺和肝。相关综合征包括 WAGR 综合征（肾母细胞瘤、无虹膜症、

生殖器异常和智力低下）和 Beckwith-Wiedemann 综合征。需要分期手术。
- **肾母细胞瘤病**。肾源性残余组织的持续存在称为肾母细胞瘤病。在婴儿中，病变通常表现为双侧、融合的、斑块状或圆形的周围实性肾肿块。需要监测以评估肾母细胞瘤的恶性演化。
- **淋巴瘤**。虽然原发性肾淋巴瘤很罕见，但继发性淋巴瘤较常见。患者可能出现多个双侧均质、低密度的实质肿块（最常见）、一个孤立的肾肿块或弥漫性肾实质浸润。邻近增大的肾外淋巴结病是一个诊断线索。

■ 其他鉴别诊断

- **肾细胞癌（renal cell carcinoma，RCC）**。肾细胞癌在儿童时期相对罕见，除了在 von Hippel-Lindau 病的情况下。患者通常年龄较大，出现腰痛或血尿。肿瘤通常是多血管性的，可以是实性或囊性的。25% 的病例可见钙化。肾细胞癌通过同侧肾静脉局部扩散，通过淋巴管扩散到局部淋巴结，并通过血

液扩散到肝、肺和骨。
- **中胚叶肾瘤**。这种肾错构性实体瘤是新生儿最常见的肾实体瘤，但在大龄儿童中很少见。患者通常无症状，除了可触及的肿块，尽管临床上偶尔会检测到高钙血症。由于基于影像学发现，中胚叶肾瘤与肾母细胞瘤难以区分，治疗方法是外科手术。

■ 诊断

肾细胞癌。

✓ 要点

- 肾母细胞瘤扩散可通过肾静脉局部扩散、淋巴扩散和血源性扩散。
- 中胚叶肾瘤是一种良性错构瘤性病变，发病高峰年龄在 2 ~ 3 个月大小。
- 肾母细胞瘤病通常是双侧的，可能退化为肾母细胞瘤。
- 肾细胞癌在儿童时期很少见，除了 von Hippel-Lindau 病患者

推荐阅读

Geller E, Kochan PS. Renal neoplasms of childhood. Radiol Clin North Am. 2011; 49(4):689–709, vi

Lowe LH, Isuani BH, Heller RM, et al. Pediatric renal masses: Wilms tumor and beyond. Radiographics. 2000; 20(6):1585–1603

McHugh K. Renal and adrenal tumours in children. Cancer Imaging. 2007; 7:41–51

Siegel MJ, Chung EM. Wilms' tumor and other pediatric renal masses. Magn Reson Imaging Clin N Am. 2008; 16(3):479–497, vi

病例 75

Ellen Cheang

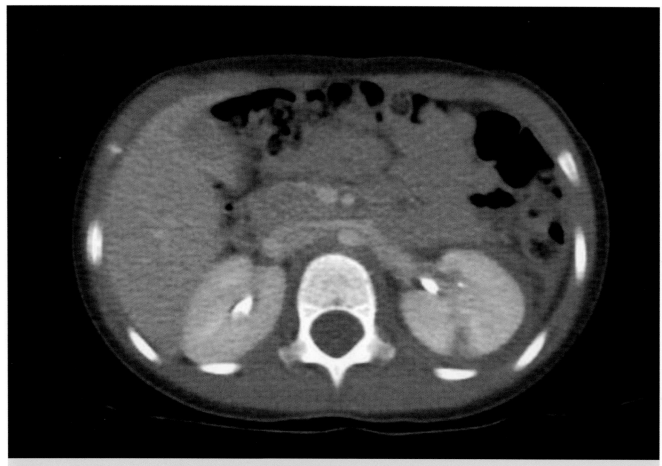

图 75.1 对比增强 CT 显示左肾楔形低密度区，没有延伸到集合系统。可见包膜下液体

■ 临床表现

一个 4 岁的女孩，在与机动车碰撞后，左侧腰部疼痛。

■ 关键影像发现

肾低密度（图 75.1）。

■ 三大鉴别诊断

- **肾盂肾炎**。肾盂肾炎是由上升性或血源性感染引起的。大多数病例是通过临床和实验室发现做出诊断。对于非典型表现、有持续症状、对药物治疗反应差和疑似脓肿形成者，应进行影像学检查。CT 显示由水肿和微血管闭塞引起的局灶性或多个楔形区域的低密度。MRI 上也有类似的发现，但超声相对不敏感。影像学检查的异常可能会持续长达 5 个月。

- **挫伤 / 撕裂伤**。儿童肾损伤通常由钝性损伤引起，程度较轻，保守治疗效果好。美国创伤外科协会根据损伤的深度和集合系统、血管的受累程度，对损伤进行分级。1 级损伤的 CT 标准包括正常影像伴有血尿、肾内挫伤和（或）局限的包膜下血肿。2 级损伤有深度小于 1 cm 的浅表皮质撕裂伤，没有集合系统损伤和（或）局限于腹膜后的非广泛肾周血肿。3 级损伤被定义为深度大于 1 cm 的撕裂伤，这些撕裂伤没有累及集合系统，肾周血肿是局限的。4 级损伤包括延伸至集合系统的撕裂伤、累及肾血管的损伤以及没有相关撕裂伤的部分性梗死。5 级损伤包括肾破裂或去血管化、肾盂输尿管连接部撕脱和（或）完整主肾动脉或静脉撕裂或血栓形成。

- **肾母细胞瘤**。肾母细胞瘤是最常见的儿童肾肿块，通常发生在儿童早期，3 岁时发病率最高。大多数病例是散发性的，但肿瘤可能与隐睾、尿道下裂、偏身肥大、Beckwith-Wiedemann 综合征和 WAGR 综合征（肾母细胞瘤、无虹膜症、生殖器异常和智力低下）有关。患者通常健康状况良好，有腹部无痛性肿块。超声通常显示一个基本均匀、界限清楚的肿块，可能侵犯肾静脉。CT 和 MRI 可更好地确定肿瘤的范围，并显示部分增强。大约 20% 的患者在诊断时有肺转移。

■ 其他鉴别诊断

- **血管肌脂肪瘤（AML）**。AML 是由血管、平滑肌和脂肪组成的良性肿瘤。大多数是散发的，女性好发。约 20% 与斑痣性错构瘤病有关，包括结节性硬化、1 型神经纤维瘤病和 von Hippel-Lindau 综合征。通常是偶然发现的，有时 AML 引起自发性腹膜后出血。超过 4 cm 的病变出血风险更大。在 CT 或 MRI 上出现较大的脂肪是 AML 的基本诊断特征。病变可能会增强，这取决于血供的情况。超声显示清晰的圆形高回声肿块。

■ 诊断

3 级肾撕裂伤。

✓ 要点

- 如果在常规门静脉期 CT 上怀疑有 4 级或 4 级以上损伤，则应考虑行 5 ~ 15 min 的延迟系列扫描，以排除收集系统损伤。
- 如果肾盂肾炎患者对抗生素治疗有反应，就不需要影像学检查。
- 肾母细胞瘤是儿童最常见的肾肿瘤，可侵犯肾静脉。
- 大于 4 cm 的血管肌脂肪瘤出血风险明显增高。

推荐阅读

Kawashima A, Sandler CM, Corl FM, et al. Imaging of renal trauma: a comprehensive review. Radiographics. 2001; 21(3):557–574

Lowe LH, Isuani BH, Heller RM, et al. Pediatric renal masses: Wilms tumor and beyond. Radiographics. 2000; 20(6):1585–1603

Park SJ, Kim JK, Kim KW, Cho KS. MDCT findings of renal trauma. AJR Am J Roentgenol. 2006; 187(2):541–547

病例 76

Rebecca Stein–Wexler

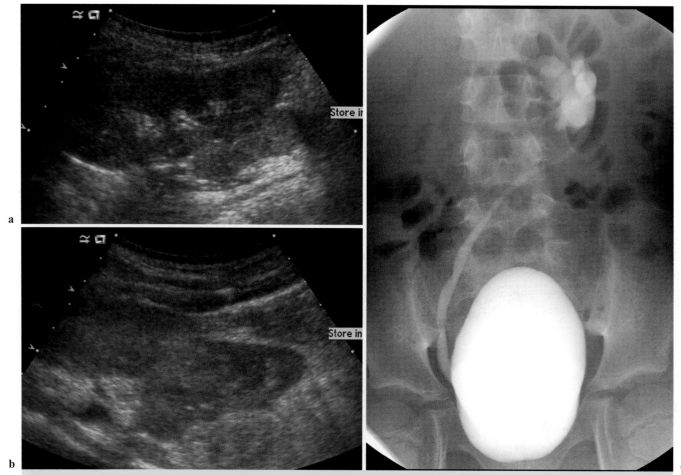

图 76.1　左腰部纵向超声显示正常形状的左肾，一个肾形肿块靠近其下内侧缘（**a**）。肾形肿块的纵向超声显示它是第 2 个肾，附着在左肾的下极（**b**）。VCUG 图像显示膀胱输尿管反流至右侧输尿管，该输尿管跨越到左侧，对比剂填充了扩张的集合系统，该系统对应于左肾下内侧的位置（**c**）

■ 临床表现

一名 7 岁复发性尿路感染（UTI）的患者。

■ 关键影像发现

肾异位（图 76.1）。

■ 三大鉴别诊断

- **马蹄肾**。这是最常见的肾融合畸形，每 400 例新生儿中可发生 1 例。Turner 综合征或 18 三体综合征的发病率增加。双肾下极融合，或是因为在器官发生过程中接触而融合，或是因为畸形事件导致肾细胞的异常迁移。在上面的任何一种情况下，肠系膜下动脉随后限制了头侧的迁移。肾轴比平时更斜，融合的肾肿块在腹部位置更低。肾阴影可能出现在相对下内侧的位置。中央峡部可以在横断面成像上识别。重复畸形和肾盂输尿管连接部（UPJ）梗阻的发生率增加。患者也更容易受到创伤、梗阻、膀胱输尿管反流、尿路感染和肾结石的影响。肾母细胞瘤更常见于整个肾，类癌更常见于峡部。

- **异位肾**。异常的输尿管芽、异常的血管系统和遗传异常导致肾异位。部分、过度或单纯的异常上升会导致异位的肾组织。骨盆位置是最常见的，但肾可能在腹部的其他地方，也可罕见于胸部。附近的血管通常提供血液供应。肾异位通常在超声上诊断。

如果两个肾都没有在肾窝中，评估腹部的其余部分是至关重要的，特别注意骨盆。充分的加压对于确保肾不被肠气所掩盖很重要。与其他迁移障碍一样，并发症包括膀胱输尿管反流、UPJ 梗阻和继发于尿停滞的结石形成。对侧发育不全和异位的发生率增加。

- **交叉融合肾异位**。交叉融合肾异位可能是由于输尿管芽和后肾芽基异常发育所致。多见于男性。这种异常通常出现在右侧，异位左肾的上极与正常定位的右肾下极融合，下肾输尿管交叉插入对侧膀胱底部。大多数患者无症状，但他们可能出现肾盂肾炎、梗阻或肾结石。超声显示一侧有一个空的肾窝，在另一侧融合的肾包块中，有两个不同方向的独立集合系统，它可能有结石和肾积水。两个完全发育的集合系统和对侧膀胱输尿管连接的存在，有助于将该疾病与孤立的重复肾区分开。动脉供应和静脉引流可能明显异常。治疗取决于症状。

■ 其他鉴别诊断

- **严重脊柱后凸导致的假性马蹄肾**。脊髓发育不良患者可能有严重的腰椎后凸畸形，这种畸形会扭曲腹部器官的位置，导致肾呈旁正中线位置。这类似马蹄肾，尤其是在核医学影像上。

■ 诊断

交叉融合肾异位。

✓ 要点

- 所有患有肾移行异常疾病的患者对创伤、梗阻、尿路感染和肾结石的易感性增加。
- 异位肾最常见于骨盆部位，但它可能迁移到胸腔

的高度。
- 交叉融合肾异位最常见于右侧。

推荐阅读

Mandell GA, Maloney K, Sherman NH, Filmer B. The renal axes in spina bifida: issues of confusion and fusion. Abdom Imaging. 1996; 21(6):541–545

Schlomer BJ, Cohen RA, Baskin LS. Renal imaging: congenital anomalies of the kidney and urinary tract. In Palmer LS, Palmer JS, eds. Pediatric and Adolescent Urologic Imaging, Part II. New York, NY: Springer; 2015:155–198

病例 77

Ernst Joseph，*Rebecca Stein–Wexler*

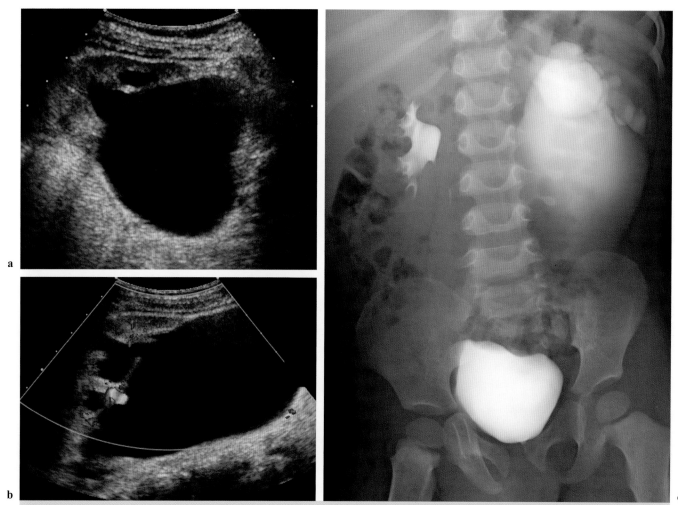

图 77.1　左肾的横向超声显示肾盂明显扩张（**a**）。同一肾的纵向超声显示肾盂明显增大，肾盏和漏斗部中度扩张（**b**）。静脉注射肾盂造影图延迟 2 h 的图像显示，在明显扩张的肾盂中对比剂被稀释，肾盏中度扩张，左侧输尿管未见对比剂；右侧集合系统显示正常（**c**）

■ 临床表现

2 岁男孩血尿。

■ 关键影像发现

肾盂积水（图 77.1）。

■ 三大鉴别诊断

- **肾盂输尿管连接部（UPJ）梗阻**。在 UPJ 梗阻中，肾积水是由于肾盂和输尿管连接处的梗阻而引起的。在新生儿中，通常是由 UPJ 异常的胶原和肌肉组织引起，而在较大的儿童中，通常是由交叉血管引起。大约 1/3 的患者是双侧的，而单侧患病的患者中，约 2/3 为左侧受累。膀胱输尿管反流（vesicoureteral reflux，VUR）及对侧多囊性肾发育不良的发生率增加。超声显示不同程度的肾盏扩张，肾盂增大，但没有输尿管积水。肾积水的程度不一定与梗阻的严重程度相关。静脉肾盂造影、核医学成像和磁共振尿路造影能评估功能，并提供梗阻的定量评价。CT 或 MRI 可显示交叉血管。手术矫正后肾积水会有所改善，但不会消失。
- **重复集合系统梗阻**。如果上极肾段和下极肾段未能融合，就会导致重复肾。在有症状的患者中，通常也存在两条完整的输尿管，然而，如果输尿管部分重复，无明显临床症状。在横断面成像中，正常肾实质桥将上、下集合系统分开。根据 Weigert-Meyer 规则，上集合系统更容易阻塞及发生异位输尿管和输尿管囊肿，下集合系统更容易发生反流。肾积水可能出现在任一极，但由于梗阻或 VUR，更常见于上极。共存的 UPJ 梗阻也可能导致肾积水。超声可观察肾积水，VCUG 或者超声可用于评估 VUR。
- **先天性巨肾盏**。肾髓质锥体的发育不全导致肾盏的膨胀。肾盂没有增大可将这种疾病与肾积水相鉴别。先天性巨肾盏通常与多肾盏共存，其中的肾盏比正常数量多，并且由于拥挤而呈现模糊的外观。

■ 其他鉴别诊断

- **尿石症**。尿停滞、尿路感染、代谢异常和肠道疾病使儿童易于形成结石。结石通常位于 UPJ 或输尿管远端，有时位于肾盏或输尿管中部。通常由超声发现，很少需要 CT。大于 5 mm 的结石通常显示后方声影。彩色多普勒超声可能显示"闪烁"伪像——快速改变的彩色多普勒信号。扩张的程度不一定与梗阻的严重程度相关。

■ 诊断

左侧肾盂输尿管连接部梗阻。

✓ 要点

- 1/3 的肾盂输尿管连接部梗阻患者是双侧的，左侧更常见。
- 肾积水的程度不一定与梗阻的严重程度（甚至是梗阻的存在）相关。
- 在重复集合系统时，上极更容易阻塞，下极更容易反流。
- 与肾积水不同的是，在先天性巨肾盏中，肾盂是正常的。

推荐阅读

Epelman M, Victoria T, Meyers KE, Chauvin N, Servaes S, Darge K. Postnatal imaging of neonates with prenatally diagnosed genitourinary abnormalities: a practical approach. Pediatr Radiol. 2012; 42 Suppl 1:S124–S141

Kraus SJ, Lebowitz RL, Royal SA. Renal calculi in children: imaging features that lead to diagnoses: a pictorial essay. Pediatr Radiol. 1999; 29(8):624–630

病例 78

Mike Evens Saint-Louis，Rebecca Stein-Wexler

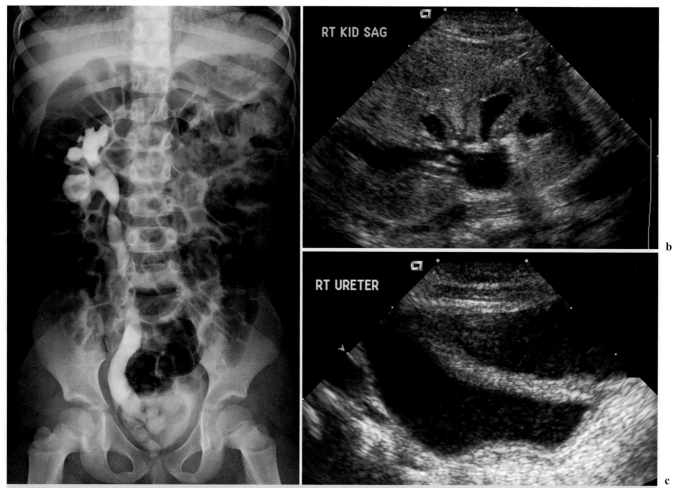

图 78.1　静脉肾盂造影的 45 min 图像显示扩张的肾盏和输尿管，输尿管在膀胱输尿管连接处变窄；左肾的对比剂已清除（**a**）。超声显示肾积水（**b**）。膀胱矢状面超声显示右侧输尿管明显积水，远端变细；输尿管和膀胱内有碎屑（**c**）

■ 临床表现

5 岁女孩，有复发性尿路感染。

■ 关键影像发现

输尿管积水（图 78.1）。

■ 三大鉴别诊断

- **原发性膀胱输尿管反流（VUR）**。原发性 VUR 是由于输尿管远端黏膜下层比较薄弱，导致本应防止被动反流的输尿管远端单向瓣膜形成异常。VUR 在尿路感染的患者中很常见，它会导致肾盂肾炎和肾瘢痕等并发症。VCUG 有助于 VUR 分级：1 级——反流仅限于输尿管；2 级——反流延伸至非扩张的肾集合系统；3 级——肾盏变钝；4 级——肾盂和肾盏中度扩张，输尿管中度弯曲和扩张；5 级——肾盏明显扩张，输尿管严重扩张和弯曲。在严重的 VUR 情况下，应行常规超声检查。然而，输尿管扩张可能表明存在高级别 VUR。低级别 VUR 通常会自然消退，高级别 VUR 通常需要手术干预。
- **梗阻性原发性巨输尿管**。与先天性巨结肠类似，输尿管远端不蠕动导致近端输尿管阻塞和扩张。输尿管远端的神经节细胞数量减少，尽管尚不确定这是否导致梗阻。输尿管膀胱连接处（ureterovesical junction，UVJ）的结构是正常的。梗阻性原发性巨输尿管在左侧更常见，更常见于男孩。常发生于尿路感染时。扩张的输尿管逐渐变细至一段较短的正常或狭窄段，这可以在超声、CT、MRI、静脉肾盂造影和逆行造影中发现。VCUG 是正常的，除非巨输尿管也出现反流。扩张段的直径至少为 7 mm，则可诊断为巨输尿管症；窄段的长度范围为 0.5 ~ 4 cm。核素显像可用来评估梗阻的程度。环形和纵向肌纤维可发育，导致自愈，但在其他情况下手术再植是必需的。
- **输尿管膀胱连接处（UVJ）梗阻**。先天性和获得性疾病都可能导致 UVJ 梗阻。输尿管囊肿（异位或原位）经常发生梗阻。输尿管囊肿通常发生在尿道完全重复的情况下，但在其他正常患者中也会发生。简单的异位输尿管也可能梗阻。肾结石可能会滞留在 UVJ，造成梗阻。

■ 其他鉴别诊断

- **膀胱出口梗阻**。任何导致排尿障碍的情况都可能导致继发性输尿管扩张。膀胱容积或压力的增加和膀胱壁的继发性改变可能会损害输尿管引流，导致梗阻。这些因素也可能影响正常的 UVJ，导致反流。患有后尿道瓣膜或梅干腹综合征的患者可能通过上面的任何一种机制导致输尿管积水。[梅干腹综合征是由腹壁肌肉组织发育不良、隐睾和尿路异常（可能包括输尿管积水和肾盂积水）组成的三联征。]患有神经源性膀胱功能障碍的儿童通常由于高排尿压力和继发性 VUR 而发展为输尿管积水。

■ 诊断

先天性梗阻性巨输尿管。

✓ 要点

- 输尿管远端黏膜下层异常薄弱是原发性膀胱输尿管反流的常见原因。
- 先天性梗阻性巨输尿管的特征是狭窄的远端输尿管不蠕动。
- 继发性膀胱输尿管反流由输尿管囊肿、后尿道瓣膜、神经源性膀胱等引起。

推荐阅读

Berrocal T, López-Pereira P, Arjonilla A, Gutiérrez J. Anomalies of the distal ureter, bladder, and urethra in children: embryologic, radiologic, and pathologic features. Radiographics. 2002; 22(5):1139–1164

Leroy S, Vantalon S, Larakeb A, Ducou-Le-Pointe H, Bensman A. Vesicoureteral reflux in children with urinary tract infection: comparison of diagnostic accuracy of renal US criteria. Radiology. 2010; 255(3):890–898

病例 79

Rebecca Stein-Wexler

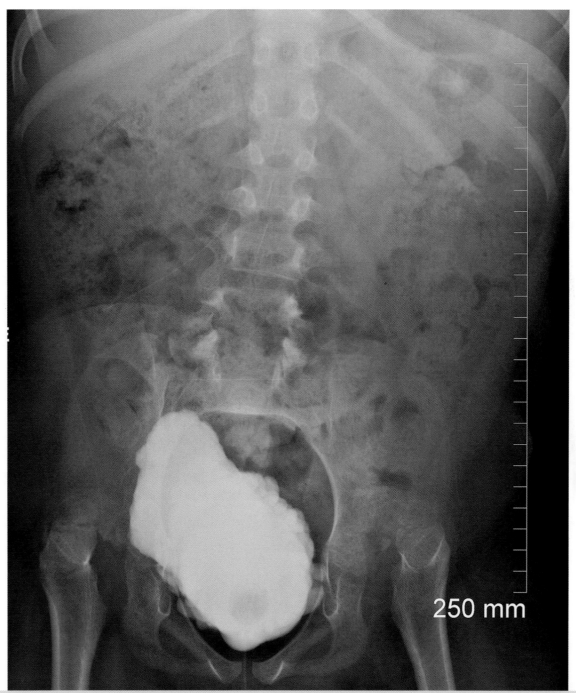

图 79.1　全膀胱 VCUG 显示一个拉长的小梁化膀胱，有许多憩室。此外，显示 4 块腰椎，骶骨只有两段组成，相互融合。后部裂开，表明存在脊柱裂。两髋脱位，有大量大便滞留

■ 临床表现

一个有复杂病史的 9 岁男孩。

■ 关键影像发现

具有多个小梁的拉长膀胱（图 79.1）。

■ 三大鉴别诊断

- **神经源性膀胱**。脊柱裂——开放、闭合或仅与脊髓栓系有关——是儿童神经源性膀胱的最常见原因。其他脊柱原因包括骶骨发育不全、伴有脊髓栓系的肛门闭锁、脊髓损伤。中枢神经系统异常，如痉挛性双侧瘫痪，也可能导致神经源性膀胱。尿道外括约肌打开需要异常高的膀胱压力。尿停滞和膀胱输尿管反流（VUR）可能导致尿路感染复发。一些脊柱异常的患者可能会出现尿路感染，因此在 VCUG 期间，必须对所有患者的脊柱进行检查，以确定是否存在闭合不全、骶骨发育不全和其他问题。神经源性膀胱通常表现为厚壁、小或变得细长，同时可见膜囊和憩室。膀胱增大、壁薄而光滑不太常见。VUR 很常见。
- **膀胱出口梗阻**。后尿道瓣膜是膀胱出口梗阻最常见的原因。仅发生在男孩，他们经常在出生前在宫内即表现为单侧或（更常见的）双侧输尿管积水性肾病。VCUG 显示一个扩张、拉长的前列腺部尿道，在突然变窄的瓣膜上方膨胀，可见于精阜底部。膀胱通常壁厚且呈小梁状。输尿管积水性肾病可能很严重。异位输尿管囊肿可能会脱垂到尿道，导致 VCUG 上显示一个壁光滑的充盈缺损，在超声上表现为囊性。前列腺、阴道或膀胱底部的横纹肌肉瘤也可能引起梗阻，但也会表现为多分叶软组织肿块。
- **排尿功能障碍**。Hinman 综合征，或非神经源性神经性膀胱，是儿童期或青春期前后出现排尿功能障碍的一种罕见原因。与神经源性膀胱一样，逼尿肌、膀胱颈和尿道外括约肌的活动协调性差。然而，患者在其他方面神经系统是正常的，并且在影像学检查中脊柱表现正常。没有尿道梗阻。通过尿动力学进行诊断。VCUG 显示早期排尿时尿道正常，但之后外括约肌收缩，近端尿道扩张。膀胱壁呈小梁状，可能存在膀胱输尿管梗阻，伴有继发性肾积水和肾损害。膀胱再训练可能对这种情况有效果。

■ 诊断

继发于脊柱裂的神经源性膀胱，伴部分骶骨发育不全。

✓ 要点

- 骶骨发育不全或隐性脊柱裂的患者可能由于神经源性膀胱而出现尿路感染。
- 神经源性膀胱通常表现为小、厚壁和小梁化，但也可能增大和松弛。
- 男孩膀胱出口梗阻最常见的原因是后尿道瓣膜。
- 患有膀胱、括约肌协同障碍的患者，在神经系统其他方面正常，可能患有 Hinman 综合征，或有非神经源性神经性膀胱。

推荐阅读

Bauer SB. Neurogenic bladder: etiology and assessment. Pediatr Nephrol. 2008; 23(4):541–551

Das Narla L, Hingsbergen EA, Fulcher AS, Harrison LS. Pediatric case of the day. Hinman syndrome (nonneurogenic bladder [NNNB], detrusor-sphincter dys-synergia). Radiographics. 1998; 18(1):258–260

Fernbach SK, Feinstein KA. Abnormalities of the bladder in children: imaging findings. AJR Am J Roentgenol. 1994; 162(5):1143–1150

病例 80

Rebecca Stein–Wexler

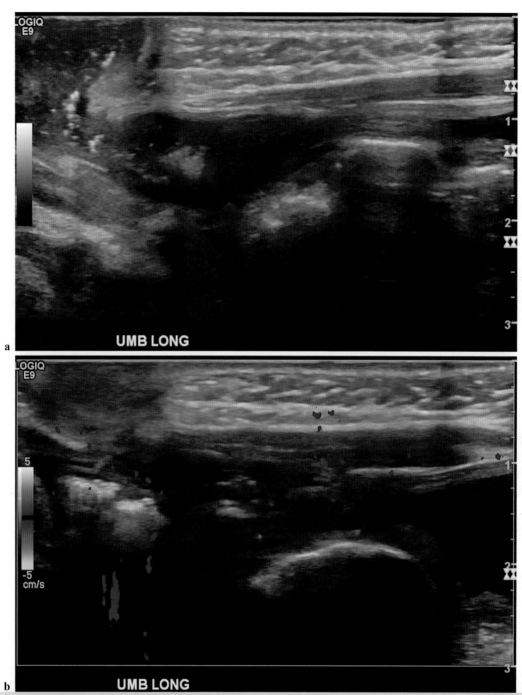

图 80.1　脐水平的纵向超声显示与皮肤连续的低回声管状结构，有少量气体回声灶（**a**）。膀胱顶部的纵向彩色多普勒超声显示相对无血管的低回声结构，并且与膀胱连续（膀胱位于图像的最右侧）（**b**）

■ 临床表现

　　一个 3 个月的婴儿，脐部有液体排出。

■ 关键影像发现

脐部低回声肿块（图 80.1）。

■ 三大鉴别诊断

- **脐疝**。脐疝常见于婴幼儿，尤其是低出生体重儿，如果脐带环在脐带分离后没有闭合，就会形成脐疝。小于 2 cm 的疝通常在 5 岁时自然闭合，较大的疝可能需要手术修复。绞窄和嵌顿很少见，更可能发生在年龄较大的儿童。通常是临床诊断脐疝。超声显示网膜或肠管通过前腹壁缺损突出。如果疝内有肠，可见明显的"肠信号"：有回声的黏膜、低回声肌层和回声浆膜层，并且可看到蠕动。

- **脐尿管窦**。脐尿管由尿囊和泄殖腔形成，从脐延伸到膀胱顶。内腔通常在妊娠第 12 周消失，导致纤维索连接膀胱和脐（脐正中韧带）。如果部分或全部腔持续存在，就会导致各种脐尿管异常。其中，最常见的脐周异常是脐尿管窦，包括脐尿管末端的盲端扩张。患者通常在生后 3 个月前出现症状，从脐部间歇性排出混浊、浆液或血性液体。感染很常见。超声显示一个可能含有液体的盲端软组织肿块。窦腔造影显示一个从脐延伸的盲端管道。

- **脐尿管未闭**。脐尿管未闭通常出现在新生儿期。在这种情况下，从膀胱前上部到脐，整个脐尿管保持开放。透明液体（尿液）通常从脐部泄漏，尽管患者可能无症状。约 1/3 的病例存在后尿道瓣膜或其他膀胱出口梗阻。超声显示管状软组织肿块从脐延伸到膀胱。它含有不同量的液体。诊断也可以通过膀胱造影或瘘管造影。脐部外观正常的其他脐尿管异常包括脐尿管囊肿（通常在脐尿管的下 1/3）和膀胱头侧的膀胱脐尿管憩室（最常见的脐尿管残留）。虽然脐尿管腺癌可能发生在脐尿管异常的成人，但非常罕见。

■ 诊断

脐尿管未闭。

✓ 要点

- 小脐疝通常自发闭合。
- 从脐尿管窦排出的液体通常是混浊、浆液性或血性的，而从脐尿管未闭排出的液体通常是清亮的。
- 脐尿管未闭的患者尿道梗阻的发生率增加。

推荐阅读

Gleason JM, Bowlin PR, Bagli DJ, et al. A comprehensive review of pediatric urachal anomalies and predictive analysis for adult urachal adenocarcinoma. J Urol. 2015; 193(2):632–636

Graf JL, Caty MG, Martin DJ, Glick PL. Pediatric hernias. Semin Ultrasound CT MR. 2002; 23(2):197–200

Parada Villavicencio C, Adam SZ, Nikolaidis P, Yaghmai V, Miller FH. Imaging of the urachus: anomalies, complications, mimics. Radiographics. 2016; 36(7):2049–2063

Yu JS, Kim KW, Lee HJ, Lee YJ, Yoon CS, Kim MJ. Urachal remnant diseases: spectrum of CT and US findings. Radiographics. 2001; 21(2):451–461

病例 81

Rebecca Stein–Wexler

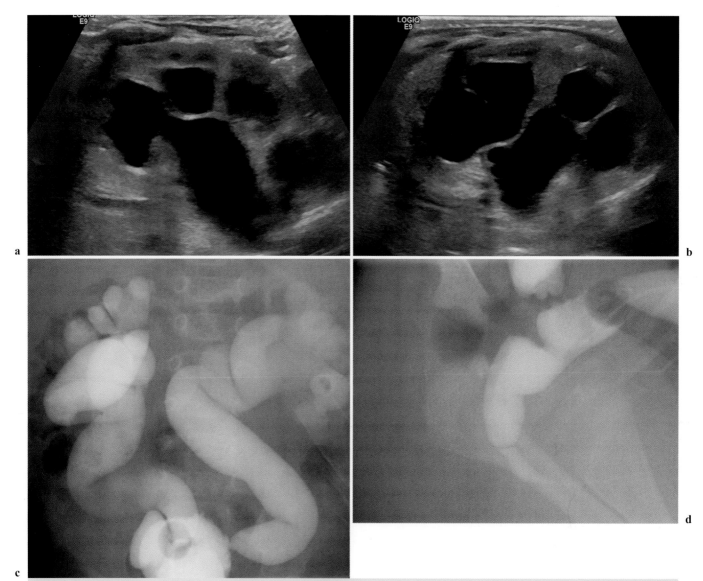

图 81.1　右侧（**a**）和左侧（**b**）肾的纵向超声显示双侧重度肾积水以及有回声的实质。通过耻骨上导管的 VCUG 显示非常严重的双侧膀胱输尿管反流，伴有扩张的肾盏和弯曲、扩张的输尿管；膀胱呈小梁状（**c**）。排尿图像显示后尿道扩张，与前尿道连接处有一条横向的透亮区（**d**）

■ 临床表现

一名 2 周的男孩，产前肾积水。

■ 关键影像发现

尿道畸形（图 81.1）。

■ 三大鉴别诊断

- **后尿道瓣膜（PUV）**。每 5000 例活产婴儿中就有 1 例发生后尿道瓣膜，且仅见于男孩。它们由沃尔夫管组织发育而来，由平滑肌膜、结缔组织和位于精阜水平的后尿道和前尿道之间连接处的上皮组成。产前超声检查时，肾盂积水、膀胱扩张和羊水过少通常能够诊断。约 50% 的患者发生膀胱输尿管反流（VUR）。对于出生后表现为尿流细、尿路感染或败血症的男孩，PUV 可能被诊断出来。超声可评估肾积水和肾实质发育不良、输尿管积水、膀胱壁增厚或憩室以及有时发生的后尿道扩张的程度。VCUG 对于观察 VUR 以及后尿道和前尿道连接处口径的突然改变很重要。外科瓣膜消融术能治疗梗阻，但如果由于 VUR 或梗阻导致严重肾损害，预后较差。

- **梅干腹综合征（梨状腹综合征）**。这种综合征的特征是三联征：腹壁肌肉组织发育不良、隐睾和尿路异常（可能包括输尿管积水、肾积水和尿道异常）。基本仅限于男孩。腹直肌发育异常或慢性压力都会导致腹壁松弛和起皱。尿道闭锁或严重 PUV 患者通常在出生后不久死亡。无尿道梗阻的患者有膀胱排空功能障碍，并且通常存活，只发展为慢性

上尿路疾病。结缔组织取代膀胱壁的平滑肌，导致增厚，很少小梁化。超声显示一个大的、拉长的膀胱，伴随肾盂积水和扭曲、严重的输尿管积水。VCUG 可显示一个巨大的、不规则膀胱以及 VUR（约 80%）。前列腺部尿道通常随着排尿而扩张，在尿道膜部处逐渐变细。可能存在尿道憩室。

- **尿生殖窦（urogenital sinus，UGS）/ 泄殖腔**。如果尿直肠隔未能将泄殖腔分开，就会产生 UGS 或泄殖腔。两者都只发生在女孩。UGS 不形成尿道，阴道和膀胱只有一个出口。新生儿有两个会阴开口——UGS 和肛门。由于相关阴道闭锁，子宫阴道积水很常见。而泄殖腔是一个单独的会阴开口，引流一个共用的腔室，排空膀胱、阴道和直肠。骨盆和脊髓通常异常。产前 MRI 有助于区分 UGS 和泄殖腔，因为 UGS 患者膀胱里只有液体，而在泄殖腔的膀胱内也会有 T1 高信号的胎粪。产后 X 线片可能显示骨盆软组织肿块。然而，对于泄殖腔，由于暴露在尿液中，公共通道内的胎粪可能会钙化，并且可以看到钙化的胎粪块。在这两种情况下，MRI 和生殖系统造影能展示多变的解剖结构。肾可能异常，也应行影像学检查。

■ 诊断

后尿道瓣膜。

✓ 要点

- 在后尿道瓣膜患者中，肾通常表现为肾积水和（或）肾实质发育不良。
- 产前超声显示后尿道瓣膜患者有肾积水、膀胱扩张和羊水过少。

- 梅干腹综合征的特征是腹部肌肉组织松弛、隐睾和泌尿道异常。
- 泄殖腔（阴道、膀胱和直肠的共同引流通道）患者通常有脊髓异常。

推荐阅读

Berrocal T, López-Pereira P, Arjonilla A, Gutiérrez J. Anomalies of the distal ureter, bladder, and urethra in children: embryologic, radiologic, and pathologic features. Radiographics. 2002; 22(5):1139–1164

Epelman M, Daneman A, Donnelly LF, Averill LW, Chauvin NA. Neonatal imaging evaluation of common prenatally diagnosed genitourinary abnormalities. Semin Ultrasound CT MR. 2014; 35(6):528–554

病例 82

Rebecca Stein-Wexler

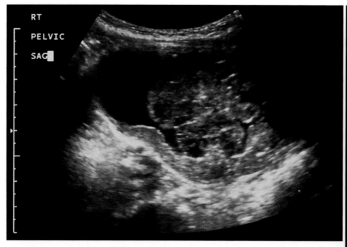
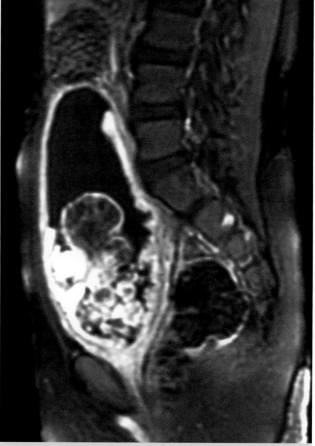

图 82.1　矢状面骨盆超声显示膀胱腔内有一个不均匀的、分叶状肿块，伴有膀胱后壁增厚（a）。矢状位 T1-W 脂肪抑制钆增强 MRI 显示局限于膀胱的分叶状肿块，膀胱壁增厚（b）

■ 临床表现

4 岁男孩血尿。

■ 关键影像发现

膀胱内肿块（图 82.1）。

■ 三大鉴别诊断

- 横纹肌肉瘤（rhabdomyosarcoma，RMS）。RMS 通常累及四肢或头颈部的软组织。大约 5% 累及膀胱或前列腺，阴道和睾丸旁组织较少受到影响。膀胱 RMS 在男孩中最常见，平均年龄约为 4 岁。先天性脑异常、神经纤维瘤病和肾母细胞瘤病患者的发病率增加。肿瘤通常呈息肉状和葡萄状，在这种情况下，它可以被描述为"葡萄串状"，偶尔会出现浸润。细胞类型通常是胚胎型，而不是腺泡型。肿瘤通常较大且呈分叶状，在这种情况下，可能很难确定它是发生在膀胱内，还是从前列腺或阴道侵入膀胱。较小的孤立性病变可能类似于炎性假瘤或塌陷的输尿管囊肿。RMS 通常在超声或 CT 上表现为分叶状软组织。MRI 显示 T1 低信号，T2 高信号；呈不均质增强。RMS 通常不会钙化。

- 低度恶性潜能的乳头状尿路上皮肿瘤（papillary urothelial neoplasm of low malignant potential，PUNLMP）。这种常见的儿科肿瘤通常是孤立的和外生性的。病变通常为 1～2 cm，发生在膀胱后外侧壁或输尿管口。虽然没有转移，但约 1/3 的病例在切除后复发。

- 炎性假瘤。这种罕见的炎症性疾病由肌纤维母细胞梭形细胞和炎症细胞的非肿瘤性增殖组成。成人比儿童更常见，7 岁是儿童的平均好发年龄。病因不明，但可能是感染或炎症引起的。它可能发生在身体的任何地方。在膀胱中，病变通常表现为侵袭性，在影像学中可能被误认为恶性肿瘤。它可能表现出典型的环状增强，由于坏死而缺乏中央增强。病变可呈息肉状或引起局灶性膀胱壁增厚。膀胱顶部最常受累，膀胱三角区通常不受累。

■ 其他鉴别诊断

- 丛状神经纤维瘤。儿童膀胱神经纤维瘤很罕见，通常与 1 型神经纤维瘤病有关。它们由膀胱底部的神经丛发育而来。神经的结节状增厚导致膀胱壁结节状增厚。邻近的泌尿生殖系统结构可能会受到影响。

■ 诊断

横纹肌肉瘤。

✓ 要点

- 泌尿生殖系统横纹肌肉瘤通常影响膀胱，最常见于男孩。
- 膀胱横纹肌肉瘤通常具有葡萄状外观，通常为胚胎型。
- 低度恶性潜能的乳头状尿路上皮肿瘤通常发生在膀胱后外侧壁或输尿管口。

推荐阅读

Agrons GA, Wagner BJ, Lonergan GJ, Dickey GE, Kaufman MS. From the archives of the AFIP. Genitourinary rhabdomyosarcoma in children: radiologic-pathologic correlation. Radiographics. 1997; 17(4):919–937

Fernbach SK, Feinstein KA. Abnormalities of the bladder in children: imaging findings. AJR Am J Roentgenol. 1994; 162(5):1143–1150

Shelmerdine SC, Lorenzo AJ, Gupta AA, et al. Pearls and pitfalls in diagnosing pediatric urinary bladder masses. Radiographics 2017; 13: 1872–1891

病例 83

Rebecca Stein-Wexler

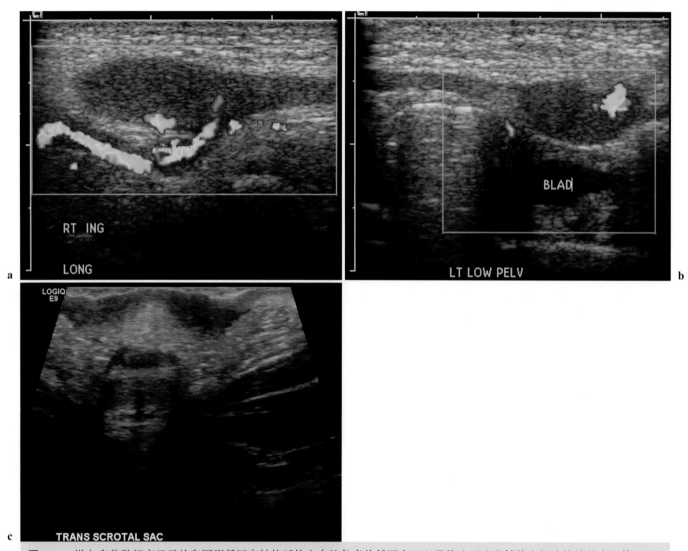

图 83.1　纵向多普勒超声显示从卵圆形低回声结构延伸出来的条索状低回声，以及终止于这些结构之间连接处的大血管（**a**）。左侧骨盆的纵向多普勒超声显示在塌陷的膀胱前有低回声的卵圆形肿块，一个绳状结构从这个肿物延伸出来（**b**）。阴囊横切面超声显示睾丸组织缺失（**c**）

■ 临床表现

6 个月的男孩，未触及睾丸。

■ 关键影像发现

阴囊空虚（图 83.1）。

■ 三大鉴别诊断

- **腹股沟睾丸**。睾丸下降的调控或解剖学过程中的先天性缺陷会导致隐睾。由于睾丸从腹股沟管的最终下降发生在妊娠 25 ～ 30 周之间，这种情况在早产儿中极其常见。它在患有尿道下裂、后尿道瓣膜、梅干腹综合征、腹裂和脊髓脊膜膨出的男孩中也更常见。在患有脑瘫的一些男孩，如果高度活跃的提睾肌阻止了精索的正常延长，他们会在童年时期发展为隐睾。隐睾睾丸暴露在异常高温下，与其他因素相结合，增加了隐睾未在儿童早期复位的男性患不孕不育和睾丸癌的风险。大多数隐睾在腹股沟管内可触及。影像学在睾丸不可触及的患者检查中的作用是有争议的。超声和 MRI 都可能无法识别睾丸，淋巴结或引带的结构可能被错误地诊断为隐睾。睾丸的准确识别需要显示精索和（或）有回声的睾丸纵隔。与正常位置的睾丸相比，隐睾通常相对较小，可能呈低回声或等回声。

- **腹内睾丸**。腹内睾丸可能位于从肾到腹股沟管的任何地方。超声对骨盆内或腹腔内睾丸的诊断相对不敏感。这种情况的睾丸在 MRI 上更容易识别，呈 T1 低信号、T2 高信号。然而，MRI 可能会漏掉腹内睾丸。因此，最终的诊断通常依赖于手术探查，治疗也是通过手术方式。

- **睾丸缺失**。外阴性别不明与睾丸未降的结合提示性发育异常，如伴有先天性肾上腺增生的 XY 女性。此外，尿道下裂和隐睾的结合可能与产前和产后雄激素中断有关。尿道下裂的严重程度与隐睾的严重程度相关。应对生殖器畸形的患者进行超声检查，以评估子宫和卵巢的存在，或者腹内睾丸的存在。睾丸中有睾丸纵隔，卵巢中有小卵泡，这两种结构是不同的。MRI 有助于解决具有挑战性的病例。

■ 诊断

隐睾（右侧腹股沟，左侧腹内）。

✓ 要点

- 睾丸的准确识别需要显示有回声的睾丸纵隔和（或）精索。
- 隐睾通常位于腹股沟管内，但也可能位于盆腔内或腹腔内。
- MRI 在识别腹内睾丸方面比超声更准确，但诊断通常依赖于手术探查。
- 外阴性别不明或尿道下裂合并阴囊空虚存在时，应警惕性发育异常，通过骨盆超声评估子宫、卵巢和（或）睾丸来解决这一问题。

推荐阅读

Delaney LR, Karmazyn B. Ultrasound of the pediatric scrotum. Semin Ultrasound CT MR. 2013; 34(3):248–256

Tasian GE, Copp HL, Baskin LS. Diagnostic imaging in cryptorchidism: utility, indications, and effectiveness. J Pediatr Surg. 2011; 46(12):2406–2413

病例 84

Rebecca Stein-Wexler

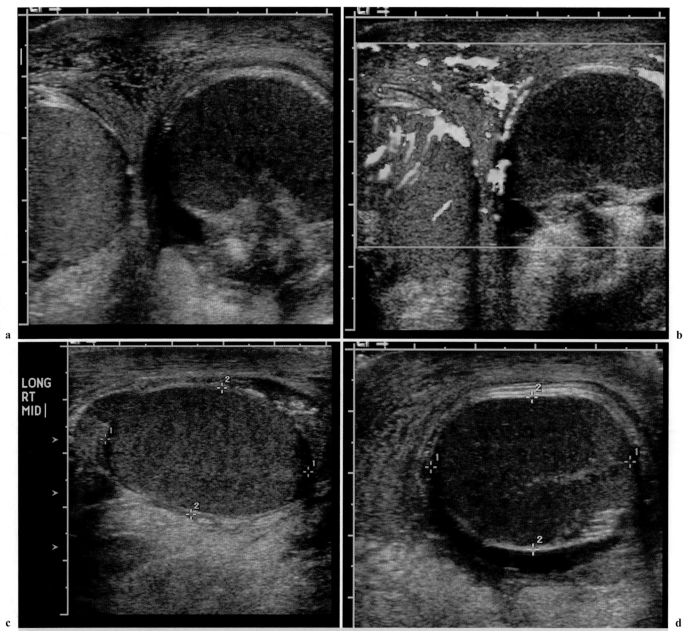

图 84.1　阴囊横切面超声显示左侧睾丸低回声（**a**）。应用彩色多普勒，血流仅在右侧睾丸和左侧睾丸被膜中被识别（**b**）。右侧睾丸的纵向超声显示一个卵圆形的均质的睾丸（**c**）。左侧睾丸纵向超声显示睾丸比右侧更圆，呈不均质低回声，有少量微小囊性区；还有一个小鞘膜积液（**d**）

■ 临床表现

14 岁男孩，突然出现左侧阴囊疼痛。

■ 关键影像发现

睾丸疼痛（图 84.1）。

■ 三大鉴别诊断

- **睾丸附件扭转**。睾丸附件位于睾丸的上极。这种结构的扭转在青春期前的男孩中最常见。表现类似于睾丸扭转，但疼痛的发作可能更为缓慢。睾丸上方的触痛结节和相应的"蓝点（blue dot）"有助于鉴别。典型的超声发现是一个大于 6 mm 的有蒂无血管的椭圆形结节。邻近的炎症和鞘膜积液很常见。

- **睾丸扭转**。扭转最常见于青少年和新生儿。大多数青少年有鞘膜内扭转，这是由于缺少部分后鞘膜（"钟-摆"畸形）造成。梗死发生在扭转后 6～12 h 内。鞘膜外扭转仅见于新生儿，通常表现为睾丸梗死。扭转睾丸呈高横位，提睾反射可能缺失。数小时内，睾丸变大，低回声；如果不均匀，扭转可能是不可逆的。彩色多普勒血流通

常缺乏，但在早期可能增加或仅轻度减少。扭转矫正后血流可能会增加。睾丸旁组织，包括附睾和睾丸鞘膜，有时也会充血。阻力指数可以增加。精索可能呈螺旋状。两个睾丸都必须用超声进行评估。

- **附睾炎/睾丸附睾炎**。附睾炎/睾丸附睾炎在性功能活跃的青少年中最为常见。较小的男孩通常有泌尿生殖器异常。患腮腺炎的男孩可能患有孤立性睾丸炎。提睾反射存在，睾丸的抬高可以减轻疼痛。在超声上，附睾通常很大且低回声，但如果出血，可能是异质性的伴高回声灶。彩色多普勒显示附睾充血，与睾丸扭转不同，它的阻力指数低。并发症如脓肿和梗死是不常见的。

■ 其他鉴别诊断

- **腹股沟疝**。腹股沟疝在新生儿中非常常见，尤其是早产儿。大多数在临床上被诊断为腹股沟、阴囊或阴唇的无症状隆起。年龄较大的儿童可能表现为无痛、隐痛或有时伴有剧烈疼痛。Valsalva 动作时疝更明显，如哭泣时。超声显示肠和（或）网膜在腹股沟管中，有时在阴囊中。无蠕动的肠管因其可出现绞窄需要关注。在腹股沟疝的情况下，阴囊软组

织充血提示嵌顿。

- **睾丸外伤**。睾丸外伤比较常见，但损伤相对较少。血肿和鞘膜积液可被识别为鞘膜层之间（鞘膜积血）或睾丸、附睾或阴囊壁中（血肿）的回声可变的物质。破裂是一种外科急症，在超声上可见实质通过有回声的白膜缺损挤出。睾丸通常是扭曲的和异质性的。睾丸破裂在超声上可能被识别为线性低回声缺损。

■ 诊断

左侧睾丸扭转。

✓ 要点

- 对于附睾炎/睾丸附睾炎，附睾增大，可能是低回声或不均匀的。
- 附睾炎/睾丸附睾炎的阻力指数降低，而睾丸扭转

的阻力指数增加
- 睾丸扭转早期或矫正后彩色多普勒血流可能增加。
- 睾丸附件增大超过 6 mm 可能提示扭转。

推荐阅读

Delaney LR, Karmazyn B. Ultrasound of the pediatric scrotum. Semin Ultrasound CT MR. 2013; 34(3):248–256

Yusuf GT, Sidhu PS. A review of ultrasound imaging in scrotal emergencies. J Ultrasound. 2013; 16(4):171–178

病例 85

Leslie E. Grissom

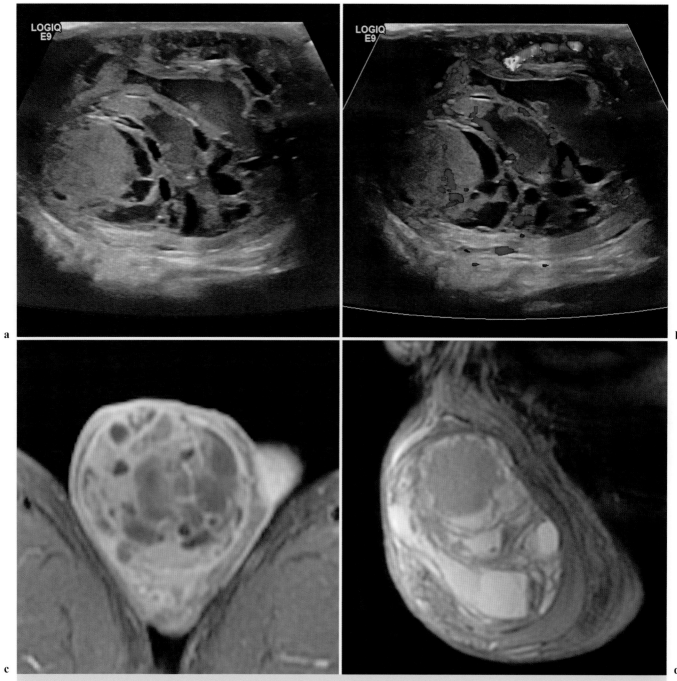

图 85.1　超声显示一个不均匀的阴囊肿块，有实性和囊性区域，没有正常的同侧睾丸组织（**a**）。彩色多普勒超声显示肿块充血（**b**）。轴位 T1-W 增强 MRI 显示一些实体组织增强，但多个坏死 / 囊性区域不增强（**c**）。在矢状位 T2 MRI 上，肿块是不均匀的，有多个液体间隙。阴囊壁的筋膜也似乎增厚，并可能被累及（**d**）

■ 临床表现

16 岁男孩，有无痛性阴囊肿块。

■ 关键影像发现

无痛性阴囊肿块（图 85.1）。

■ 三大鉴别诊断

- **生殖细胞肿瘤**。睾丸肿瘤在儿童中很少见，大多数是恶性的。生殖细胞肿瘤约占儿童睾丸肿瘤的75%，其余为间质肿瘤。成熟畸胎瘤和大多数间质肿瘤是良性的，其他是恶性的。在青春期前的儿童中，卵黄囊瘤（也称为内胚窦瘤）和畸胎瘤是最常见的。在青春期后的男孩中，最常见的类型是混合生殖细胞肿瘤（mixed germ cell tumor，MGCT）。MGCT 包括不同生殖细胞成分的组合，30% 的病例有精原细胞瘤（精原细胞瘤也可发生在患有隐睾的成人身上）。胚胎细胞癌比 MGCT 少见得多，绒毛膜癌很少见，尽管它可能是 MGCT 的一个组成部分。这些肿瘤中有许多分泌肿瘤标志物或激素，包括卵黄囊瘤分泌的甲胎蛋白、绒毛膜癌分泌的 β- 人绒毛膜促性腺激素（β-HCG）和间质肿瘤分泌的雌激素或雄激素。这些肿瘤在超声都有相似的表现：囊性和实性混合伴有充血。MRI 很有帮助，因为它有较大的视野和分辨组织类型的潜力。
- **横纹肌肉瘤**。这是最常见的睾丸旁肿瘤。它的超声表现类似生殖细胞肿瘤，它可能很大，很难鉴别睾丸外的起源。
- **外伤**。外伤会产生类似生殖细胞肿瘤的复杂的阴囊血肿。囊性区域内通常有可移动的碎片。在机化血肿的分隔处可以看到血流。

■ 其他鉴别诊断

- **腹股沟疝**。阴囊内肠管可能看似很复杂。只要没有嵌顿，通常可显示肠壁内的蠕动和流动。检查腹股沟管很重要，以确定看似阴囊肿块的影像是否为疝。
- **转移性淋巴瘤和白血病**。睾丸白血病 / 淋巴瘤通常发生在广泛转移性疾病的情况下。睾丸可能是肿瘤发生和复发的地方。肿瘤可以是结节状的，也可以是更坚实、均匀的低回声表现，类似精原细胞瘤。可出现充血。通常累及双侧，可能包括附睾。

■ 诊断

胚胎细胞癌。

✓ 要点

- 年龄较大的儿童生殖细胞肿瘤更有可能是恶性的。
- 间质肿瘤（睾丸间质细胞瘤和睾丸支持细胞瘤）产生激素，导致女性男性化或男性乳腺增生。
- 精原细胞瘤是成人最常见的睾丸肿瘤，是可能发生在隐睾患者的肿瘤。
- 横纹肌肉瘤是最常见的睾丸旁肿瘤。

推荐阅读

Cassidy FH, Ishioka KM, McMahon CJ, et al. MR imaging of scrotal tumors and pseudotumors. Radiographics. 2010; 30(3):665–683

Sohaib SA, Koh DM, Husband JE. The role of imaging in the diagnosis, staging, and management of testicular cancer. AJR Am J Roentgenol. 2008; 191(2):387–395

Sung EK, Setty BN, Castro-Aragon I. Sonography of the pediatric scrotum: emphasis on the Ts: torsion, trauma, and tumors. AJR Am J Roentgenol. 2012; 198(5):996–1003

病例 86

Ellen Cheang

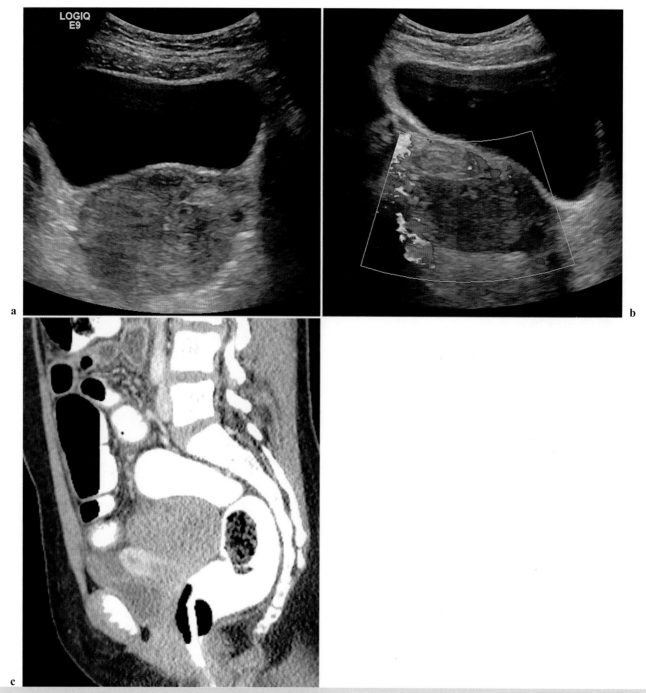

图 86.1 横向盆腔超声显示在一个小的青春期前子宫后面有一个不均匀的低回声肿块，也可以看到正常的右侧卵巢（未显示）（**a**）。矢状面彩色多普勒超声显示肿块内没有血流（**b**）。增强矢状位重建 CT 显示子宫上后方的中线盆腔肿块（**c**）

■ 临床表现

右下腹疼痛的 10 岁女孩。

■ 关键影像发现

疼痛的盆腔肿块（图 86.1 ）。

■ 三大鉴别诊断

- **阑尾炎穿孔**。阑尾炎是美国最常见的儿童外科急症。尽管 CT 为诊断提供了 90% 以上的灵敏性和特异性，但由于对辐射暴露的担忧，超声是首选方法。超声显示一个不可压缩的从盲肠发出的管状结构，直径大于 6 mm。可能的相关发现包括阑尾结石阴影、阑尾周围脂肪回声、游离液体和阑尾壁充血。CT 对可疑病例和评估并发症有价值。如果发生穿孔，在右下象限、盲肠或其他地方可能会看到不均匀的炎性软组织肿块（早期）或厚壁积液（晚期）。由此导致的小肠梗阻很常见。

- **卵巢扭转**。卵巢扭转是一种常见的妇科外科急症，通常在青春期左右出现，但也见于婴儿。症状无特异性。虽然患者通常表现为剧烈的急性疼痛，但疼痛可能是慢性和间歇性的。附件活动度和（或）大囊肿或肿块（通常为畸胎瘤）的存在使儿童卵巢易发生扭转。超声表现各不相同。最常出现单侧疼痛的卵巢增大（至少比另一侧大 3 倍）。

卵巢可能是异质的，由于水肿和静脉充血，会出现多个外周滤泡（"珍珠串"）。中线或其他卵巢位置异常具有提示性。受累卵巢在彩色多普勒超声上可能缺乏血流。然而，附件的正常血流并不排除扭转，因为卵巢具有双重血液供应，扭转可能是不完全的或间歇性的。新生儿扭转通常发生于产前被大于 4 ～ 5 cm 囊肿扩大的卵巢。因此，超声的表现反映了出血性坏死：大囊肿内的液-液平面、回缩凝块或网状结构。

- **异位妊娠**。异位妊娠是由胚胎植入子宫内膜管外，通常植入输卵管内造成。患者常在妊娠早期出现疼痛和（或）阴道出血。如果在 β-人绒毛膜促性腺激素（β-HCG）阳性的情况下，有复杂的附件包块、无回声的液体，并且没有宫内妊娠囊，超声能够诊断。可以看到典型的厚、高回声边缘，周围呈"火圈"状流动。超声的发现必须与 β-HCG 水平相结合。

■ 其他鉴别诊断

- **盆腔炎/输卵管卵巢脓肿**。盆腔炎（pelvic inflammatory disease，PID）的诊断是基于性活跃的青少年出现发热、骨盆疼痛和阴道分泌物的临床表现。输卵管卵巢脓肿表现为一种扩张的、蜿行性、管状的、充满液体的结构，伴有分层的碎片和（或）复杂的实性和囊性附件肿块，内部回声分散，血管增多。

■ 诊断

卵巢扭转。

✓ 要点

- 单个增大的水肿卵巢伴多个外周囊肿提示青少年卵巢扭转。
- 扭转可能是不完全的或间歇性的，所以附件血流的存在不排除扭转。
- 如果 β-HCG 阳性患者未出现宫内妊娠，则必须考虑异位妊娠。

推荐阅读

Callahan MJ, Rodriguez DP, Taylor GA. CT of appendicitis in children. Radiology. 2002; 224(2):325–332

Kaakaji Y, Nghiem HV, Nodell C, Winter TC. Sonography of obstetric and gynecologic emergencies: part II, gynecologic emergencies. AJR Am J Roentgenol. 2000; 174(3):651–656

Levine D. Ectopic pregnancy. Radiology. 2007; 245(2):385–397

Sintim-Damoa A, Majmudar AS, Cohen HL, et al. Pediatric ovarian torsion: spectrum of imaging findings. Radiographics 2017; 37:1892–1908.

病例 87

Fabienne Joseph，*Rebecca Stein-Wexler*

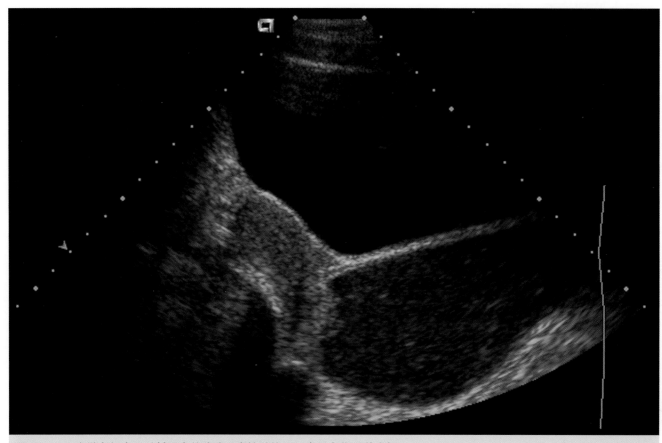

图 87.1 经腹纵向超声显示低回声的膀胱后囊性肿块。正常子宫位于其头侧

■ 临床表现

14 岁女生，耻骨上疼痛，月经延迟。

■ 关键影像发现

囊性盆腔肿块（图 87.1）。

■ 三大鉴别诊断

- **卵巢囊肿**。卵巢囊肿几乎占附件病变的 50%，是新生儿女孩最常见的腹部肿块。通常发生在新生儿或月经初潮后。功能性囊肿在 1～8 岁之间很少见，大约 1/4 的卵巢肿块是恶性的。囊肿通常为单纯囊肿，在超声上表现为无回声，在 MRI 上表现为单纯的液体。如果有出血，则看起来更复杂：超声可能显示花边状外观，MRI 信号因出血阶段而异，无结节状或中央强化。直径达 3 cm 的囊肿被认为是生理性的，而较大的囊肿被认为是功能性的。囊肿大于 5 cm 会增加扭转的风险。卵巢肿瘤在本书的其他地方有所论述，如果是囊性的，通常属于生殖细胞亚型。
- **子宫阴道积水 / 积血**。处女膜闭锁或少见的阴道隔膜 / 闭锁导致积液。如果液体被局限在阴道内，被称为"阴道积液"，而如果液体也充满子宫腔，它

被称为"子宫阴道积液"。在新生儿，液体通常是黏液（"积水"），而月经初潮前后的女孩通常是出血（"积血"）。因此，新生儿通常会有阴道积水或子宫阴道积水，而大一点的女孩通常会有阴道积血或子宫阴道积血。识别突入积液头侧的子宫颈有助于诊断这些情况。

- **肠重复囊肿**。这些罕见的先天性畸形最常见于食管或末端回肠附近，但也可发生在胃肠道的任何地方，只有 5% 累及直肠。囊肿通常是圆形的，如果是管状的，则更有可能与肠腔相通。它们发生在肠的肠系膜侧，大多数表现为梗阻，可能发生穿孔、扭转，如果包含胃黏膜则会有出血。在超声上，显示"肠道信号"，由中央有回声的黏膜和周围低回声的肌层形成，并可能显示蠕动。

■ 其他鉴别诊断

- **骶尾部畸胎瘤（sacrococcygeal teratoma，SCT）**。这些先天性病变是儿童最常见的畸胎瘤类型。它们可以是内部的、外部的或混合性的。虽然通常是实性的，但它们可能是完全囊性的。新生儿的 SCT 通常是良性的，但在 2 个月大时，50% 是恶

性的。由于它们与尾骨关系密切，必须切除尾骨以防止复发。

- **骶前脊膜膨出**。脊膜很少通过骶骨前部的先天性缺损突出。患者可能没有症状，或者由于占位效应而出现神经系统损伤、感染或其他并发症。

■ 诊断

阴道积血。

✓ 要点

- 大多数儿童卵巢囊肿是良性的，尤其是在新生儿和月经初潮后。
- 子宫阴道积水 / 积血出现在新生儿或青春期，通常由处女膜闭锁引起。

- 重复囊肿最常见于回盲部附近或食管，只有 5% 发生在直肠。
- 骶尾部畸胎瘤通常包裹在尾骨周围，而骶前脊膜膨出靠近骶骨。

推荐阅读

Pai DR, Ladino-Torres MF. Magnetic resonance imaging of pediatric pelvic masses. Magn Reson Imaging Clin N Am. 2013; 21(4):751–772

Rao P. Neonatal gastrointestinal imaging. Eur J Radiol. 2006; 60(2):171–186

病例 88

Leslie E. Grissom

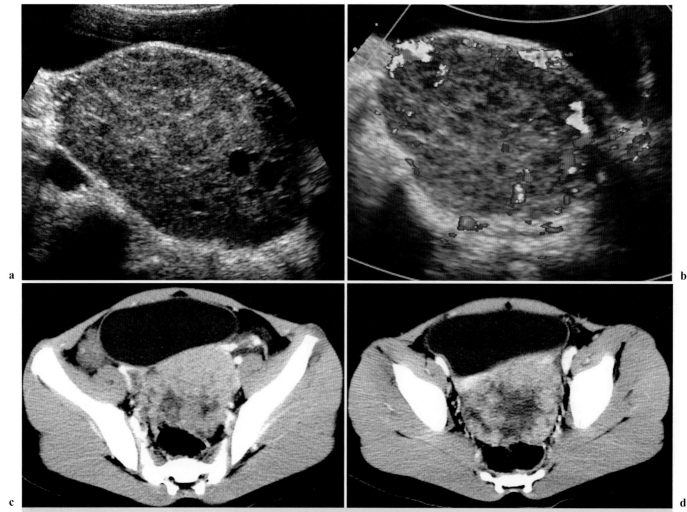

图 88.1　左侧附件超声显示一个轻度不均质的主要为实性的肿块，伴有少量小囊肿；未发现正常的左侧卵巢，但右侧卵巢正常（未显示）（**a**）。多普勒超声显示肿块中度充血（**b**）。增强 CT 显示一个不均匀的肿块，有强化的实性部分和中央坏死（**c**，**d**）

■ 临床表现

性早熟的 6 岁女孩。

■ 关键影像发现

女性无痛性盆腔包块（图 88.1）。

■ 三大鉴别诊断

- **卵巢囊肿。**大约一半的儿童卵巢肿块是功能性囊肿。大多数发生在月经初潮后或新生儿。大于 5 cm 会增加扭转的风险。大多数表现为纯囊性。然而，出血性囊肿可能表现复杂，有带状分隔。如果有大量的碎片，则可能像一个实性肿块。MRI 在非典型病例中有所帮助。信号因血液成分时期不同而不同。
- **生殖细胞肿瘤。**卵巢肿瘤通常表现为腹痛或肿块。恶性肿瘤很少，但恶性肿瘤在 10 岁以上的女孩中更常见。约 75% 为生殖细胞肿瘤，15% 为间质肿瘤，其余为上皮及其他肿瘤。生殖细胞肿瘤的超声表现因组织类型而异。良性畸胎瘤最常见，10% 的患者为双侧或多灶性畸胎瘤。它们通常表现为单房的囊肿，可能在壁上有 Rokitansky 结节。钙化、脂肪和毛发是常见的，导致有或没有阴影的回声病灶，以及线性病灶。CT 和 MRI 最能显示脂肪成分。所有

其他生殖细胞肿瘤都是恶性的，有可能转移到肝、肺和腹膜。未成熟畸胎瘤产生肿瘤标志物甲胎蛋白，并趋向于实性。无性细胞瘤通常是实体性的，其他生殖细胞肿瘤是异质性的，有实性和囊性成分。
- **性索–间质肿瘤。**这是第二常见的卵巢肿瘤。最常见的颗粒细胞亚型产生雌激素，表现为性早熟。它还产生血清抑制素，这是一种有用的肿瘤标志物。肿瘤通常很大，可以是囊性的，也可以是实性的。有两种亚型：幼年型和成年型。幼年型肿瘤与 Ollier 病和 Maffucci 综合征有关。较不常见的 Sertoli-Leydig 细胞瘤（支持–间质细胞瘤）产生雄激素，导致闭经或男性化。它们的表现各不相同，但大多呈实性和低回声。纤维瘤和卵泡膜细胞瘤是实性间质肿瘤，在成人中更常见，占儿童卵巢肿瘤的 2% 以下。它们可能会分泌雌激素。

■ 其他鉴别诊断

- **白血病 / 淋巴瘤。**卵巢可为这些恶性肿瘤的发生地，复发时比刚出现时更常受累。可以是单侧受累，也可累及双侧。卵巢在超声上通常呈实性低回声。

MRI 表现为典型强化及 T2-W 低信号。
- **上皮肿瘤。**上皮肿瘤很罕见，发生在月经初潮后，是最常见的浆液性囊腺瘤。

■ 诊断

幼年型颗粒细胞瘤。

✓ 要点

- 生殖细胞肿瘤是最常见的卵巢肿瘤，其中大多数是良性畸胎瘤。
- 10% 的儿童畸胎瘤是双侧或多灶性的。
- 许多儿童卵巢肿块分泌可用作肿瘤标志物的激素：恶性生殖细胞肿瘤中的甲胎蛋白、无性细胞瘤中

的乳酸脱氢酶、性索–间质肿瘤中的雌激素和雄激素，以及幼年型颗粒细胞肿瘤中的抑制素。
- 幼年型颗粒细胞肿瘤与 Ollier 病和 Maffucci 综合征有关。

推荐阅读

Epelman M, Chikwava KR, Chauvin N, Servaes S. Imaging of pediatric ovarian neoplasms. Pediatr Radiol. 2011; 41(9):1085–1099

Heo SH, Kim JW, Shin SS, et al. Review of ovarian tumors in children and adolescents: radiologic-pathologic correlation. Radiographics. 2014; 34(7):2039–2055

Outwater EK, Wagner BJ, Mannion C, McLarney JK, Kim B. Sex cord-stromal and steroid cell tumors of the ovary. Radiographics. 1998; 18(6):1523–1546

病例 89

Sandra L. Wootton-Gorges

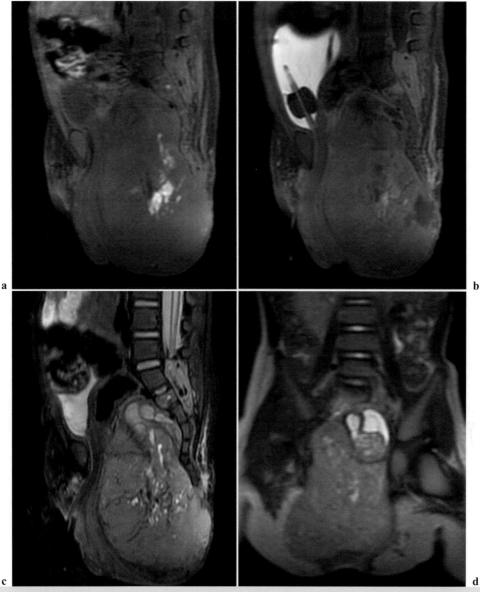

图 89.1　矢状位 T1-W 脂肪抑制 MRI 显示一个中心出血的不均匀肿块，包围了骶骨，并延伸到会阴和臀部；骶骨是高信号的，肿块延伸到硬膜囊和脊柱后部（**a**）。矢状位 T1-W 脂肪抑制钆增强 MRI 显示轻度增强，并显示出可能代表坏死的低信号液体成分（注意膀胱中的导管）（**b**）。矢状位 T2 图像显示多房液体成分和小而散在的液体信号病灶（**c**）。冠状位 T2 图像显示肿块扭曲了会阴的轮廓（**d**）。（这些图片由 Nemours/Alfred I. duPont 儿童医院的 Leslie E. Grissom 提供。）

■ 临床表现

14 个月女孩，背部及会阴部突出的肿块。

■ 关键影像发现

骶骨前肿块（图 89.1）。

■ 三大鉴别诊断

- **骶尾部畸胎瘤（SCT）。**SCT 是一种罕见的肿瘤，源自多能细胞，包含所有三个胚层。它们是婴儿尾部最常见的肿瘤，可以是骨盆外、骨盆内或是混合性的。大多数在生后前几个月出现的肿瘤是良性的，但是恶性肿瘤的风险随着年龄增长而增加。囊性病变和发生在女孩身上的病变通常是良性的。钙化占 60%。根据肿瘤的组成，肿瘤通常表现为不均匀的、囊性和实性的、含脂肪和钙化的。MRI 显示肿瘤的范围，并确定脊柱受累的程度。尾骨必须切除，以防止复发。

- **直肠重复囊肿。**直肠重复囊肿占肠重复囊肿的 5%，呈球形、薄壁、单房或多房囊性病变，可能与直肠腔相通。它们的壁包含平滑肌，并衬有直肠黏膜，导致低回声和高回声层交替的"肠道信号"。

- **骶前脊膜膨出。**骶前脊膜膨出是脑脊液膨胀的脊膜通过骶孔或缺损突出的罕见病变。MRI 是确定病变的最佳方法，但 CT 可能有助于显示骨缺损。这些病变可能与泌尿生殖系统和（或）肛门直肠畸形以及 1 型神经纤维瘤病有关。它们也可能作为 Currarino 三联征［肛门直肠畸形、骶骨缺损（弯刀状骶骨）和骶前肿块］的一部分发生。

■ 其他鉴别诊断

- **淋巴管畸形。**大囊性淋巴管畸形是由淋巴管和中央淋巴系统之间的异常连接引起的充满液体的淋巴间隙。表现为薄壁、单房或多房的囊性肿块，有强化壁和间隔。

- **生殖细胞肿瘤。**皮样囊肿是罕见于骶前区的发育性病变。这些囊性肿块包含黏液、钙化和脂肪组织。相关的畸形包括肛门直肠畸形和骨骼缺陷，作为 Currarino 三联征的一部分。

- **卵巢囊肿。**卵巢囊肿常见于新生儿女性，体积可能非常大。它们是由母体卵泡的激素刺激引起的。超声可确认囊肿的卵巢来源。囊肿大于 5 cm 会增加扭转的风险。通常在中线，位于直肠前而不是骶前。

■ 诊断

恶性未成熟骶尾部畸胎瘤伴卵黄囊瘤病灶和骨转移。

✓ 要点

- 骶尾部畸胎瘤是新生儿最常见的尾部肿瘤，外观因成分而异。
- 骶尾部畸胎瘤可能是骨盆内、骨盆外或是两者皆有，它们也可以显示椎管内延伸。
- 骶前脊膜膨出是脑脊液通过神经孔或骨缺损的突出，它们可能有相关异常。

推荐阅读

Kocaoglu M, Frush DP. Pediatric presacral masses. Radiographics. 2006; 26(3):833–857

Pai DR, Ladino-Torres MF. Magnetic resonance imaging of pediatric pelvic masses. Magn Reson Imaging Clin N Am. 2013; 21(4):751–772

Shah RU, Lawrence C, Fickenscher KA, Shao L, Lowe LH. Imaging of pediatric pelvic neoplasms. Radiol Clin North Am. 2011; 49(4):729–748, vi

第 4 部分
肌肉骨骼影像

4

病例 90

Rebecca Stein–Wexler

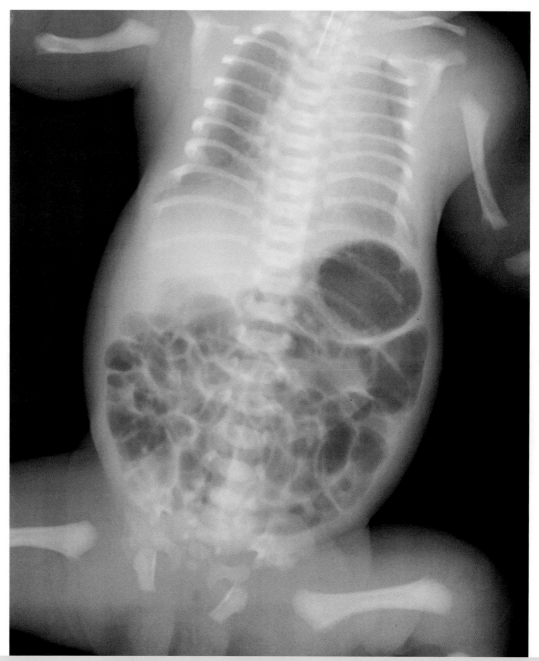

图 90.1　正位 X 线片显示异常短的肋骨。髂骨翼张开，髋臼呈"三叉戟"形状。脊柱正常，但肱骨和股骨短而粗。心脏轮廓增大

■ 临床表现

新生儿产前超声异常。

■ 关键影像发现

骨骼发育不良，短肋（图 90.1）。

■ 三大鉴别诊断

- **窒息性胸廓发育不良（Jeune 综合征）**。该综合征的胸廓长，呈钟形，肋骨短而水平，向前展开。这种结构导致早期呼吸损害。髋臼发育不良类似于一个倒置的"三叉戟"。伴有轻度肢端（远端）肢体缩短，但长骨不弯曲。一个正常的脊柱和"三叉戟"形状的髋臼，有助于区分这种疾病与致死性骨发育不全。

- **Ellis-van Creveld 综合征（软骨外胚层发育不良）**。头发、指甲和牙齿异常是这种综合征的临床特征。渐进性的中肢部（胫骨和桡骨中部）和肢端（远端）肢体缩短。腓骨明显缩短。放射学特征还包括短肋骨、头状骨和钩骨融合、锥形骨骺和多指（趾）畸形。股骨头提前骨化，骨盆异常，有展开的髂骨翼和"三叉戟"形状的髋臼。先天性心脏病以房间隔缺损或房室垫缺损为主，是发病的主要原因。

- **短肋多指（趾）畸形**。这种疾病表现为肋骨非常短，多指（趾）畸形。骨盆和脊柱看起来正常，长骨也正常。然而，可能有腭裂、会厌发育不全、囊肿性肾和胎儿水肿。

■ 其他鉴别诊断

- **致死性骨发育不全**。致死性骨发育不全是最常见的致命性骨骼发育不良，在新生儿期通常是致死性的。肋骨很短，因此胸部很窄。肺发育不全导致呼吸衰竭。这种胸廓不成比例的侏儒症患者有严重的扁平椎体，但椎间盘较宽，以至于躯干长度正常。头部大得不成比例，有些患者有分叶状颅骨。髂骨很小。有肢体近端（肢根）缩短。长骨弯而短。股骨具有特征性的"电话听筒"状外观。

- **Holt-Oram 综合征**。与 Ellis-van Creveld 综合征一样，该病特征是心脏病（通常为房间隔或室间隔缺损）和肢体畸形。不过，肋骨是正常的。拇指通常是重复畸形、发育不良或三指节畸形。桡骨常发育不全，肩部和上肢可能有其他异常。

■ 诊断

Ellis-van Creveld 综合征（软骨外胚层发育不良）。

✓ 要点

- Jeune 综合征（窒息性胸廓发育不良）表现为胸廓呈钟形，髋臼呈三叉戟状，脊柱正常。

- Ellis-van Creveld 综合征患者有心脏疾病、进行性肢体缩短、肋骨短和多指（趾）畸形。

- 短肋多指（趾）畸形患者的骨骼在其他方面是正常的。

推荐阅读

Glass RB, Norton KI, Mitre SA, Kang E. Pediatric ribs: a spectrum of abnormalities. Radiographics. 2002; 22(1):87–104

Miller E, Blaser S, Shannon P, Widjaja E. Brain and bone abnormalities of thanatophoric dwarfism. AJR Am J Roentgenol. 2009; 192(1):48–51

Panda A, Gamanagatti S, Jana M, Gupta AK. Skeletal dysplasias: a radiographic approach and review of common non-lethal skeletal dysplasias. World J Radiol. 2014; 6(10):808–825

Parnell SE, Phillips GS. Neonatal skeletal dysplasias. Pediatr Radiol. 2012; 42 Suppl 1:S150–S157

病例 91

Rebecca Stein-Wexler

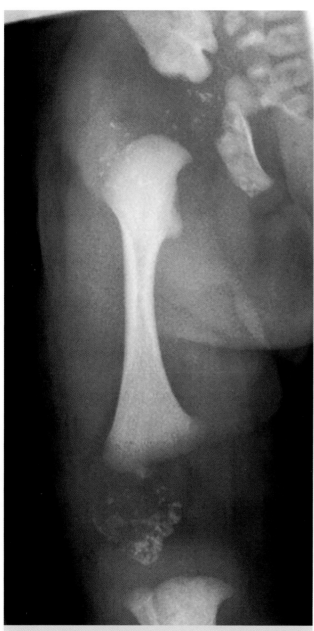

图 91.1 　骨骺处有斑点状稍高密度影。（此图像由 Nemours/ Alfred I. Dupont 儿童医院的 Leslie E. Grissom 提供。）

■ 临床表现

　　1 日龄儿产前超声异常。

■ 关键影像发现

异常骨骺（图 91.1）。

■ 三大鉴别诊断

- **脊椎骨骺发育不良（spondyloepiphyseal dysplasia，SED）。**"先天性"SED 在出生时表现为跟骨、膝关节和耻骨无骨化，椎体呈梨状，髂翼短而宽。严重的扁平椎，椎间盘薄。"迟发性"SED 通常发生于 5～10 岁，表现为扁平椎（包括后椎体呈驼峰状）、小骨盆、轻到中度小而不规则的骨骺。
- **点状软骨发育不良。**有两种常见的亚型，均以出生时的点状骨骺为特征。常染色体隐性遗传型表现为对称的肢根缩短、大关节有斑点，有时喉和气管软

骨也有斑点。椎体可见冠状裂。手和脚都正常。X 连锁显性遗传型"Conradi-Hünermann"综合征，表现为偶发的和不对称的肢体缩短，累及手和脚以及大关节。喉和气管正常，但椎体和终板有斑点，导致最终脊柱后凸。斑点会随着时间的推移而消失，患者的生存期限正常。智力低下是致死型的特征，但不是 Conradi-Hünermann 综合征的特征。

- **脊椎干骺端发育不良。**这种发育不良类似于多发性骨骺发育不良，但伴发干骺端受累。

■ 其他鉴别诊断

- **多发性骨骺发育不良。**这种遗传异质性疾病在 2～4 岁后出现。特征性表现为双侧长骨和四肢远端骨骺的对称性延迟和断裂。胫骨远端骨骺的明显楔形变可能触发诊断。脊柱类似于 Scheuermann 病，终板不规则，轻微的前部楔形变，以及大量的 Schmorl 结节。

- **Morquio 综合征。**Morquio 综合征是一种黏多糖贮积症，以股骨头延迟骨化、不规则骨骺和继发性的干骺端变宽为特征。其他骨也受累，特别是脊柱，有扁平椎，椎体中部有前喙。第 2 到第 5 掌骨的基底部是尖的，聚集在一起。肋骨呈桨状外观。

■ 诊断

点状软骨发育不良。

✓ 要点

- 迟发性脊椎骨骺发育不良在儿童时期表现为轻至中度的小而不规则的骨骺，及扁平椎伴驼峰状后椎体。
- 楔形、稍小的胫骨远端骨骺是诊断多发性骨骺发育不良的一个线索。

- Morquio 综合征中，股骨头骨化延迟，骨骺多发不规则；与 Hurler 综合征一样，存在椎体前喙。
- 常染色体隐性遗传型点状软骨发育不良的大关节有点状骨骺，中轴骨较少受累，而 Conradi-Hünermann 综合征中，脊柱、手和足也可以受累。

推荐阅读

Panda A, Gamanagatti S, Jana M, Gupta AK. Skeletal dysplasias: a radiographic approach and review of common non-lethal skeletal dysplasias. World J Radiol. 2014; 6(10):808–825

Parnell SE, Phillips GS. Neonatal skeletal dysplasias. Pediatr Radiol. 2012; 42 Suppl 1:S150–S157

病例 92

Myles Mitsunaga

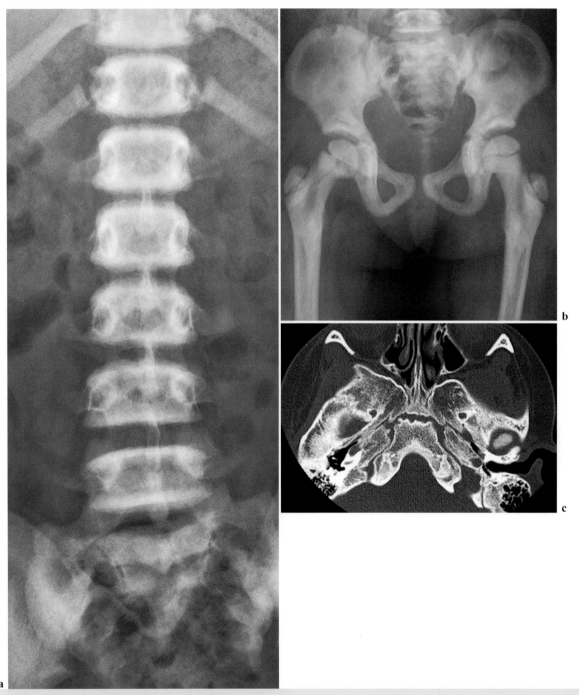

图 92.1　腰椎 X 线片显示椎体的"相框"样外观（**a**）。骨盆和股骨呈现"骨中骨"的外观（**b**）。经颅底的轴位 CT 显示骨密度普遍增高（**c**）

■ 临床表现

弥漫性骨痛的 6 岁女童。

■ 关键影像发现

骨密度增高（图 92.1）。

■ 三大鉴别诊断

- **骨硬化症**。骨硬化症是指一组罕见的遗传异质性疾病。由于破骨细胞分化或功能受损，骨质密度和硬化均增加。由于骨骼相对缺乏弹性，患者常伴有骨折。老年患者的头骨可能有"毛发直立"的外观。椎体呈"三明治状"外观，在硬化终板和相对透明的中心之间有一个清晰的过渡（不像肾性骨营养不良的"橄榄球"样脊柱，其过渡界限不清楚）。骨盆和长骨可见"骨中骨"现象。特征性的透明带可能与干骺端密度增加的区域交替出现。附肢骨骼也可能是弥散密集的，在长骨干骺端有扩张（"锥形瓶"样畸形）。骨髓拥挤导致髓外造血和脾大。如果儿童不接受骨髓移植，严重感染和其他骨髓抑制的并发症通常会致命。然而，成人发病的患者有正常的预期寿命。

- **全身脆性骨硬化**。也被称为"骨斑点症"，是一种排除性的诊断。全身脆性骨硬化是一种遗传性和散发性疾病，是由长骨和扁骨中的软骨内骨形成缺陷引起。X 线图像显示在骨骺和干骺端的关节周围分布有多个圆形、椭圆形或透镜状硬化灶。它通常是良性、无症状的。然而，巨细胞瘤、软骨肉瘤、骨肉瘤和椎管狭窄也有报道。全身脆性骨硬化必须与成骨细胞转移瘤和其他硬化性发育不良相鉴别。

- **蜡泪样骨病**。这是一种散发的间充质疾病，其特征是沿着生骨节的皮质和髓质骨质增生，导致类似于滴蜡状的波状纵向硬化。中轴骨骼一般不受影响。蜡泪样骨病在儿童时期常无症状。

■ 其他鉴别诊断

- **转移性疾病**。髓母细胞瘤、神经母细胞瘤和淋巴瘤可伴有硬化性骨转移。其他儿科肿瘤的骨转移通常是溶骨性的。

- **氟中毒**。这种代谢性疾病是由于摄入或吸入大量氟化物引起的，导致骨代谢增加、胶原合成受损和不规则骨样沉积。家庭烧煤炉的烟尘以及水中高氟化物水平可导致这种疾病。典型的 X 线表现包括骨密度增加、小梁模糊、骨膜骨形成，以及肌腱、韧带和肌肉的附件骨化。患者可能出现骨量减少的区域。

■ 诊断

骨硬化症。

✓ 要点

- 骨硬化症是一种遗传性疾病，其特征是弥漫性硬化或"骨中骨"现象，骨折风险增加，最严重的形式是骨髓衰竭。
- 全身脆性骨硬化以关节周围分布的多发性硬化病变为特征。
- 氟中毒是由于摄入或吸入大量氟化物引起的，X 线片显示骨小梁粗大、弥漫性硬化，主要发生在中轴骨内。

推荐阅读

Di Primio G. Benign spotted bones: a diagnostic dilemma. CMAJ. 2011; 183(4):456–459

Stark Z, Savarirayan R. Osteopetrosis. Orphanet J Rare Dis. 2009; 4:5

Wang Y, Yin Y, Gilula LA, Wilson AJ. Endemic fluorosis of the skeleton: radiographic features in 127 patients. AJR Am J Roentgenol. 1994; 162(1):93–98

病例 93

Robert J. Wood，Sandra L. Wootton–Gorges

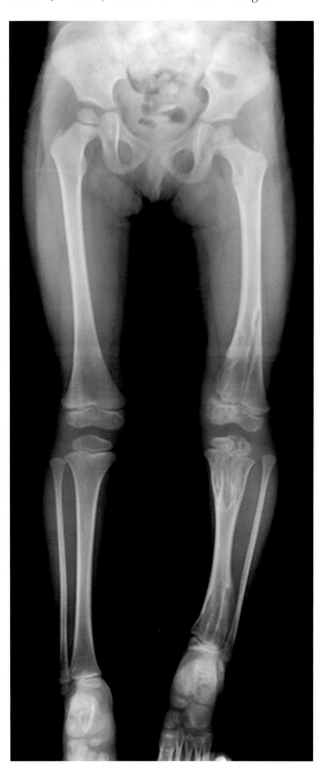

图 93.1 左腿短于右腿。有多个主要为干骺端的柱状、扩张的、地图状透光区。（此图像由 Nemours/Alfred I. Dupont 儿童医院的 Leslie E. Grissom 提供。）

■ 临床表现

一个不对称身材矮小症的 15 岁男孩。

■ 关键影像发现

多灶性骨畸形（图 93.1）。

■ 三大鉴别诊断

- **Ollier 病**。Ollier 病是一种相对罕见的非遗传性内生软骨瘤病，以骨内软骨瘤为特征，良性内生软骨瘤位于生长板附近。单侧肢体长度不一致和肢体弯曲是常见的临床表现。内生软骨瘤通常不对称分布。受累的干骺端和骨骺可能过早融合，导致肢体缩短。影像学上，内生软骨瘤表现为地图状、柱状透亮缺损，从干骺端延伸到受累骨的骨干。指骨和掌骨最常受累。约 50% 的内生软骨瘤钙化，表现为典型的"雪花状"或"环状和弧形"。约 40% 的 Ollier 病患者最终发展为软骨肉瘤。患者也可能发展成其他肿瘤。
- **Maffucci 综合征**。这种极其罕见的内生软骨瘤病表现为多发性内生软骨瘤伴软组织静脉畸形，也可能伴有淋巴管畸形。临床表现与 Ollier 病相似，但通过皮肤隆起的蓝红色区域和明显的血管及周围苍白可以进行鉴别。除了内生软骨瘤外，软组织静脉畸形内的钙化也是本病的影像学特征。在多达一半的病例中，内生软骨瘤最终转化为软骨肉瘤。肝、胰腺、卵巢、脑和其他部位肿瘤的发病率增加。
- **多骨性纤维异常增生症**。纤维异常增生的特征是异常纤维组织取代正常骨。它可能是单骨性或多骨性，可能表现为地图样的透光区、"毛玻璃"不透明区或硬化。可能导致骨畸形，包括股骨近端的"牧羊钩"样结构。McCune-Albright 综合征是一种多骨性纤维异常增生症，与性早熟等内分泌异常有关。

■ 诊断

Ollier 病。

✓ 要点

- 内生软骨瘤病的特点是干骺端影像学透亮区病变的不对称分布。
- 内生软骨瘤起源于干骺端，随着骨的生长可延伸至骨干。
- 约 50% 的内生软骨瘤可见软骨样钙化。
- 软骨肉瘤的变性在 Maffucci 综合征比 Ollier 综合征更常见。

推荐阅读

Foreman KL, Kransdorf MJ, O'Connor MI, Krishna M. AIRP best cases in radiologic-pathologic correlation: Maffucci syndrome. Radiographics. 2013; 33(3):861–868

Kumar A, Jain VK, Bharadwaj M, Arya RK. Ollier disease: pathogenesis, diagnosis and management. Orthopedics. 2015; 38(6):e497–e506

Silve C, Jüppner H. Ollier disease. Orphanet J Rare Dis. 2006; 1:37

Vlychou M, Athanasou NA. Radiological and pathological diagnosis of paediatric bone tumours and tumour-like lesions. Pathology. 2008; 40(2):196–216

病例 94

Arvind Sonik

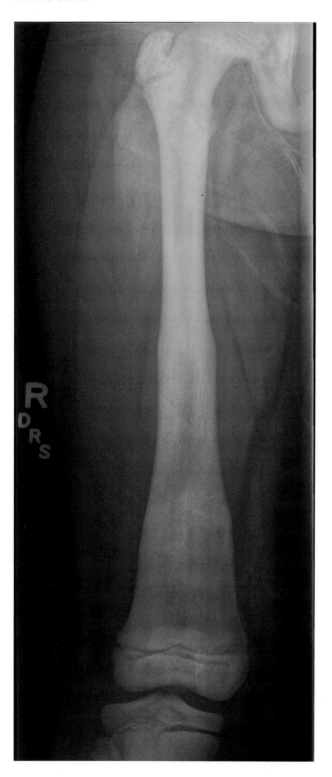

图 94.1　远端干骺端扩张，失去正常轮廓，导致锥形瓶样畸形。骨质硬化

■ 临床表现

8 岁女童，腿部疼痛。

■ 关键影像发现

"锥形瓶"样畸形（图 94.1）。

■ 三大鉴别诊断

- **多发遗传性外生骨疣**。骨软骨瘤病是常染色体显性遗传性发育不良。与孤立性病变一样，皮质病变与骨骼连续。引起锥形瓶样畸形的病变往往是无蒂的而非有蒂。并发症包括生长障碍、神经血管束压迫引起的疼痛和罕见的恶性转化。
- **纤维性发育不良**。纤维性发育不良可以是单骨性或多骨性疾病。典型的病变发生在骨的中央部分，并且膨胀生长；它们很少累及骨骺。根据骨组织和纤维组织的数量不同，密度也不同，但典型的病变有磨玻璃样基质和薄的皮质。病理性骨折是最常见的并发症。多骨性病变更具侵袭性，常影响身体的一侧。相关疾病包括 McCune-Albright 综合征（性早熟和牛奶咖啡斑）和 Maz-abraud 综合征（肌肉内黏液瘤）。
- **血红蛋白病**。最常见的血红蛋白病包括镰状细胞病和地中海贫血。骨的变化是由于骨髓增生和血管阻塞引起。骨髓增生会导致骨质减少、头盖骨的毛发直立表现和骨重塑。血管闭塞可引起缺血性坏死、骨梗死和指炎。骨骺受累可导致生长障碍。

■ 其他鉴别诊断

- **骨硬化症**。骨硬化症是一种由破骨细胞功能衰竭引起的遗传性疾病。因此，原始骨松质在髓腔内积聚。除锥形瓶样畸形外，还包括骨密度增加、骨髓腔受侵蚀、"骨中骨"表现，以及干骺端致密和透明带交替出现。并发症包括骨折、贫血和血小板减少。
- **戈谢病（Gaucher disease）**。这是一种由溶酶体酶缺乏引起的罕见的遗传性代谢紊乱。这一缺陷导致葡糖神经酰胺在网状内皮细胞中积聚，网状内皮细胞浸润骨髓腔。X 线片显示骨质减少、骨髓扩张和重塑。并发症包括骨梗死、缺血性坏死和病理性骨折。MRI 可用于判断骨髓浸润的程度。浸润细胞具有与造血骨髓相似的信号。

■ 诊断

骨硬化症。

✓ 要点

- 与多发遗传性外生骨疣相关的无蒂性病变可引起锥形瓶样畸形。
- 纤维性发育不良可以是单骨性或多骨性病变，典型病变有磨玻璃样基质和薄的皮质。
- 血红蛋白病（镰状细胞和地中海贫血）导致骨髓增生、扩张和梗死。
- 骨硬化症是由破骨细胞衰竭导致的，导致骨质致密但脆弱。

推荐阅读

Ihde LL, Forrester DM, Gottsegen CJ, et al. Sclerosing bone dysplasias: review and differentiation from other causes of osteosclerosis. Radiographics. 2011; 31(7):1865–1882

Katz R, Booth T, Hargunani R, Wylie P, Holloway B. Radiological aspects of Gaucher disease. Skeletal Radiol. 2011; 40(12):1505–1513

Khanna G, Bennett DL. Pediatric bone lesions: beyond the plain radiographic evaluation. Semin Roentgenol. 2012; 47(1):90–99

States LJ. Imaging of metabolic bone disease and marrow disorders in children. Radiol Clin North Am. 2001; 39(4):749–772

病例 95

Stephen Henrichon

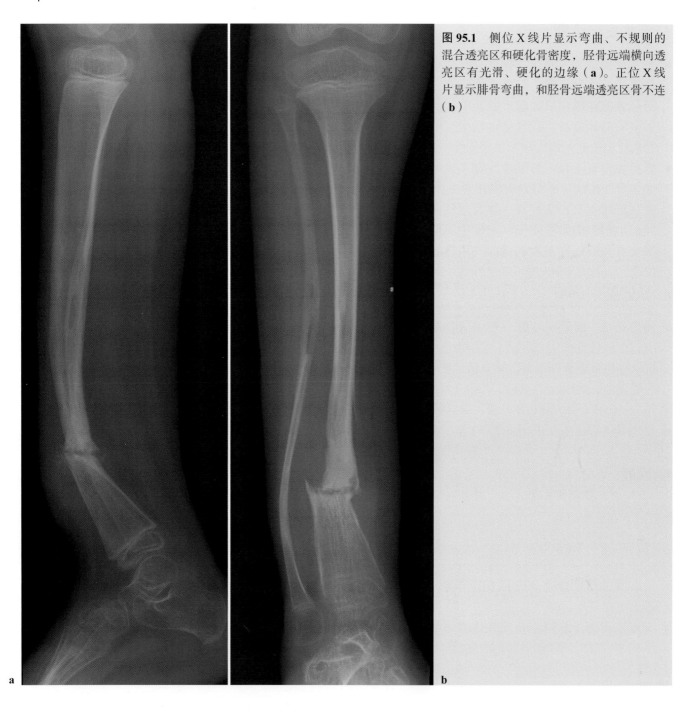

图 95.1　侧位 X 线片显示弯曲、不规则的混合透亮区和硬化骨密度，胫骨远端横向透亮区有光滑、硬化的边缘（**a**）。正位 X 线片显示腓骨弯曲，和胫骨远端透亮区骨不连（**b**）

■ 临床表现

10 岁男孩，小腿畸形。

■ 关键影像发现

假关节形成（图 95.1）。

■ 三大鉴别诊断

- **创伤后畸形。** 骨不连最常见于最初未被识别和（或）复位不充分的骨折。肘关节外侧髁最常受累，有时导致成角畸形。患者应有外伤性骨折的临床病史。在 Salter-Harris 骨折中，如果内侧生长停止而外侧生长继续，则可能发生外侧弓。X 线片将显示邻近假关节的正常骨，而不是 1 型神经纤维瘤病（neurofibromatosis type 1，NF1）或非 NF1 型先天性假关节中常见的光滑的锥形边缘。
- **1 型神经纤维瘤病（NF1）。** 约 10% 的 NF1 患者会发生胫骨假关节，约 50% 的胫骨假关节发生与 NF1 相关。腓骨受影响的次数比胫骨少。其他骨骼也可能受到影响。假关节通常发生在骨干的中 1/3 和远 1/3 的连接处。被认为是先天性的，通常在 2 岁时就被诊断出来，可能在出生就很明显。更常见的情况是，发育不良的骨骼在出生时弯曲，通常是向前外侧弓，由于儿童负重，导致病理性骨折。如果骨折不能愈合，就会形成假关节。假关节部位可见错构瘤性纤维增生。假关节表现为一个横断的缺损，边缘光滑，硬化。与创伤后假关节不同的是，相邻的胫骨可能变薄、硬化、变细或囊变。连续观察没有骨痂形成的迹象。MRI 能显示低信号骨膜完整的假关节。治疗具有挑战性，遗留畸形是常见的。如果患者年龄较大，更有可能出现满意的愈合。其他相对常见的骨表现包括颅骨缺损、畸形椎骨、脊柱侧弯和后凸，以及薄的带状肋骨。非骨化性纤维瘤多见。NF1 的诊断依据至少有以下 2 个诊断标准：至少 6 个大的咖啡牛奶斑、神经纤维瘤、腋窝或腹股沟雀斑、视路胶质瘤、Lisch 结节、骨发育不良和（或）一级亲属受累。
- **非神经纤维瘤病（non-NF1）先天性假关节。** 50% 的假关节病与 NF1 无关。与 NF1 一样，患者出生时可能出现胫骨前外侧弓状，或由于假关节造成骨缺损。有些出现在婴儿时期，当一个薄弱的骨区发生骨折并且不愈合，导致假关节。外观与 NF1 患者的假关节难以区分。为了确定 NF1 的诊断（见上文），有必要进行彻底的系统性和家族性评估。

■ 诊断

1 型神经纤维瘤病患者的胫骨假关节。

✓ 要点

- 先天性假关节在 1 型神经纤维瘤病或非神经纤维瘤病患者中通常发生在弯曲的、发育不良的骨骼区域。
- 50% 的先天性假关节与 1 型神经纤维瘤病有关。
- 由于影像学表现相似，有无相关的诊断标准对于确定假关节是否与 1 型神经纤维瘤病无关还是相关非常重要。
- 外伤后假关节最常见于肘关节外侧髁。

推荐阅读

Feldman DS, Jordan C, Fonseca L. Orthopaedic manifestations of neurofibromatosis type 1. J Am Acad Orthop Surg. 2010; 18(6):346–357

Pannier S. Congenital pseudarthrosis of the tibia. Orthop Traumatol Surg Res. 2011; 97(7):750–761

Patel NB, Stacy GS. Musculoskeletal manifestations of neurofibromatosis type 1. AJR Am J Roentgenol. 2012; 199(1):W99–W106

病例 96

Karen M. Ayotte

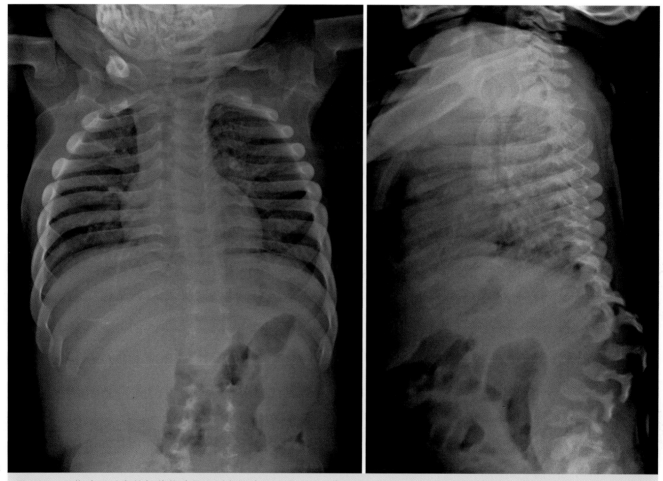

图 96.1 正位片显示宽的船桨状肋骨和厚实的肱骨近端（**a**）。脊柱侧位片显示椎体后部轻度凹陷（椎体扇形改变），从 L2 至 L5 最明显（**b**）。L2 发育不良，导致局部后凸。多个椎体前缘呈喙状突起

■ 临床表现

1 例肝脾大、面部粗糙的患儿。

■ 关键影像发现

椎体后部扇形改变（图 96.1）。

■ 三大鉴别诊断

- **硬脊膜扩张。**硬脊膜扩张是指硬脊膜囊扩大或变宽。常见的原因包括结缔组织疾病，如马方综合征和 Ehlers-Danlos 综合征、神经纤维瘤病（NF）。薄弱的硬脊膜沿椎体后部传递压力，导致椎体后部扇形凹陷。在 NF 患者中，诸如神经纤维瘤和胸部脊膜膨出等肿块也可能引起椎体后部扇形改变。马方综合征和 Ehlers-Danlos 综合征患者容易出现其他部位的结缔组织异常，如动脉瘤。NF 患者可能有皮肤和神经系统的表现。
- **黏多糖贮积症（mucopolysaccharidosis，MPS）。**这些遗传性疾病是由分解某些复杂碳水化合物所必需的溶酶体酶缺乏引起的。这导致溶酶体葡糖氨基聚糖的过度积累和沉积。患者常表现为身材矮小、颅面部畸形，有时还伴有智力低下。MPS 有多种变异型，其中以 Hurler 和 Morquio 综合征最为常见。两种综合征均与椎体后部弥漫性扇形改变相关，但机制尚未明确。Hurler 综合征患者也表现为椎体下部的前喙，而 Morquio 综合征患者则表现为椎体中部的前喙。增大的 J 形蝶鞍是典型的 Hurler 综合征表现。
- **骨骼发育不良/软骨发育不全。**软骨发育不全是一种常见的骨骼发育不良，为常染色体显性遗传。放射学表现包括大颅骨伴枕骨大孔狭窄、椎管狭窄、髂翼方正、腰椎椎弓根间距逐渐缩短、髋臼扁平、掌骨短，还有短肋骨。椎体后部扇形改变是常见的，被认为是先天性椎管狭窄的适应性反应。后部扇形改变也与畸形侏儒症和成骨不全有关。

■ 其他鉴别诊断

- **脊髓肿瘤。**鞘内肿瘤可引起椎管内压力增加，导致代偿性椎体后部扇形改变。椎体扇形改变的水平通常与肿瘤的位置相对应。常见的原发性脊髓肿瘤包括室管膜瘤（成人最常见的原发性脊髓肿瘤）和星形细胞瘤（儿童最常见的脊髓肿瘤）。脂肪瘤、皮样/表皮样囊肿和神经束囊肿也可能导致占位效应和椎体扇形改变。
- **正常变异。**当症状轻微且与其他骨骼异常无关时，椎体后部出现扇形凹陷可能是正常变异。患者通常在排除其他原因后进行随访。

■ 诊断

黏多糖贮积症（Hurler 综合征）。

✓ 要点

- 结缔组织病和神经纤维瘤病可发生硬脊膜扩张伴椎体后部扇形改变。
- 黏多糖贮积症（Hurler 和 Morquio 综合征）表现为椎体后部扇形改变和前部喙状。
- 鞘内肿瘤可表现为局灶性椎体后部扇形改变（椎弓根间距离增宽）。
- 椎体后部轻微的扇形改变可能是正常发育的变异。

推荐阅读

Lachman R, Martin KW, Castro S, Basto MA, Adams A, Teles EL. Radiologic and neuroradiologic findings in the mucopolysaccharidoses. J Pediatr Rehabil Med. 2010; 3(2):109–118

Wakely SL. The posterior vertebral scalloping sign. Radiology. 2006; 239(2):607–609

病例 97

Rebecca Stein-Wexler

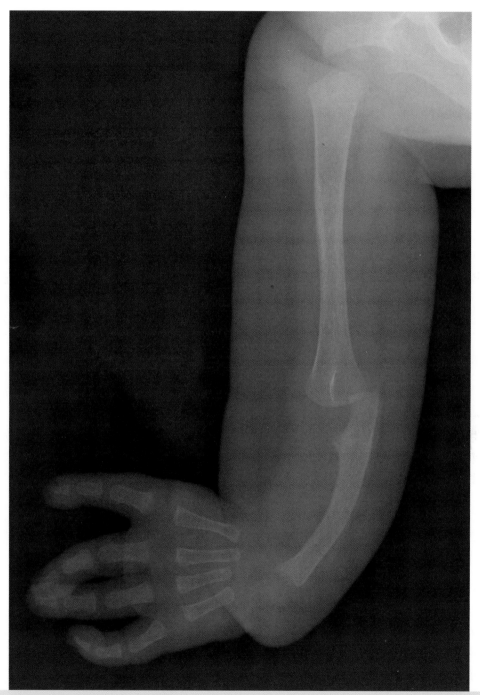

图 97.1　上肢正位 X 线片显示桡骨无骨化。尺骨短、厚、弯曲、硬化，而且呈半脱位。只有 4 个掌骨，没有拇指和第 1 掌骨

■ 临床表现

1 岁，手畸形。

■ 关键影像发现

肢体缺陷（图 97.1）。

■ 三大鉴别诊断

- **腓骨纵向缺失**。在这种情况下，腓骨可能部分或完全缺失，也可能只是轻度发育不良。这种异常通常伴有股骨近端局灶性缺失、髋内翻、畸形足和外侧掌骨缺失。其余骨骼通常正常。也许股骨畸形更常见伴有腓骨发育不全而非完全缺失。通常存在软骨性的腓骨原基，它束缚胫骨的生长。如果髋部和（或）股骨也明显异常，则可以在子宫内进行诊断。如果腓骨缺失或明显发育不良，X 线诊断很简单。胫骨常呈弓形，短而粗。然而，轻微的病变可通过异常高的远端腓骨骨骺（在近端胫骨骨骺之上）被诊断出来。治疗目的是建立一个可用的负重的下肢，通常包括截肢。胫骨纵向缺失远不如腓骨纵向缺失常见。

- **桡骨纵向缺失**。这种散发性疾病通常包括桡骨完全缺失。然而，缺失可能更为局限，偶尔仅表现为拇指缺失或发育不全。1/3 的患者在其他方面是正常的，但是 1/3 的患者有一种综合征，例如血小板减少桡骨缺失综合征（TAR）、Holt-Oram 综合征，以及脊椎异常、肛门闭锁、心脏缺损、气管食管瘘、肾异常伴或不伴肢体畸形。1/3 有非综合征相关的骨异常，这种异常随着缺失的严重程度而增加。桡骨部分或完全缺失，拇指发育不良或缺失。尺骨短而弯曲，如果桡骨部分存在，可能与尺骨融合，桡骨头常先天性脱位。手可能与前臂成直角（桡侧畸形手）。

- **近端局灶性股骨缺失（proximal focal femoral deficiency，PFFD）**。这种非遗传性畸形从股骨近端轻度发育不良到整个骨骼的几乎完全缺失。通常是孤立和单侧的，它可能是尾部退化综合征的一部分。胫骨和腓骨也可能发育不全。根据股骨头的存在、股骨头和骨干之间的连接（骨性、软骨性或无连接）和髋臼发育不良的程度进行分类。超声和 MRI 评估非骨化结构。

■ 其他鉴别诊断

- **尺骨纵向缺失**。通常尺骨的至少一部分存在。在男孩中更为常见，通常是右侧，不常是双侧。手、腕和肘骨的异常比桡骨缺失更严重。腕骨和手指经常缺失或融合。畸形手是罕见的。远处骨异常是常见的，包括脊柱侧弯、短肢和 PFFD。其他器官系统通常是正常的。X 线片通常显示尺骨发育不全，骨化有时延迟到 2 岁。桡骨呈弓形且短，桡骨头可能正常、脱位或与肱骨融合。掌骨常缺失或融合。

■ 诊断

桡骨纵向缺失伴畸形手。

✓ 要点

- 轻微的腓骨纵向缺失病变可通过异常高的远端腓骨骨骺被诊断出来。
- 1/3 的桡骨纵向缺失患者有伴随的综合征。
- 超声和 MRI 有助于评估近端局灶性股骨缺失的非骨化软骨结构。

推荐阅读

Birch JG, Lincoln TL, Mack PW, et al. Congenital fibular deficiency: a review of 30 years' experience at one institution. J Bone Joint Surg Am. 2011; 93:1144–1151

Stein-Wexler R. The elbow and forearm: congenital and developmental conditions. In Stein-Wexler R, Wootton-Gorges SL, Ozonoff MB, eds. Pediatric Orthopedic Imaging. Berlin/Heidelberg: Springer; 2015:159–186

病例 98

Rebecca Stein-Wexler

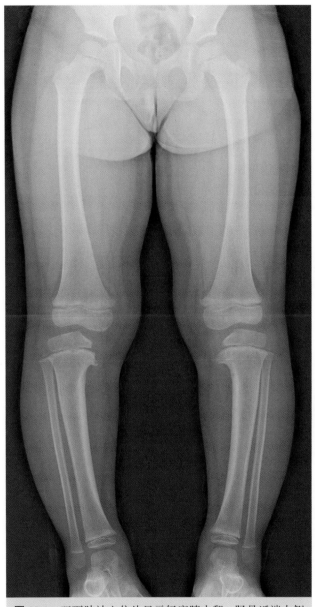

图 98.1 双下肢站立位片显示轻度膝内翻。胫骨近端内侧干骺端呈喙状，轻度凹陷，胫骨内侧皮质有硬化和增厚

■ 临床表现

3 岁女孩，弓形腿。

■ 关键影像发现

膝内翻（图 98.1）。

■ 三大鉴别诊断

- **生理性弯曲**。在 2 岁之前，胫骨弯曲是一种常见的正常发育现象，但它确实会增加发展为病理性胫骨内翻的风险。它是由子宫内塑型或向正常轻度膝外翻过渡延迟造成的。测量的依据是胫股角，也就是沿着骨干纵轴所形成的夹角。在婴儿中，膝关节内翻角度达到 16° ～ 20° 是正常的，但在大约 3 岁时，这应该转变为 10° 外翻。图像显示胫骨近端内侧缘显著突出如喙状。股骨远端和胫骨近端内侧骨骺呈楔形。股骨和胫骨的内侧皮质增厚随着骨骼的变直而消退。

- **Blount 病（胫骨内翻）**。肥胖或过早行走压迫胫骨近端后内侧干骺端，导致骨骺畸形和骨骺因剪切应力损伤。与发育性弯曲一样，这种情况在非裔美国人中更为常见。婴儿 Blount 病在 4 岁之前出现，而幼年和青少年型出现在年龄较大的儿童中，可能构成同一疾病的后期表现。婴儿 Blount 病的定义是胫骨干骺端／骨干角至少为 16°。早期病例仅显示干骺端喙部，但随着疾病的进展，干骺端变得更加不规则、凹陷并可能破碎。胫骨可侧向半脱位。使用矫形器进行保守治疗对轻度婴儿 Blount 病有效。严重或迟发的疾病可以通过楔形截骨重建术来治疗。MRI 主要用于评估内侧骺板骨桥的形成，如果存在，则需要更复杂的手术。

- **佝偻病**。由于生长板软骨和类骨矿化不足，软骨积聚，导致生长失败和骨畸形。营养性维生素 D 缺乏和 X 连锁低磷血症是最常见的基础代谢异常。生长板因软骨组织紊乱而变宽。快速生长的骨骼的干骺端和骺板受到的影响最严重：手腕、膝盖和前肋骨。骨干内可见不全性骨折、骨膜新生骨和弓形骨。当孩子们开始站立时，下肢开始弯曲。除了弯曲外，X 线片还显示骨骺变宽、干骺端扩展、杯口样改变和磨损。

■ 其他鉴别诊断

- **症状性弯曲**。干骺端软骨发育不良、成骨不全、神经纤维瘤病和其他综合征可能由于多种机制导致膝内翻。

■ 诊断

Blount 病。

✓ 要点

- 2 岁以下儿童的膝内翻达 16° ～ 20° 是正常的。
- 病理性胫骨内翻显示 2 岁以下儿童胫骨过度弯曲或弯曲持续超过 2 岁。
- 在 Blount 病，干骺端呈喙状不规则突起，有时碎裂伴胫骨外侧半脱位。
- 佝偻病通常由营养维生素 D 缺乏或 X 连锁低磷血症引起，表现为骨骺增宽、杯状干骺端和磨损，伴有不全性骨折和骨干弯曲。

推荐阅读

Cheema JI, Grissom LE, Harcke HT. Radiographic characteristics of lower-extremity bowing in children. Radiographics. 2003; 23(4):871–880

Ho-Fung V, Jaimes C, Delgado J, Davidson RS, Jaramillo D. MRI evaluation of the knee in children with infantile Blount disease: tibial and extra-tibial findings. Pediatr Radiol. 2013; 43(10):1316–1326

Shore RM, Chesney RW. Rickets: part I. Pediatr Radiol. 2013; 43(2):140–151

Shore RM, Chesney RW. Rickets: part II. Pediatr Radiol. 2013; 43(2):152–172

病例 99

Robert J. Wood，Sandra L. Wootton-Gorges

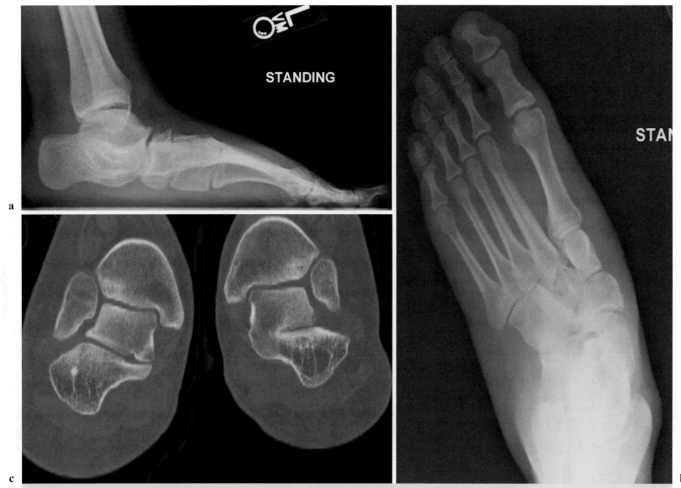

图 99.1　站立侧位片显示距骨喙和距下关节中部硬化以及扁平足；距下关节处可见连续的"C"征（**a**）。站立正位片显示后足外翻（**b**）。CT 冠状位重建显示左侧距下骨联合（**c**）

■ 临床表现

16 岁，疼痛性扁平足畸形。

■ 关键影像发现

蹠骨联合（图 99.1）。

■ 三大鉴别诊断

- **距跟骨联合**。距跟骨（或距下）和跟舟骨联合是最常见的蹠骨联合。它们是由于发育过程中后足骨原基分割失败造成的。距骨和跟骨之间的融合可以是骨性（骨联合）、软骨性（软骨联合）或纤维性（韧带联合）。大约一半病例的距跟骨联合是双侧的，男孩比女孩受影响更多。患者通常为 12～16 岁，典型的症状是疼痛性扁平足。一些患者有高弓足，然而，许多是无症状的。侧位 X 线片表现包括远端距骨喙和连续的"C"征（由距骨穹窿内侧轮廓和载距突后下面形成的连续弧形）。在 Harris-Beath 图上有距下关节狭窄或融合。CT 和 MRI（尤其是冠状位）可提供更准确的联合程度评估。MRI 对于确定纤维性或软骨性联合尤其有用。
- **跟舟骨联合**。融合连接跟骨和舟骨。患者通常为 8～12 岁，症状与距跟骨联合相似。正常足在跟骨和舟骨之间没有关节，但在跟舟骨联合的情况下，跟骨的前突被拉长，与舟骨的下外侧面形成关节。延长的前突导致"食蚁兽"征，侧位明显。侧位 X 线表现包括狭窄关节和边缘硬化（纤维软骨性联合），以及连接跟骨和舟骨的实性骨桥。矢状位 MRI 有助于对这一联合进行详细分析。
- **距舟骨联合**。这种少见的联合连接了距骨和舟骨。25% 为双侧，如有症状通常在 10 岁之前出现。

■ 其他鉴别诊断

- **其他联合**。其他或多个联合很少见。它们通常与先天性异常有关，如腓骨纵向缺失或 Apert 综合征。

■ 诊断

距跟骨联合。

✓ 要点

- 距跟骨和跟舟骨联合最常见。
- 距跟骨联合可在侧位片上显示距骨喙和连续的"C"征，在 Harris-Beath 图上显示距下关节狭窄或融合。
- 跟舟骨联合在侧位片上可显示一个拉长的跟骨前突，在斜位片上可显示一个骨性或纤维软骨性的跟舟骨关节。
- CT 和 MRI 可以更精确地评估联合类型——纤维性、软骨性、骨性或复合性。

推荐阅读

Iyer RS, Thapa MM. MR imaging of the paediatric foot and ankle. Pediatr Radiol. 2013; 43 Suppl 1:S107–S119
Lawrence DA, Rolen MF, Haims AH, Zayour Z, Moukaddam HA. Tarsal coalitions: radiographic, CT and MR imaging findings. HSS J. 2014; 10(2):153–166

Mosca VS. Subtalar coalition in pediatrics. Foot Ankle Clin. 2015; 20(2):265–281

病例 100

Wonsuk Kim

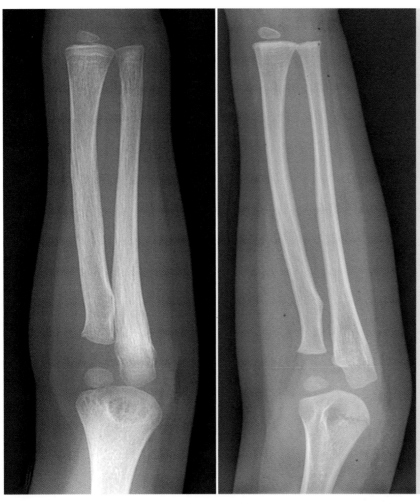

图 100.1　干骺端有细微的、界限不清的透亮影，最明显的是桡骨和尺骨的远端；骨质疏松（**a**）。正常干骺端作对照，合并髁上骨折（**b**）

■ 临床表现

2 岁男孩，病史复杂。

■ 关键影像发现

透明干骺端（图 100.1）。

■ 三大鉴别诊断

- **白血病**。急性白血病是儿科最常见的恶性肿瘤，急性淋巴细胞白血病占大多数。高达 2/3 的患者在诊断时出现影像学异常。干骺端透明是最常见的发现，发生在生长最快的部位，如膝盖、脚踝和手腕。其他发现包括骨膜反应、局灶性溶骨性病变、骨量减少和骨折。脊柱压缩性骨折很常见。

- **骨髓炎**。急性骨髓炎是导致儿童，尤其是 5 岁以下儿童骨骼病变的重要原因。大多数病例是由于血行扩散和累及干骺端。在早期诊断中，闪烁扫描和 MRI 比 X 线更敏感。大约 10 天后，可见 X 线影像学表现，如界限不清的干骺端透亮影和骨膜骨形成。

- **神经母细胞瘤**。神经母细胞瘤常转移到骨。患有骨转移的儿童可能主诉骨痛和类似关节炎的症状。X 线影像学表现与尤因肉瘤、白血病等蓝色小圆细胞肿瘤相似。可有骨膜反应、一个或多个溶骨性病灶、水平干骺端透明线、病理性骨折。MRI、正电子发射断层扫描 CT（PET-CT）和间碘苄胍（MIBG）扫描有助于评估转移。

■ 其他鉴别诊断

- **TORSCH**。TORSCH（弓形虫病、风疹、梅毒、疱疹、巨细胞病毒）感染是通过胎盘获得的，常影响干骺端。梅毒及其他感染可能导致对称的透明干骺端带，毗邻骨骺下致密带。Wimberger 征——胫骨近端干骺端内侧对称的局灶性破坏——也见于约 50% 的先天性梅毒病例。风疹通常导致"芹菜茎"的外观，纵向排列的线状条纹从骨骺延伸到干骺端。其他 TORSCH 感染可能导致类似的表现。

- **佝偻病**。佝偻病是由维生素 D 缺乏引起的，并导致骨骺板软骨矿化减少。骨骺增宽、临时钙化区消失、干骺端磨损和杯状干骺端的 X 线表现在生长最快的长骨（腕部和膝部）最为明显。

- **坏血病**。这种致命但可治疗的疾病是由缺乏维生素 C 引起的。X 线表现包括干骺端显著的临时钙化区域（"Frankel 白线"），下邻脱矿线（"坏血病线"），还可见干骺端增宽。

■ 诊断

骨性急性淋巴细胞白血病。

✓ 要点

- 干骺端透明带常见于白血病。
- TORSCH 感染可能表现为干骺端透明，外观可呈"芹菜茎"样。

- 骨转移在神经母细胞瘤中很常见，可表现为骨膜反应、干骺端透明、其他部位的透明灶以及病理性骨折。

推荐阅读

Blickman JG, van Die CE, de Rooy JW. Current imaging concepts in pediatric osteomyelitis. Eur Radiol. 2004; 14 Suppl 4:L55–L64

Mostoufi-Moab S, Halton J. Bone morbidity in childhood leukemia: epidemiology, mechanisms, diagnosis, and treatment. Curr Osteoporos Rep. 2014; 12(3):300–312

Ranson M. Imaging of pediatric musculoskeletal infection. Semin Musculoskelet Radiol. 2009; 13(3):277–299

病例 101

Rebecca Stein-Wexler

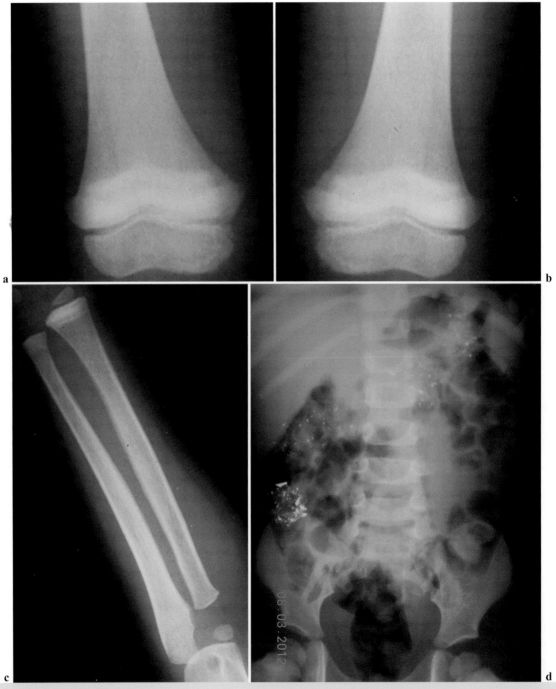

图 101.1　双膝显示干骺端增宽、硬化（a，b）。桡骨和尺骨远端可见类似的硬化带，但近端没有（c）。仰卧位腹部 X 线片显示结肠内有致密斑点影（d）

■ 临床表现

2 岁幼儿，腹痛。

■ 关键影像发现

干骺端致密（图 101.1 ）。

■ 三大鉴别诊断

- **生理型致密干骺端**。在 2 ～ 6 岁的健康儿童中，长时间暴露在阳光下，干骺端密度增加，尤其是在冬季之后。确切的机制尚不清楚，但这种现象可能是由于内源性维生素 D 的过量产生。诊断提示：①膝关节腓骨近端正常，无致密带；②致密带密度不高于骨干或干骺端皮质。
- **铅中毒**。铅中毒在 1 ～ 3 岁最常见。它是由于吸入铅尘或摄入受污染的水或铅漆碎片造成的。当血清铅含量超过 50 μg/dl，过量铅损害破骨细胞功能，导致临时钙化区骨吸收失败。出现双侧对称、

致密的干骺端带——通常比相邻干骺端或骨干的皮质致密。腓骨近端的这样一条致密带对诊断很有用，因为即使在生理型致密干骺端，该区域的密度也不会增加。如果高铅水平持续存在，可能会出现生长畸形，如 Erlen-meyer 烧瓶畸形。其他重金属也有类似的作用。虽然放射学表现提示该病，但诊断取决于实验室检查。
- **治疗过的白血病**。白血病治疗后，干骺端可能出现致密。然而，儿童白血病更常表现为透明干骺端。

■ 其他鉴别诊断

- **治疗性佝偻病**。虽然活动性佝偻病患者的干骺端磨损、扩张、呈杯口状，并伴有骨骺加宽，但愈合的骨显示出毗邻骨骺的致密干骺端带。这在快速生长的骨（腕、膝和前肋骨）的干骺端最为明显。
- **双磷酸盐疗法**。双磷酸盐治疗骨质疏松症患者，通常是由于成骨不全、类固醇治疗和神经肌肉疾病。这些药物通过抑制破骨细胞介导的骨吸收来增加骨密度。周期性治疗导致细长而密集的干骺

线，与长骨中的骨骺平行（"斑马条"）；脊柱和扁骨出现"骨中骨"的外观。
- **梅毒**。宫内感染梅毒螺旋体可能会导致骨骼异常，在出生后的前 2 个月表现出来。致密的硬化带可能位于骨骺和异常透亮的干骺端之间。约 50% 的患者表现为 Wimberger 征，即胫骨近端内侧干骺端的局灶性骨溶解。也可能出现病理性骨折和骨膜新骨形成。患者可能出现皮疹、肝脾大、贫血、腹水和肾病综合征。

■ 诊断

铅中毒。

✓ 要点

- 生理型致密干骺端并不比相邻皮质致密，并且腓骨近端不受影响。
- 虽然活动性佝偻病的特点是干骺端增宽、磨损，但在治疗阶段，干骺端可能出现致密。

- 如果铅水平超过 50 μg/dl，可形成致密干骺端带。
- 患有梅毒的婴儿可在骨骺和异常透亮的干骺端之间显示致密带。

推荐阅读

Raber SA. The dense metaphyseal band sign. Radiology. 1999; 211(3):773–774
States LJ. Imaging of metabolic bone disease and marrow disorders in children. Radiol Clin North Am. 2001; 39(4):749–772

病例 102

Rebecca Stein–Wexler

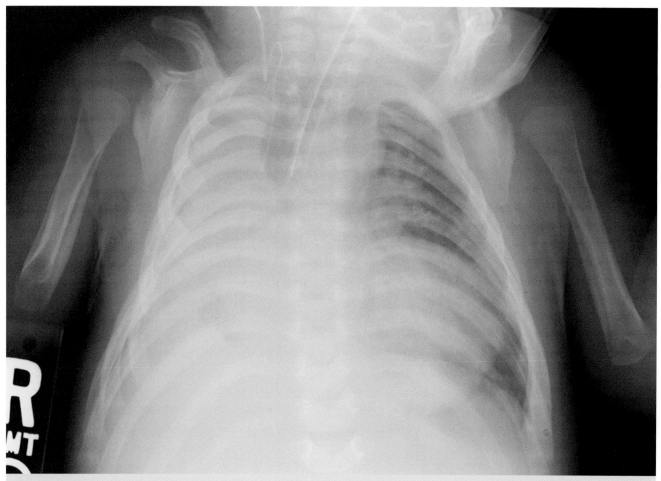

图 102.1 致密、光滑的骨膜增厚累及肱骨骨干和远端干骺端，以及锁骨和肋骨（注意血管导管和气管内插管）

■ 临床表现

一例 3 个月大的发绀型心脏病患儿。

■ 关键影像发现

骨膜增厚（图 102.1）。

■ 三大鉴别诊断

- **婴儿生理性骨膜炎。** 在多达一半的 1 ～ 6 个月大婴儿中，快速生长和相对疏松、厚的骨膜可能导致骨膜增厚。上肢和下肢都可能受到影响，并且典型表现为对称性。胫骨是最常见的受累部位。最初，一条模糊的、无定形的线平行于皮质；随着时间的推移，新骨变厚，变得更加致密。这最终吸收入骨皮质，促进骨的横向生长。与病理性骨膜增厚不同，生理性骨膜炎不累及干骺端，且相对较薄（＜ 2 mm）。

- **创伤。** 骨膜新骨形成最早可在损伤后 7 ～ 10 天出现，并逐渐致密和增厚，直到损伤后约 2 个月开始它与相邻骨融合。在应激反应或非意外创伤的情况下，可能没有合并骨折。与婴儿期生理性骨膜炎不同，创伤引起的骨膜新骨形成可能累及干骺端。

- **感染。** MRI 可在第 2 天显示骨膜升高，第 7 ～ 10 天 X 线片可显示板层状骨膜增厚。慢性骨髓炎可能表现为厚而骨化的骨膜反应（"包膜"）。

■ 其他鉴别诊断

- **肿瘤。** 生长缓慢的肿瘤常伴有实性骨膜反应，而侵袭性病变通常表现为板层状、毛刺状或间断的（Codman 三角）骨膜反应。

- **前列腺素治疗。** 发绀型心脏病的儿童在接受前列腺素治疗后，最早可能在 6 天内形成弥漫的、对称的骨膜新骨形成，但更常见的情况是在治疗开始后 30 ～ 40 天。最终会发生骨膜重塑。

- **Caffey 病（婴儿骨皮质增生症）。** 这种罕见的自限性疾病通常影响小于 5 个月的婴儿。疼痛的、通常不对称的骨膜炎症导致板层状骨膜增厚和最终的重塑。下颌骨是典型的受累部位，但许多骨头可能会受影响。

■ 诊断

前列腺素治疗引起的骨膜增厚。

✓ 要点

- 生理性骨膜炎典型表现为对称性，测量不到 2 mm，并不累及干骺端。
- 对于非意外损伤和应激反应，骨膜新骨形成可能是损伤的唯一征象。
- 用前列腺素治疗的婴儿骨膜增厚通常是对称的，而 Caffey 病则是不对称的。

推荐阅读

Kwon DS, Spevak MR, Fletcher K, Kleinman PK. Physiologic subperiosteal new bone formation: prevalence, distribution, and thickness in neonates and infants. AJR Am J Roentgenol. 2002; 179(4):985–988

Poznanski AK, Fernbach SK, Berry TE. Bone changes from prostaglandin therapy. Skeletal Radiol. 1985; 14(1):20–25

Wenaden AE, Szyszko TA, Saifuddin A. Imaging of periosteal reactions associated with focal lesions of bone. Clin Radiol. 2005; 60(4):439–456

病例 103

Wonsuk Kim

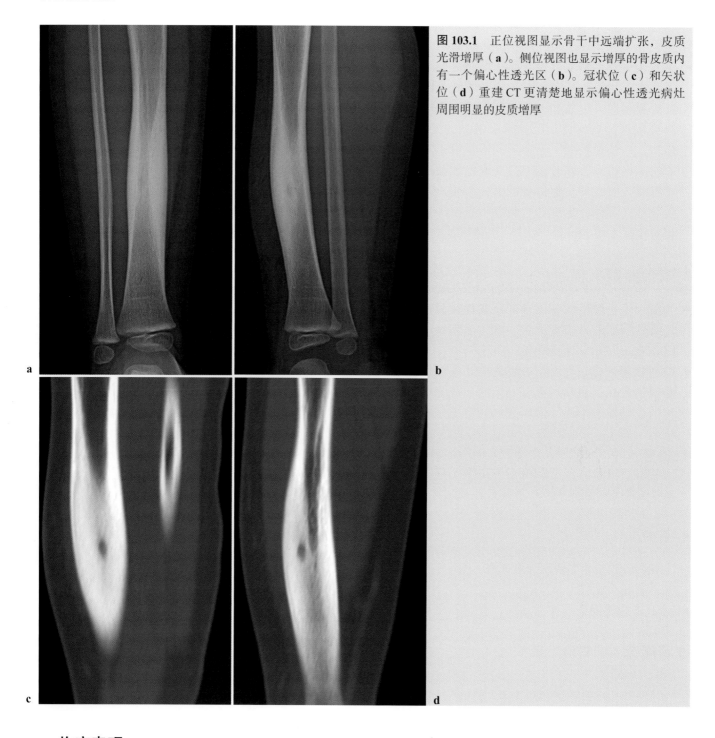

图 103.1　正位视图显示骨干中远端扩张，皮质光滑增厚（a）。侧位视图也显示增厚的骨皮质内有一个偏心性透光区（b）。冠状位（c）和矢状位（d）重建 CT 更清楚地显示偏心性透光病灶周围明显的皮质增厚

■ 临床表现

1 例下肢疼痛的患儿。

■ 关键影像发现

骨皮质增厚（图 103.1）。

■ 三大鉴别诊断

- **应力性骨折**。儿童和青少年容易发生应力性（疲劳性）骨折，这发生在正常的骨骼受到异常的活动时。疲劳性骨折最常见的病因是慢性和重复的工作负荷。儿童的胫骨和腓骨最常受影响，但股骨、跗骨和跖骨也可能受累。X 线片相对不敏感，可检测 15% 的急性骨折。表现随年龄和负荷类型的不同而不同。蹒跚学步儿童的胫骨、腓骨骨折，伴随着下床活动的开始，可表现出轻微的线性透亮，随着愈合，可有骨膜反应和最终平滑的皮质增厚，而跗骨骨折则表现为骨痂硬化带。MRI 更为敏感和特异，显示骨髓水肿和低信号骨折线。闪烁成像是敏感的，但非特异性的。

- **骨样骨瘤**。骨样骨瘤通常出现在 20 岁以下患者中，男性约为女性的 2 倍。典型的表现是夜间疼痛，水杨酸盐可缓解。这些骨干或干骺端病变通常是偏心的。超过一半的这些病变发生在胫骨或股骨，其他大多数发生在脊柱、手或脚。X 线片显示透明病灶，通常直径小于 1 cm，周围有硬化边缘。MRI 显示病变，及骨髓和软组织水肿。治疗目标是通过手术或图像引导的经皮热消融术去除或破坏病灶。

- **慢性骨髓炎**。慢性骨髓炎有时以死骨（炎症区域的坏死骨）和外膜（死骨周围的骨膜新骨形成）为特征。影像学表现为弥漫性皮质增厚，有时中央有透明病变。1/3 的病例发生在 2 岁以下患者中，男 / 女为 2∶1。超过 75% 的病例涉及长骨，尤其是生长较快的骨骼和干骺端。MRI 和闪烁扫描可能会有所帮助。其他提示感染的发现包括骨髓水肿、骨膜下积液和窦道，软组织受累相对较少。组织活检是确诊所必需的。

■ 其他鉴别诊断

- **成骨细胞瘤**。成骨细胞瘤是一种罕见的良性肿瘤，最常见于扁骨或椎体（后部），在四肢中不常见。尽管是不同的疾病，它可能与大骨样骨瘤的外观相似（但成骨细胞瘤更大）。它可能表现为成骨性、溶骨性或混合性，并且界限清楚，外生的或具侵袭性。在组织学分析中，有类骨质和单纯的编织骨生成，偶尔有局灶性成骨细胞边缘。

■ 诊断

骨样骨瘤。

✓ 要点

- X 线片对应力性骨折相对不敏感，但可能显示轻微的骨膜反应。
- 骨样骨瘤是一种偏心的良性病变，透明病灶周围包绕硬化边缘。
- 慢性骨髓炎的 MRI 表现可能包括死骨和外膜、骨髓水肿、骨膜下积液和窦道，周围软组织受累相对较少。
- 成骨细胞瘤是一种罕见的良性肿瘤，可能表现为成骨性、溶骨性或混合性。

推荐阅读

Blickman JG, van Die CE, de Rooy JW. Current imaging concepts in pediatric osteomyelitis. Eur Radiol. 2004; 14 Suppl 4:L55–L64

Jaimes C, Jimenez M, Shabshin N, Laor T, Jaramillo D. Taking the stress out of evaluating stress injuries in children. Radiographics. 2012; 32(2):537–555

Levine SM, Lambiase RE, Petchprapa CN. Cortical lesions of the tibia: characteristic appearances at conventional radiography. Radiographics. 2003; 23(1):157–177

病例 104

Stephen Henrichon

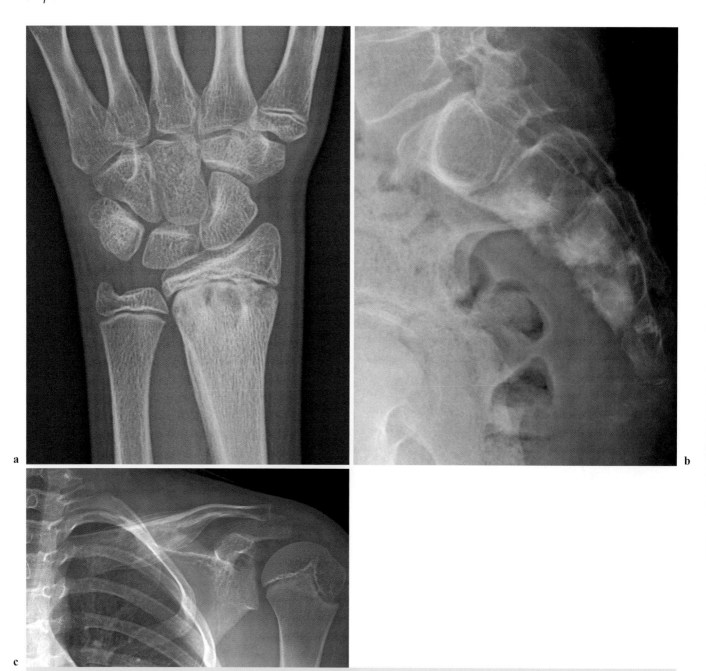

图 104.1 桡骨远端干骺端可见斑片状硬化和透光区（**a**）。多个骶骨节段显示界限不清的硬化灶（**b**）。锁骨密度不均匀，骨膜·层状增厚（**c**）

■ 临床表现

....

13 岁女孩，反复发作性骨痛。

■ 关键影像发现

多发硬化性病变（图 104.1）。

■ 三大鉴别诊断

- **慢性复发性多灶性骨髓炎（chronic recurrent multifocal osteomyelitis，CRMO）**。CRMO 是一种非细菌性炎症性疾病，在青春期早期表现为疼痛和肿胀。早期表现包括多发溶骨性病变，常发生在锁骨内侧（细菌性骨髓炎的非典型部位）、长骨干骺端、脊柱、骨盆、下颌骨、手或足。病变最初为溶骨性，但逐渐硬化。相邻关节常受累。MRI 最初显示骨髓和周围组织 T2 高信号。成熟的硬化性病变在 MRI T1 像和 T2 像上为低信号。存在弥漫性增强。
- **转移瘤**。大多数儿童骨转移瘤是溶骨性的，但髓母细胞瘤，神经母细胞瘤，骨肉瘤和少数淋巴瘤表现为成骨性。朗格汉斯细胞组织细胞增生症偶见硬化。神经母细胞瘤、视网膜母细胞瘤、尤因肉瘤和横纹肌肉瘤的转移瘤通常是溶骨性的。病变边缘锐利或不清晰，并可能使骨膨胀。病理性骨折很常见。骨膜反应不典型，除了神经母细胞瘤和视网膜母细胞瘤。核医学骨扫描能最佳地评估病变分布。活动性病变通常表现为放射性示踪剂摄取增加，但大的溶骨性病变可能表现为摄取减少。全身 MRI 在一些中心被使用。
- **慢性骨髓炎**。细菌性骨髓炎以血源性传播，少见多灶性。典型的表现为干骺端受累。急性期以骨质减少、骨膜炎和进行性骨溶解为特征。然而，未治疗、治疗不成功或进展的病例可能导致慢性骨髓炎。慢性骨髓炎的 X 线片显示不均质硬化和厚骨膜反应。髓腔（死腔）和引流道（窦道）可能存在梗死骨。MRI 显示的软组织炎症通常少于急性骨髓炎。

■ 其他鉴别诊断

- **结核病**。结核分枝杆菌通过血液传播到骨骼和关节，最常见传播至脊柱、髋关节、膝和肘部。在脊柱中表现为"结核性脊柱炎"，也称为 Pott 病（通常是低位胸椎和腰椎，导致后凸畸形）。典型表现为多水平受累，儿童中椎间盘经常受累。无痛性椎旁脓肿非常常见。脓肿内的钙化提示结核。在 X 线片上可以看到溶骨性病变，而 MRI 显示骨髓和（脊柱中的）椎间盘水肿及增强。50% 的患者伴有肺部疾病。
- **蜡泪样骨病**。这种非家族性间充质发育不良表现为"滴蜡状"硬化症，发生在肢体的一块或几块骨上，无痛。蜡泪样骨病发生在儿童早期，约有一半的患者在 20 岁时被诊断出来。

■ 诊断

慢性复发性多灶性骨髓炎。

✓ 要点

- 慢性复发性多灶性骨髓炎类似骨髓炎，但非细菌性；通常累及锁骨。
- 大多数儿童骨转移瘤是溶骨性的，但髓母细胞瘤、神经母细胞瘤、骨肉瘤、淋巴瘤和朗格汉斯细胞组织细胞增生症可能表现为硬化。
- 慢性骨髓炎可表现为死骨和（或）窦道。

推荐阅读

Iyer RS, Thapa MM, Chew FS. Chronic recurrent multifocal osteomyelitis: review. Review AJR Am J Roentgenol. 2011; 196(6) Suppl:S87–S91

Jaramillo D. Infection: musculoskeletal. Pediatr Radiol. 2011; 41 Suppl 1: S127–S134

Khanna G, Sato TS, Ferguson P. Imaging of chronic recurrent multifocal osteomyelitis. Radiographics. 2009; 29(4):1159–1177

病例 105

Rebecca Stein-Wexler

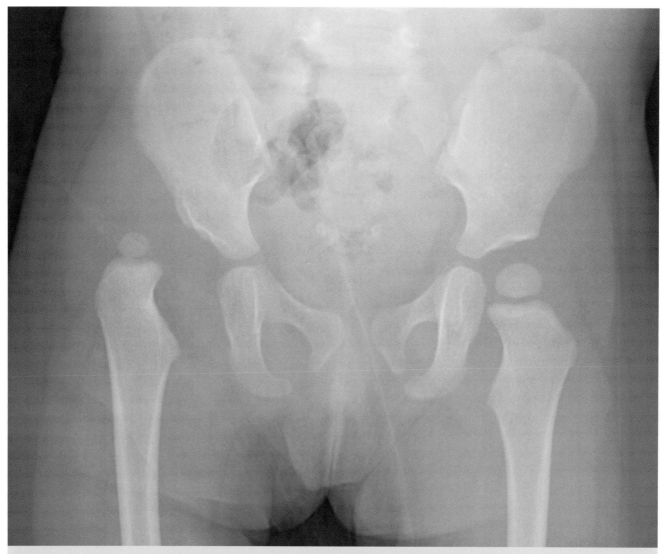

图 105.1　骨盆正位 X 线片显示右侧股骨头突出于髋臼的上外侧，髋臼浅而不规则；左侧是正常的

■ 临床表现

1 岁小孩，右髋外展受限。

■ 关键影像发现

髋关节脱位（图 105.1）。

■ 三大鉴别诊断

- **髋关节发育不良（developmental dysplasia of the hip，DDH）**。DDH 最常见于女婴、第一胎和（或）臀先露或有 DDH 或关节松弛家族史的婴儿。Barlow 手法通过调整屈曲的髋关节使股骨头移位。Ortolani 手法尝试通过屈曲和外展来减少髋关节移位。超声可用来对 6 个月内的婴儿进行诊断，6 个月后股骨头骨化可引起过多的声影。冠状位视图能最好地描绘髋臼轮廓，具有 ≥ 60° 的"α 角"被认为是正常的。横断面屈曲视图最能描述髋臼内股骨头的运动。在年龄较大的儿童中，髋臼和股骨头位置可用 X 线来评估。Pavlik 约束带治疗通常是有效的。难治性 DDH 可通过髋臼成形术来改善髋臼角度和覆盖功能，以及通过股骨截骨术来改善股骨头的位

置。然后使用 CT 或 MRI 来评估髋关节的位置。
- **神经肌肉疾病**。脑瘫和其他痉挛性神经肌肉疾病患者的髋关节可能会半脱位或脱位。过度活跃的内收肌和髂腰肌可导致髋关节持续内收，髋臼变斜变浅。严重的半脱位常见于 7 岁以下的痉挛性脑瘫患者。然而，股骨头的外侧覆盖可能由于其他原因而减少，例如小髋臼与大股骨头之间的大小差异、骨盆倾斜、内收挛缩、股骨颈外翻或前倾。
- **外伤**。外伤性关节积血可导致髋关节后外侧半脱位或（少见的）脱位。在股骨头没有骨化的病例中，Salter I 型骨折伴远端碎片向外侧移位可类似股骨头脱位。这可见于非意外创伤。严重的外伤，如机动车碰撞，可能造成股骨头后脱位。

■ 其他鉴别诊断

- **畸形髋关节发育不良**。许多骨骼发育不良和综合征中，髋关节发育不良的发生率增加。例如，多达 5% 的 21 三体综合征患儿有复发性髋关节半脱位或脱

位。Ehlers-Danlos 综合征和 Larsen 综合征患者的髋关节脱位的发生率增高。

■ 诊断

发育性髋关节发育不良。

✓ 要点

- 发育性髋关节发育不良最常见于女婴和第一胎婴儿，以及那些臀先露和（或）有韧带松弛家族史的婴儿。
- 6 个月内婴儿应用髋关节超声诊断是最有用的。
- 痉挛型脑瘫患者由于髋关节持续内收，髋关节脱

位的发生率增高。
- 在股骨头骨化之前，股骨近端骨骺 Salter I 型骨折伴干骺端外侧移位，可能发生于非意外创伤，类似于发育性髋关节发育不良。

推荐阅读

Grissom LE. The pelvis and hip: congenital and developmental conditions. In Stein-Wexler R, Wootton-Gorges SL, Ozonoff MB, eds. Pediatric Orthopedic Imaging. Berlin/Heidelberg: Springer; 2015:273–318

Hägglund G, Lauge-Pedersen H, Wagner P. Characteristics of children with hip displacement in cerebral palsy. BMC Musculoskelet Disord. 2007; 8:101

Harcke HT. The role of ultrasound in diagnosis and management of developmental dysplasia of the hip. Pediatr Radiol. 1995; 25(3):225–227

病例 106

Rebecca Stein–Wexler

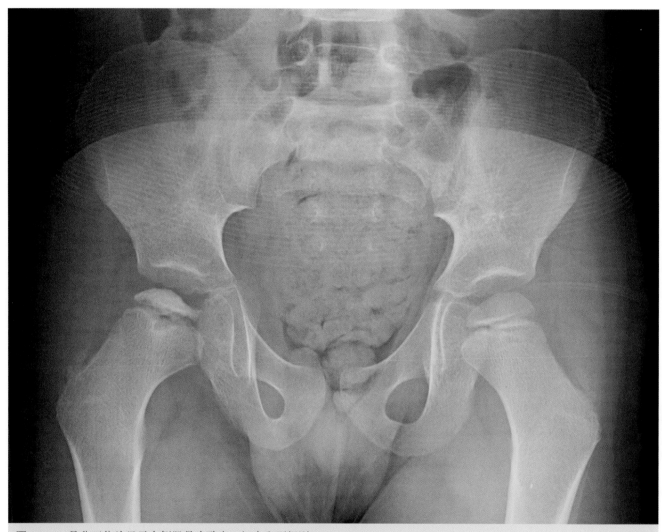

图 106.1　骨盆正位片显示右侧股骨头致密、细小和不规则

■ 临床表现

　　5 岁男孩跛行。

■ 关键影像发现

股骨头缺血性坏死（avascular necrosis，AVN）（图 106.1）。

■ 三大鉴别诊断

- **Legg-Calvé-Perthes 病**。该病常见于 4 ~ 9 岁的儿童，尤其是男孩。约 10% 的病例是双侧的。患者通常没有创伤的病史，表现为跛行和活动度降低。股骨头由于骨骺血供受损而发生 AVN。MRI 允许早期检测，在冠状位 T1-W 序列上呈线性低信号。在更晚期的病例，T2-W MRI 允许评估关节软骨。初始 X 线片可显示髋关节增宽、软骨下透明，以及股骨头高度降低。骨骺变得更加密集、扁平和碎裂。干骺端可能囊性变。在修复阶段，正常骨替代硬化骨，股骨头看起来更为光滑而较少异质性。股骨头轮廓以及股骨头和髋臼之间的适配性决定了长期预后。

- **创伤性损伤**。对横穿股骨头血管的创伤性损伤可能导致股骨头缺血以及随后的 AVN。这可能由于特定的创伤事件，或由于脱位髋关节的复位造成。在后者情况下，AVN 风险可能与屈曲和外展的程度成正比。

- **镰状细胞病**。镰状红细胞阻塞血管，随后的低氧血症进一步增加了血管扭曲，加剧缺血。股骨头和肱骨头通常受累，还有脊椎终板和长骨的干骺端区。

■ 其他鉴别诊断

- **皮质类固醇使用**。皮质类固醇的使用可能由于多种机制导致 AVN，包括脱矿和脂肪栓子阻塞小血管。高剂量使用和治疗时间相对较短的患者风险很高。激素诱导的 AVN 多为双侧。

- **戈谢病**。该病表现为无法清除网状内皮系统中的葡糖神经酰胺，随后的压力增高阻塞了骨间窦，造成梗死。其他影像学表现包括骨质减少、骨髓扩张和骨重塑（锥形烧瓶状）。

- **Meyer 发育不良**。Meyer 发育不良影响股骨近端骨骺，表现为不规则和体积小。它发生 2 ~ 4 岁之间，尤其是男孩。Meyer 发育不良是无痛性的，常为双侧性。X 线表现类似 AVN。患者的骨骺发育不良和脊椎骺发育不良也可能类似 AVN。

■ 诊断

Legg-Calvé-Perthes 病。

✓ 要点

- 在早期发现缺血性坏死方面，MRI 比 X 线摄影更加敏感。
- Legg-Calvé-Pertes 病导致在没有创伤的情况下发生缺血性坏死；它在男孩中更常见，通常是单侧的。

- 创伤可能通过中断股骨头的血液供应而导致缺血性坏死。
- 镰状细胞病可能由于血管闭塞而导致缺血性坏死；使用皮质类固醇易导致双侧缺血性坏死

推荐阅读

Dillman JR, Hernandez RJ. MRI of Legg-Calve-Perthes disease. AJR Am J Roentgenol. 2009; 193(5):1394–1407

Dwek JR. The hip: MR imaging of uniquely pediatric disorders. Magn Reson Imaging Clin N Am. 2009; 17(3):509–520, vi

Mankin HJ. Nontraumatic necrosis of bone (osteonecrosis). N Engl J Med. 1992; 326(22):1473–1479

病例 107

Robert J. Wood，Sandra L. Wootton–Gorges

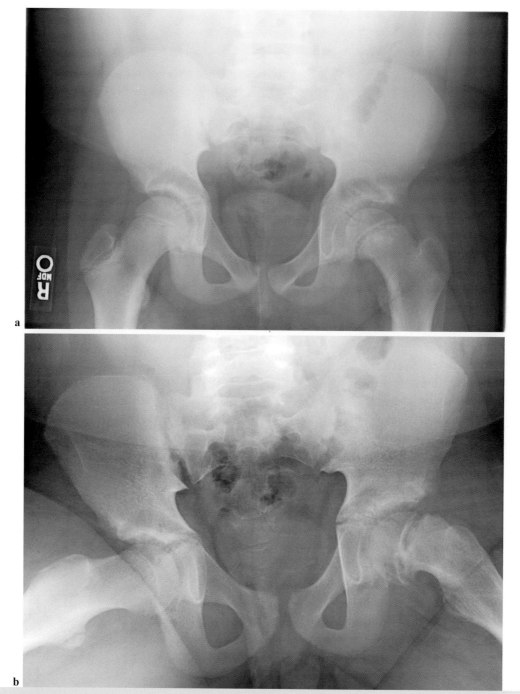

图 107.1　髋关节中立的正位片显示右侧髋关节正常，而左侧股骨头的相对高度轻微下降，骨骺增宽。整个股骨头位于 Klein 线内侧（**a**）。蛙式侧位片显示左股骨头突出于股骨颈的后内侧。股骨头的"冰激凌勺"偏离了股骨颈"圆锥"（**b**）

■ 临床表现

一个 12 岁的男孩，跛行和髋部疼痛。

■ 关键影像发现

骨骺变宽（图 107.1）。

■ 三大鉴别诊断

- **Salter-Harris Ⅰ型骨折**。这种相对罕见的断裂是由于与生长板平行的剪切力造成。它最常见于 5 岁以下的儿童。虽然暂时移位很常见，但骨折通常在成像前自发复位，给诊断造成困难。与对侧比较可能会有所帮助。

- **股骨头骨骺滑脱症（slipped capital femoral epiphysis, SCFE）**。这种股骨头骨骺的 Salter-Harris Ⅰ型剪切性骨折是青少年最常见的髋关节问题。它在男孩、非裔美国人和骨骼成熟轻度延迟的超重患者中更常见。有内分泌疾病的儿童，特别是那些甲状腺功能减退或正在接受生长激素治疗的儿童，更有可能发生 SCFE。约 10% 的 SCFE 是双侧的，但多达 1/3 的患者最终会在对侧髋关节发生 SCFE。患者表现为跛行、髋关节或膝关节疼痛。稳定性 SCFE 患者可以行走，而不稳定性 SCFE 患者则不能行走。中

立正位图显示骨骺增宽，股骨头相对较短（由于旋转）。没有股骨头突出于 Klein 线（沿股骨颈外侧所画线）外侧。蛙式侧位图显示股骨头相对于股骨颈向后内侧偏移。亚急性病例可见硬化反应骨，后内侧支持在股骨颈上。并发症包括软骨溶解、早发性关节炎、"握枪样"畸形导致的股骨髋臼撞击，以及由于过早的骨骺闭合导致肢体长度差异。

- **佝偻病**。佝偻病导致临时钙化区域的吸收不足。这种病是由于缺乏钙的吸收或过量排泄磷酸盐引起的。患者可能会出现弓形畸形或骨折风险增加，包括 SCFE。X 线可显示长骨干骺端的磨损和杯状改变（膝和腕最显著）、骨骺增宽、骨量减少伴粗糙的骨小梁、弓形畸形和不全骨折。前肋骨端扩展和不规则，可形成"串珠肋"。随着治疗，干骺端磨损消退，干骺端变得非常致密。

■ 其他鉴别诊断

- **骨髓炎**。金黄色葡萄球菌是最常见的骨感染病原体。从 18 个月大到骨骼成熟，干骺端最常受局部血流迟缓的影响。X 线片可显示皮质磨损和骨膜

反应、骨的虫噬样透光，以及相关软组织肿胀。有时骨骺变宽。MRI 显示骨内低 T1 和高 T2 信号，而 X 线片仍然正常。

■ 诊断

股骨头骨骺滑脱症。

✓ 要点

- 股骨头骨骺滑脱症是股骨头骨骺的 Salter Ⅰ型骨折。
- 股骨头相对于股骨颈的偏移在蛙式侧位图上可得到最好的诊断。
- 佝偻病表现为干骺端磨损和杯状改变，伴有弓形

畸形和不全骨折。
- 骨髓炎最常影响干骺端，表现为骨膜炎、虫噬样透光和软组织肿胀。

推荐阅读

Aronsson DD, Loder RT, Breur GJ, Weinstein SL. Slipped capital femoral epiphysis: current concepts. J Am Acad Orthop Surg. 2006; 14(12):666–679

Gill KG. Pediatric hip: pearls and pitfalls. Semin Musculoskelet Radiol. 2013; 17(3):328–338

Jarrett DY, Matheney T, Kleinman PK. Imaging SCFE: diagnosis, treatment and complications. Pediatr Radiol. 2013; 43 Suppl 1:S71–S82

病例 108

Wonsuk Kim

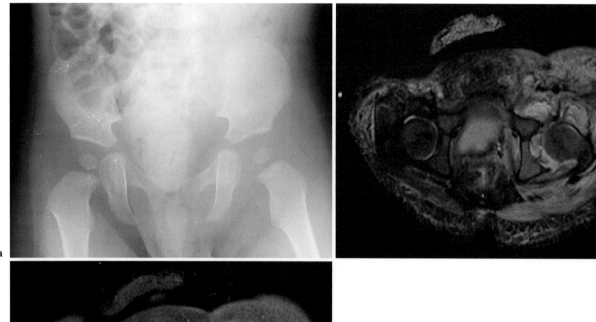
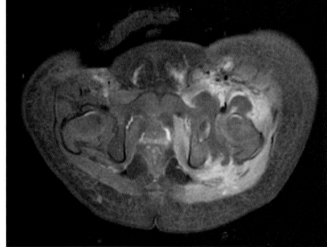

图 108.1　X 线片显示左髋关节不对称软组织充盈，关节间隙扩大（**a**）。轴向短 tau 反转恢复（STIR）成像显示关节周围肌肉组织积液和水肿（**b**）。T1-W 脂肪饱和钆增强成像显示小腔积液、广泛的滑膜强化、周围肌肉和软组织增强，以及可能的关节骨皮质破裂（**c**）

■ 临床表现

2 岁男孩髋部疼痛。

■ 关键影像发现

髋关节积液（图 108.1）。

■ 三大鉴别诊断

- **中毒性滑膜炎。**中毒性滑膜炎是儿童髋关节疼痛最常见的病因。大多数患者年龄为 3～8 岁，许多病例之前有上呼吸道感染。关节液存在，超声比 X 线片能更好地显示。治疗是支持性的，症状应在 2 周内消失。1%～2% 的病例可能发生缺血性坏死。
- **脓毒性关节炎。**通常影响儿童的髋关节或膝关节。常见的病原体是革兰氏阳性球菌，特别是金黄色葡萄球菌和各种链球菌。脓毒性关节炎是骨科的急症，因为延误诊断可能导致关节软骨破坏、骨

坏死、生长受损和畸形。超声在关节穿刺术前诊断关节积液是有用的。MRI 表现为骨髓水肿、软组织水肿和股骨头增强减低，这些 MRI 表现在脓毒性关节炎中较中毒性滑膜炎更为常见。增强MRI 显示可引流的积液和骨活检的合适位置。骨髓炎可伴有脓毒性关节炎。
- **外伤。**外伤时关节积液常由骨折引起。然而，脓毒性关节炎或中毒性滑膜炎的患者也可能有外伤史，所以这些诊断也必须考虑。

■ 其他鉴别诊断

- **青少年特发性关节炎（juvenile idiopathic arthritis, JIA）。**JIA 为临床诊断，表现多样。它包括 16 岁以下、持续 6 周以上的所有来历不明的关节炎患者。根据疾病分期，X 线片可显示关节积液、软组织肿胀、骨质减少、关节间隙狭窄和侵蚀。MRI 可显示滑膜增厚、关节积液、骨髓水肿、糜烂和软骨变薄。
- **血友病。**血友病可能与复发性关节出血并发关节病变有关。关节病通常发生在 20 岁之前。膝、踝、肘和肩关节最常受累。急性期的影像学表现包括出血性关节积液（关节积血）。在 MRI 上，肥大的滑

膜在所有继发于含铁血黄素沉着的磁敏感伪影序列上呈黑色。侵蚀最终会发生。
- **色素沉着性绒毛结节性滑膜炎（pigmented villonodular synovitis, PVNS）。**PVNS 是一系列良性增生性疾病的弥漫性、关节内形式，可影响滑膜、滑囊和腱鞘。PVNS 最常发生在膝关节（80%），其次是髋、踝、肩和肘关节。发病的高峰是在 20～40 岁。恶性转化很少见。X 线片可能正常或显示关节周围软组织肿胀。慢性症状包括双侧关节糜烂。MRI 可显示滑膜弥漫性或结节性增厚，含铁血黄素沉积导致易感伪影。

■ 诊断

化脓性关节炎伴肌炎和继发性骨髓炎。

✓ 要点

- 中毒性滑膜炎是儿童髋关节疼痛最常见的非外伤性原因。
- 感染性关节炎是一种外科急诊，因为细菌酶会迅

速破坏关节软骨。
- 外伤通常发生在其他原因引起的髋关节疼痛之前，也可能是伴随的诊断。

推荐阅读

Damasio MB, Malattia C, Martini A, Tomà P. Synovial and inflammatory diseases in childhood: role of new imaging modalities in the assessment of patients with juvenile idiopathic arthritis. Pediatr Radiol. 2010; 40(6):985–998

Jaramillo D, Dormans JP, Delgado J, Laor T, St Geme JW III. Hematogenous osteomyelitis in infants and children: imaging of a changing disease. Radiology.

2017; 283(3):629–643

Llauger J, Palmer J, Rosón N, Bagué S, Camins A, Cremades R. Nonseptic monoarthritis: imaging features with clinical and histopathologic correlation. Radiographics. 2000; 20 Spec No:S263–S278

病例 109

Rebecca Stein-Wexler

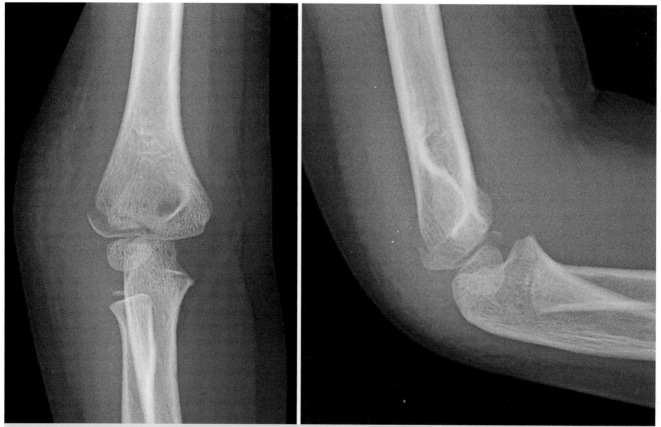

a   b

图 109.1　肘关节正位 X 线片显示外侧软组织明显肿胀，伴有与肱骨远端外侧骨骺平行的透亮影。侧位图显示前、后脂肪垫的透亮和隆起（b）

■ 临床表现

4 岁男童在摔倒时伸手撑地引起的肘部疼痛。

■ 关键影像发现

肱骨远端骨折（图 109.1）。

■ 三大鉴别诊断

- **髁上骨折**。摔倒时伸手撑地通常会导致这种骨折。发病高峰为 5～9 岁。不像外侧髁骨折，骨折线一直延伸到干骺端（见下文）。治疗取决于远端碎片向后侧移位的程度。积液很常见，表现为前、后脂肪垫升高。如果肘关节外伤时有积液但没有可见的骨折，则有可能发生隐性髁上骨折。肱骨前线（沿着肱骨前皮质在位置良好的侧位图上画出）应相交于肱骨小头的后 1/3 或中 1/3。肱骨小头位置靠后提示隐匿性骨折。

- **外侧髁骨折**。最常见于 4～10 岁，是由使肘关节伸展、旋后的内翻力引起。累及干骺端外侧（Salter II 型），可延伸至骨骺（Salter IV 型）。如果累及滑车沟，则被认为是不稳定的。由于幼童的骨骺没有骨化，骨折的严重程度可能被低估。前臂伸肌的牵引经常将碎片向远端移位，这可能需要手术。这些骨折愈合得很慢。骨不连和肘内翻是常见的

并发症。这种骨折有时非常细微，它可能表现为平行于远端外侧骨骺的一条很细的透明线，或在干骺端外侧的一小片骨。外侧软组织肿胀是一个重要线索。

- **内上髁骨折**。这些骨折通常发生在 8～15 岁的儿童，是肘部外翻扭伤的结果。由于尺侧副韧带过度拉紧，导致内上髁障碍。在大约一半的病例中，桡骨和尺骨向后侧脱位。移位的碎片可能损伤尺神经。手术复位和固定的指南各不相同，但一般情况下，移位大于 15 mm 时应进行手术复位和固定。必须记住滑车和内上髁骨化中心的顺序和时间，因为移位的内上髁可能会被误认为滑车。CRITOL［肱骨小头（Capitellum）、桡骨头（Radial head）、内上髁（Internal epicondyle）、滑车（Trochlea）、鹰嘴（Olecranon）、外上髁（Lateral epicondyle）］记忆法是有帮助的。

■ 其他鉴别诊断

- **肱骨远端骨骺完全骨折和移位**。这种骨折贯穿肱骨远端所有骺部（内上髁、滑车、肱骨小头和外上髁），通常发生在 2 岁以下的儿童。肱骨软骨的远端通常向后内侧方向移位。由于最早的骺端骨

化可能发生在 12 个月后，因此在幼儿中，这种骨折类似于无骨折的肘关节脱位。然而，后者在这个年龄段是相当罕见的，移位通常是向后外侧。

■ 诊断

肱骨外侧髁骨折。

✓ 要点

- 髁上骨折的向后移位程度决定了是否需要手术。
- 由于外侧髁骨折可能横贯非骨化的软骨性骨骺，其范围在 X 线片上可能被低估。

- 重要的是不要把移位的内上髁误认为是滑车骨化中心。
- 桡骨和尺骨的位移方向有助于肱骨远端骨骺完全骨折和移位与肘关节脱位的鉴别。

推荐阅读

Ip D, Tsang WL. Medial humeral epicondylar fracture in children and adolescents. J Orthop Surg (Hong Kong). 2007; 15(2):170–173

Iyer RS, Thapa MM, Khanna PC, Chew FS. Pediatric bone imaging: imaging elbow trauma in children: a review of acute and chronic injuries. AJR Am J Roentgenol. 2012; 198(5):1053–1068

Uhl M. The elbow and forearm: acquired disorders. In Stein-Wexler R, Wootton-Gorges SL, Ozonoff MB, eds. Pediatric Orthopedic Imaging. Berlin/Heidelberg: Springer; 2015:187–221

病例 110

Aleksandar Kitich

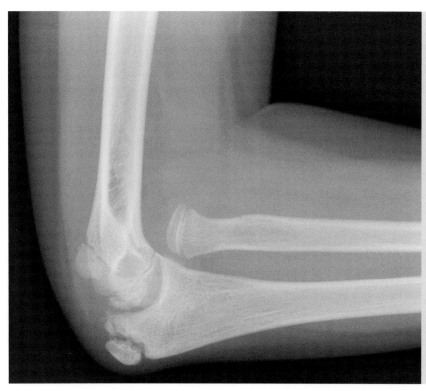

图 110.1　肘关节侧位图显示桡骨头位于假想的肱桡线前。桡骨头轮廓为凸形，桡骨颈略窄

■ 临床表现

10 岁男孩摔倒时伸手撑地引起的肘部疼痛。

■ 关键影像发现

桡骨头脱位（图 110.1）。

■ 三大鉴别诊断

- **牵拉肘**。桡骨头半脱位是 1～4 岁最常见的肘关节损伤。它是由伸展、旋前的前臂突然拉伸引起的。韧带松弛和不成熟的骨轮廓使桡骨头有可能滑脱环状韧带，并发生半脱位。环状韧带很少夹在桡骨头和肱骨小头之间，防止了自然复位。患者常屈肘固定。桡骨头半脱位是一种临床诊断，有时通过 X 线片排除骨折。旋后前臂以获得正位图像可能会无意中缩小桡骨头。沿桡骨颈中心画一条直线，计算桡骨头的位置；这也应该通过肱骨小头的中心（肱桡线）。这条线断裂表明桡骨头半脱位或脱位。在所有视图下都必须仔细评估肱桡线。
- **外伤性桡骨头脱位**。孤立的桡骨头脱位在年龄较大的儿童是非常罕见的，通常也有尺骨损伤。因

此，如果发现桡骨头脱位，特别是年龄较大的儿童，必须对整个前臂进行影像学检查。尺骨塑性弯曲畸形是最常见的伴随损伤，但也可能出现尺骨骨折，如孟氏骨折。这些骨折通常发生在近端，可能非常细微。在大多数病例中，桡骨头前脱位。最常见的受伤机制是摔倒时伸手撑地。

- **先天性桡骨头脱位**。先天性桡骨头脱位罕见，通常是双侧的。当患者出现肘部畸形、疼痛或活动范围受限时，即可做出诊断。脱位可能是一个孤立的异常，或是 Apert、Ehlers-Danlos、Klinefelter 和其他综合征的一个特征。最常见的报道是后脱位，发生在 2/3 的患者。除了桡骨头脱位外，X 线片可显示肱骨小头发育不全、尺骨相对于桡骨缩短、穹窿状桡骨头伴桡骨颈狭窄、滑车缺陷。

■ 其他鉴别诊断

- **Madelung 畸形**。这种罕见的桡骨远端畸形是由于桡骨远端的内侧掌侧骨骺过早闭合造成的。这导致桡骨生长的背侧和桡侧弯曲。桡骨可以缩短，

在肱骨小头与发育不良桡骨头之间有一个较大的间隙，类似桡骨头脱位。患者表现为前臂畸形和握力下降。

■ 诊断

先天性桡骨头前脱位。

✓ 要点

- 桡骨头脱位在侧位 X 线片上最容易识别，因为肱桡线（沿桡骨颈中心绘制）未能通过肱骨小头中心。
- 牵拉肘的 X 线片常常是正常的，因为在旋后前臂

以获得适当的体位时可能复位。
- 先天性桡骨头脱位通常是双侧的，并伴有肱骨小头发育不全、桡骨头凸出和桡骨颈狭窄。

推荐阅读

Ali S, Kaplan S, Kaufman T, Fenerty S, Kozin S, Zlotolow DA. Madelung deformity and Madelung-type deformities: a review of the clinical and radiological characteristics. Pediatr Radiol. 2015; 45(12):1856–1863

Gupta V, Kundu Z, Sangwan S, Lamba D. Isolated post-traumatic radial head dislocation, a rare and easily missed injury: a case report. Malays Orthop J. 2013; 7(1):74–78

Iyer RS, Thapa MM, Khanna PC, Chew FS. Pediatric bone imaging: imaging elbow trauma in children: a review of acute and chronic injuries. AJR Am J Roentgenol. 2012; 198(5):1053–1068

Kaas L, Struijs PA. Congenital radial head dislocation with a progressive cubitus valgus: a case report. Strateg Trauma Limb Reconstr. 2012; 7(1):39–44

病例 111

Myles Mitsunaga

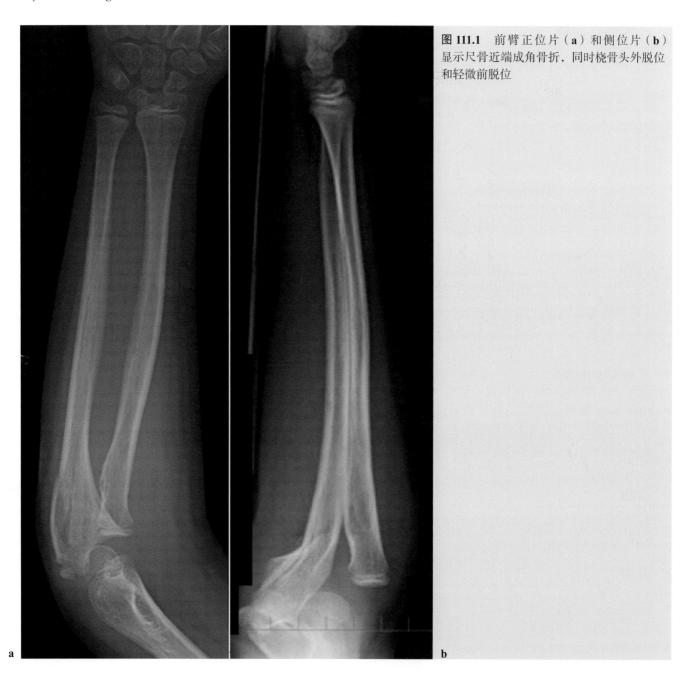

a　　　　　　　　　　　　　　　b

图 111.1　前臂正位片（a）和侧位片（b）显示尺骨近端成角骨折，同时桡骨头外脱位和轻微前脱位

■ 临床表现

7 岁男孩摔倒时伸手撑地引起的肘关节疼痛、肿胀和畸形。

■ 关键影像发现

前臂骨折（图 111.1）。

■ 三大鉴别诊断

- **桡骨和尺骨远端屈曲性骨折（Buckle fractures）。** 这些极为常见的骨折是由摔倒时伸手撑地（fall on an outstretched hand，FOOSH）引起的，通常在年幼儿童中是意外发生的，在较大的儿童中则与运动相关。屈曲性骨折通常累及背侧皮质，具有固有的稳定性，愈合良好。双皮质骨折更有可能需要复位，特别是当有旋转不良时。
- **桡骨颈骨折。** 大多数桡骨颈骨折是由于摔倒时伸手撑地（FOOSH）导致外侧肘关节的轴向过载引起的。另外，如果肘关节脱位复位时桡骨头被困在肱骨小头后面，则可能发生桡骨颈经骨骺骨折。标准视图显示关节积液，通常显示骨折，但有时需要肱桡（Greenspan）视图显示。固定时成角的

角度小于 30° 就足够了，更多的角度则提示闭合复位。闭合复位失败导致开放手术，增加了骨不连、缺血性坏死和丧失活动能力的风险。桡骨头骨折在儿童中很少见。

- **孟氏骨折-脱位。** 大多数孟氏损伤是由摔倒时伸手撑地引起的，导致近端尺骨骨折或塑性变形并桡骨头脱位。发病高峰为 4 ～ 10 岁儿童。肱桡线（沿桡骨干中心并通过肱骨小头绘制）不能将桡骨头等分。尺骨近端屈曲性骨折（最常见）可采用闭合复位治疗，但如果骨折为粉碎性或纵行、斜行骨折，通常需要切开复位。如果孟氏骨折未复位，则可能发生慢性肱桡不稳定，同时尺骨骨折不愈合或畸形愈合。这可能会引起尺骨缩短、疼痛和旋前-旋后受限。

■ 其他鉴别诊断

- **鹰嘴骨折。** 鹰嘴骨折通常是由尺骨近端直接受力造成的。有时相当细微，它们通常是斜行或横向的。肘上石膏固定对于非常小的移位骨折是足够的，但是对于移位超过 3 mm 的骨折通常使用张力带复位固定。
- **Galeazzi 骨折脱位。** 通常是因为摔倒时伸手撑地伴

随过度旋前引起的，这种损伤包括桡骨远端骨折和远端桡尺关节脱位。发病高峰在 9 ～ 12 岁。真正的侧位片对于确定桡骨骨折移位的方向和程度是重要的，而远端桡尺关节分离在正位片上很明显。儿童中大多数损伤用肘上石膏治疗，如果有明显的桡骨远端成角和（或）缩短，则用开放性复位和固定。

■ 诊断

孟氏骨折-脱位。

✓ 要点

- 桡骨或尺骨的移位性骨折常伴有其他骨的骨折或脱位。
- 单个骨（如鹰嘴）的直接受力可能只导致该骨骨折。

- 孟氏损伤是尺骨近端骨干骨折伴桡骨头脱位。
- Galeazzi 损伤是桡骨干骨折伴远端桡尺关节脱位。

推荐阅读

Little KJ. Elbow fractures and dislocations. Orthop Clin North Am. 2014; 45(3):327–340

Rehim SA, Maynard MA, Sebastin SJ, Chung KC. Monteggia fracture dislocations: a historical review. J Hand Surg Am. 2014; 39(7):1384–1394

Rodríguez-Merchán EC. Pediatric fractures of the forearm. Clin Orthop Relat Res. 2005(432):65–72

病例 112

Rebecca Stein–Wexler

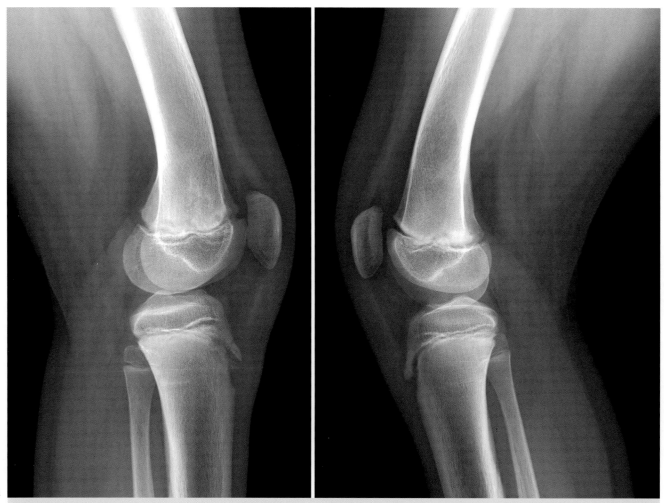

图 112.1　胫骨粗隆碎裂，髌下肌腱较厚且界限不清（a）。与正常比较（b）

■ 临床表现

14 岁男运动员单膝疼痛。

关键影像发现

髌下软组织肿胀（图 112.1）。

三大鉴别诊断

- **Osgood-Schlatter 病**。这种牵引性骨骺炎通常发生在青春期男孩生长高峰期。髌骨高位和膝关节外翻易发生这种情况。重复性拉力导致胫骨粗隆软骨微骨折和撕脱。如果胫骨粗隆已经骨化，X 线片显示一个或多个邻近骨化密度，软组织肿胀，髌骨远端肌腱及 Hoffa 脂肪垫水肿。如果骨折只穿过软骨，3 ～ 4 周后会看到骨化碎片。高达 50% 的病例是双侧的。这种良性、自限性疾病可以通过非甾体抗炎药（NSAID）和物理治疗治愈。
- **Sinding-Larsen-Johansson 病**。重复性的微损伤导致髌骨下极牵引性损伤，通常发生在骨骼接近成熟的 10 ～ 14 岁儿童。X 线片显示髌骨下极附近至少有一块骨碎片。MRI 示髌骨下极异常信号，髌腱增厚，Hoffa 脂肪垫水肿。大多数病变可以通过非甾体抗炎药和物理治疗治愈。
- **髌骨袖套状骨折**。急性撕脱伤发生在 8 ～ 12 岁的儿童股四头肌强力收缩后。髌骨软骨下极骨折导致髌骨隆起。骨折的唯一影像学证据可能是离髌骨下极距离不等处的一个微小骨片。MRI 能显示损伤的全部范围

其他鉴别诊断

- **胫骨近端干骺端横行骨折**。这种常见的、有时是轻微表现的骨折通常见于 2 ～ 5 岁经常在蹦床上跳跃的年幼儿童。轻微的皮质屈曲和（或）轻微的横向透亮影提示诊断结果。
- **胫骨粗隆骨折**。胫骨粗隆在青春期容易骨折，因为该区域的骨骺软骨成熟成骨。活跃的膝关节伸展和剧烈的股四头肌收缩（跳跃）导致这种罕见的损伤。这种骨折在既往有 Osgood-Schlatter 病的患者中更常见。撕脱骨通常向头侧移位。通常需要手术固定。

诊断

Osgood-Schlatter 病。

✓ 要点

- Osgood-Schlatter 病显示髌腱增厚，Hoffa 脂肪垫水肿，胫骨粗隆附近有大小不等的碎片。
- 当儿童骨骼接近成熟时，重复性的微创伤可能导致髌骨下极撕脱，或 Sinding-Larsen-Johansson 病。
- 微小的髌下骨片可见于髌骨袖套状骨折，可导致极大低估疾病的范围，通常需要 MRI 来准确诊断。

推荐阅读

Kjellin I. The lower extremity: acquired disorders. In Stein-Wexler R, Wootton-Gorges SL, Ozonoff MB, eds. Pediatric Orthopedic Imaging. Berlin/Heidelberg: Springer; 2015:435–461

Merrow AC, Reiter MP, Zbojniewicz AM, Laor T. Avulsion fractures of the pediatric knee. Pediatr Radiol. 2014; 44(11):1436–1445, quiz 1433–1436

Sanchez R, Strouse PJ. The knee: MR imaging of uniquely pediatric disorders. Magn Reson Imaging Clin N Am. 2009; 17(3):521–537, vii

病例 113

Aleksandar Kitich

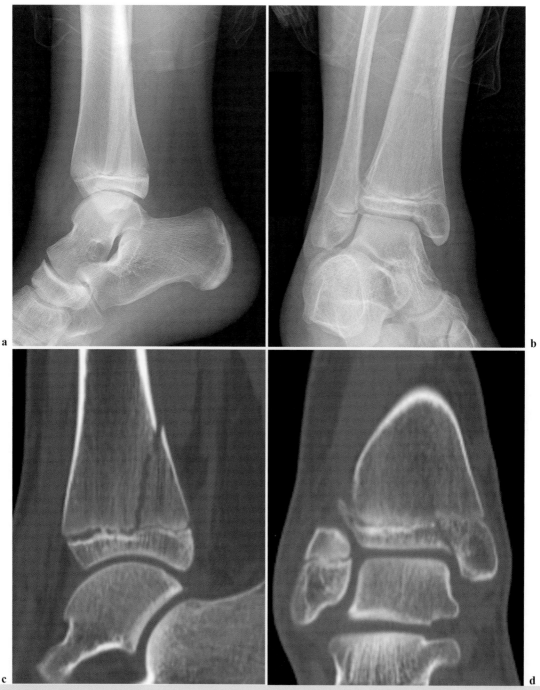

图 113.1 踝关节侧位片显示通过胫骨远端干骺端背侧的斜向骨折，并延伸至骨骺；前骨骺轻度增宽（**a**）。斜位视图显示骨折的骨骺部分（**b**）。矢状位重建 CT 更好地显示骨骺增宽（**c**）。冠状位重建显示骨骺骨折（**d**）

■ 临床表现

13 岁男孩从蹦床上摔下。

■ 关键影像发现

脚踝骨折（图 113.1）。

■ 三大鉴别诊断

- **Salter-Harris Ⅱ型骨折**。Salter-Harris 分类法是基于累及骨骺和干骺端。Ⅰ型只累及骺板（骨骺分离）。Ⅱ型从骺板延伸至干骺端（骨骺分离伴干骺端骨折），是最常见的踝关节骨折类型，通常发生在 10 岁以后。Ⅲ型累及骨骺和骺板（骨骺骨折），而Ⅳ型累及干骺端、骨骺和骺板（骨骺和干骺端骨折）。Ⅴ型，一种骺板的挤压性损伤，是最不常见的。由于可能导致生长停滞和肢体短缩或成角畸形（更可能发生在Ⅲ型至Ⅴ型损伤中），骨骺骨折尤为重要。生长停滞在Ⅴ型损伤中几乎普遍存在。

- **青少年 Tillaux 骨折**。青少年 Tillaux 骨折发生在 12～15 岁骨骺闭合时。这种 Salter-Harris Ⅲ型骨折累及平滑的前外侧骺板，并垂直延伸至骨骺。

没有干骺端成分。这些骨折大多是由于用力外展和外旋，导致前下胫腓韧带撕脱性骨折。如果移位超过 2 mm，则必须复位。

- **三平面骨折**。这种骨折也发生在 12～15 岁的儿童中。在此期间，胫骨远端骨骺发生不对称闭合，中间部分首先闭合，前外侧角最后闭合。该骨折的横断面涉及未闭合的骨骺前外侧部分。胫骨干骺端背侧在冠状面骨折，骨骺在矢状面骨折；两处骨折都与骺板骨折相连续。腓骨也经常发生骨折。骨折最常见的原因是脚的外旋。考虑到三平面骨折的复杂性，一般先用 CT 成像，然后进行切开复位和内固定。骨折进一步分为两部分、三部分或四部分骨折。

■ 其他鉴别诊断

- **Pilon 骨折**。这种骨折在儿童中很少见，但它很重要，因为它可能导致关节和骺板移位。高能轴向的载荷迫使距骨进入远端胫骨平台，导致远端胫骨粉

碎性关节内骨折。CT 显示多个碎片、关节内伸展、距骨和腓骨不同程度受累。在儿科人群中，需要切开复位和内固定以避免骺板骨桥形成和生长停滞。

■ 诊断

三平面骨折。

✓ 要点

- 高级别 Salter-Harris 骨折更有可能出现骨桥和生长停滞。
- 三平面骨折在三个平面累及干骺端、生长板和骨骺，而 Tillaux 骨折只累及两个平面。

- 青少年 Tillaux 骨折为 Salter-Harris Ⅲ型胫骨远端骨折。
- 三平面骨折与 Tillaux 骨折的区别在于冠状面干骺端骨折。

推荐阅读

Podeszwa DA, Mubarak SJ. Physeal fractures of the distal tibia and fibula (Salter-Harris Type I, II, III, and IV fractures). J Pediatr Orthop. 2012; 32 Suppl 1: S62–S68

Rosenbaum AJ, DiPreta JA, Uhl RL. Review of distal tibial epiphyseal transitional fractures. Orthopedics. 2012; 35(12):1046–1049

Schnetzler KA, Hoernschemeyer D. The pediatric triplane ankle fracture. J Am Acad Orthop Surg. 2007; 15(12):738–747

Topliss CJ, Jackson M, Atkins RM. Anatomy of pilon fractures of the distal tibia. J Bone Joint Surg Br. 2005; 87(5):692–697

病例 114

Myles Mitsunaga

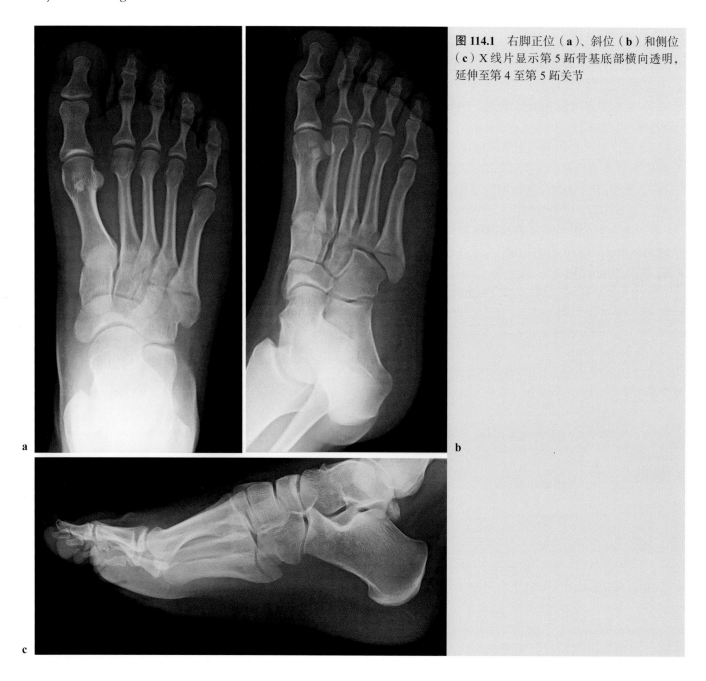

图 114.1　右脚正位（a）、斜位（b）和侧位（c）X 线片显示第 5 跖骨基底部横向透明，延伸至第 4 至第 5 跖关节

■ 临床表现

12 岁男孩，创伤后前足外侧疼痛。

■ 关键影像发现

第 5 跖骨基底部透明（图 114.1）。

■ 三大鉴别诊断

- **正常的骨突（apophysis）**。第 5 跖骨基底部的骨突在 8 岁左右开始骨化，然后女孩在 12 岁左右而男孩在 15 岁左右融合到相邻的骨。骨突可能呈碎片状，但边缘光滑，皮质化良好。主要的透明是垂直于跖骨轴的。
- **骨突结节撕脱骨折**。这种横向骨折发生在腓骨短肌腱的插入位置。骨突撕脱性骨折是 5 岁以上儿童最常见的第 5 跖骨骨折（应力性骨折在年幼儿童中更常见）。固定前脚的扭转性损伤是典型的机

制。这些骨折可能是关节内骨折。
- **应力性骨折**。和其他地方的应力性骨折一样，第 5 跖骨的应力性骨折是由重复性损伤引起的。它们很少移位，在最初的 X 线片上可能不明显。有时在骨干近端可见不完全骨折线。如果不稳定，可能发展为完全骨折。由于表现为隐匿性损伤，常常延迟寻求治疗，所以不常见急性期拍摄 X 线片，因此局灶性骨膜反应可能会很明显。治疗是保守的。

■ 其他鉴别诊断

- **Jones 骨折**。这种骨折发生在第 5 跖骨近端、结节或骨突的远端。Jones 骨折多为横向或斜向骨折。除非是在关节内或位于骨干近端，否则通常采用石膏固定保守治疗。与结节骨折不同，它们容易发生骨不连。Jones 骨折在骨突结节撕脱骨折的远端，骨干应力性骨折的近端。
- **骨化中心**。第 5 跖骨粗隆是一种不常见的副骨化中心，位于第 5 跖骨基底外侧，在腓骨短肌腱内。X 线片显示，副骨化中心具有圆形、皮质化良好的边缘，并与跖骨干平行。另一方面，撕脱骨折碎片呈锯齿状、无皮质化，并呈斜向。足副骨化中心很少有症状。

■ 诊断

第 5 跖骨基底部撕脱骨折。

✓ 要点

- 第 5 跖骨基底部撕脱骨折常见，通常是横向或斜向的，由直接创伤引起。
- 应力性骨折为骨干骨折，在最初的 X 线片上可能不明显；在损伤后 7 ~ 10 天可能会进展为完全骨

折或出现骨膜反应。
- 在第 5 跖骨基底部发育的骨突通过其纵向方向和光滑的皮质边缘，与骨折区分开来。

推荐阅读

Coskun N, Yuksel M, Cevener M, et al. Incidence of accessory ossicles and sesamoid bones in the feet: a radiographic study of the Turkish subjects. Surg Radiol Anat. 2009; 31(1):19–24

Herrera-Soto JA, Scherb M, Duffy MF, Albright JC. Fractures of the fifth metatarsal in children and adolescents. J Pediatr Orthop. 2007; 27(4):427–431

Kose O. Os vesalianum pedis misdiagnosed as fifth metatarsal avulsion fracture. Emerg Med Australas. 2009; 21(5):426

病例 115

Rebecca Stein-Wexler

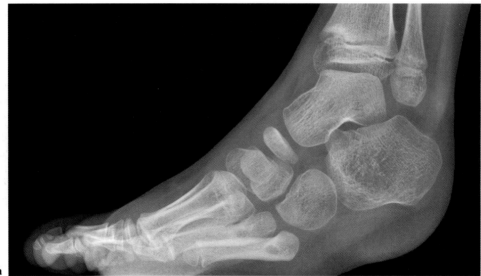

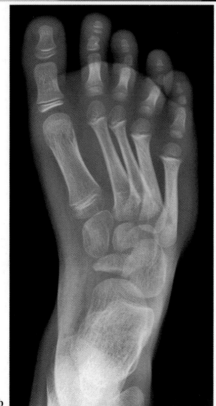

图 115.1　侧位负重观显示距骨与跟骨平行，呈四方形；跖骨以阶梯状的形态相互堆叠（a）。正位负重视图显示跟骨内翻形态，向外侧偏斜与距骨重叠；跖骨基部重叠多于正常（b）

■ 临床表现

步态滑稽的孩子。

■ 关键影像发现

足部排列错乱（图 115.1）。

■ 三大鉴别诊断

- **外翻平跖足（扁平足）**。这种家族性、后天性、可屈曲畸形的特征是足弓扁平。它通常没有症状。这种情况很常见，尤其是在幼儿中。然而，到 10 岁时发病率与成年人相似。通常只有在出现疼痛的情况下才进行影像学检查，以排除其他病因，如跗骨联合。韧带松弛使跟骨位置向中线偏移（后足外翻）。在侧位负重 X 线片上，跟骨较正常更为水平。此外，沿距骨和第 1 跖骨长轴绘制的 Meary 线向下凸。在严重的情况下，距骨可能向下，比正常情况下更平行于胫骨长轴。然而，它正常情况下与舟骨形成关节。脑瘫和其他神经肌肉疾病的患者可能出现外翻平跖足，但这种情况下的足通常比家族性扁平足更加僵硬。

- **马蹄内翻足**。这种疾病的先天性畸形可能是遗传的，但也可能是由肌肉失衡、结缔组织异常和宫内体位引起的。较大的患者可能由于脊髓脊膜膨出、关节挛缩和各种综合征而发生马蹄内翻足。患者表现为踝关节跖屈、后足内翻、前足内翻和内收。在 X 线片上，距骨通常小而畸形。跟骨通常呈马蹄足（比正常更平行于胫骨长轴）。跟骨与距骨平行，经常重叠。舟骨向内侧移位，前足内收。在正位片上足内翻使跖骨基底相互重叠，导致在侧位片上呈阶梯状外观。外侧距骨可能厚而硬化，因为足外侧异常负重，以及压力反应或骨折。

- **先天性垂直距骨**。这种罕见的情况通常是双侧的，至少有一半的病例是综合征。非综合征的病例可能是由于足和（或）肌肉失衡的异常旋转发育引起的。胫骨后肌和腓骨长肌腱的位置比正常更靠前，可能起背屈肌的作用，跟腱短。结果距骨严重跖屈，几乎平行于胫骨长轴。与扁平足不同，舟骨是背侧脱位，因此它位于距骨颈上。舟骨正常与跖骨对齐，但距骨不是。跟骨外侧偏斜，形成严重外翻，和距骨一样位于马蹄足内，几乎平行于胫骨长轴。有明显的跖屈，导致摇椅足畸形。

■ 其他鉴别诊断

马蹄内翻足畸形。

✓ 要点

- 扁平足畸形时，跟骨比平常更加水平，偏移外翻；在严重的情况下，距骨轴可能与胫骨长轴略有对齐。

- 马蹄内翻足的特点是跟骨外侧偏移，因此它平行于距骨，伴有前足内收和足内翻，因此在正位片上距骨相互重叠，而在侧位片上呈阶梯状。

- 在先天性垂直距骨，距骨在马蹄足内，跟骨向外侧偏斜形成严重外翻。

- 扁平足与先天性垂直距骨的一个重要区别是，前者距骨与舟骨对齐，而后者舟骨背侧脱位。

推荐阅读

Hammer MR, Pai DR. The foot and ankle: congenital and developmental conditions. In Stein-Wexler R, Wootton-Gorges SL, Ozonoff MB, eds. Pediatric Orthopedic Imaging. Berlin/Heidelberg: Springer; 2015:463–516

Harty MP. Imaging of pediatric foot disorders. Radiol Clin North Am. 2001; 39(4):733–748

病例 116

Rebecca Stein-Wexler

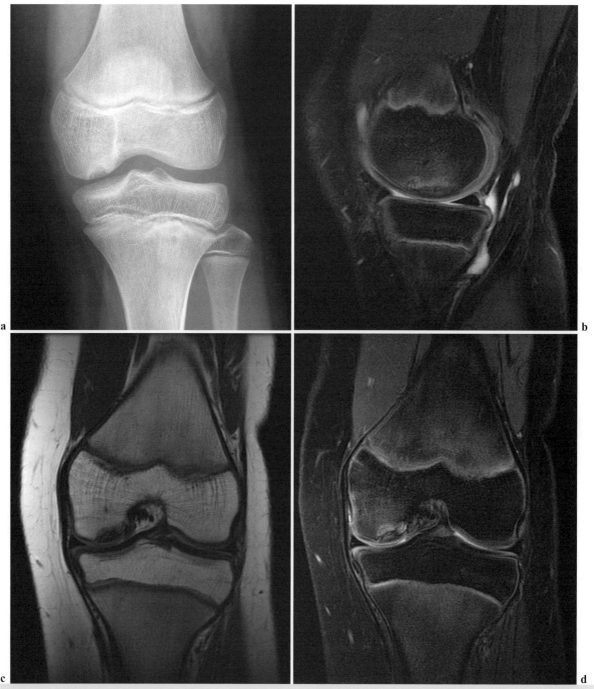

图 116.1 X 线片显示在股骨内侧髁的外侧面有一个扇形透亮影，周围硬化（**a**）。矢状位 PD 脂肪饱和图像显示病变位于负重关节面的中心，周围有水肿（**b**）。冠状位 T1-W 图像显示病灶呈低信号（**c**）。冠状位 PD 脂肪饱和图像显示骨化碎片，下面有高信号（**d**）

■ 临床表现

12 岁女孩主诉膝盖锁死。

■ 关键影像发现

骨骺皮质不规则（图 116.1）。

■ 三大鉴别诊断

- **膝关节发育性皮质不规则（developmental cortical irregularity，DCI）**。多达 1/3 的儿童存在远端股骨骺的 DCI。这种正常变异型通常位于后侧，在非承重面，因此最好在管状位（tunnel view）上观看。侧位片也可以明显地看到后侧位置。DCI 在 X 线片上类似骨软骨病变（osteochondral lesion，OCL）。然而，这些病变的位置不同，因为 OCL 更靠近前侧，在负重面上。此外，与 OCL 不同，DCI 从不累及髁间切迹。在 MRI 上，与 OCL 不同，DCI 的被覆软骨和邻近骨髓的信号强度是正常的。
- **骨软骨病变（OCL；剥脱性骨软骨炎）**。该病变包括软骨下骨折和可能完全脱落的骨软骨碎片。病因是多因素的，常与重复性的微损伤有关。OCL 最常见于膝盖，影响 11 ～ 17 岁的儿童。在儿童中，股骨内侧髁的外侧面比股骨前下外侧髁更容易受到影响。病变常延伸至髁间切迹。X 线片显示有不规则或硬化边缘的透亮坑，可能有游离体。切线位、管状位和斜位视图是有用的。在 MRI（特别是 T2-W 或 STIR），以下发现提示不稳定：病变周围有液体信号、边缘多发囊肿（或一个＞5 mm 的大囊肿）、软骨下低信号边缘和（或）软骨下板多处断裂。稳定的病变通常会自发愈合。距骨也常见 OCL，最常影响距骨前内侧穹窿。X 线表现与膝关节 OCL 相似，相似的特征决定了碎片的稳定性。前内侧病变比其他部位更容易自发愈合。OCL 还影响肱骨小头、第 2 或第 3 跖骨头（Freiberg 梗死）、跗骨舟骨（Kohler 病）和其他骨骼。
- **Panner 病**。这种骨软骨病不同于 OCL，它累及整个肱骨小头，而不仅仅是关节面。对比 OCL 的肱骨小头损害（10 ～ 15 岁的男性患者），它影响更小的儿童（10 岁以下男孩）。反复创伤和压迫负荷可引起缺血性坏死。X 线片显示不规则轮廓和裂缝，导致碎片和扁平。大多数病变愈合，轮廓可恢复。游离体不常出现。MRI 显示，肱骨小头呈碎片状，T1 低信号。

■ 其他鉴别诊断

- **骨骼发育不良**。轻度多发性骨骺发育不良和脊椎骨骺发育不良的病例可能类似剥脱性骨软骨炎，但会累及多个骨骺。

■ 诊断

骨软骨病变（剥脱性骨软骨炎）。

✓ 要点

- 膝关节发育性皮质不规则影响非负重面，不延伸至髁间切迹。
- 骨软骨病变提示不稳定的 MRI 特征包括 T2 高信号的液体边缘、多发性或较大的边缘囊肿，以及软骨下板的多处断裂。
- 膝关节的骨软骨病变通常影响股骨内侧髁的外侧负重面，而距骨的骨软骨病变通常影响前内侧穹窿。
- Panner 病累及整个肱骨小头骨化中心，不像骨软骨病变仅累及关节面。

推荐阅读

Kjellin I. The lower extremity: acquired disorders. In Stein-Wexler R, Wootton-Gorges SL, Ozonoff MB, eds. Pediatric Orthopedic Imaging. Berlin/Heidelberg: Springer; 2015:435–461

Prince JS. The lower extremity: congenital and developmental conditions. In Stein-Wexler R, Wootton-Gorges SL, Ozonoff MB, eds. Berlin/Heidelberg: Springer; 2015:373–433

Sanchez R., Strouse PJ. The knee: MR imaging of uniquely pediatric disorders. MRI Clin North Am. 2009; 17(3):521–537, vii

病例 117

Fabienne Joseph，Rebecca Stein-Wexler

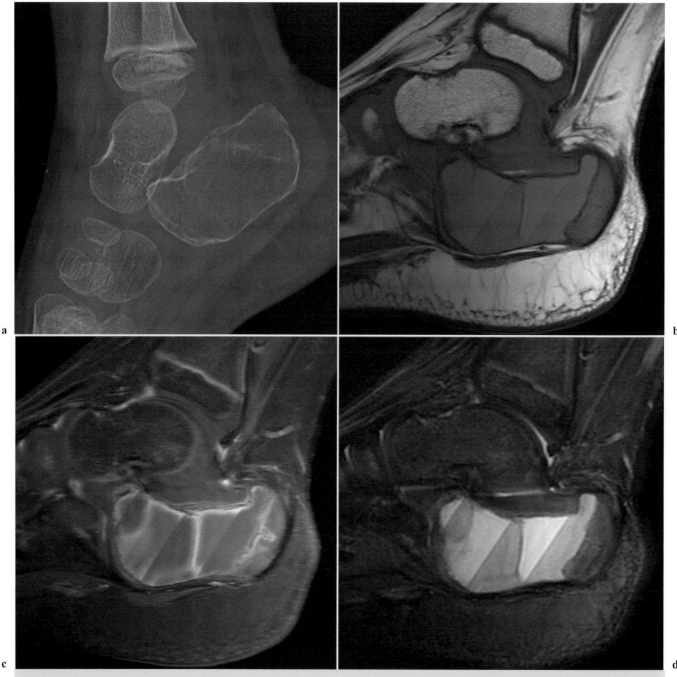

图 117.1　侧位踝关节 X 线片显示膨胀性溶解的跟骨病变（**a**）。矢状位 T1-W MRI 显示病变内多个液–液平面（**b**）。矢状位 T1-W 钆增强脂肪抑制 MRI 显示间隔增强（**c**）。矢状位 STIR 图像提示一些病变内液体是出血性的（**d**）

■ 临床表现

7 岁女孩脚后跟疼痛。

■ 关键影像发现

良性膨胀性透明骨病变（图 117.1）。

■ 三大鉴别诊断

- **非骨化性纤维瘤（nonossifying fibroma，NOF）。** 这种非常常见的基于皮质的非肿瘤性病变随着孩子的成长从干骺端转移到骨干。NOF 通常在 10～15 岁被发现，在 2 岁之前很少见。偏心性和基于皮质的 NOF 可能扩大至髓内区，常出现在细骨（如腓骨或尺骨）的中央。病变边缘薄且硬化，无钙化基质。它们的方向与骨的长轴平行。骨膜反应只发生在病理性骨折时。随着骨组织取代纤维组织，NOF 自发退化，较大的病变可能需要刮除和骨移植来防止病理性骨折。

- **单腔性骨囊肿（unicameral bone cyst，UBC；又称单纯性骨囊肿）。** UBC 也很常见，它是典型的单房性充满液体的囊肿，最常发生在长骨干骺端，特别是肱骨近端。典型的发病年龄是 10～15 岁。在 17 岁以上的患者中，约有一半病变位于骨盆或跟骨。病变位于中心位置，呈拉长状；显示轻度皮质扩张，边缘清晰。在没有骨折的情况下，应该没有骨膜反应。骨折后在囊肿的病变部分可见"掉落的碎片"，提示 UBC 的诊断。

- **动脉瘤性骨囊肿（aneurysmal bone cyst，ABC）。** ABC 是良性的、偏心性的透明骨损伤，由充满血的囊性腔组成。它通常位于长骨、脊柱或骨盆的近骺端。病变通常在 10～20 岁被发现。动脉瘤性骨囊肿通常是原发的。然而，它可能继发于创伤后或已经存在的良性或恶性病变中，包括巨细胞瘤、成骨细胞瘤、软骨母细胞瘤、纤维性发育不良或骨肉瘤。它具有典型的"肥皂泡"样外观，它可能导致极端（动脉瘤样）骨扩张和严重的皮质变薄。边缘通常清晰，有一个狭窄的过渡区。如果病变迅速扩大，骨膜反应可能表现为侵袭性。液-液平面（MRI 上最明显）可以很好地提示诊断，但在其他病变中也可以看到，特别是毛细血管扩张性骨肉瘤和巨细胞瘤。病变内基质和骨骺延伸的缺失有助于排除其他诊断。治疗方法是手术切除。

■ 其他鉴别诊断

- **巨细胞瘤（giant cell tumor，GCT）。** GCT 不穿过开放的骨骺，几乎总是发生在骨骺闭合后，通常发生在年龄大于 15 岁的患者。它们在膝盖上最常见。肿瘤呈孤立性、偏心性和溶解性。边缘清晰，但无硬化。MRI 显示实性成分增强。治疗方法是手术切除，或者放射治疗（较少的情况下）。

- **朗格汉斯细胞组织细胞增生症。** 这种小的圆形细胞肿瘤最常见于 10 岁以下儿童的扁平骨和近端长骨。典型的病变最初表现为渗透性，但后来表现为溶解性且界限分明。

■ 诊断

动脉瘤样骨囊肿。

✓ 要点

- 非骨化性纤维瘤可出现在尺骨或腓骨中央，但在较大的骨则表现为基于皮质和偏心性。
- "掉落的碎片"高度提示单腔性骨囊肿。
- 液-液平面最常提示动脉瘤性骨囊肿，但也可在其他良、恶性病变中发现。
- 巨细胞瘤通常发生在骨骺闭合后，它们不会穿过开放的骨骺。

推荐阅读

Khanna G, Bennett DL. Pediatric bone lesions: beyond the plain radiographic evaluation. Semin Roentgenol. 2012; 47(1):90–99

Wyers MR. Evaluation of pediatric bone lesions. Pediatr Radiol. 2010; 40(4):468–473

病例 118

Rebecca Stein-Wexler

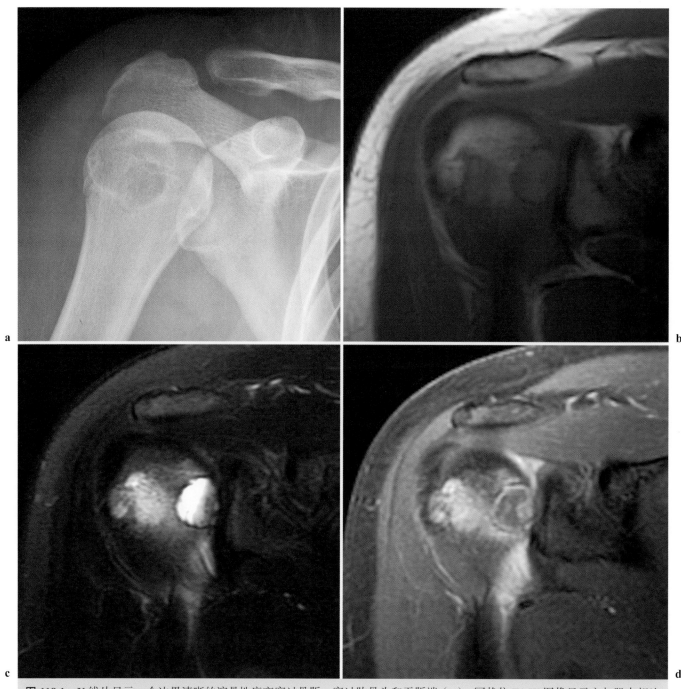

图 118.1　X 线片显示一个边界清晰的溶骨性病变穿过骨骺，穿过肱骨头和干骺端（**a**）。冠状位 T1-W 图像显示它与肌肉相比轻微高信号（**b**）。冠状位 T2-W 脂肪抑制图像显示病变主要为高信号，可见骨髓水肿（**c**）。冠状位 T1-W 钆增强脂肪抑制图像显示病灶的周围增强，骨髓也增强（**d**）

■ 临床表现

17 岁男性，肩关节疼痛。

■ 关键影像发现

透亮骨骺病变（图 118.1）。

■ 三大鉴别诊断

- **软骨母细胞瘤**。这种良性的软骨肿瘤最常见于 10～30 岁的患者。它位于骨骺的偏心位置，约有一半的病例延伸至干骺端。最常见的部位是股骨、肱骨和胫骨。X 线片显示边界清晰的透亮病变，有硬化边缘，有时中央可见点状软骨样钙化。如果有钙化，MRI 显示中央 T1 和 T2 低信号，而单纯软骨肿瘤是 T1 低信号和 T2 高信号。边缘硬化表现为薄的（< 1 mm）低信号边缘。骨髓水肿和软组织水肿都很常见，如果病变扩展到关节，也可能导致滑膜炎。病灶内可见动脉瘤样骨囊肿，表现为分隔强化。

- **骨髓炎**。虽然骨髓炎大多数发生在干骺端，但在婴儿中，由于血管穿过骨骺，骨髓炎也可能扩散到骨骺。另外，幼童可能由于血行播散而发生亚急性原发性骨骺骨髓炎。后者几乎总是影响膝关节，通常是股骨远端骨骺。X 线片显示边界清楚的骨骺透明病变。MRI 表现与其他部位骨髓炎相似。

- **嗜酸性肉芽肿（eosinophilic granuloma，EG）**。这种无症状或疼痛性疾病的特点是产生前列腺素的朗格汉斯细胞增生，导致局限性骨吸收。病变最常见于头骨、下颌骨、肋骨、脊柱和近端长骨，但也可发生在任何造血活跃的骨。大多数病例见于 10 岁以下的儿童。多系统受累（朗格汉斯细胞组织细胞增生症）是罕见的，通常见于年幼的孩子。嗜酸性肉芽肿最初表现为渗透性，但后来变得均匀溶解，伴有不同程度的边缘硬化。骨扫描的外观各不相同。MRI 可显示骨髓受累范围、软组织肿块和周围组织炎症。T1 表现各不相同，但病变在 T2 通常为亮信号。嗜酸性肉芽肿采用化疗、放疗和（或）手术切除治疗。

■ 其他鉴别诊断

- **巨细胞瘤（GCT）**。GCT 出现在干骺端，不穿过开放的骨骺，因此只有在骨骺闭合后才进入骨骺。大多数患者年龄大于 15 岁，大部分病变发生在相邻的骨骺闭合后。GCT 在膝关节最常见。肿瘤呈孤立性、偏心性和溶解性。边缘清晰，但无硬化。MRI 显示实性成分增强。病变可以通过手术切除或放射治疗（较少用）来治疗。

■ 诊断

巨细胞瘤。

✓ 要点

- 软骨母细胞瘤在膝关节最常见，是一种偏心的、骨骺透明病变。
- 婴儿的骨骺骨髓炎是经骨骺传播引起的，而大龄儿童的血行播散导致亚急性原发性骨骺骨髓炎，通常发生在膝关节。
- 嗜酸性肉芽肿最常见于头骨、下颌骨、肋骨、脊柱和近端长骨。
- 巨细胞瘤发生于干骺端，但在骨骺闭合后可延伸至骨骺。

推荐阅读

Khanna G, Bennett DL. Pediatric bone lesions: beyond the plain radiographic evaluation. Semin Roentgenol. 2012; 47(1):90–99

Nichols RE, Dixon LB. Radiographic analysis of solitary bone lesions. Radiol Clin North Am. 2011; 49(6):1095–1114, v

Wootton-Gorges SL. Tumors and tumor-like conditions of bone. In Stein-Wexler R, Wootton-Gorges SL, Ozonoff MB, eds. Pediatric Orthopedic Imaging. Berlin/Heidelberg: Springer; 2015:315–326

Wyers MR. Evaluation of pediatric bone lesions. Pediatr Radiol. 2010; 40(4):468–473

病例 119

James S. Chalfant

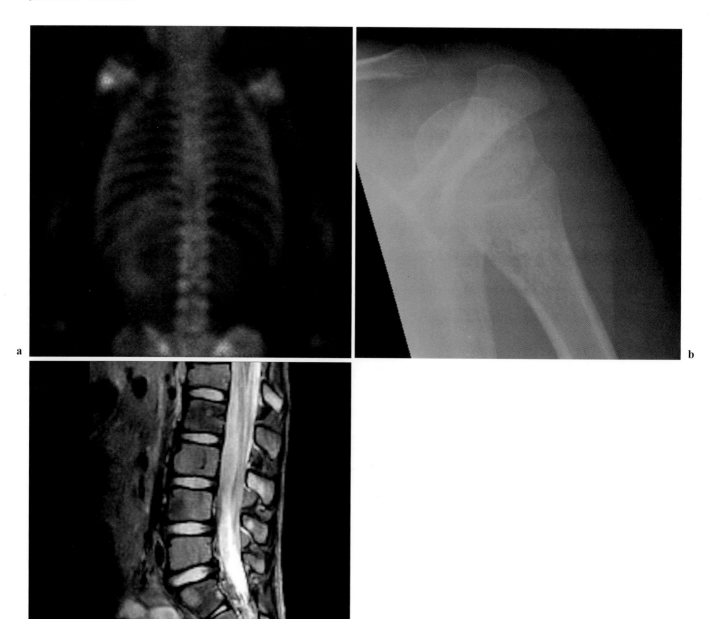

图 119.1　锝 -99m 骨扫描显示左肱骨近端摄取增加，并在整个胸腰椎呈斑片状摄取；左上象限摄取增高（**a**）。左肩 X 线片显示干骺端溶骨性病变（**b**）。腰骶椎 T2-W 矢状位 MRI 显示多水平受累，T2 高信号病变影响椎体和棘突（**c**）

■ 临床表现

....

4 岁女孩多灶性骨痛。

■ 关键影像发现

多发溶骨性病变（图 119.1）。

■ 三大鉴别诊断

- **朗格汉斯细胞组织细胞增生症**。朗格汉斯细胞组织细胞增生症影响扁平骨和长骨，外观变化很大。大多数情况下，病变在髓内，呈溶骨性，很少硬化。如果存在骨膜反应，通常表现为层状和良性。可能存在死骨片。MRI 可显示软组织肿块。病灶 T1 信号强度变化不等，T2 信号增强，呈明显强化。可见扁平椎（极薄的椎体）。

- **神经母细胞瘤转移**。神经母细胞瘤是最常见的转移到骨的儿童恶性肿瘤，超过一半的患者在诊断时有骨转移。骨转移通常分布广泛。X 线片可显示多发溶骨性病变，尤其是干骺端。MRI 在确定骨髓受累程度上具有作用，通常是广泛的（T1 低信号，T2 高信号）。间碘苄胍（MIBG）闪烁显像对转移性疾病的检测具有高度敏感性和特异性。90% 的病例是在 5 岁前确诊的。原发性肿瘤通常发生在肾上腺，但也可能发生在交感神经链的任何部位。在非常罕见的情况下，影像检查不能识别原发肿瘤。

- **白血病 / 淋巴瘤**。多灶性骨淋巴瘤 / 白血病通常是继发的，最常累及脊柱或骨盆，而原发性骨淋巴瘤通常是在长骨干骺端的单灶病变。继发性骨淋巴瘤几乎总是渗透性的或纯溶骨性的，没有骨膜反应。可能有软组织肿块。骨髓 T1 呈低信号，T2 呈高信号；显示钆增强。大多数骨性淋巴瘤为非霍奇金淋巴瘤。如果超过 25% 的骨髓经活检发现病变，这种疾病被称为白血病。

■ 其他鉴别诊断

- **纤维性发育不良**。多骨纤维性发育不良可累及任何骨，但通常是单侧的和单肢的。在长骨，疾病典型累及骨干干骺端。病变呈髓内、扩张型，界限清楚，具有程度不等但典型的磨玻璃样基质。无骨膜反应或软组织肿块。

- **慢性复发性多灶性骨髓炎**。这种自身免疫性 / 炎症性、非传染性疾病的特点是复发-缓解病程。病变可发生在骨骼的任何部位，但通常累及锁骨内侧 1/3 和靠近生长板的长骨干骺端（下肢比上肢更常见）。病变最初是溶骨性的，逐渐发展为硬化和增厚。双侧对称性疾病、锁骨受累以及并存炎症疾病（皮肤病、炎症性肠病）支持此诊断。

■ 诊断

转移性神经母细胞瘤伴左肾上腺原发。

✓ 要点

- 朗格汉斯细胞组织细胞增生症要么没有骨膜炎，要么出现层状、良性的骨膜反应。

- 神经母细胞瘤通常转移到骨，导致溶骨性病变，最常见于干骺端。

- 继发性骨性非霍奇金淋巴瘤通常导致渗透性、溶骨性病变。

- 双侧对称性疾病和（或）锁骨病变提示慢性复发性多灶性骨髓炎。

推荐阅读

Bousson V, Rey-Jouvin C, Laredo JD, et al. Fibrous dysplasia and McCune-Albright syndrome: imaging for positive and differential diagnoses, prognosis, and follow-up guidelines. Eur J Radiol. 2014; 83(10):1828–1842

Khanna G, Sato TS, Ferguson P. Imaging of chronic recurrent multifocal osteomyelitis. Radiographics. 2009; 29(4):1159–1177

Papaioannou G, McHugh K. Neuroblastoma in childhood: review and radiological findings. Cancer Imaging. 2005; 5:116–127

病例 120

Karen M. Ayotte

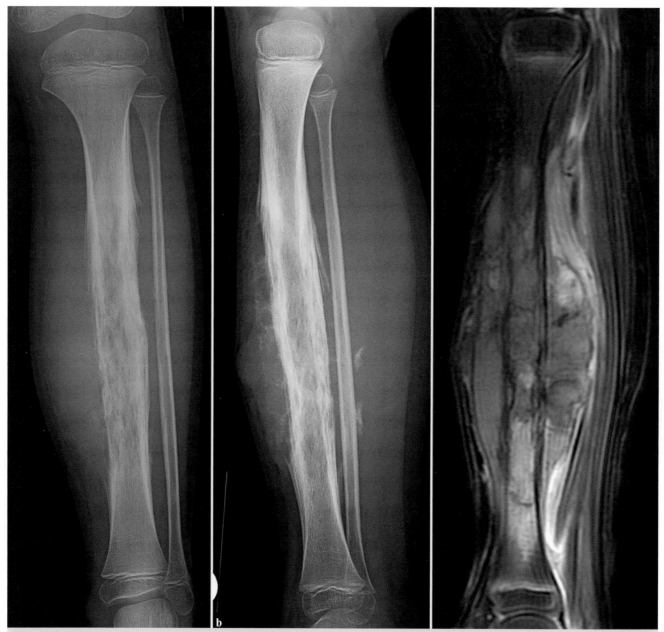

图 120.1 胫骨和腓骨的正位片显示有侵袭性骨膜反应的渗透性骨干病变和软组织肿块（**a**）；侧位片显示针状软组织钙化（**b**）；T2 加权脂肪抑制矢状位图像显示广泛的异质性骨髓信号、周围水肿，以及一处大的分叶状软组织肿块（**c**）

■ 临床表现

一个腿痛的 6 岁男孩。

■ 关键影像发现

侵袭性骨损伤（图 120.1）。

■ 三大鉴别诊断

- **骨髓炎**。骨髓炎有非常多样的影像学表现（包括早期的正常表现），因此很难最终排除诊断。发热或近期感染的临床病史对诊断是有帮助的，但不是特异性的。常见的影像学表现包括具有不同侵袭性特征的溶解性病变、骨吸收、骨膜炎、硬化灶、引流腔和皮下积气。骨髓炎最常见于干骺端，也可延伸至骨骺或骨干。病变内部和周围的硬化程度不同，取决于致病微生物、感染持续时间、患者年龄和整体健康状况。如果临床诊断较困难或治疗效果不佳，CT 和 MRI 更有诊断价值。

- **骨肉瘤**。骨肉瘤是儿童期最常见的原发性骨恶性肿瘤，发病高峰在 10～20 岁。经典的描述是在长骨的干骺端发生侵袭性病变，并伴有异常的新骨增生。高度侵袭性病变主要表现为溶解性病变。

较不常见的毛细血管扩张性骨肉瘤可能有液–液平面，类似动脉瘤样骨囊肿。MRI 有助于检测病灶附近的"跳跃性"病变。核医学骨扫描（或 PET-CT）是特别有用的，可以早期识别转移灶。

- **尤因肉瘤**。尤因肉瘤是儿童期第二常见的原发性骨恶性肿瘤，发病高峰在 10～15 岁。这种蓝色小圆细胞肿瘤的典型表现是长骨的虫噬样或渗透性、基于骨髓的骨干干骺端病变，并伴有侵袭性骨膜反应。大的软组织肿块常见。然而，从单纯的溶骨性到以硬化性为主的病变均可存在。长骨病变更常见于年幼患者，起源于扁平骨的病变更常见于青少年和年轻成人。患者常伴有疼痛。发热以及炎症标志物升高较常见。MRI 对局部分期至关重要。

■ 其他鉴别诊断

- **朗格汉斯细胞组织细胞增生症（Langerhans cell histiocytosis，LCH）**。LCH 可表现为孤立性或多灶性溶骨性病变，影像学表现多变，因此对于 30 岁以下的良性或侵袭性骨病变，LCH 是应考虑的诊断。

- **转移瘤**。继发性恶性肿瘤通常是通过血行播散影响骨骼。白血病是儿科患者中最常见的累及长骨的疾病。可转移到骨的其他常见肿瘤包括神经母细胞瘤和淋巴瘤，同时淋巴瘤也可能作为原发性病变出现在骨骼。转移瘤通常表现为溶解性病灶，具有渗透性或虫噬样的外观。

■ 诊断

尤因肉瘤

✓ 要点

- 骨肉瘤通常表现为长骨干骺端侵袭性病变伴骨增生。
- 尤因肉瘤典型表现为溶解性骨髓病变伴侵袭性骨膜反应。
- 骨髓炎的影像学表现多种多样，发热史有一定价值，但并不特异。
- 骨扫描有助于评估转移瘤、多灶性病变或跳跃性病变（如骨肉瘤中所见）。

推荐阅读

Jaramillo D, Dormans JP, Delgado J, Laor T, St Geme JW III. Hematogenous osteomyelitis in infants and children: imaging of a changing disease. Radiology. 2017; 283(3):629–643

Kaste SC. Imaging pediatric bone sarcomas. Radiol Clin North Am. 2011; 49(4):749–765, vi–vii

Khanna G, Bennett DL. Pediatric bone lesions: beyond the plain radiographic evaluation. Semin Roentgenol. 2012; 47(1):90–99

Nichols RE, Dixon LB. Radiographic analysis of solitary bone lesions. Radiol Clin North Am. 2011; 49(6):1095–1114, v

Wyers MR. Evaluation of pediatric bone lesions. Pediatr Radiol. 2010; 40(4):468–473

病例 121

James S. Chalfant

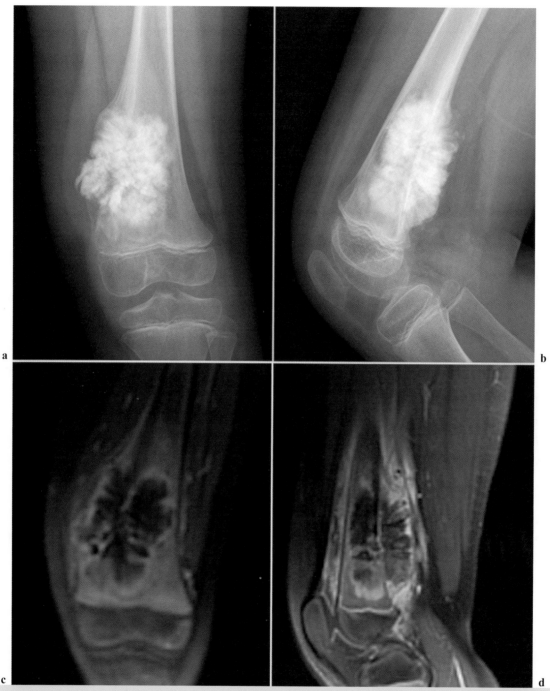

图 121.1　膝关节正位片（a）和侧位片（b）显示无定形、致密的干骺端病变，伴有板层状和日光照射样改变的骨膜反应和皮质破坏。T1-W 脂肪饱和和钆增强冠状面（c）和矢状面（d）MRI 图像显示不均匀、低信号的、钙化的干骺端病变，伴周围强化和大块软组织成分

■ 临床表现

8 岁儿童，膝关节肿块。

■ 关键影像发现

侵袭性致密的骨病变（图 121.1）。

■ 三大鉴别诊断

- **慢性骨髓炎**。慢性骨髓炎表现为非均匀性硬化，骨膜内和骨膜增厚，形成包膜。由坏死骨组成的离体致密死骨可作为持续感染的病灶。慢性骨髓炎 T1 呈低信号，T2 呈高信号；边缘和肉芽组织增强。如果有死骨，则 T1 和 T2 均呈低信号，无增强。也可见引流腔。
- **骨肉瘤**。骨肉瘤是儿童最常见的原发骨恶性肿瘤。有几个亚型，传统高级别髓内骨肉瘤占 75%。青春期病变通常起源于长骨干骺端（股骨远端、胫骨近端、肱骨）。典型 X 线片表现为一种侵袭性、边界模糊的、膨胀性病变，伴骨样基质、髓质和皮质破坏、侵袭性骨膜反应和软组织肿块。然而，基质骨化或钙化程度不同，大部分病变为溶骨性和硬化性混合病变。MRI 显示，溶骨区呈 T1 低信号，T2 高信号；两个序列中，硬化区都呈低信号。跳跃性病变发生在多达 15% 的病例中，这使得评估整个骨骼非常重要。

- **尤因肉瘤**。尤因肉瘤是儿童第二常见的原发性骨恶性肿瘤，发生于长骨（股骨、胫骨、肱骨）和扁骨（肋骨、肩胛骨、骨盆）。在长骨中，大多数病例累及骨干干骺端或骨干。X 线片显示侵袭性、渗透性病变伴骨膜反应（典型表现为层状或"洋葱皮"样）、程度不等的硬化和软组织肿块。可能由于反应性新骨形成而有斑片状硬化。

■ 其他鉴别诊断

- **淋巴瘤**。原发性骨淋巴瘤几乎都是非霍奇金淋巴瘤。它呈渗透性或溶解性，常累及长骨干骺端，无骨膜炎。继发性骨淋巴瘤常累及脊柱，可以是非霍奇金淋巴瘤，或者很少数是霍奇金淋巴瘤。霍奇金淋巴瘤通常至少是部分硬化的。
- **转移瘤**。在没有已知的恶性肿瘤的情况下，骨转移瘤在儿童中很罕见。当它们确实发生时，它们通常是广泛的和溶骨性的。
- **朗格汉斯细胞组织细胞增生症**。有许多不同的表现，难以通过影像学排除，扁骨和长骨可能受到影响。典型表现是这些病变发生在髓内，呈溶骨性，很少有硬化。

■ 诊断

骨肉瘤。

✓ 要点

- 坏死骨的存在可能导致慢性骨髓炎。
- 骨肉瘤是儿童最常见的原发性骨恶性肿瘤，90% 有骨样基质。
- 尤因肉瘤是渗透性病变，典型表现为洋葱皮样骨膜反应。
- 淋巴瘤通常缺乏骨膜反应。

推荐阅读

Kim SH, Smith SE, Mulligan ME. Hematopoietic tumors and metastases involving bone. Radiol Clin North Am. 2011; 49(6):1163–1183, vi

Rajiah P, Ilaslan H, Sundaram M. Imaging of primary malignant bone tumors (non-hematological). Radiol Clin North Am. 2011; 49(6):1135–1161, v

Toma P, Granata C, Rossi A, Garaventa A. Multimodality imaging of Hodgkin disease and non-Hodgkin lymphomas in children. Radiographics. 2007; 27(5):1335–1354

病例 122

Jennifer L. Nicholas

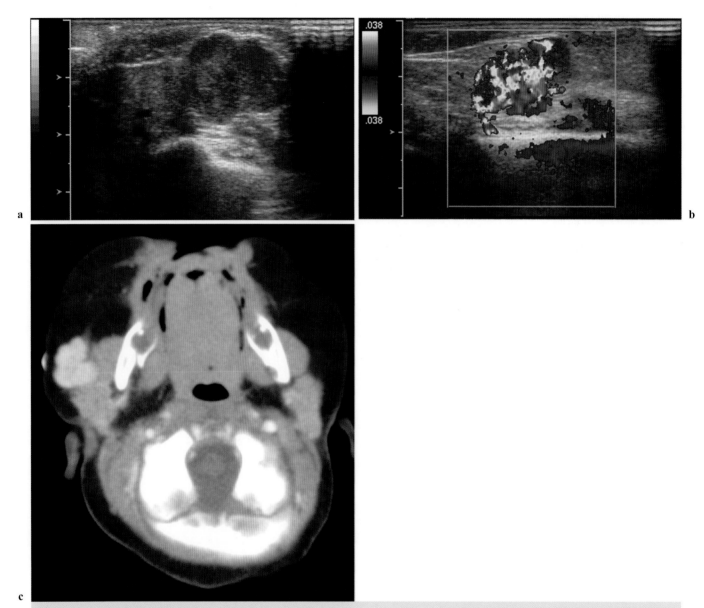

图 122.1　US 用高频线性换能器显示右脸颊皮下软组织中有一个界限清楚的分叶状肿块，邻近但不明显累及邻近的肌肉组织；肿块不均匀，相对于周围组织呈轻度低回声，可压缩（**a**）。彩色多普勒超声检查显示病变血管丰富，血流相对均匀（**b**）。对比增强 CT 示分叶状、边界清楚、明显增强的肿块（**c**）

■ 临床表现

一个 1 个月大的婴儿，右脸颊有一个软组织肿块。

■ 关键影像发现

婴儿软组织肿块（图 122.1）。

■ 三大鉴别诊断

- **婴儿血管瘤**。婴儿血管瘤是婴儿期最常见的肿瘤，影响高达 10% 的白种人儿童。许多人在生下后的第 1 个月内就被注意到了。可能有相关的皮肤病变，如苍白斑、毛细血管扩张或黄斑红染，或擦伤样假回声斑块。约 60% 发生在颅面区域，25% 发生在躯干，15% 发生在四肢。大约 80% 是单发的。超声下，这些高流量病变通常表现为实性、边界清楚、低回声、血管丰富伴血流均匀。MRI 外观随病变分期而异。多个皮肤血管瘤可能是其他地方血管瘤（通常是肝）的先兆，应提示进一步影像学检查。婴儿血管瘤通常生后第 1 年增生，在 5 岁时消退。
- **婴儿肌纤维瘤**。这种良性、结节性软组织肿瘤也见于肌肉、骨骼和内脏。虽然罕见，但它是婴儿时期最常见的纤维性肿瘤。大多数婴儿肌纤维瘤在 2 岁时出现。肿瘤可以是单发的或多灶性的（肌纤维瘤病）。超声表现范围从均匀和轻微的高回声，到几乎无回声伴增厚边缘。许多此类病变无须干预即可消退。如果需要，治疗方法是手术切除。
- **婴儿纤维错构瘤**。大多数婴儿纤维错构瘤表现为孤立的无痛性结节。一些人有皮肤变化（包括色素改变）、外分泌腺增生或头发增多。大多数发生在生后第 1 年，还有大约 1/4 是在出生时出现的。病变部位多位于腋窝、上臂、上部躯干、腹股沟区、外生殖器区的皮下软组织及真皮层。超声显示不均质的高回声肿块，呈蛇形，边界不清或分叶状，无大量血流。纤维错构瘤有时会自行消退，但如果治疗，选择局部切除。

■ 其他鉴别诊断

- **婴儿纤维肉瘤**。这种大的、快速生长的肿瘤是婴儿最常见的恶性软组织肿块，通常发生在四肢。超声典型表现为不均一性、浸润性、富含血管的病变。MRI 表现无特异性。儿童的预后优于成人。
- **神经母细胞瘤转移**。神经母细胞瘤转移灶通常是实性的血管病变。其主要表现为高回声，并可能含有钙化。CT 可以很容易地识别钙化。

■ 诊断

婴儿血管瘤。

✓ 要点

- 婴儿血管瘤边界清楚，可压缩，血流速度快。
- 婴儿肌纤维瘤的超声表现变化不等，从均质性、轻微高回声，到几乎无回声伴增厚的边缘。
- 婴儿纤维错构瘤应位于皮下软组织和真皮层，一般呈不均匀高回声，呈"蛇形"。
- 婴儿纤维肉瘤生长迅速，不均匀，界限不清。

推荐阅读

Dickey GE, Sotelo-Avila C. Fibrous hamartoma of infancy: current review. Pediatr Dev Pathol. 1999; 2(3):236–243

Lee S, Choi YH, Cheon JE, Kim MJ, Lee MJ, Koh MJ. Ultrasonographic features of fibrous hamartoma of infancy. Skeletal Radiol. 2014; 43(5):649–653

North PE. Pediatric vascular tumors and malformations. Surg Pathol Clin. 2010; 3(3):455–494

Schurr P, Moulsdale W. Infantile myofibroma: a case report and review of the literature. Adv Neonatal Care. 2008; 8(1):13–20

病例 123

Rebecca Stein–Wexler

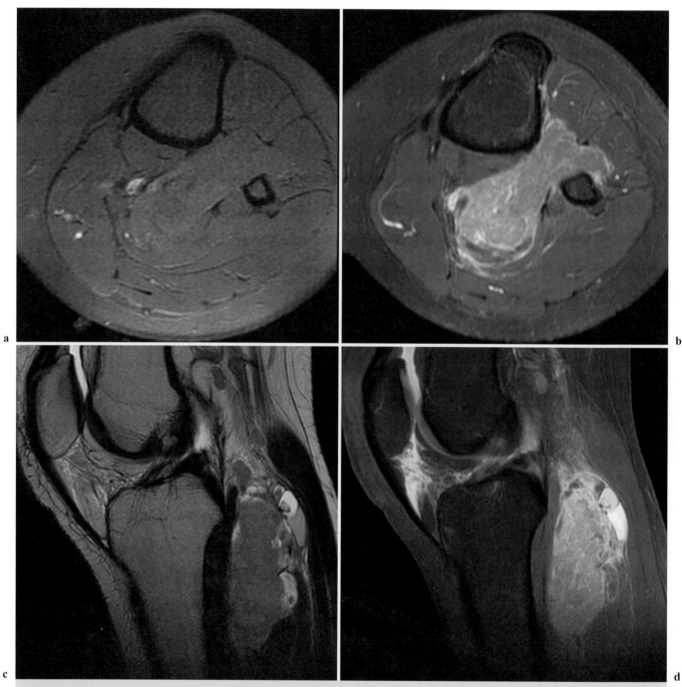

图 123.1　轴位 T1-W 脂肪抑制图像显示，在胫骨和腓骨之间和后面有一个界限不清的略高信号的肿块（**a**）。T1-W 轴位脂肪抑制钆增强图像更好地描述了这种轻度不均匀、中度增强的双叶病变（**b**）。矢状位 T2-W 图像显示肿块主要为低信号，伴有周围高信号的小叶（**c**）。矢状位 T1-W 钆增强图像显示不均匀增强的肿块囊性和实性区域（**d**）

■ 临床表现

一名 17 岁的患者，膝关节肿块生长缓慢。

■ 关键影像发现

年龄较大儿童的大软组织肿块（图 123.1）。

■ 三大鉴别诊断

- **横纹肌肉瘤（RMS）**。大多数儿童软组织肿块是良性的，但体积大（＞10 cm）、位置深、非筋膜位置、外观不均匀、界限不清、患者年龄较大，增加了恶性的可能性。RMS 是儿童最常见的软组织肉瘤。然而，婴儿肉瘤（婴儿）和滑膜细胞肉瘤（大一点的儿童）在四肢更常见。肢体 RMS 通常影响年龄较大的儿童。虽然其命名为"横纹肌肉瘤"，但它可存在于多种组织中——不仅仅是肌肉。肢体 RMS 通常为小泡型，其预后比葡萄状型差，后者影响头颈部和泌尿生殖道。X 线片和超声显示非特异性软组织肿块，无钙化；CT 和 MRI 有显著强化但呈异质性。T1 呈暗信号，T2 呈亮信号，可见坏死区。CT 和 MRI 表现不特异，但可用于评估疾病程度。完全手术切除明显改善预后。
- **淋巴瘤**。淋巴瘤几乎可以累及身体的任何器官，在疑难病变的鉴别诊断中应予以考虑。当局限于软组织时，它通常是非霍奇金淋巴瘤变异型。软组织淋巴瘤可能是原发性疾病，也可能是邻近病变或远处扩散的结果。肿块穿过筋膜平面，更常包围血管而非使血管移位。血管占位效应可引起远端软组织肿胀。软组织淋巴瘤在超声上呈均匀低回声，在 CT 上表现均匀。在 T1-W MRI 上呈中等信号，在 T2 上呈中等至高信号。CT 和 MRI 通常显示软组织浸润和增强。邻近的淋巴结可表现为融合淋巴结病，这在其他软组织肉瘤中是不常见的。化疗和放疗是治疗的主要手段。
- **滑膜肉瘤**。这种高度恶性的肿瘤起源于原始的间充质细胞。诊断时可能小且被包裹，常被误诊为良性病变。肿块可能已经存在几个月到几年。虽然它通常出现在关节 7 cm 内，但它不是来自滑膜组织。滑膜肉瘤最常发生在手、足或膝关节。约 1/3 表现为钙化，另外 1/3 表现为"三重信号"：高信号出血、等信号坏死和低信号纤维化。可切除疾病预后良好，但转移性疾病（肺、骨、淋巴结）往往是致命的。

■ 其他鉴别诊断

- **硬纤维瘤（侵袭性纤维瘤病）**。这种浸润性病变不转移，但可能难以完全切除，所以复发是常见的。它最常发生在青少年和年轻成年人中。通常位于肌肉和邻近筋膜，可包裹神经和血管。很少累及浅表软组织。MRI 信号随细胞、血管、胶原和水的含量而变化。

■ 诊断

滑膜肉瘤。

✓ 要点

- 虽然大多数儿童软组织肿块是良性的，但在年龄较大的儿童和肿块大于 10 cm、位置深、不均质和界限不清的情况下，恶性的风险会增加。
- 在所有软组织肉瘤中，滑膜肉瘤最常类似于良性病变。
- 1/3 的滑膜肉瘤钙化，另外 1/3 显示出血、坏死和纤维化的"三重信号"。
- 硬纤维瘤没有转移，但浸润性很强，因此很难切除。

推荐阅读

Brisse HJ, Orbach D, Klijanienko J. Soft tissue tumours: imaging strategy. Pediatr Radiol. 2010; 40(6):1019–1028

McCarville MB, Spunt SL, Skapek SX, Pappo AS. Synovial sarcoma in pediatric patients. AJR Am J Roentgenol. 2002; 179(3):797–801

Roper GE, Stein-Wexler R. Soft tissue masses. In Stein-Wexler R, Wootton-Gorges SL, Ozonoff MB, eds. Pediatric Orthopedic Imaging. Berlin/Heidelberg: Springer; 2015:715–770

病例 124

Rebecca Stein-Wexler

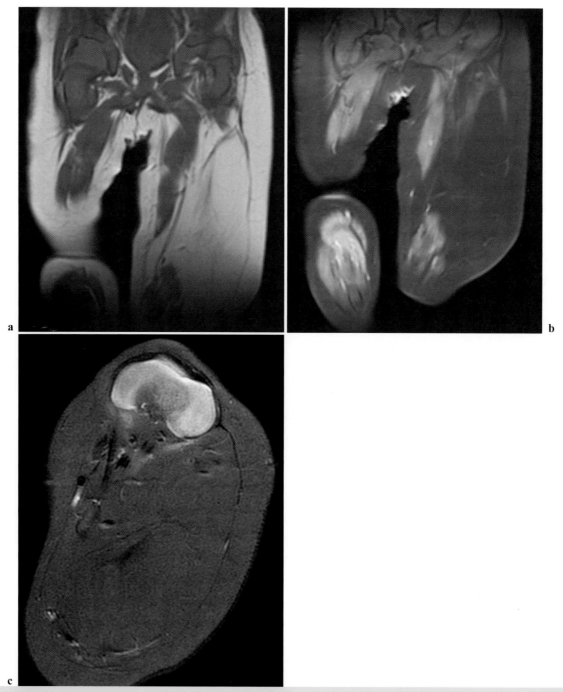

图 124.1　冠状位 T1-W 图像显示一个大的浸润性脂肪肿块，伴有少量低信号间隔；左髋关节脱位（a）。钆增强 T1-W 脂肪抑制图像显示极少的线状强化（b）。轴向反转恢复脂肪抑制图像显示肿块抑制完全（c）

■ 临床表现

　　一个 7 个月大的男孩，大腿有柔软、缓慢生长的肿块。

■ 关键影像发现

脂肪软组织肿块（图 124.1）。

■ 三大鉴别诊断

- **脂肪母细胞瘤。**这种罕见的胚胎白色脂肪瘤通常在 4 岁之前出现。男孩比女孩更多见。由于巨大的无痛肿块或其对邻近组织的影响，患者就诊于医疗机构。肿块出处于不同成熟阶段的脂肪细胞组成，伴随黏液样基质和丰富的毛细血管网。成像的外观取决于脂肪细胞与基质的比例。X 线片可能显示相对透光的肿块。横断面成像显示肿块类似于其他部位的脂肪组织，除了纤维组织的数量增加（在 MRI 所有序列上呈低信号）。因为有丰富的毛细血管网，增强可能超过邻近脂肪的增强程度。治疗通常是切除，但如果未经治疗，脂肪母细胞瘤最终会演变为脂肪瘤。
- **脂肪母细胞瘤病。**脂肪母细胞瘤病类似于脂肪母细胞瘤，但浸润肌肉和其他邻近组织。正是因为如此，切除是困难的，因此复发相对常见。
- **脂肪瘤。**在 10 岁以上的患者中，脂肪肿瘤更可能代表脂肪瘤，而非脂肪母细胞瘤或脂肪母细胞瘤病。与成人一样，儿童脂肪瘤表现均一，边界清楚。成像特征与皮下脂肪相同。

■ 其他鉴别诊断

- **畸胎瘤。**成熟畸胎瘤通常被认为是良性的，恶性转化的风险很低。它们表现为含有脂肪和软组织的大的、不均匀肿块，使邻近结构移位但不侵犯这些结构。大部分是部分囊性的，1/4 是部分钙化的。未成熟畸胎瘤通常以软组织密度为主，钙化和脂肪灶较小。这些肿瘤通常发生在胸部、腹部、骨盆和头颈部区域。
- **脂肪肉瘤。**脂肪肉瘤在儿科患者极为罕见，通常出现于青少年。儿童脂肪肉瘤几乎总是黏液样亚型。影像学和组织学是非诊断性的，诊断需要确认是否有 t（12；16）易位。在影像学上，脂肪肉瘤可能类似于脂肪母细胞瘤，与脂肪瘤相比混合有更多的软组织。有时黏液样成分呈囊性，有时肿块完全没有脂肪特征。

■ 诊断

脂肪母细胞瘤病，力学改变导致髋关节脱位。

✓ 要点

- 脂肪母细胞瘤通常发生在年幼儿童——不像脂肪瘤——有黏液样基质混合不成熟的白色脂肪。
- 脂肪母细胞瘤病比脂肪母细胞瘤更具浸润性，经常复发。
- 脂肪瘤常见于 10 岁以上的儿童，它们的外观和表现类似于成人脂肪瘤。
- 脂肪肉瘤在儿童中很少见，通常是黏液细胞型，可能不含明显的脂肪，必须通过分子成像进行诊断。

推荐阅读

Chen CW, Chang WC, Lee HS, Ko KH, Chang CC, Huang GS. MRI features of lipoblastoma: differentiating from other palpable lipomatous tumor in pediatric patients. Clin Imaging. 2010; 34(6):453–457

Murphey MD, Carroll JF, Flemming DJ, Pope TL, Gannon FH, Kransdorf MJ. From the archives of the AFIP: benign musculoskeletal lipomatous lesions. Radiographics. 2004; 24(5):1433–1466

Roper GE, Stein-Wexler R. Soft tissue masses. In Stein-Wexler R, Wootton-Gorges SL, Ozonoff MB eds. Pediatric Orthopedic Imaging. Berlin/Heidelberg: Springer; 2015:715–770

病例 125

Shruthi Ram

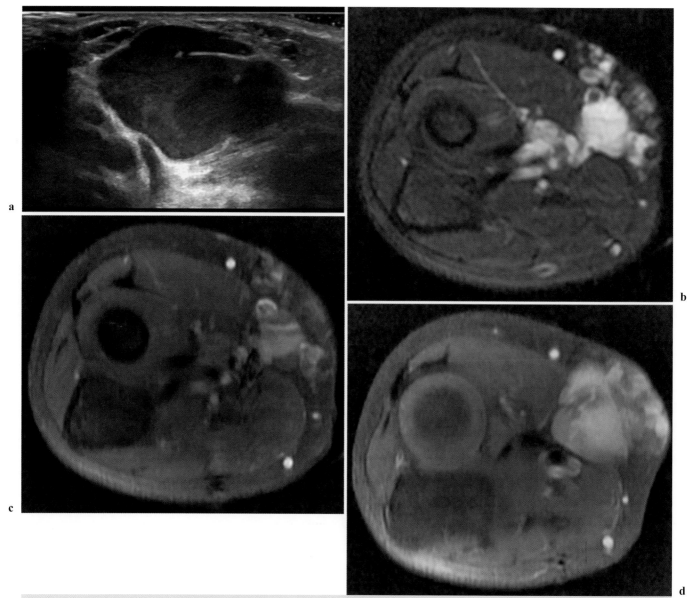

图 125.1　上臂超声显示一个边界清楚的分隔肿块，其中包含低回声物质——实时评估呈漩涡状（**a**）。轴向 T2-W 脂肪抑制 MRI 显示分叶状高信号肿块，伴有至少 1 个液-液平面和静脉石（浅圆形低信号）；在更前部的血管内也有流空信号（**b**）。T1-W 钆增强脂肪抑制图像显示肿块内部弥漫性增强，静脉石仍然是低信号（**c**，**d**）。（这些图像由 Gerald Behr 提供。）

■ 临床表现

　　一个 7 岁的男孩，自出生时就出现一个柔软、可压缩的、蓝色的上臂肿块，与他的躯体发育成比例生长。

■ 关键影像发现

多分隔囊性软组织肿块（图 125.1）。

■ 三大鉴别诊断

- **静脉畸形**。静脉畸形是低流量病变，由衬有内皮的血管窦隙组成。它们在童年或成年早期表现为蓝色、柔软、可压缩的、非搏动性肿块，与身体成比例增长。在超声中，肿块通常呈多分隔和囊状，具有多个窦状间隙。实时超声可能显示腔内回波的"往复"运动，这是由缓慢移动的碎片造成；频谱多普勒可显示静脉血流。MRI 显示跨越组织平面的有分隔的、分叶状的液体信号肿块。缺乏流空将它与高流量的血管畸形区分开来。静脉石的存在和逐渐增强将静脉畸形与淋巴管畸形区别开来，但静脉和淋巴成分可能出现在单一病变中。

- **淋巴管畸形**。淋巴管畸形是另一种低流量病变，由胚胎淋巴囊组成。临床和影像学特征与静脉畸形重叠，混合型静脉淋巴管畸形包含两者的成分。增强模式不同于静脉畸形。巨囊性淋巴管畸形显示边缘和间隔强化。微囊性病变没有或极少弥漫性强化。静脉和淋巴管畸形均采用经皮硬化疗法。

- **婴儿纤维肉瘤**。婴儿纤维肉瘤是一种罕见的恶性婴儿肿瘤，预后比成人好。它是婴儿任何快速增长的无痛性软组织肿块的鉴别诊断之一。成像显示异质的血管丰富的软组织肿块。治疗是完全切除。

■ 其他鉴别诊断

- **婴儿血管瘤**。这种高流量血管病变是由增殖的内皮细胞形成的真性肿瘤。它的一个特征是早期快速增殖和随后退化。血管瘤呈实性，超声常呈低回声；MRI 外观因病变阶段而异。

- **动静脉畸形**。这种高流量血管畸形包含增大的动脉供血血管，及特征性的早期引流静脉。动态磁共振血管造影有助于诊断。动静脉畸形采用经动脉栓塞术治疗。

■ 诊断

静脉畸形。

✓ 要点

- 血管畸形根据是否存在流空、增强模式和频谱多普勒特性，分为低流量和高流量病变。
- 静脉畸形是多分隔病变，包含缓慢流动的液体并显示增强；也许还有静脉石。

- 淋巴管畸形可能是巨囊性的，在这种情况下边缘和间隔增强；或是微囊性的，在这种情况下通常没有或偶尔有轻微的弥漫性增强。

推荐阅读

Ahuja AT, Richards P, Wong KT, Yuen EH, King AD. Accuracy of high-resolution sonography compared with magnetic resonance imaging in the diagnosis of head and neck venous vascular malformations. Clin Radiol. 2003; 58(11):869–875

Ainsworth KE, Chavhan GB, Gupta AA, Hopyan S, Taylor G. Congenital infantile fibrosarcoma: review of imaging features. Pediatr Radiol. 2014; 44(9):1124–1129

Flors L, Leiva-Salinas C, Maged IM, et al. MR imaging of soft-tissue vascular malformations: diagnosis, classification, and therapy follow-up. Radiographics. 2011; 31(5):1321–1340, discussion 1340–1341

病例 126

Stephen Henrichon

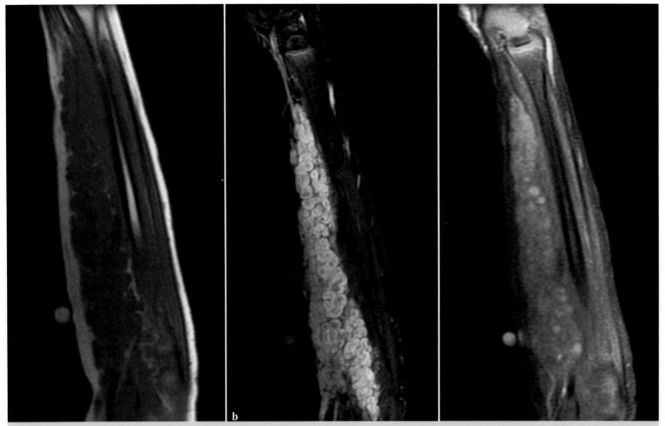

a　b　c

图 126.1　前臂矢状位 T1-W MRI 显示与肌肉等信号的分叶状细长的软组织肿块（**a**）。在反转恢复（inversion recovery，IR）序列上肿块呈明显高信号，具有多个中央低信号区域（**b**）。钆增强脂肪抑制 T1-W 图像显示轻度增强（**c**）

■ 临床表现

　　一名右前臂过度生长的 7 岁男孩。

■ 关键影像发现

四肢过度生长（图 126.1）。

■ 三大鉴别诊断

- **创伤后**。骨折可能通过两种机制导致肢体长度差异。骨折相关的充血可能导致肢体增大。或者，骺板损伤可能限制生长，导致对侧相对增大。残留的骨骼畸形可能提示病因。
- **丛状神经纤维瘤**。30% 的 1 型神经纤维瘤病（NF1）患者有丛状神经纤维瘤，但只有 10% 的神经纤维瘤发生在 NF1 患者。丛状神经纤维瘤呈浸润性、结节状、绳状肿块，沿着神经的深支和浅支分布，并可能导致四肢增大。如果表浅，它们在临床检查中表现为"一袋蠕虫"状。MRI 显示多叶的、匐行状肿块，T1 呈中间信号强度。增强呈异质性。流体敏感序列显示中心低信号和外周高信号，导致经典的"靶征"。恶性变性发生在一小部分病例

中，可能表现为新发疼痛、大小增加，失去靶状外观。斑块状神经纤维瘤，也是 NF1 的一个特征，浸润浅表皮下软组织，导致皮肤增厚。局限性神经纤维瘤比丛状或斑块状神经纤维瘤更常见，不论是在 NF1 患者还是在一般人群中；它们通常表现为浅表神经的局灶性、梭形增大。
- **Beckwith-Wiedemann 综合征（Beckwith-Wiedemann syndrome，BWS）**。BWS 通常是散发性，并导致偏侧肥大以及巨舌症、巨大儿和腹壁缺损。四肢 X 线片和横断面成像仅显示不对称的骨和软组织增大。在 10 岁以前，患者患胚胎性肿瘤的风险增加，通常是肾母细胞瘤和肝母细胞瘤。如果一个肢体增大，但不存在 BWS 的其他表现，肿瘤风险降低。

■ 其他鉴别诊断

- **Klippel-Trénaunay-Weber 综合征**。这种疾病的典型三联症是肢体肥大、葡萄酒色斑和生殖器静脉曲张或静脉畸形。血管畸形是静脉性和（或）淋巴性，通常会影响一侧腿部，并延伸入骨盆。X 线片显示肢体肥大，伴骨和软组织过度生长、皮质增厚、脂肪肥大、静脉石和软组织匐行影。MRI 显示

浸润性静脉淋巴管畸形伴脂肪增生和肌肉萎缩。
- **脂瘤性营养异常性巨大发育**。这种自发的情况通常会导致第 2 和第 3 指增大，但很少影响整个肢体。它在出生时就出现了。虽然有所有间充质成分的错构瘤性过度生长，脂肪组织和神经受影响最严重

■ 诊断

丛状神经纤维瘤。

✓ 要点

- 丛状神经纤维瘤的 MRI "靶征"有助于排除恶性变性。
- 大多数神经纤维瘤发生于没有 NF1 的患者。
- Beckwith-Wiedemann 综合征患者患胚胎性肿瘤的

风险增加，如肾母细胞瘤和肝母细胞瘤。
- 静脉淋巴管畸形是 Klippel-Trénaunay-Weber 综合征的一个重要特征。

推荐阅读

Monsalve J, Kapur J, Malkin D, Babyn PS. Imaging of cancer predisposition syndromes in children. Radiographics. 2011; 31(1):263–280

Prada CE, Rangwala FA, Martin LJ, et al. Pediatric plexiform neurofibromas: impact on morbidity and mortality in neurofibromatosis type 1. J Pediatr. 2012; 160(3):461–467

Uller W, Fishman SJ, Alomari AI. Overgrowth syndromes with complex vascular anomalies. Semin Pediatr Surg. 2014; 23(4):208–215

病例 127

Aleksandar Kitich

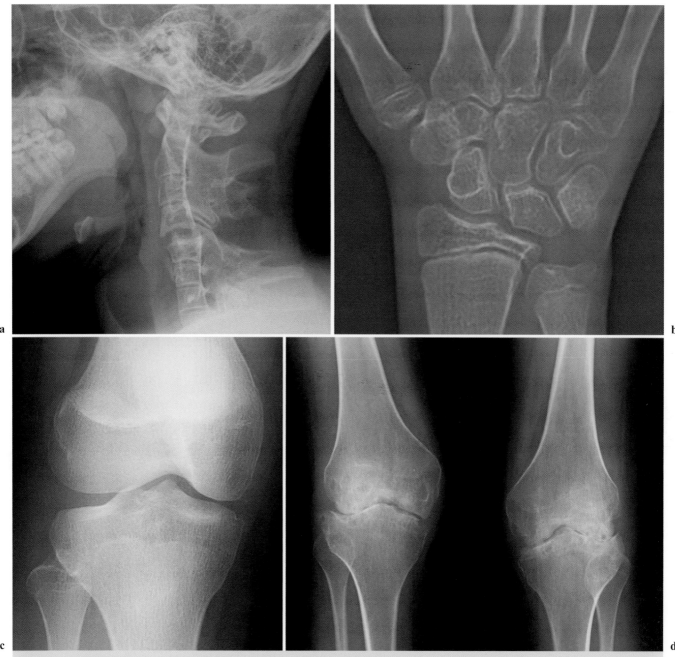

图 127.1　颈椎侧位视图显示 C2 ～ C4 和 C5 ～ T1 后部融合伴椎体部分融合；C4 ～ C5 的椎间盘很宽，在该水平有半脱位（**a**）（这张图片由 Tal Laor 提供）。腕关节正位视图显示腕关节的侵蚀性改变，关节间隙变窄，尤其是头状骨和小多角骨（**b**）。膝关节正位视图显示右侧胫骨平台内侧面有轻微的早期侵蚀（**c**）。更严重疾病患者的双膝正位视图，显示皮质糜烂、股骨远端气球样膨胀伴关节面畸形、反应性硬化（**d**）

■ 临床表现

来自几个关节疼痛青少年的影像图。

■ 关键影像发现

颈椎融合、关节间隙变窄、近关节侵蚀和股骨髁膨胀（图 127.1）。

■ 诊断

青少年特发性关节炎（juvenile idiopathic arthritis, JIA）。 JIA 是一组慢性关节病的异质性群体，16 岁以前发生，至少持续 6 周。诊断基于临床和实验室检查结果。该病根据关节受累数量以及是否存在其他临床表现进行分层。如果诊断时累及的关节少于 5 个，这种疾病被认为是少关节疾病，而多关节疾病累及 5 个或更多关节。发热、皮疹和肝脾大提示 Still 病，一种严重的 JIA 形式。

影像学被广泛应用于诊断和随访。最初的 X 线片表现通常不显著，但随着疾病的发展出现骨质减少、骨质侵蚀和关节畸形。由于对关节炎早期征象的更高敏感性，MRI 和超声被越来越多地用于初步诊断、评估疾病严重程度，以及评估对治疗的反应。

手、颈椎和膝盖的关节最常受累。X 线片通常在早期是正常的，或者它们可能显示软组织肿胀、关节积液，可能还有骨质减少。它们对于排除其他骨病理改变很重要，并为随访提供基线依据。随着疾病的进展，充血导致骨骺过度生长。厚厚的软骨在儿童中最初可以保护骨免受侵蚀，但最终可能会发生关节间隙变窄和侵蚀。随着疾病的进展，可能会出现关节强直、生长障碍、成角畸形和挛缩。关节强直最常见于腕骨、跗骨和颈椎。可能出现软组织关节周围钙化。

增强 MRI 对滑膜炎和早期骨侵蚀是最敏感的检测方法。侵蚀可使用自旋回波或快速自旋回波 MRI 得到最佳显示。液体敏感脂肪抑制技术最适合评估关节积液、骨髓水肿和软骨完整性。但是，MRI 价格昂贵，通常需要给予对比剂或使患者镇静，并且可能不容易获得。或者，对于较小的关节，可用超声评估关节积液、滑膜增生和软骨厚度。X 线照相、MRI 和超声共同在 JIA 的诊断和治疗中发挥重要作用。

✓ 要点

- 在 X 线片上，早期青少年特发性关节炎表现为软组织肿胀、关节积液和关节周围骨质减少。
- 晚期影像学表现包括关节间隙狭窄、侵蚀和半脱位。
- 超声对于评估小关节的关节积液、滑膜增厚和腱鞘炎特别有用。
- Still 病为青少年特发性关节炎的一种严重形式，并发全身表现，如发热、皮疹、肝脾大、淋巴结病和贫血。

推荐阅读

Jordan A, McDonagh JE. Juvenile idiopathic arthritis: the paediatric perspective. Pediatr Radiol. 2006; 36(8):734–742

Kan JH. Juvenile idiopathic arthritis and enthesitis-related arthropathies. Pediatr Radiol. 2013; 43 Suppl 1:S172–S180

Ording Muller LS, Humphries P, Rosendahl K. The joints in juvenile idiopathic arthritis. Insights Imaging. 2015; 6(3):275–284

Sheybani EF, Khanna G, White AJ, Demertzis JL. Imaging of juvenile idiopathic arthritis: a multimodality approach. Radiographics. 2013; 33(5):1253–1273

病例 128

Leslie E. Grissom

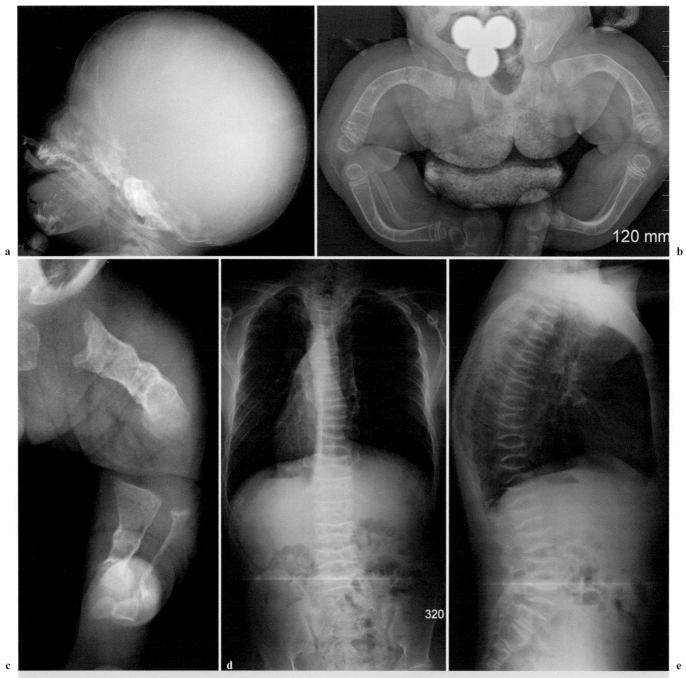

图 128.1　新生儿颅骨侧位片显示严重脱钙和缝间骨（**a**）。一名 11 个月大的女孩下肢弯曲和骨质非常疏松（**b**）。新生儿下肢皱缩、短而粗（**c**）。一名 12 岁男孩的脊柱 X 线片显示双凹椎体和轻度脊柱后凸畸形（**d，e**）

■ 临床表现

　　多例不同年龄的患者罹患同一种疾病。

■ 关键影像发现

骨质减少、缝间骨、弓形畸形和多节段脊柱骨折（图 128.1）。

■ 诊断

成骨不全症（osteogenesis imperfecta，OI；也称为"脆骨病"）。成骨不全症首次描述于 1788 年，是一组异质性疾病，表现为以下部分或全部特征：骨质减少、多发性骨折、蓝巩膜、牙齿发育不良或龋齿、易瘀伤、关节活动过度和早发性耳聋。发病率约为每 10 万例新生儿中有 6 例。各种遗传缺陷导致至少 16 种不同的亚型。在大多数这些疾病中，可见 1 型胶原异常。大多数病例为常染色体显性遗传，但有些为常染色体隐性遗传或由新发突变引起。Ⅰ型到Ⅳ型最为常见。

Ⅰ型 OI 患者是最轻微的，可能是儿童或成人因轻微创伤而骨折。Ⅱ型在围生期是致命的，这些患者经常在子宫内被诊断为多发肋骨和长骨骨折，导致严重的畸形。颅骨的骨化情况很差。Ⅲ型 OI 患者通常在出生时就有骨折，但骨折可能延迟到 2 岁；他们发展为中度矮小、脊柱侧弯和进行性畸形。Ⅳ型为中度严重型。这些（和其他）亚型的临床特征相互重叠，因此该病最好被描述为轻度、中度、显著和致命。

一般来说，骨质疏松，小梁相对较薄。患有致命型 OI 的患者出生时即有串珠肋、双凹椎体，以及长骨皱缩、短而粗。严重 OI 患者通常在出生时就有骨折。骨纤细且稍短，椎体双凹畸形导致严重的脊柱后凸侧弯。中度 OI 患者有中度脆弱的骨，部分患者身材矮小；1/4 患者出生时有骨折。最后，轻度 OI 患者的骨皮质变薄，骨骼弯曲；骨折在下肢尤为常见。OI 的显著特征包括过度骨痂形成、骨骺爆米花状钙化、颅骨大伴额部隆起、薄颅骨、缝间骨、颅底扁平或内陷。

用双磷酸盐治疗会产生薄的干骺端带，类似于生长停滞线。髓内棒通常放置在骨折处或薄骨上。可能需要关节置换和脊柱手术来保持功能。

类固醇诱发的骨质疏松症、特发性青少年骨质疏松症、代谢性骨病和神经肌肉疾病也可能导致骨质疏松症和多发性骨折，但临床表现通常可以将这些疾病与 OI 区分开来。同样，患有发育不良的患者，如 1 型神经纤维瘤病和弯肢发育异常患者，可能会出现四肢弯曲，但他们也有各自疾病的典型特征。最后，多发性骨折见于非意外创伤的患者，但他们不应该有缝间骨，在没有营养不良的情况下，骨密度是正常的。

✓ 要点

- 致命型成骨不全症表现为围生期串珠肋、长骨皱缩和双凹椎体。
- 严重的脊柱后凸侧弯发生在严重成骨不全症患者，骨折通常在出生时即出现。
- 轻度成骨不全症的患者可能有薄的、弯曲骨骼，但症状可能延迟到儿童或成年早期才出现。

推荐阅读

Burnei G, Vlad C, Georgescu I, Gavriliu TS, Dan D. Osteogenesis imperfecta: diagnosis and treatment. J Am Acad Orthop Surg. 2008; 16(6):356–366

Renaud A, Aucourt J, Weill J, et al. Radiographic features of osteogenesis imperfecta. Insights Imaging. 2013; 4(4):417–429

Sillence D. Osteogenesis imperfecta: an expanding panorama of variants. Clin Orthop Relat Res. 1981;(159):11–25

Van Dijk FS, Pals G, Van Rijn RR, Nikkels PG, Cobben JM. Classification of osteogenesis imperfecta revisited. Eur J Med Genet. 2010; 53(1):1–5

病例 129

Rebecca Stein-Wexler

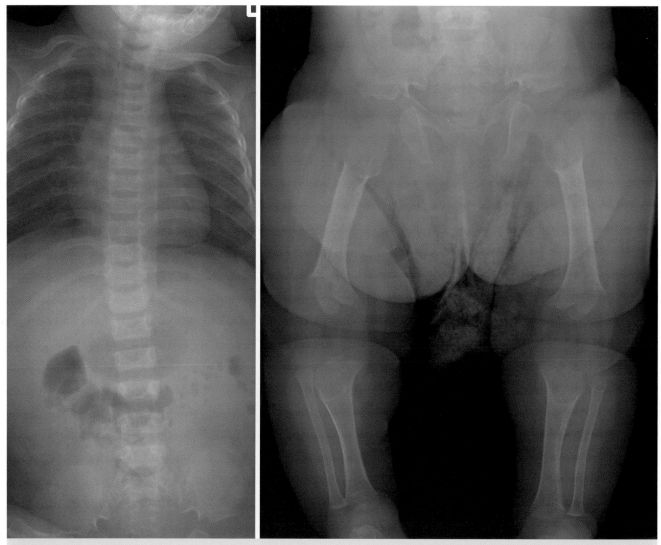

a　　　　　　　　　　　　　　　　　　　　　　　　　　　　　　　b

图 129.1　胸部和腹部正位片显示下腰椎椎弓根间距离减小（**a**）。骨盆和下肢正位片显示骨盆有继发于髋臼角减少的"墓碑状"髂骨，及"香槟杯状"骨盆入口。肢根部（近端）肢体缩短，股骨远端呈倒"V"形（**b**）

■ 临床表现

身材矮小和肢体畸形的婴儿。

■ 关键影像发现

下腰椎椎弓根间距离减少，"墓碑状"髂骨，"香槟杯状"骨盆入口，肢根部肢体缩短（图 129.1）。

■ 诊断

软骨发育不全（achondroplasia）。软骨发育不全是最常见的非致命性骨骼发育不全，是一种由常染色体显性遗传或自发突变引起的遗传性疾病。其特点是软骨基质生成减少和软骨内骨化减少导致骨骼异常。肢根部（近端）肢体缩短、干骺端扩张和下腰椎内椎弓根间距离减小是其特征。

神经系统问题很常见。枕骨大孔和颅底较小，可导致脑干受压。脑脊液在这个区域的流动受限有时会引起脑积水。头颅增大。典型的椎弓根间距离狭窄和椎弓根短可导致脊髓受压。这可能会导致下肢无力和麻木。

由于髋臼角减小，髂骨呈方形，骨盆呈典型的"墓碑"状。骨盆内部轮廓具有小的骶骨坐骨切迹，呈"香槟杯状"结构。

婴儿的股骨上部和肱骨呈椭圆形，相对透明。长骨短而呈管状，而且干骺端比平常更加倾斜。随着孩子的发育，管状骨似乎变得异常增厚，尽管这只是反映了正常的宽度增加，但缺乏拉长。在肌肉插入处干骺端形成不规则的轮廓。子弹状的指骨在宽的干骺端上方逐渐变细。手呈"三叉戟"形状。

软骨发育不全可在 25 周时通过产前超声诊断，股骨长度通常低于第三个百分位数，头部大，胸部小，羊水过多。

软骨发育不全的较轻形式称为"软骨发育不良（hypochondroplasia）"。在这种情况下，表现是轻微的，有时局限于脊柱。2 ～ 4 岁后，患者通常表现为身材矮小和四肢短小。椎体异常局限于腰椎椎弓根间距离减小。肢体缩短通常是肢根部缩短，但也可能是肢中部（中间）缩短。颅骨、骨盆和手表现正常，不像软骨发育不全。

重要的是不要将软骨发育不全与"假性软骨发育不全"混淆，假性软骨发育不全是一种完全无关的综合征，类似于多发性骨骺发育不良。

✓ 要点

- 软骨发育不全表现为椎弓根间距离缩短，骨盆呈"香槟杯状"，髂骨呈"墓碑状"。
- 软骨发育不良的表现比软骨发育不全轻，可能局限于腰椎椎弓根间距离减小，虽然一些患者也有肢体缩短。

推荐阅读

Glass RB, Norton KI, Mitre SA, Kang E. Pediatric ribs: a spectrum of abnormalities. Radiographics. 2002; 22(1):87–104

Lemyre E, Azouz EM, Teebi AS, Glanc P, Chen MF. Bone dysplasia series. Achondroplasia, hypochondroplasia and thanatophoric dysplasia: review and update. Can Assoc Radiol J. 1999; 50(3):185–197

Parnell SE, Phillips GS. Neonatal skeletal dysplasias. Pediatr Radiol. 2012; 42 Suppl 1:S150–S157

病例 130

James S. Chalfant

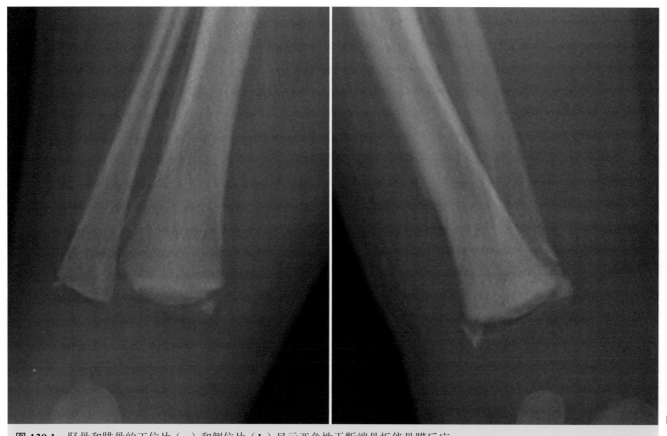

图 130.1　胫骨和腓骨的正位片（a）和侧位片（b）显示亚急性干骺端骨折伴骨膜反应

■ 临床表现

2 个月大婴儿，易怒。

■ 关键影像发现

典型干骺端病变（图 130.1）。

■ 诊断

非意外创伤（nonaccidental trauma，NAT）。骨折是 NAT 的第二大常见症状，仅次于皮肤损伤。虽然代谢障碍、骨骼发育不良和出生创伤可能导致类似虐待的骨折，但可疑骨折的存在必须促使进一步的评估，同时还可以探讨其他病因。放射学检查通常足以识别骨损伤，包括美国放射学会在内的多个专业协会已经发表了推荐的骨骼检查协议。骨骼检查的价值随着年龄的增长而降低。2 岁以上儿童应根据临床病史、症状和体格检查进行有重点的检查。全身 X 线片（婴儿图）不适合用于评估 NAT，因为它对骨骼细节显示较差。如果 X 线片阴性，放射性核素骨显像可能会成为诊断 NAT 的检查。

在 3 岁以下没有明显已知创伤的儿童中，肋骨骨折对虐待的阳性预测值为 95%。通常，骨折发生在肋骨头或肋骨颈，由于挤压对肋骨的前后压缩造成。然而，由于虐待引起的骨折可以在肋骨周围的任何地方看到。急性非移位性骨折可能很难看到。2 周后再次影像学检查可显示硬化、骨膜反应和骨痂形成，从而有助于鉴别隐匿性骨折。

典型的干骺端病变（角状和桶柄形骨折）对 1 岁以下儿童的虐待具有高度特异性。振动时的剪切力导致骨小梁经干骺端断裂，导致这些骨折。典型的角状和桶柄形骨折代表了不同投射下相同的干骺端损伤模式。角状骨折（三角形骨碎片）在切线位成像时很明显，而桶柄形骨折（新月形骨碎片）在给角度成像时很明显。

如果患者不能行走，长骨骨折应引起对虐待的关注。其他与虐待相关的骨折包括肩胛骨、棘突和胸骨骨折。双侧多处骨折、与所提供的病史不相符的损伤或延迟就医的发现也应引起怀疑。不同年龄的骨折令人担忧，但需要注意的是，骨折的时间测定可能很困难，考虑到它在法律程序中的作用，应该谨慎进行。重复成像可以帮助确定和揭示初次骨骼检查中隐藏的骨折。

腹内损伤，如肝 / 脾撕裂伤和十二指肠血肿可伴有骨骼损伤。NAT 也可导致缺氧-缺血性脑损伤，并伴有硬脑膜下出血和实质出血。如果高度怀疑或有虐待的证据，横断面成像可能是合适的。横断面成像是基于病例的必要性，但美国放射学会的适宜性标准认为，对于 24 个月或以下具有高风险特征（肋骨骨折、多处骨折、面部损伤、小于 6 个月）的儿童而言，CT 头颅平扫"通常适用"，即使没有局部神经症状或体征。

✓ 要点

- 肋骨骨折和典型的干骺端病变对于非意外创伤具有高度特异性。
- 对 2 岁以下儿童进行非意外创伤检查时，应进行完整的骨骼检查。
- 对于 2 岁以上的儿童，可以根据疑似受伤的区域进行更有重点的检查。
- 不寻常位置、不同年龄或与病史不符的骨折应引起怀疑。

推荐阅读

Kraft JK. Imaging of non-accidental injury. Orthop Trauma. 2011; 25:109–118

Offiah A, van Rijn RR, Perez-Rossello JM, Kleinman PK. Skeletal imaging of child abuse (non-accidental injury). Pediatr Radiol. 2009; 39(5):461–470

Stoodley N. Neuroimaging in non-accidental head injury: if, when, why and how. Clin Radiol. 2005; 60(1):22–30

第 5 部分
头颈部影像

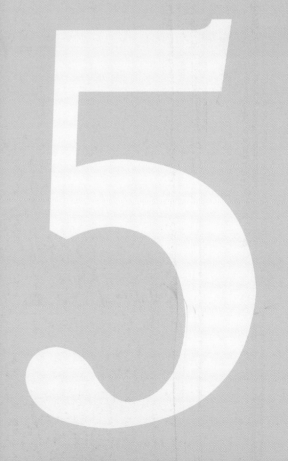

病例 131

Rebecca Stein-Wexler，Duy Quang Bui

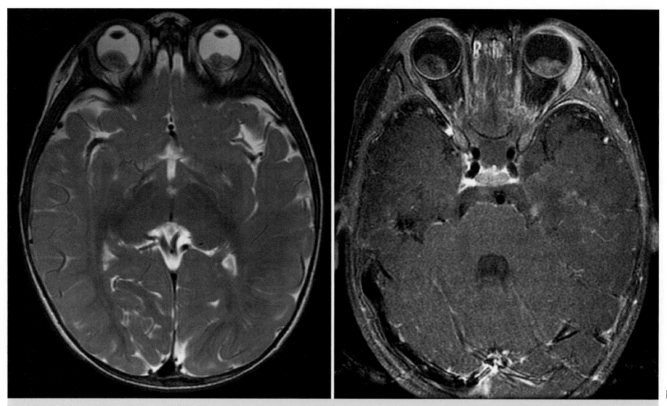

图 131.1 T2-W 轴位 MRI 显示双侧眼内肿块，比灰质信号略低（a）。T1-W 脂肪抑制钆增强轴位图像显示肿块增强（b）

■ 临床表现

8 岁儿童伴白瞳症。

■ 关键影像发现

眼内肿块（图 131.1）。

■ 三大鉴别诊断

- **视网膜母细胞瘤**。这是儿童最常见的眼内恶性肿瘤。大多数病例在 5 岁之前确诊。肿瘤常是单侧的，遗传性型可能是双侧的，并有额外的鞍上和松果体肿瘤。患者通常表现为白瞳症（白色反光）、斜视或偶有失明。钙化是一个几乎固有的特征，对诊断很重要。MRI 上，肿瘤 T1 信号略高，T2 信号稍低，有增强。重要的是评估肿瘤累及至眼内和眼外的范围，以及伴发的中枢神经系统疾病。转移期肿瘤可累及局部淋巴结、肺、肝和骨。
- **持续性胎儿血管化（persistent fetal vasculature，PFV；以前叫持续性原始玻璃体增生综合征）**。PFV 是一种先天性疾病，是由于原始玻璃体（位于眼眶后房的间质组织）不能消退，增生形成纤维脂肪组织。典型的单侧 PFV 表现为白瞳症和小眼，通常在出生后不久就被诊断出来。CT 显示眼眶小，玻璃体高密度，在 T1 和 T2 表现为典型的高密度。由于视网膜脱离、中央残余玻璃体茎和晶状体后包块，高密度物质呈 V 形。
- **Coats 病**。该病是由于视网膜毛细血管扩张导致血-视网膜屏障破坏，视网膜和视网膜下间隙的脂肪和液体积聚所致。患者表现为白瞳症、进行性视力减退和最终视网膜脱离，发病时间通常在 6 ～ 8 岁。CT 和 MRI 显示非钙化的眼内病变，没有增强。病变在 CT 上比玻璃体密度高，T1 和 T2 呈高信号。

■ 其他鉴别诊断

- **早产儿视网膜病变**。这种视网膜血管病变也称为晶状体后纤维增生症，通常见于出生体重小于 1.5 kg、接受氧气治疗的早产儿。可导致视网膜血管瘢痕和视网膜脱离。影像显示晶状体后密度异常，视网膜脱离，有时伴有液-液平面，以及小眼。除非在疾病晚期，钙化是罕见的。

■ 诊断

视网膜母细胞瘤。

✓ 要点

- 视网膜母细胞瘤通常钙化，MRI 表现为显著强化。
- 持续性胎儿血管化表现为小眼，玻璃体呈 V 形，在 CT 呈高密度，T1- 和 T2-W MRI 上均呈高信号。
- Coats 病也呈玻璃体高密度，像持续性胎儿血管化一样呈 T1 和 T2 高信号，但没有中心茎。

推荐阅读

Burns NS, Iyer RS, Robinson AJ, Chapman T. Diagnostic imaging of fetal and pediatric orbital abnormalities. AJR Am J Roentgenol. 2013; 201(6):W797–W808
Chung EM, Specht CS, Schroeder JW. From the archives of the AFIP: pediatric orbit tumors and tumorlike lesions: neuroepithelial lesions of the ocular globe and optic nerve. Radiographics. 2007; 27(4):1159–1186

Rauschecker AM, Patel CV, Yeom KW, et al. High-resolution MR imaging of the orbit in patients with retinoblastoma. Radiographics. 2012; 32(5):1307–1326

病例 132

Patrick J. Sanchez

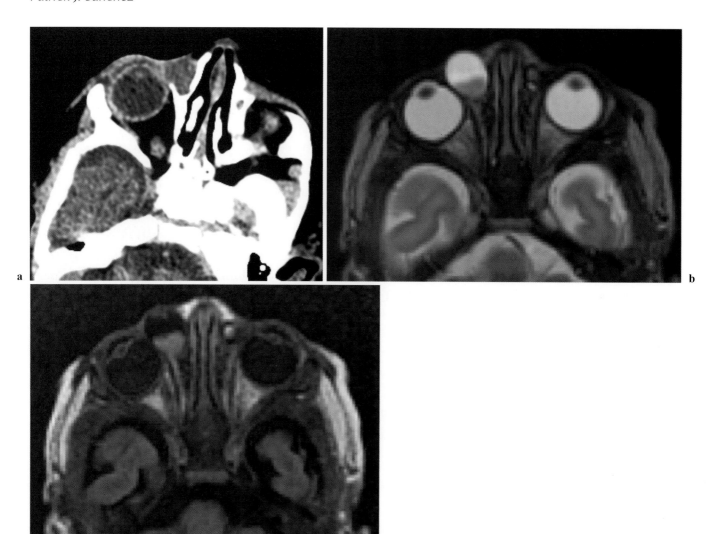

图 132.1 轴位 CT 示右眼角内侧鼻泪管附近一均匀、边界清楚的薄壁囊性病变（**a**）。轴位 T2-W MRI 显示液体-碎片平面，T2 高信号液体位于低信号物质之上（**b**）。轴位 T2 液体衰减反转恢复序列（fluid-attenuated inversion recovery，FLAIR）MRI 显示病变内液体信号抑制（**c**）

■ 临床表现

3 岁儿童，右眼间歇性肿胀。

■ 关键影像发现

眼眶前内侧囊性病变（图 132.1）。

■ 三大鉴别诊断

- **泪囊囊肿**。泪囊囊肿是一种良性的肿物，通常是先天性的囊性肿块，由于鼻泪管的近端和远端阻塞而在内眦形成。患者通常表现为三联征的影像学表现，包括内眦肿物、增大的鼻泪管和鼻内肿物。CT 示内眦及鼻腔囊性肿块，大部分呈均匀性液体衰减。MRI 上，泪囊囊肿呈 T2 高信号囊性病变，位于内眦区域，延伸至鼻腔，使下鼻甲和鼻中隔移位。内部的碎片可能会导致异质性信号特征。周围可能有薄层强化。
- **泪囊炎**。泪囊炎是沿内眦的鼻泪管囊的炎症，是一种典型的临床诊断。有时可并发泪囊囊肿。影像学检查显示内眦圆形肿块，周围边缘强化。如不治疗，泪囊炎可发展为泪囊脓肿或眼眶蜂窝织炎。
- **皮样/表皮样囊肿**。眼眶皮样囊肿和表皮样囊肿是儿童常见的先天性眼眶病变。两者都是先天性发育的异常，是由于外胚层与神经管不完全分离，或是由于面部发育过程中复杂的外胚层内折叠所致。两种肿瘤都表现为边界清楚的囊性肿块，并伴有邻近骨质的平滑重塑。MRI 的特征各不相同，因为表皮样囊肿含有液体，而皮样囊肿含有脂质。表皮样囊肿呈低 T1、高 T2 信号（与脑脊液类似，FLAIR 无信号抑制）。其 DWI 信号增加。皮样囊肿在 CT 上呈低密度，在 T1-W MRI 上呈高密度。

其他鉴别诊断

- **脑膨出**。鼻眶脑膨出是一种先天性神经管缺损，中枢神经系统部分组织通过中线前颅底缺损处向颅外疝出。MRI 显示为与颅内结构相邻的不均匀肿块。信号特征与脑和脑脊液相似。
- **脓肿**。眼眶脓肿可由未经治疗的或进展性眼眶周围蜂窝织炎引起。CT 和 MRI 显示眼眶内不均匀的衰减和信号特征，周围增强，扩散受限。可以观察到明显的液体聚集。

■ 诊断

泪囊囊肿。

✓ 要点

- 泪囊囊肿由鼻泪管阻塞引起，表现为囊性内眦肿块。
- 泪囊炎是鼻泪管囊的炎症，可并发泪囊囊肿。
- 由于皮样囊肿是脂质，在 MRI 上类似脂肪，而表皮样囊肿类似简单的液体。

推荐阅读

LeBedis CA, Sakai O. Nontraumatic orbital conditions: diagnosis with CT and MR imaging in the emergent setting. Radiographics. 2008; 28(6):1741–1753

Lowe LH, Booth TN, Joglar JM, Rollins NK. Midface anomalies in children. Radiographics. 2000; 20(4):907–922, quiz 1106–1107, 1112

病例 133

Rebecca Stein−Wexler

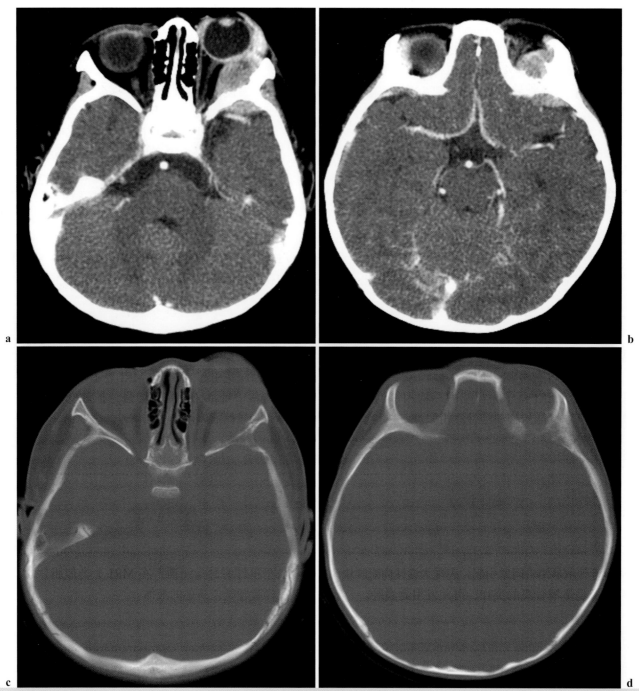

图 133.1　轴位增强 CT 图像显示位于左侧眶顶后外侧中心的肿块，软组织成分较大，导致眼球突出，并向颅内扩展，对左侧额叶产生占位效应（**a**，**b**）。骨窗显示骨破坏伴轻微侵袭性骨膜反应（**c**，**d**）

■ 临床表现

3 岁儿童，眼球突出。

■ 关键影像发现

实性肌锥外眼眶肿块（图 133.1）。

■ 三大鉴别诊断

- **横纹肌肉瘤（RMS）**。RMS 是儿童最常见的眼外恶性肿瘤。大约 10% 的 RMS 发生在眼眶（上内侧或下侧）。这种软组织肿瘤侵袭性强，生长迅速，通常表现为眼球突出。大多数 RMS 是肌锥外的，但也可能有肌锥内延伸。骨侵蚀和侵犯鼻旁窦是相当常见的。CT 呈均匀性，肿瘤呈弥漫性增强。病变在 MRI 上表现得更不均匀，特别是内有出血时。RMS 包围眼肌或导致眼肌移位（但不扩大眼肌）。眼睑可能增厚，但不被肿瘤浸润。肺和骨转移比其他地方的 RMS 更少见。

- **神经母细胞瘤（NB）转移**。大多数小儿眼眶转移性疾病是 NB 导致，约一半的患者为双侧。眼眶 NB 通常伴有腹部原发病灶，最常见于年龄小于 2 岁的患者。溶解性病变常出现在其他部位。眼球突出和眶周瘀斑可导致"浣熊眼"的外观。肿瘤通常起源于骨顶或眶外侧壁，常在肌锥外，向前延伸不

常见。可见渗透性骨破坏、侵袭性骨膜反应，常有散在的瘤内钙化。CT 平扫 NB 呈高密度。出血和（或）坏死导致 T2-W MRI 表现不均匀，并伴有不均匀强化。硬脑膜转移可引起硬脑膜增宽。尿香草基扁桃酸（VMA）经常升高。

- **朗格汉斯细胞组织细胞增生症（LCH）**。眶上部或上外侧是一个相对常见的嗜酸性肉芽肿（LCH 中的一种表现）侵犯的位置。LCH 通常在 4 岁前发病。对眼眶疾病的识别需要判断是否累及其他部位的骨骼（锝 -99m 骨扫描、X 线片、全身 MRI）。LCH 通常是溶骨性的，典型的颅骨病变是形成"斜边缘"。CT 和 MRI 显示一个破坏骨的肿块，可延伸到眼眶、颞窝、面部和硬膜外区域。中等到显著强化，肿块在 T1 上表现为等信号，在 T2 上通常为高信号、偶尔呈低信号。可为双侧发病。患者如有尿崩症（diabetes insipidus，DI），则提示垂体受累。

■ 其他鉴别诊断

- **粒细胞肉瘤（granulocytic sarcoma，GS；绿色瘤）**。在急性髓系白血病（AML）患者中，这种软组织肿瘤可能是全身性疾病的先兆，或是复发的第一个征象。大多数 GS 发生在 10 岁以下的儿童。GS 通常是单侧的。眶内 GS 通常起源于眶侧壁骨膜下，不侵蚀骨。它包围而不是侵袭邻近的结构，如泪腺和眼外肌。GS 是均匀的，不钙化。病变均匀增强。与肌肉相比，T1 呈等信号或低信号，T2 呈不均一性等信号或高信号。

■ 诊断

神经母细胞瘤转移。

✓ 要点

- 眶横纹肌肉瘤常见于眶上内侧或眶下侧，侵犯骨和鼻窦。
- 神经母细胞瘤转移最常见于眶上壁或眶侧壁，表现为骨破坏。
- 粒细胞肉瘤可能先于 AML 发生，在眼眶侧壁，且不侵蚀骨。
- 双侧眼外眶内肿块最可能是神经母细胞瘤、粒细胞肉瘤或朗格汉斯细胞组织细胞增生症。

推荐阅读

Chung EM, Smirniotopoulos JG, Specht CS, Schroeder JW, Cube R. From the archives of the AFIP: pediatric orbit tumors and tumorlike lesions: nonosseous lesions of the extraocular orbit. Radiographics. 2007; 27(6):1777–1799

Chung EM, Murphey MD, Specht CS, Cube R, Smirniotopoulos JG. From the archives of the AFIP. Pediatric orbit tumors and tumorlike lesions: osseous lesions of the orbit. Radiographics. 2008; 28(4):1193–1214

病例 134

Patrick J. Sanchez

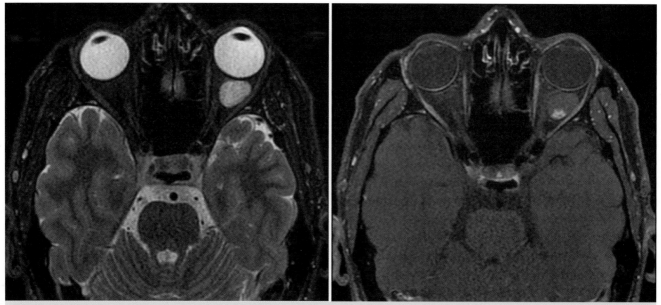

图 134.1　轴位 T2-W MRI 显示左眼眶肌锥内间隙一个边界清楚的高信号病变，将邻近的视神经推到内侧、外直肌推到外侧（**a**）。轴位 T1-W 脂肪抑制钆增强 MRI 显示病灶内小灶状强化（**b**）

■ 临床表现

4 个月儿童，眼球突出。

■ 关键影像发现

血管丰富的眶内肿物（图 134.1）。

■ 三大鉴别诊断

- **血管瘤**。毛细血管瘤是儿童眼眶最常见的血管病变之一。它们在出生后不久就发生，并经历持续 1 年的增生阶段，随后是退化阶段。CT 表现为显著增强的分叶状软组织肿块，常见于肌锥外间隙。MRI 显示病灶边界清楚，T1 呈等信号至高信号，T2 呈轻度高信号（相对于肌肉）。增强程度非常强，可见流空和薄的内隔。眼眶毛细血管瘤可能发生在 PHACES 综合征（颅后窝畸形、血管瘤、动脉异常、心脏缺陷、眼睛异常、胸骨裂和脐上裂）。Maffucci 综合征的特征是多发性内生软骨瘤和软组织血管瘤，可累及眼眶。

- **静脉淋巴管畸形（venolymphatic malformation，VLM）**。VLM 由不同数量的淋巴管和静脉血管组成。虽然是一种相当常见的眼眶血管病变，但在儿童中相对少见。VLM 表现为边界不清、不规则、分叶状的眶内肿块，常累及肌锥内和肌锥外间隙。病变可能有小的囊性区域。CT 可显示骨重塑和钙化的静脉石。检查首选 MRI，典型显示为液-液平面，在 T1 呈等信号到轻微高信号，在 T2 呈高信号（相对于大脑）。CT 和 MRI 上的增强不同，但通常比眼眶血管瘤弱。

- **皮样/表皮样囊肿**。这些病变可能发生在眶深部和眶前，当小儿有眼眶肿块时应考虑该病。表皮样囊肿呈低 T1、高 T2 信号（与脑脊液类似，FLAIR 无信号抑制）。其在弥散像上呈高信号。皮样囊肿在 CT 上呈低密度，在 T1-W MRI 上呈高密度。

■ 其他鉴别诊断

- **视神经胶质瘤**。视神经胶质瘤是罕见的眼眶肿瘤，通常见于 1 型神经纤维瘤病。CT 和 MRI 显示视神经梭状增大。与对侧视神经相比，病变可能是 T1 等信号到低信号，T2 高信号。常见增强。

■ 诊断

血管瘤。

✓ 要点

- 眼眶血管瘤是血管病变，表现为强烈的对比增强。
- 视神经胶质瘤表现为视神经梭形增大，常见于 1 型神经纤维瘤病患者。

- 眼眶静脉淋巴管畸形在儿童中较成人少见，表现为不同程度增强的分叶状肿块，可能有静脉石或液-液平面。

推荐阅读

Chung EM, Smirniotopoulos JG, Specht CS, Schroeder JW, Cube R. From the archives of the AFIP: pediatric orbit tumors and tumorlike lesions: nonosseous lesions of the extraocular orbit. Radiographics. 2007; 27(6):1777–1799

Smoker WR, Gentry LR, Yee NK, Reede DL, Nerad JA. Vascular lesions of the orbit: more than meets the eye. Radiographics. 2008; 28(1):185–204, quiz 325

病例 135

Patrick J. Sanchez

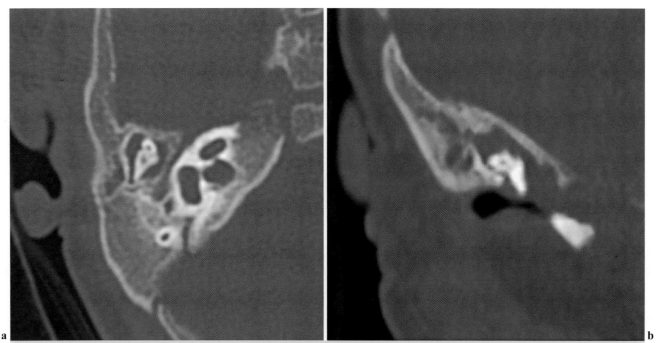

图 135.1 颞骨轴位（a）和冠状位（b）CT 图像显示均匀、膨胀的软组织密度肿块几乎充满整个中耳，乳突气房中有液体。中耳听小骨保存完好，无糜烂

■ 临床表现

患儿听力损失。

■ 关键影像发现

中耳软组织肿块（图 135.1）。

■ 三大鉴别诊断

- **中耳炎**。急性中耳炎是一种典型的婴幼儿疾病。如果病情不复杂，不需要成像检查。CT 和 MRI 显示中耳和乳突气房内有液体和碎屑，有时伴有气液平面。骨结构被保留下来，包括中耳听骨链、乳突小梁和覆盖的皮质。慢性中耳炎由于潜在的咽鼓管功能障碍，可能并发肉芽组织形成和后天性胆脂瘤。

- **先天性胆脂瘤**。胆脂瘤可分为先天性或后天性，其中先天性常见于儿童。先天性胆脂瘤起源于颞骨内上皮残余细胞的胚胎包涵体，因此主要由源于上皮细胞的组织构成，如角蛋白和胆固醇。它们可以发生在颞骨内的任何地方，包括中耳。CT 示膨胀性软组织肿块。MRI 显示边界清楚的病变，可能侵蚀听小骨和鼓室盾板。T1 较低，T2 较脑脊液信号亮。病变在 FLAIR 上信号不典型地减弱。虽然一些病变可能表现出少量的周围强化，但没有中央强化。

- **异常颈内动脉（ICA）**。异常 ICA 是正常 ICA 的侧支通路，由 ICA 的第一个胚胎部分退化引起。因此，内径缩小的 ICA 通过鼓膜管进入中耳，在岩段颈动脉管中回到正常的走行。没有覆盖颈动脉管的正常骨。CT 和 MRI 显示软组织肿块与 ICA 连续。MRI 显示流空，增强图像显示显著的动脉强化。对未被识别的异常 ICA 进行中耳手术，可能会产生灾难性的后果。

■ 诊断

先天性胆脂瘤。

✓ 要点

- 急性中耳炎表现为中耳和乳突软组织混浊，无骨质侵蚀。

- 先天性胆脂瘤表现为软组织肿块，可导致骨质侵蚀，通常在传导性听力损失的情况下出现。

- 为了排除异常 ICA，评估 ICA 的连续性是很重要的。

推荐阅读

Baráth K, Huber AM, Stämpfli P, Varga Z, Kollias S. Neuroradiology of cholesteatomas. AJNR Am J Neuroradiol. 2011; 32(2):221–229

Juliano AF, Ginat DT, Moonis G. Imaging review of the temporal bone: part I. Anatomy and inflammatory and neoplastic processes. Radiology. 2013; 269(1):17–33

病例 136

Rebecca Stein–Wexler

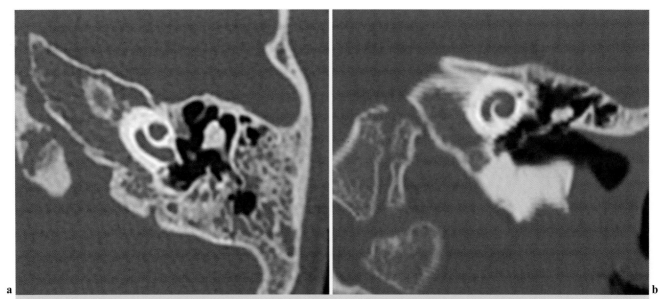

图 136.1　颞骨轴位 CT 显示耳蜗基底旋转和尖部囊肿，而不是中轴和尖部旋转（**a**）。冠状位重建图像显示耳蜗仅转 2 圈（**b**）

■ 临床表现

4 岁女童，感音神经性听力损失。

■ 关键影像发现

内耳先天性畸形（图 136.1）。

■ 三大鉴别诊断

- **前庭水管（vestibular aqueduct，VA）扩大**。VA 扩大是迄今为止感音神经性听力损失（sensorineural hearing loss，SNHL）最常见的原因。听力损失通常是进行性的，可因创伤而加重。此外，约 85% 的患者 VA 扩大伴有内耳异常。这种情况通常是双侧的。在 CT 上，VA 中点的正常上限为 1.5 mm。MRI 显示内淋巴管和囊增大。
- **不完全分隔 2 型（incomplete partition type 2，IP2；Mondini 畸形）**。由该型和伴发畸形引起的 SNHL 通常在婴儿时期就被诊断出来。颞骨 MRI 与 CT 具有互补作用。脑 MRI 有助于诊断常见的脑部异常。IP2 时，蜗轴不完整，没有梯状间隔或骨性螺旋板。耳蜗只转 1.5 圈。基底旋转正常，中部和尖部旋转融合形成尖部囊肿。此外，VA 常扩大，而半规管趋于正常。
- **共腔**。在共腔中，耳蜗和前庭没有区别，形成一个融合的囊腔，完全没有内部结构。腔的宽度通常大于高度。半规管通常也会变形。

■ 其他鉴别诊断

- **耳蜗发育不全**。在这种情况下，一个小的耳蜗芽（1 ~ 3 mm）从正常的前庭突出，最多转 1 圈。内耳道（internal auditory canal，IAC）通常很小，前庭和半规管通常异常。
- **不完全分隔 1 型（IP1；囊性耳蜗前庭畸形）**。IP1 没有蜗轴，所以耳蜗呈囊状。与共腔不同，扩张的前庭与耳蜗分离。轴位成像显示一个"8"形圆形或雪人外观。VA 正常，IAC 扩张，这增加了脑膜炎的风险。

■ 诊断

不完全分隔 2 型（Mondini 畸形）。

✓ 要点

- 前庭水管扩大是感音神经性听力损失的最常见原因，此外，这种情况还伴有许多内耳异常。
- 不完全分隔 2 型，蜗轴是不完全的；耳蜗的中部和尖部旋转融合形成尖部囊肿。
- 不完全分隔 1 型，扩张的前庭与耳蜗分离，但与共腔形成一个融合的囊腔。
- 耳蜗发育不全时，自前庭突起一个细小的耳蜗芽。

推荐阅读

DeMarcantonio M, Choo DI. Radiographic evaluation of children with hearing loss. Otolaryngol Clin North Am. 2015; 48(6):913–932

Joshi VM, Navlekar SK, Kishore GR, Reddy KJ, Kumar EC. CT and MR imaging of the inner ear and brain in children with congenital sensorineural hearing loss. Radiographics. 2012; 32(3):683–698

Sennaroglu L, Saatci I. A new classification for cochleovestibular malformations. Laryngoscope. 2002; 112(12):2230–2241

病例 137

Anna E. Nidecker

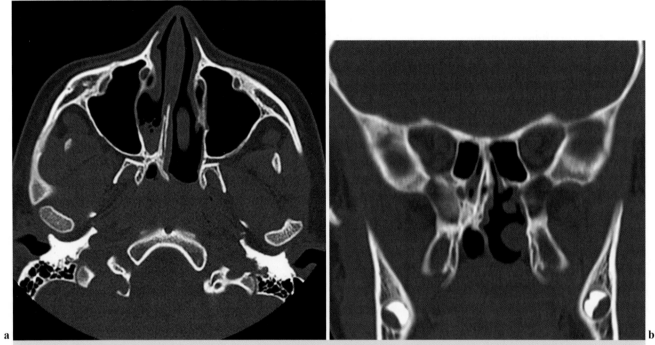

图 137.1　轴位 CT 显示右侧鼻孔骨桥接（a）。冠状位重建显示鼻中隔向右侧偏移，骨从鼻中隔侧面延伸至鼻腔内侧（b）

■ 临床表现

....

10 岁男孩，鼻塞。

■ 关键影像发现

鼻后孔（后鼻通道）变窄（图 137.1）。

■ 三大鉴别诊断

- **鼻后孔闭锁/狭窄**。双侧鼻后孔闭锁是新生儿鼻塞最常见的原因，单侧鼻后孔闭锁可能在较大的儿童中发现。当鼻通道的后部先天狭窄或闭塞，阻塞了通往鼻咽后部和口咽的空气通道时，就会出现表现。2 岁以下儿童的鼻后孔通常约 3 mm 宽。闭锁为骨性（90%）或膜性（10%），约半数病例为单侧闭锁。由于婴儿必须用鼻腔呼吸，受影响的新生儿在出生时通常表现出呼吸窘迫甚至发绀的现象。哭泣时打开口腔气道，缓解呼吸窘迫。鼻漏和鼻导管不能通过是重要的临床体征。双侧鼻后孔闭锁是一种危及生命的情况，必须立即建立口腔气道。这种情况最好通过 CT 诊断，CT 显示一侧或两侧的软组织或骨连接后鼻通道。

- **鼻孔狭窄**。鼻孔（梨状孔）是鼻的骨性入口，由鼻骨和上颌骨构成。上颌棘标志着它的下缘。鼻孔狭窄是婴儿鼻塞的一种非常罕见的原因。它通常伴有其他严重的先天中线异常，如前脑无裂畸形。由于孔径没有标准的大小，所以诊断起来很困难。CT 检查结果包括上颌棘向内弯曲，骨或软组织在鼻孔内伸展。

- **整个鼻气道狭窄**。通常是骨性的，可能与早产有关。它也见于 Apert 综合征（上颌发育不全）。因为狭窄可能不完全，这种极其罕见的情况可能在新生儿期无症状。

■ 其他鉴别诊断

- **先天性鼻肿块**。由于神经管闭合缺陷导致的鼻中线先天性肿块包括前脑膨出、鼻胶质瘤和皮样/表皮样囊肿。这些会导致鼻塞。MRI 和 CT 显示鼻腔通道有囊性或软组织肿块。

■ 诊断

单侧鼻后孔闭锁。

✓ 要点

- 鼻后孔闭锁可以是骨性或软组织。
- 双侧鼻后孔闭锁表现为新生儿呼吸窘迫、持续鼻漏和无法通过鼻导管。
- 单侧鼻后孔闭锁的诊断可能会延迟，因为婴儿能用一侧鼻孔呼吸。
- 鼻后孔闭锁比鼻孔狭窄或整个气道狭窄更为常见。

推荐阅读

Lowe LH, Booth TN, Joglar JM, Rollins NK. Midface anomalies in children. Radiographics. 2000; 20(4):907–922, quiz 1106–1107, 1112

Vanzieleghem BD, Lemmerling MM, Vermeersch HF, et al. Imaging studies in the diagnostic workup of neonatal nasal obstruction. J Comput Assist Tomogr. 2001; 25(4):540–549

病例 138

Anna E. Nidecker

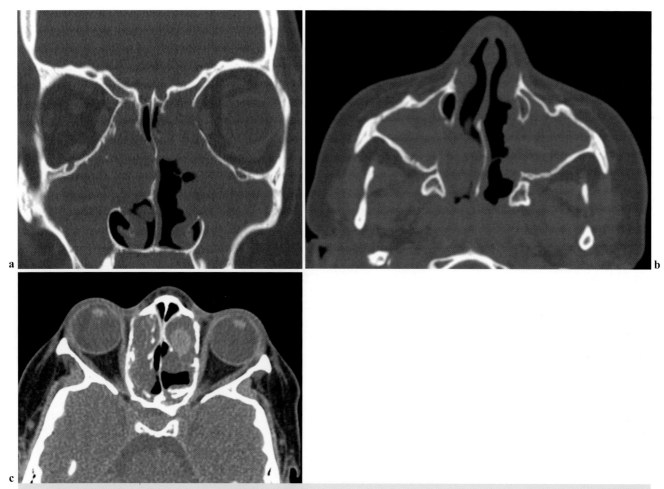

图 138.1　冠状位重建 CT 骨窗显示窦口鼻道复合体和筛窦骨质软化导致的全组鼻窦模糊不清（**a**）。轴位 CT 骨窗显示息肉样软组织填充上颌窦，并延伸至鼻腔；鼻中隔完好无损（**b**）。轴位 CT 软组织窗显示软组织内局灶性高密度，几乎充满筛窦气房（**c**）

■ 临床表现

儿童主诉慢性鼻塞。

■ 关键影像发现

鼻旁窦模糊（图 138.1）。

■ 三大鉴别诊断

- **气腔形成不良**。鼻旁窦的气化是一个渐进的过程，婴幼儿的鼻旁窦往往致密，容易被误认为是炎症性鼻窦疾病。此外，哭泣可能导致出现短暂的鼻旁窦混浊。

- **鼻窦炎**。和成人一样，急性和慢性鼻窦炎通常会导致鼻旁窦模糊。在慢性感染的病例中，鼻旁窦的骨边缘可能异常增厚。当出现骨侵蚀和邻近结构的炎症，如侵犯眼眶和面部脂肪，应怀疑恶性肿瘤或侵袭性感染（可能是真菌感染）。密度增加也提示真菌感染。

- **囊性纤维化**。囊性纤维化是一种常染色体隐性遗传病，由囊性纤维化跨膜电导调节基因（CFTR）缺陷引起。该基因与汗液、消化酶和黏液的产生有关，在囊性纤维化患者中黏液会变得异常黏稠。可以通过"汗液测试"（汗液氯化钠含量异常高）或基因检测来诊断。黏液异常地黏稠和积聚，损害了纤毛将其从肺中清理的能力。鼻窦中类似的过程会导致黏液积聚、引流通道阻塞和随后继发的感染。外观类似于其他原因引起的鼻窦炎症。难以治疗的鼻窦感染伴随肺部感染和发育问题可能是囊性纤维化的征象。

■ 其他鉴别诊断

- **肉芽肿病伴多动脉炎（granulomatosis with poly-arteritis，GPA）**。以前被称为 Wegener 肉芽肿病。GPA 是一种系统性的疾病，病因可能是自身免疫性血管炎，影响许多器官系统的中小血管。坏死性肉芽肿形成、肺和肾损害可能是致命的。常规治疗无效的慢性鼻窦炎症是一种常见的表现。黏膜血管的炎症导致黏膜及其周围结构的破坏，包括软骨和骨。其特征包括"鞍鼻"畸形（由于鼻软骨塌陷）和鼻中隔破坏。

- **Kartagener 综合征**。也被称为原发性纤毛运动障碍，这种常染色体隐性遗传疾病会导致包括气管、肺、鼻旁窦、咽鼓管和中耳在内的呼吸道纤毛运动异常。结果是黏膜纤毛清除不良，鼻窦和肺感染的发生率增加。支气管扩张、内脏转位和鼻窦炎三联征是该综合征的特征。

■ 诊断

囊性纤维化伴真菌重度感染灶。

✓ 要点

- 囊性纤维化时，黏稠的黏液会损害纤毛正常工作的能力。

- 肉芽肿病伴多动脉炎通常表现为慢性鼻旁窦炎症，治疗无效。

- Kartagener 综合征的特征是支气管扩张、内脏转位和鼻窦炎。

推荐阅读

Gysin C, Alothman GA, Papsin BC. Sinonasal disease in cystic fibrosis: clinical characteristics, diagnosis, and management. Pediatr Pulmonol. 2000; 30(6):481–489

Momeni AK, Roberts CC, Chew FS. Imaging of chronic and exotic sinonasal disease: review. AJR Am J Roentgenol. 2007; 189(6) Suppl:S35–S45

病例 139

Rebecca Stein–Wexler，Duy Quang Bui

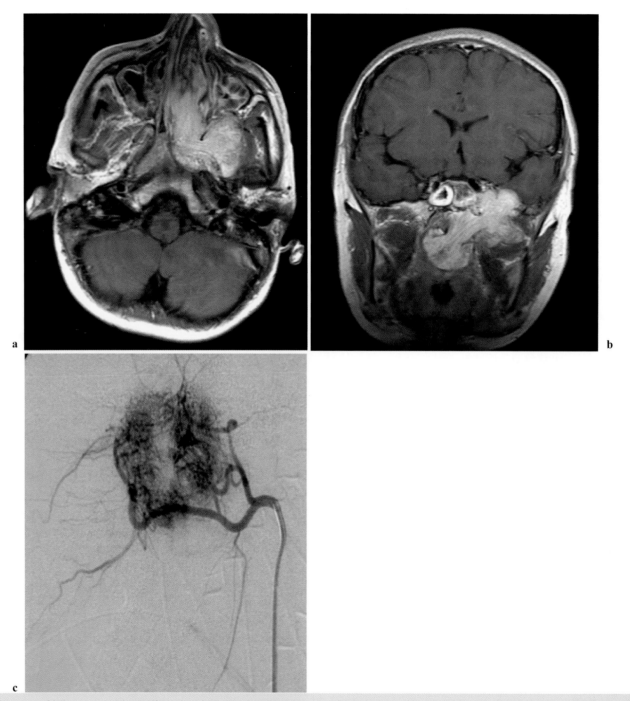

图 139.1　轴位 T1-W 钆增强图像显示一个增强的分叶状肿物，位于蝶腭窝中心，但延伸进鼻腔和翼腭窝（**a**）。冠状位 T1-W 钆增强图像显示延伸到颅中窝（**b**）。数字减影血管造影（DSA）显示血管丰富的肿瘤（**c**）

■ 临床表现

12 岁男孩鼻出血。

■ 关键影像发现

侵袭性鼻腔或鼻咽肿块（图 139.1）。

■ 三大鉴别诊断

- **淋巴瘤**。淋巴瘤是儿童头颈部最常见的恶性肿瘤。大多数病例为霍奇金病引起的颈部淋巴结病。鼻咽部更容易受到非霍奇金淋巴瘤的影响。与反应性淋巴结相比，淋巴瘤的淋巴结 T2 信号较低，强化较低并且更多变。
- **横纹肌肉瘤（RMS）**。这是一种常见的小儿软组织恶性肿瘤，约 1/3 的病例发生在头颈部。它最常发生在幼儿（平均 5 ～ 6 岁），但第二个发病高峰在青春期。RMS 通常发生在眼眶（突出）、鼻窦（阻塞、鼻出血）和颈部（肿块）。这种侵袭性肿瘤在 CT 上显示骨重塑和破坏。MRI 是评估有无颅内受累以及局部和神经周围扩散的最佳方法。RMS 是均匀的，虽具有可变性，但通常表现为均匀的对比增强。
- **青少年鼻咽血管纤维瘤**。为良性侵袭性肿瘤，这种血管丰富的肿瘤见于青春期男性（中位年龄 15 岁），伴有单侧鼻塞和鼻出血。CT 和 MRI 显示一个增强的鼻肿块，累及蝶腭窝、鼻咽、鼻腔和（或）蝶窦。它会导致骨骼重塑和破坏。纤维组织可能导致肿瘤在 T2 呈低信号。流空明显并有显著的强化。病变向颅内延伸至颅中窝的情况并不常见。由于血管化程度高，通常术前采用栓塞术来减少切除过程中的出血。

■ 其他鉴别诊断

- **鼻咽鳞状细胞癌**。这种罕见的侵袭性肿瘤发生在青少年，通常有 EB 病毒感染史。患者表现为颈部淋巴结肿大、鼻塞、中耳炎和（或）鼻漏，通常最初因感染而接受治疗。影像学显示软组织肿块，通常破坏颅底，也可能破坏鼻旁窦骨质。

■ 诊断

青少年鼻咽血管纤维瘤。

✓ 要点

- 虽然头颈部淋巴瘤通常表现为颈部淋巴结肿大，但也可表现为鼻咽肿块。
- 横纹肌肉瘤和不太常见的鼻咽鳞状细胞癌都是侵袭性的、均匀的软组织肿块，往往破坏骨。
- 青少年鼻咽血管纤维瘤是一种良性的、血管丰富的侵袭性肿瘤，见于青春期男孩，是一种显著强化的鼻窦肿块。

推荐阅读

Boghani Z, Husain Q, Kanumuri VV, et al. Juvenile nasopharyngeal angiofibroma: a systematic review and comparison of endoscopic, endoscopic-assisted, and open resection in 1047 cases. Laryngoscope. 2013; 123(4):859–869

Freling NJ, Merks JH, Saeed P, et al. Imaging findings in craniofacial childhood rhabdomyosarcoma. Pediatr Radiol. 2010; 40(11):1723–1738, quiz 1855

Stambuk HE, Patel SG, Mosier KM, Wolden SL, Holodny AI. Nasopharyngeal carcinoma: recognizing the radiographic features in children. AJNR Am J Neuroradiol. 2005; 26(6):1575–1579

病例 140

Anna E. Nidecker

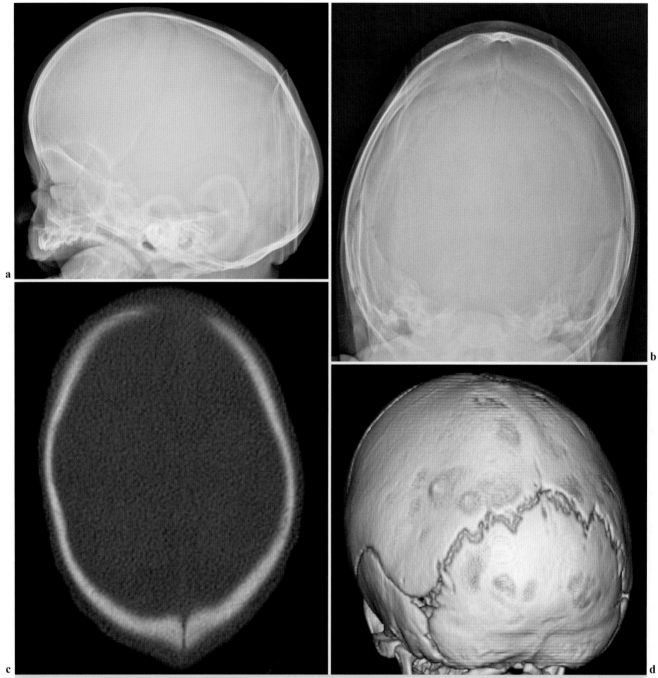

图 140.1　头颅侧位 X 线片显示一个长的头骨形状（**a**）。汤氏位显示矢状缝骨桥接（**b**）。轴位 CT 骨窗显示在边缘锐利的矢状缝处有骨积聚（**c**）。表面容积成像重建显示在矢状缝的位置有骨突起（**d**）

■ 临床表现

一个头部看起来很特殊的婴儿。

■ 关键影像发现

颅缝过早闭合（图 140.1）。

■ 三大鉴别诊断

- **矢状缝早闭**。当颅骨的颅缝过早闭合时，就会发生颅早闭。开放的颅缝允许头骨随着大脑的生长而扩张。当颅缝过早融合时，颅骨与闭合的颅缝平行生长，导致异常的头部形状。临床检查通常具有诊断性。低剂量头部 CT 三维表面重建证实颅缝早闭。在矢状缝早闭的病例中，代偿性生长发生在冠状缝前和人字缝后。颅骨在前后平面上拉长，导致额凸和舟颅畸形，也称为长头症。在早期，颅缝边缘失去了正常的锯齿状轮廓，显得锋利和致密。随着进行性闭合，骨桥接骨缝并最终将其完全覆盖。孤立的矢状缝早闭通常是特发性的。

- **额缝早闭**。前缝过早融合导致三角形额骨或三角头畸形。由于其内侧部分向上倾斜，眼眶可能变形。大约 1/3 的病例是一些特殊综合征的表现。

- **冠状缝早闭**。一侧冠状缝的过早融合导致前部扁平，或斜头畸形，而两侧冠状缝的融合导致异常宽、短的头颅。由于眶上嵴发育不全导致的侧眶顶向上倾斜，出现"丑角眼"，也可以据此识别这种情况。双侧冠状缝早闭常为一些综合征的表现，而单侧颅缝早闭则为特发性。

■ 其他鉴别诊断

- **人字缝早闭**。人字缝早闭导致后斜头畸形，或后颅骨扁平。如果两处颅缝都闭合，则颅骨形状很高。单侧和双侧的人字缝早闭都是罕见的。

- **Kleeblattschädel 颅骨**。矢状缝、冠状缝和人字缝融合形成三叶草状头骨。它可能出现在致死性骨发育不全、Apert 和 Crouzon 综合征中。

- **位置性斜头畸形**。位置性斜头畸形的儿童表现为后颅骨扁平，类似于人字缝早闭。然而，这种颅骨轮廓是由于平卧时头部的偏侧位置没有改变造成的。后颅骨一侧持续受压导致骨重塑。通过同侧耳相对于对侧耳的位置，可以将位置性斜头畸形与闭合性后斜头畸形区分开来。在早闭斜头畸形中，同侧耳向前移位。后侧早闭斜头畸形患者的前额也可向前突出。如果在临床上不能区分，可以使用头部 CT 来评估人字缝加以区别。

■ 诊断

矢状缝早闭

✓ 要点

- 早期融合时，颅缝失去锯齿状轮廓；在完全融合之前，它的边缘变得致密而锋利。

- 矢状缝和单侧冠状缝早闭通常是特发性的，而其他常为综合征。

- 同侧耳相对于对侧耳的异常前位能区分人字缝早闭和位置性斜头畸形。

推荐阅读

Badve CA, Mallikarjunappa MK, Iyer RS, Ishak GE, Khanna PC. Craniosynostosis: imaging review and primer on computed tomography. Pediatr Radiol. 2013; 43(6):728–742, quiz 725–727

Nagaraja S, Anslow P, Winter B. Craniosynostosis. Clin Radiol. 2013; 68(3):284–292

病例 141

Anna E. Nidecker

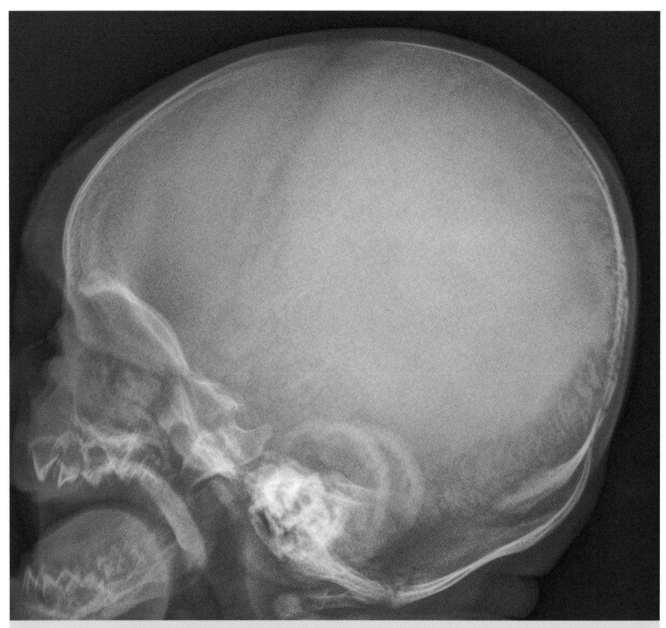

图 141.1　在人字缝中有许多小的骨岛

■ 临床表现

3 个月大的婴儿从更衣台上摔下。

■ 关键影像发现

Wormian 骨（图 141.1）。

■ 三大鉴别诊断

- **特发性**。Wormian 骨是颅骨缝内的小面积骨化，也被称为缝间骨。它们通常有不规则的、皮质良好的边缘。Wormian 骨在人字缝中是最常见的，比其他颅缝更加迂曲。少数 Wormian 骨的存在是特发性。然而，如果数量超过 10 个或比较大，则提示相关性疾病的可能性会增加。

- **成骨不全（OI）**。OI 是一组遗传性疾病，会导致 1 型胶原缺陷，从而导致骨骼脆性增加和多发性骨折。其他组织器官同样会受到影响，如在这类患者中可见到蓝色巩膜、身材矮小、听力受损以及呼吸问题等。它共有 8 种亚型（Ⅰ型至Ⅷ型），其中Ⅰ型最温和，Ⅱ型最严重。OI 患者的 Wormian 骨发生率较高，最严重时可能有数量较多的 Wormian 骨。

- **锁骨颅骨发育不全**。这种罕见的遗传性疾病会导致中线结构异常骨化，特别是颅骨和锁骨（因此而得名）。患者除了颅骨异常薄且骨化不良外，颅骨中 Wormian 骨的发生率也会增加。同时患者也有下颌联合骨不连接以及锁骨发育不全或缺失，其他临床表现包括鼻旁窦发育不良、腭裂以及宽大的耻骨联合。

■ 其他鉴别诊断

- **其他相关疾病**。Wormian 骨与许多综合征都有关联，包括 21 三体综合征和致密性成骨不全症。患者如有佝偻病和甲状腺功能减退症也可能存在 Wormian 骨。

■ 诊断

Wormian 骨。

✓ 要点

- Wormian 骨是颅缝内骨化的局部骨岛，边缘不规则但皮质良好。
- Wormian 骨通常是特发性的。
- Wormian 骨的数量越多和大小越大，存在潜在异常的可能性就越高；如果数量超过 10 处，那么最可能的诊断是成骨不全。
- 多发性骨折（易碎骨骼）或缺乏中线骨（锁骨、下颌骨）分别提示成骨不全或锁骨颅骨发育不良。

推荐阅读

Offiah AC, Hall CM. Radiological diagnosis of the constitutional disorders of bone. As easy as A, B, C? Pediatr Radiol. 2003; 33(3):153–161

Panda A, Gamanagatti S, Jana M, Gupta AK. Skeletal dysplasias: A radiographic approach and review of common non-lethal skeletal dysplasias. World J Radiol. 2014; 6(10):808–825

Warman ML, Cormier-Daire V, Hall C, et al. Nosology and classification of genetic skeletal disorders: 2010 revision. Am J Med Genet A. 2011; 155A(5):943–968

病例 142

Anna E. Nidecker

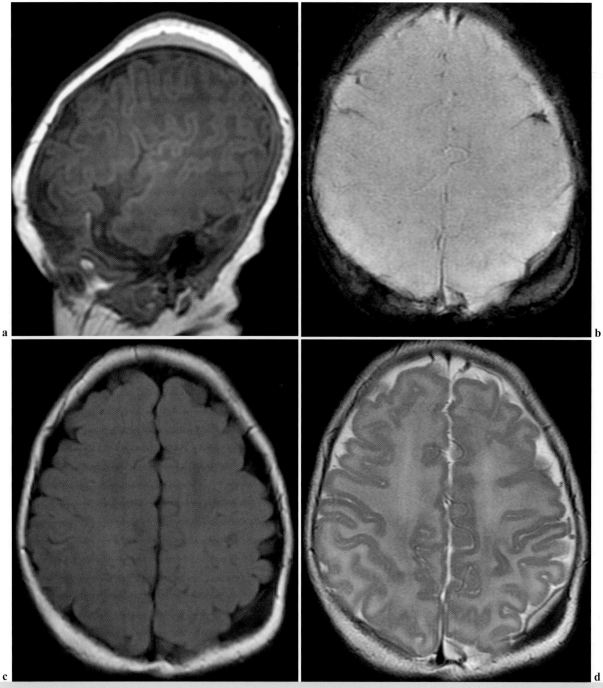

图 142.1　矢状位三维扰相梯度回波（3D-SPGR）图像显示轻度高信号的豆状病变，位于颅骨表面，不穿过颅骨冠状缝或人字缝（**a**）；轴位梯度回波（GRE）图像显示液体呈低信号，有晕染伪影（**b**）；轴位 T2 FLAIR 图像显示积液为低信号（**c**）；在轴位 T2-W 图像上也是低信号（**d**）

■ 临床表现

一个 8 天大的孩子头部肿胀。

■ 关键影像发现

新生儿头皮积液（图 142.1）。

■ 三大鉴别诊断

- **头颅血肿**。颅骨外积液和血肿的区别在于它们相对于骨膜的位置以及相对于帽状腱膜的位置。帽状腱膜是覆盖颅骨的纤维带，其前方与额肌融合，后方与枕肌融合。在新生儿头颅血肿的情况下，血肿将会局限于帽状腱膜和颅骨外板骨膜下的区域，这就意味着积液无法穿过骨缝，因此造成大量失血的可能性有限。
- **帽状腱膜下血肿**。真正的帽状腱膜下血肿也位于帽状腱膜下。由于它位于颅骨外板的骨膜表面，出血不受骨缝的限制，因此帽状腱膜下的血肿可能很大，而且在婴儿中更有大量失血的可能性。大多数（90%）血肿是由于分娩时对头部应用真空钳，导致骨膜表面的导静脉破裂所致，分娩后可立即出现肿胀，或在分娩 12 ~ 72 h 后开始肿胀，并且出血很可能更为广泛，并蔓延至整个头部。在影像学上区分真正的帽状腱膜下血肿和头颅血肿并不一定可靠。
- **产瘤**。这是婴儿头皮最浅的血肿，它形成于应用真空钳的地方。血肿位于皮肤下方，在帽状腱膜的表面，它不波动、不扩大，且很少成像。

■ 其他鉴别诊断

- **非意外创伤（NAT）**。遇到有头部外伤证据的婴儿时，应始终考虑 NAT，然而之前提到的积液在围生期更为常见。如果发现了浅表血液和（或）积液，重要的是将这些临床表现与出生史联系起来。

之前讨论的疾病与阴道分娩相关，位于头顶，通常在出生后 72 h 内临床表现最明显。可能提示 NAT 的体征包括硬膜下血肿、视网膜出血和骨折，这些在分娩时非常罕见。

■ 诊断

新生儿头颅血肿。

✓ 要点

- 阴道分娩后头皮血肿很常见，尤其是在有分娩创伤或使用了真空产钳的情况下。
- 帽状腱膜下血肿与头颅血肿在影像学上可能很难鉴别，一个重要的区别是帽状腱膜下血肿可以穿过颅缝，因此可能有更大的失血。
- 当有其他的发现，如视网膜出血、不同年龄的硬膜下血肿和骨折，应该怀疑是非意外创伤。

推荐阅读

Firlik KS, Adelson PD. Large chronic cephalohematoma without calcification. Pediatr Neurosurg. 1999; 30(1):39–42

Foerster BR, Petrou M, Lin D, et al. Neuroimaging evaluation of non-accidental head trauma with correlation to clinical outcomes: a review of 57 cases. J Pediatr. 2009; 154(4):573–577

Glass RB, Fernbach SK, Norton KI, Choi PS, Naidich TP. The infant skull: a vault of information. Radiographics. 2004; 24(2):507–522

病例 143

Karen M. Ayotte

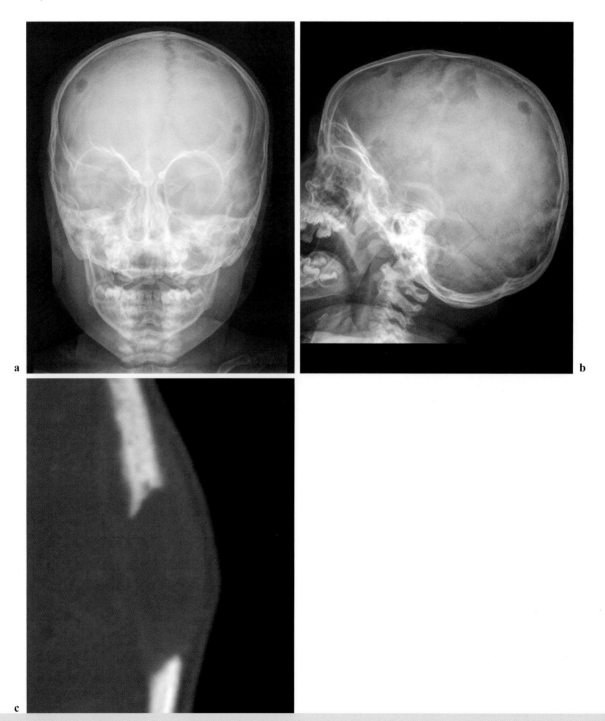

图 143.1　正位（a）和侧位（b）头颅 X 线片显示多个边界清楚的溶解性颅骨病变；左颞骨 CT 骨窗显示清晰的斜面边缘和小的软组织肿块（c）

■ 临床表现

一个 20 个月大的男孩头痛。

■ 关键影像发现

颅骨溶解性病变（图 143.1）。

■ 三大鉴别诊断

- **朗格汉斯细胞组织细胞增生症（LCH）**。颅骨是 LCH 最常见的骨受累部位。典型病变边界清晰，呈溶解性，没有硬化。"斜面边缘"外观或"孔内孔"更多地累及颅骨内面而不是外面。LCH 也表现为圆形、透光性颅骨缺损，中心有致密病灶或完整死骨，也称为"纽扣样死骨"。最常见的临床表现包括疼痛、可触及的肿块和（或）全身症状。
- **表皮样囊肿**。表皮样囊肿是由于在发育过程中残余上皮细胞在板障间隙内异常沉积而发生。它是儿童组织活检的孤立性颅骨病变的第二常见病因，当表皮样囊肿累及板障间隙时，影像学表现与 LCH 重叠。表皮样囊肿典型表现为界限清楚的扩张性病变，无中心基质的病理改变。边缘可能硬化或不硬化。
- **肿瘤**。白血病、尤因肉瘤和转移性神经母细胞瘤可能产生界限不清的溶骨性透亮改变，包括颅骨。转移性沉积常引起颅骨的破坏和膨胀。白血病导致的局部骨区破坏常被正常骨所包围，这表示肿瘤可能已转移，这些病变均呈侵袭性表现。

■ 其他鉴别诊断

- **感染**。骨髓炎有多种影像学表现，甚至可能表现为正常或类似侵袭性肿瘤。在颅骨中，骨质破坏可能导致溶解性损伤，通常边界不明确，可能有软组织水肿。亚急性和慢性颅骨感染在影像学上表现为圆形、透光、边界清晰的颅骨缺损，中央有致密病灶或坏死骨。这种"纽扣样坏死骨"是感染的病灶。
- **软脑膜囊肿**。软脑膜囊肿（颅骨生长性骨折）表现为边界明确的骨缺损，当外伤性硬脑膜撕裂伤使颅骨暴露于蛛网膜下腔的脑脊液搏动中时，脑脊液的搏动压力使裂缝逐渐变宽。软脑膜囊肿是颅骨骨折不常见的并发症（0.6%），通常见于 3 岁以下儿童。

■ 诊断

朗格汉斯细胞组织细胞增生症。

✓ 要点

- 朗格汉斯细胞组织细胞增生症典型表现为溶解性颅骨病变，无硬化，边缘呈斜面。
- 朗格汉斯细胞组织细胞增生症和骨髓炎可能有"纽扣样坏死骨"和全身症状。
- 儿童常见的颅骨转移性病变包括神经母细胞瘤和白血病。
- 软脑膜囊肿（颅骨生长性骨折）是由于硬脑膜破裂后脑脊液的搏动压力所致。

推荐阅读

D'Ambrosio N, Soohoo S, Warshall C, Johnson A, Karimi S. Craniofacial and intra-cranial manifestations of langerhans cell histiocytosis: report of findings in 100 patients. AJR Am J Roentgenol. 2008; 191(2):589–597

Gibson SE, Prayson RA. Primary skull lesions in the pediatric population: a 25-year experience. Arch Pathol Lab Med. 2007; 131(5):761–766

Glass RB, Fernbach SK, Norton KI, Choi PS, Naidich TP. The infant skull: a vault of information. Radiographics. 2004; 24(2):507–522

Krasnokutsky MV. The button sequestrum sign. Radiology. 2005; 236(3):1026–1027

病例 144

Rebecca Stein-Wexler

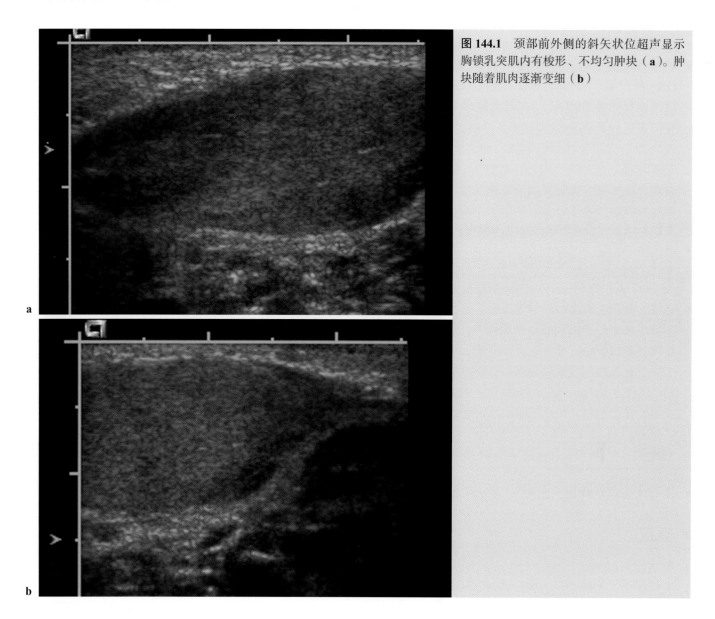

图 144.1　颈部前外侧的斜矢状位超声显示胸锁乳突肌内有梭形、不均匀肿块（a）。肿块随着肌肉逐渐变细（b）

■ 临床表现

一个患有斜颈和颈部肿块的 2 周大婴儿。

■ 关键影像发现

婴儿颈部实性肿块（图 144.1）。

■ 三大鉴别诊断

- **颈部纤维瘤病**。这是刚出生几周的婴儿存在的假性肿瘤，胸锁乳突肌有明显肿块，使下巴稍微转向健侧且头部向患侧倾斜。肿块可能是由于分娩困难时胸锁乳突肌的静脉流出受到压迫，导致肌肉纤维化所致。超声显示肌肉呈梭形扩张，且伴有局灶性高回声的肿块或弥漫性不均匀的肌肉。肿块没有超出胸锁乳突肌，组织层被保存下来，很少需要 MRI 检查。肿块在出生后的最初几周扩大，然后在大小上趋于稳定，在 4～8 个月之间消退。

- **淋巴结病**。感染性或肿瘤性淋巴结病可引起单侧颈部肿块，多种微生物感染都可能引起反应性淋巴结病或淋巴结炎，恶性淋巴结病可能是继发性（通常是神经母细胞瘤或横纹肌肉瘤）或原发性。由非霍奇金淋巴瘤引起的病例中，大约 1/3 的病变出现在头颈部，通常为单侧颈部淋巴结病。然而，这在婴儿身上有所不同。超声有助于区分反应性和淋巴瘤性淋巴结病。肿瘤性淋巴结常失去卵圆形结构，缺乏回声，它们可能有包膜下血管而不是门血管。淋巴瘤性淋巴结在 CT 上增强较少，显示很少的或没有脂肪密度。T2 加权 MRI 的信号强度降低。转移性神经母细胞瘤浸润的淋巴结可显示点状钙化。

- **神经母细胞瘤**。大多数发生在颈部的神经母细胞瘤代表转移性疾病。原发性颈部神经母细胞瘤约占所有神经母细胞瘤的 5%，预后相对较好。通常出现在 3 岁以下的女孩，表现为颈侧的无痛性肿块。患者也可能出现 Horner 综合征或脑神经 IX～XII 麻痹、呼吸窘迫和进食困难，这些症状取决于肿块的位置。MRI 对评估肿块与神经血管结构的关系至关重要，包括臂丛和神经孔内的延伸。其影像学表现与其他部位的神经母细胞瘤相似。

■ 其他鉴别诊断

- **横纹肌肉瘤**。这种软组织肿瘤在儿童中比在婴儿中更常见。如果肿块类似于颈部纤维瘤病，但超出胸锁乳突肌，则应考虑为横纹肌肉瘤。

- **纤维肉瘤**。这种巨大的血管性肿块是婴儿最常见的恶性软组织肿块，通常发生在四肢，预后比成人纤维肉瘤好。影像学表现为非特异性，肿瘤在 T1 加权增强 MRI 上表现为明显的不均匀强化，在 T2 加权序列上也表现为不均匀性。

■ 诊断

颈部纤维瘤病。

✓ 要点

- 颈部纤维瘤病在出生后最初几周表现为胸锁乳突肌扩张，超声表现为局灶性肿块或弥漫性异质性。

- 淋巴结病通常是感染性的，但影像学特征可能提示肿瘤性疾病。

- 原发性颈部神经母细胞瘤比颈部淋巴结转移少见。

推荐阅读

Fefferman NR, Milla SS. Ultrasound imaging of the neck in children. Ultrasound Clin. 2009; 4:553–569

Robson CD. Imaging of head and neck neoplasms in children. Pediatr Radiol. 2010; 40(4):499–509

Tranvinh E, Yeom KW, Iv M. Imaging neck masses in the neonate and young infant. Semin Ultrasound CT MR. 2015; 36(2):120–137

病例 145

Patrick J. Sanchez

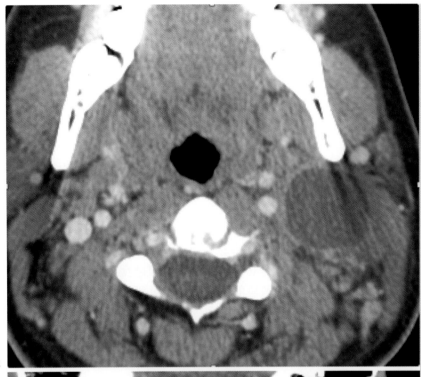

图 145.1 轴位增强 CT 显示左侧颈部边界清楚的低密度囊性病变，使颈动脉向内侧移位，并显示较薄的周围强化（a）；冠状位重建也显示局限性囊性病变（b）

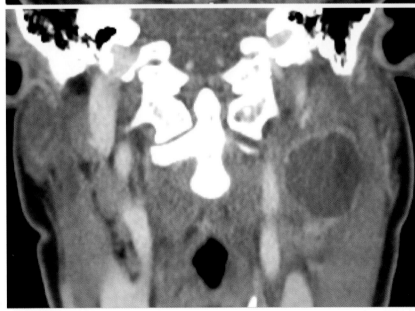

■ 临床表现

一个 14 岁的男孩发热以及面部丰满。

■ 关键影像发现

侧颈部浅表囊性肿块（图 145.1）。

■ 三大鉴别诊断

- **化脓性淋巴结病**。严重感染性淋巴结炎的淋巴结液化可导致淋巴结内脓肿形成，通常由细菌感染引起。超声表现为低回声至无回声的淋巴结病变，并伴有血管增多和内部分隔。淋巴结在 CT 上呈低信号，表现为周围强化和结节周围炎症。肺结核也有类似的表现，通常多个淋巴结受到影响。而恶性肿瘤引起的坏死性淋巴结病通常表现为较少的周围炎症。

- **鳃裂囊肿**。大多数鳃裂囊肿为 2 型。这些先天性第二鳃裂囊肿的残迹在青春期或成年早期通常表现为颈部波动性肿块。囊肿通常位于胸锁乳突肌的前缘，也可能出现在第二鳃裂的任何部位，从腭扁桃体到皮肤。囊肿在 CT 上呈低信号，在 T2 上呈高信号，在 T1 上呈可变信号，这取决于其蛋白质的含量。囊肿在颈内动脉和颈外动脉之间的延伸导致"缺口征"或"喙征"。1 型囊肿不太常见，位于耳根附近、腮腺、颌下腺或下颌角处。

- **静脉淋巴管畸形（VLM）**。静脉畸形和淋巴管畸形通常被归为一组，因为表现和治疗是相似的，一个单一的病变往往有两者成分。虽然其他血管异常也可发生在颈部（如婴儿高流速血管瘤和动静脉畸形），但 VLM 更常见，最可能以囊性肿块出现。这些低流量病变通常有分叶和间隔。静脉成分可显示流空和静脉石。淋巴成分有囊腔，可能含有复杂的出血性或蛋白性液体；间隔增强，可能有液-液平面。VLM 浸润组织，根据位置可延伸至纵隔或面部。像动静脉畸形一样，它们的生长与儿童生长成正比，而血管瘤最初表现为明显的增生。

■ 其他鉴别诊断

- **甲状舌管囊肿**。这种先天性甲状舌管囊性残余物的特征性中线位置有助于将其与鳃裂囊肿区分开来。

- **喉囊肿**。喉囊肿是喉内的喉室获得性扩张所致。

■ 诊断

2 型鳃裂囊肿。

✓ 要点

- 化脓性淋巴结病表现为多发性淋巴结肿大，在上呼吸道感染（通常为细菌性）的情况下呈中心性低密度。

- 2 型鳃裂囊肿应是胸锁乳突肌前缘囊肿的主要诊断，尤其是在青少年年龄组。

- 静脉和淋巴管成分通常共存于静脉淋巴管畸形中，因此病变可能同时显示静脉（静脉石、流空）和淋巴管（间隔强化）的特征。

推荐阅读

Flors L, Leiva-Salinas C, Maged IM, et al. MR imaging of soft-tissue vascular mal-formations: diagnosis, classification, and therapy follow-up. Radiographics. 2011; 31(5):1321–1340, discussion 1340–1341

Koeller KK, Alamo L, Adair CF, Smirniotopoulos JG. Congenital cystic masses of the neck: radiologic-pathologic correlation. Radiographics. 1999; 19(1):121–146, quiz 152–153

Ludwig BJ, Wang J, Nadgir RN, Saito N, Castro-Aragon I, Sakai O. Imaging of cervical lymphadenopathy in children and young adults. AJR Am J Roentgenol. 2012; 199(5):1105–1113

病例 146

Anna E. Nidecker

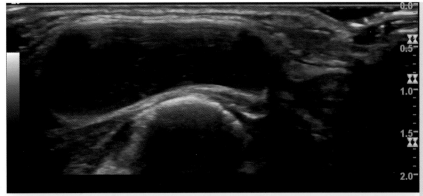

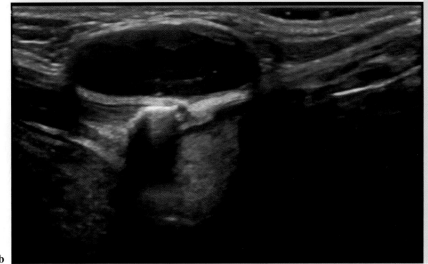

图 146.1　甲状腺上方的横断面超声显示边界清楚的卵圆形囊性肿块，伴轻度复杂的液体回声（a）。甲状腺上方的纵向中线超声显示类似外观（b）

■ 临床表现

婴儿喘鸣。

■ 关键影像发现

颈前中线囊性肿块（图 146.1）。

■ 三大鉴别诊断

- **甲状舌管囊肿**。甲状舌管沿着甲状腺的胚胎路径，从舌基部的盲孔到颈部前下方。甲状舌管囊肿出现在甲状舌管的残余部分，大多数位于舌骨下。其占儿童先天性颈部肿块的 70%。质地柔软，可移动，不附着于皮肤，附着在舌骨上，随着吞咽而移动。在超声下显示边界清晰，由于偶有内出血和蛋白质碎片，回声多变。CT 示薄壁囊性结构。矢状面 MRI 最适合显示舌基部的病变，而沿甲状舌管其他部位的囊肿在轴位面更容易看到。合并的感染可改变影像学表现，导致囊肿出现症状。

- **皮样囊肿**。只有约 7% 的皮样囊肿发生在头颈部，最常发生在舌骨上颈中线前方（舌下或下颌下间隙）。此外，它们可以发生在任何地方。皮样囊肿通常出现在 10 ～ 30 岁。它们内衬上皮细胞，不同于表皮样囊肿，它们包含皮肤附属物，如皮脂腺和毛囊。临床表现与甲状舌管囊肿相似，但不随吞咽而移动。在 CT 上，皮样囊肿表现为单房囊性结构，由于存在脂肪或钙化而呈不同程度的衰减。偶尔，液体中可见脂肪小叶，表现为特殊的"一袋弹珠"样外观。

- **会厌囊肿**。会厌囊肿本质上是由喉黏液腺管阻塞引起的黏液囊肿。它们通常很小（1 ～ 5 mm），无临床症状。如果感染，它们可能会导致会厌炎，阻塞气道和危及生命。

■ 其他鉴别诊断

- **静脉淋巴管畸形**。这些先天性病变包含静脉和淋巴管成分。一些病变主要是静脉性的，而另一些主要包含淋巴组织。两者都表现为跨越组织平面的多囊性肿块，并且都可能具有液-液平面。那些以静脉成分为主的囊肿，可能显示囊内血流缓慢，并可能含有静脉结石。那些主要包含淋巴管的囊肿可能显示血液流动和间隔增强。它们通常位于颈外侧或颈后，而不是在前中线。

■ 诊断

甲状舌管囊肿。

✓ 要点

- 甲状舌管囊肿可以位于从舌基部至甲状腺的任何地方。
- 甲状舌管囊肿是最常见的儿童先天性颈部肿块。
- 皮样囊肿在头颈部是罕见的，通常位于舌骨上方。

推荐阅读

Koeller KK, Alamo L, Adair CF, Smirniotopoulos JG. Congenital cystic masses of the neck: radiologic-pathologic correlation. Radiographics. 1999; 19(1):121–146, quiz 152–153

Puttgen KB, Pearl M, Tekes A, Mitchell SE. Update on pediatric extracranial vascular anomalies of the head and neck. Childs Nerv Syst. 2010; 26(10):1417–1433

病例 147

Rebecca Stein-Wexler，Duy Quang Bui

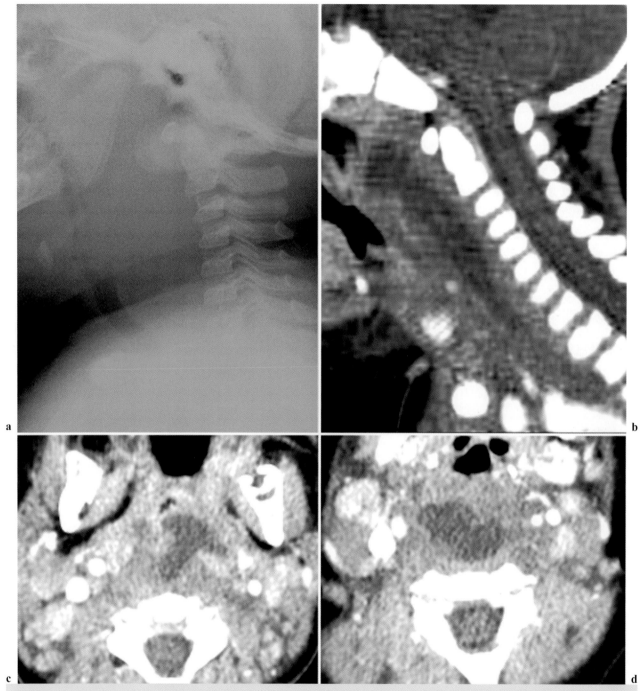

图 147.1　颈部侧位 X 线片显示明显的椎前软组织肿胀，下咽部狭窄（**a**）。矢状位重建颈部增强 CT 显示咽后低密度灶向纵隔延伸（**b**）。轴位增强 CT 显示口咽（**c**）和下咽水平不规则的低密度灶（**d**）

■ 临床表现

一个 5 个月大的婴儿伴有发热和喘鸣。

■ 关键影像发现

椎前软组织肿胀（图 147.1）。

■ 三大鉴别诊断

- **软组织过多**。在颈部侧位 X 线片上，测量从 C1 到 C3/C4 的椎前软组织，通常为椎体前后径的一半。在此水平之下，椎前厚度不应超过一个椎体的前后径（食管导致了厚度的增加）。然而，正常的椎前软组织可能在屈曲位和（或）呼气时拍片显示异常增厚。在吸气时进行适当的观察，下咽应充分扩张。如果发现有异常，应采用最佳体位进行重复检查。

- **咽后淋巴结化脓**。这包括咽后淋巴结感染，炎症局限于淋巴结包膜。患者可出现吞咽困难或吞咽痛。CT 显示低密度病灶，伴有光滑、薄的强化边缘。形状通常是卵圆形或圆形。与咽后脓肿相比，咽后间隙内的化脓性淋巴结通常为单侧的。咽后脓肿和化脓性淋巴结的鉴别很重要，因为如果患者病情稳定，后者只需要药物治疗。

- **咽后脓肿**。这通常是由于化脓性淋巴结的破裂导致，最常在 6 岁以下的儿童中遇到。炎症被邻近的前内脏筋膜和颈外侧筋膜所包围。患者通常表现为急性到亚急性吞咽困难或吞咽痛。增强 CT 显示圆形或卵圆形液体聚集，周围强化，较化脓性咽后淋巴结更厚、更不规则。重要的并发症包括气道损伤和脓肿通过危险区延伸到纵隔。治疗方法是外科手术。

■ 其他鉴别诊断

- **血肿**。通常在外伤中遇到，典型为挥鞭样损伤。可伴有颈椎骨折。CT 平扫示咽后软组织高密度。在 MRI 上，该信号与出血相对应，其表现取决于发展阶段。在急性情况下，出血在 T1 上是高强度的。

■ 诊断

咽后脓肿。

✓ 要点

- 如果颈椎侧位片显示椎前软组织异常增厚，考虑是否可能由于呼气和屈曲所致，在这种情况下可进行重复检查。

- 化脓性淋巴结的边缘强化区比咽后脓肿更薄、更光滑。

- 咽后化脓性淋巴结炎仅限于淋巴结包膜，通常为单侧，而咽后脓肿通常位于中心位置，范围更广。

- 重要的是评估咽后脓肿是否通过危险区扩散到纵隔。

推荐阅读

Grisaru-Soen G, Komisar O, Aizenstein O, Soudack M, Schwartz D, Paret G. Retropharyngeal and parapharyngeal abscess in children: epidemiology, clinical features and treatment. Int J Pediatr Otorhinolaryngol. 2010; 74(9):1016–1020

Hoang JK, Branstetter BF, IV, Eastwood JD, Glastonbury CM. Multiplanar CT and MRI of collections in the retropharyngeal space: is it an abscess? AJR Am J Roentgenol. 2011; 196(4):W426–W432

Meuwly JY, Lepori D, Theumann N, et al. Multimodality imaging evaluation of the pediatric neck: techniques and spectrum of findings. Radiographics. 2005; 25(4):931–948

病例 148

Rebecca Stein–Wexler，Duy Quang Bui

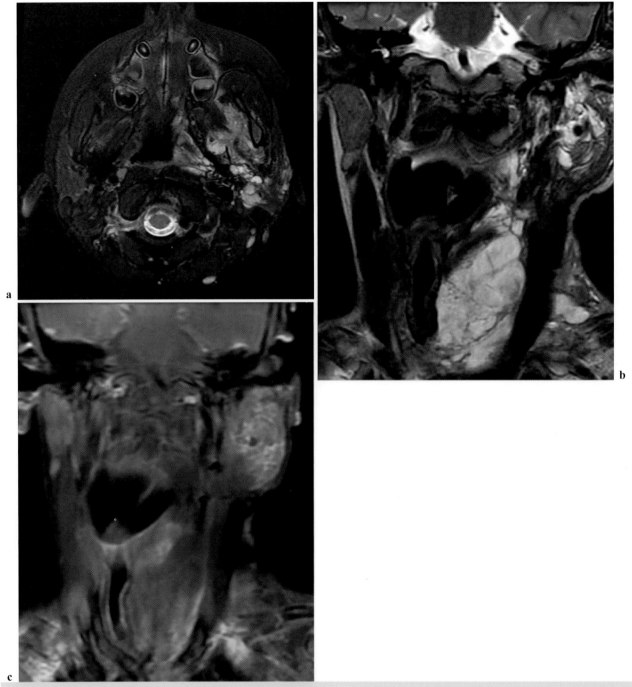

图 148.1　轴位 STIR 图像显示左侧咽旁间隙浸润性多囊性病变（**a**）。冠状位 T2-W 图像显示占位效应，气管向右侧移位，并向外侧浅表软组织延伸（**b**）。冠状位脂肪饱和钆增强 T1-W 图像显示病变间隔轻度强化（**c**）

■ 临床表现

一个 9 岁的女孩伴有左颈部肿胀。

■ 关键影像发现

血管异常（图 148.1）。

■ 三大鉴别诊断

- **淋巴管畸形**。血管异常分为血管肿瘤和血管畸形，前者发生有丝分裂和细胞增殖，而后者没有。血管瘤被认为是肿瘤。淋巴管畸形、静脉畸形和动静脉畸形都是血管畸形，根据是否有动脉血流以及血流快慢来进一步分类。淋巴管畸形可能是单纯的，也可能有静脉成分，使其成为静脉淋巴管畸形。两者都表现为跨越组织平面的多囊肿块，都可能具有液-液平面。淋巴成分没有血流，可能显示间隔内增强，但其间的囊性间隙内不增强。大囊性淋巴管畸形有明确的囊肿，而比较少见的微囊性病变呈实性。虽然淋巴管畸形可能发生在任何地方，但常见于头颈部，尤其是颈后三角。它们经常向深部延伸到纵隔或面部。出血和感染可使病变增大。病灶内液体多为单纯性，超声显示低回声，CT 低密度，T1 暗而 T2 亮。然而，出血或感染可能导致病灶内液体看起来更复杂。它们与 Noonan 综合征、Turner 综合征、Down 综合征和其他综合征有关。

- **静脉畸形**。与淋巴管畸形一样，静脉畸形表现为可跨越组织平面的多囊性肿块。可以是单个的，也可以是多发的，有时它们的界限清楚，也可能有液-液平面。部分病变可显示缓慢的静脉流动。静脉石的存在是一种病理性的。邻近骨可能会重塑，但不会被破坏。由于病变内可变的、缓慢的血流，强化模式通常是不均匀的。

- **血管瘤**。血管瘤是良性血管肿瘤。先天性病变可出现在生命的第 1 天，而婴儿的病变出现在前 2 个月。血管瘤在其增生期生长迅速，通常可到 1 岁左右，然后进入平台期。病变会在接下来的几年发生消退，在大约 5 岁时消失。通常表现为皮肤或皮下的卵圆形软组织肿块。在超声上是实性和低回声的。MRI 表现随病变分期而异。增生时，早期强化，T2 高信号。血管内皮瘤和血管肉瘤是少见的血管肿瘤。

■ 其他鉴别诊断

- **动静脉畸形**。这种快速血流的血管畸形在儿童中很少见。它们包含增大的动脉供血血管，并以早期引流静脉为特征。动态磁共振血管造影有助于诊断。这种病变可用经动脉栓塞治疗。

■ 诊断

大囊性淋巴管畸形。

✓ 要点

- 淋巴管畸形和静脉畸形可同时并存，两者都可能有液-液平面。
- 静脉畸形的囊性间隙可能增强，而淋巴管畸形的间隔可能增强。
- 跨空间的多囊性肿块中出现静脉石提示静脉畸形。

推荐阅读

Dubois J, Alison M. Vascular anomalies: what a radiologist needs to know. Pediatr Radiol. 2010; 40(6):895–905

Gaddikeri S, Vattoth S, Gaddikeri RS, et al. Congenital cystic neck masses: embryology and imaging appearances, with clinicopathological correlation. Curr Probl Diagn Radiol. 2014; 43(2):55–67

病例 149

Rebecca Stein–Wexler

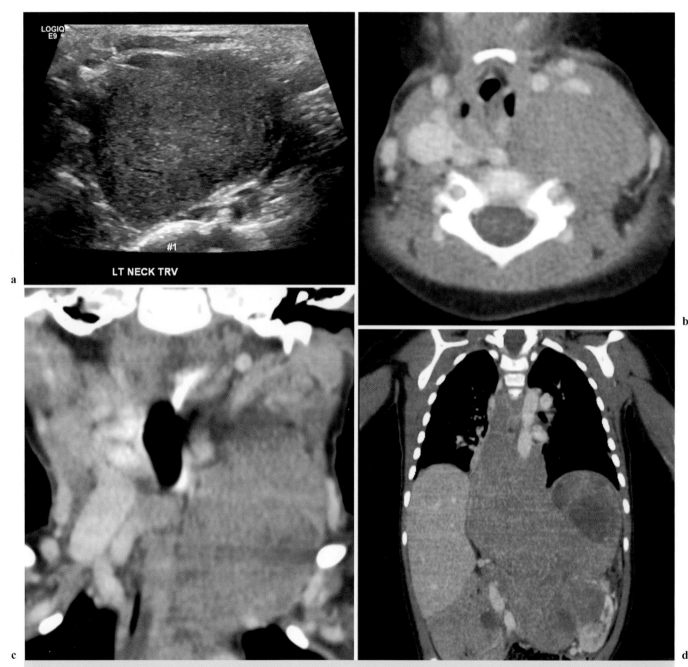

图 149.1 颈部横断面超声显示了一个轻度异质的肿块（a）。轴位对比增强 CT 显示了一个均匀的肿块使气管和血管移位（b）。冠状位重建图像显示肿块延伸到纵隔（c）。胸部和腹部的冠状位重建图像显示左上方一个混合囊实性肿块延伸到后纵隔（d）

■ 临床表现

3 岁的女孩颈部有一个坚硬的肿块。

■ 关键影像发现

婴儿期之后的颈部实性肿块（图 149.1）。

■ 三大鉴别诊断

- **传染性淋巴结病**。多种微生物感染可引起反应性淋巴结病或淋巴结炎，导致单侧或双侧颈部肿块。炎症性淋巴结通常呈卵圆形结构，有淋巴门血管和淋巴门回声。继发于结核病的淋巴结病通常具有粘连的、聚集的外观，而细菌性或病毒性淋巴结病则多表现为单独的淋巴结。
- **肿瘤性淋巴结病**。在儿童颈部的肿瘤性淋巴结病通常是由淋巴瘤引起的，其他的肿瘤性淋巴结病大多数由神经母细胞瘤和横纹肌肉瘤的转移引起。淋巴瘤是儿童头颈部最常见的恶性肿瘤，通常是霍奇金病。然而，非霍奇金淋巴瘤约有 1/3 的病例表现在头颈部，常为单侧颈部淋巴结病。超声帮助区分反应性和淋巴瘤性淋巴结病。淋巴瘤性淋巴结常失去卵圆形结构，并缺乏淋巴门回声。它们可能有包膜下血管而不是门血管。CT 上轻微强化，很少或不显示脂肪存留。MRI 上淋巴瘤性淋巴结更均匀，T2-W 序列显示较低的信号强度。它们增强的强度较低，但变化较大。继发于神经母细胞瘤的转移可表现为钙化。
- **横纹肌肉瘤（RMS）**。这是一种常见的小儿软组织恶性肿瘤，大约 1/3 的病例发生在头颈部。大多数 RMS 出现在幼儿（平均年龄 5～6 岁），但在青春期有第二个发病高峰。RMS 通常发生在眼眶（突出）、鼻窦（阻塞、鼻出血）和颈部（肿块）。侵袭性肿瘤在 CT 上显示骨重塑和破坏。MRI 最适合评估这种侵袭性肿块有无颅内延伸，以及局部和神经周围扩散。RMS 是均匀的，对比增强虽然可变但通常表现均匀。

■ 其他鉴别诊断

- **神经母细胞瘤**。虽然原发性神经母细胞瘤可能发生在颈部，但该区域的大多数病灶是转移性的。原发性颈部神经母细胞瘤预后较好，但少见，约占所有神经母细胞瘤病例的 5%。它通常表现在 3 岁以下的女孩，作为一个无痛性肿块发生在侧颈部。根据肿块的位置，患者还可能出现 Horner 综合征或脑神经IX～XII麻痹、呼吸窘迫和进食困难。MRI 对于评估肿块与神经血管结构的关系至关重要，包括臂丛神经和神经孔内延伸。影像学表现与其他部位的神经母细胞瘤相似。

■ 诊断

转移性神经母细胞瘤。

✓ 要点

- 颈部的肿瘤性淋巴结病通常由淋巴瘤引起；淋巴结呈圆形，缺乏门血管和门回声。
- 横纹肌肉瘤表现为侵袭性，破坏骨骼，并表现为神经周围扩散。
- 颈部神经母细胞瘤通常是转移性的。

推荐阅读

Freling NJ, Merks JH, Saeed P, et al. Imaging findings in craniofacial childhood rhabdomyosarcoma. Pediatr Radiol. 2010; 40(11):1723–1738, quiz 1855

Turkington JR, Paterson A, Sweeney LE, Thornbury GD. Neck masses in children. Br J Radiol. 2005; 78(925):75–85

病例 150

Patrick J. Sanchez

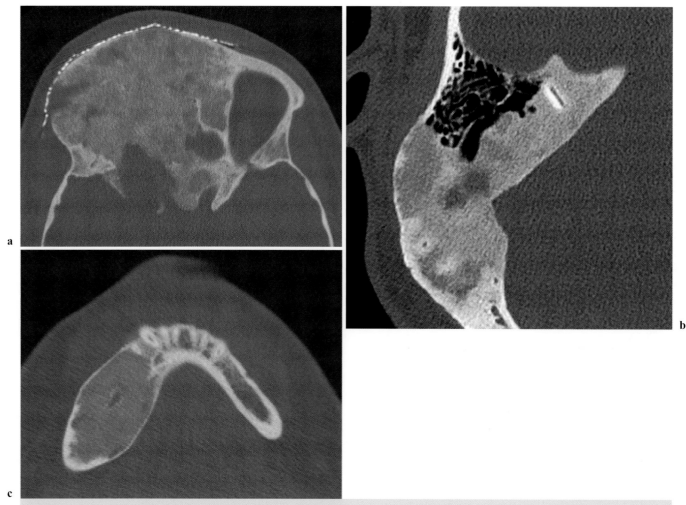

图 150.1　轴位 CT 骨窗图像显示膨胀性病变累及眶上骨，呈磨玻璃密度；病灶前侧的金属网来自于一次手术切除过程（**a**）。通过颞骨的轴向 CT 显示类似的磨玻璃外观，皮质完整（**b**）。下颌骨具有类似外观（**c**）

■ 临床表现

1 例有面部畸形和重建手术史的儿童。

■ 关键影像发现

磨玻璃样、膨胀性病变累及面骨（图 150.1）。

■ 诊断

纤维性发育不良。纤维性发育不良是一种继发于成骨细胞分化和成熟缺陷的非肿瘤性骨骼发育异常。正常的骨基质被纤维间质取代，几乎身体的任何骨都可能受累。在面骨中，最常累及下颌骨和上颌骨。纤维性发育不良可为单发或多发，其中 50% 的多发性病例累及面骨。在 X 线片和 CT 上，病变有一个特征性的"磨玻璃样"基质。受累的骨被扩大，外层皮质保存。也可观察到不均匀透光和硬化的混合区。评估纤维性发育不良通常不需要 MRI。MRI 表现为 T1、T2 信号不均匀，不均匀对比增强的特异性不如 CT 表现。在 MRI 上，纤维性发育不良可能被误认为恶性肿瘤。

如果纤维性发育不良是多骨性的，应考虑 McCune-Albright 综合征。这类患者有牛奶咖啡斑和性早熟表现。牛奶咖啡斑往往在身体的一侧更多。Mcune-Albright 综合征患者还可能伴有其他内分泌异常，包括甲状腺功能亢进和库欣综合征。

巨颌症是一种仅累及上颌骨和下颌骨的纤维性发育不良样综合征。最初被认为是纤维性发育不良的一种变异型，现在认为它是一个单独的临床病变。巨颌症是一种罕见的常染色体显性遗传疾病，具有可变的外显率。它的典型表现是在儿童早期，双侧颌骨丰满和扩张，多房囊性肿块累及下颌骨和上颌骨。组织学特征与巨细胞肉芽肿相似。影像显示下颌骨和上颌骨相对对称的透明、膨胀性病变，具有特征性的"肥皂泡"外观。

✓ 要点

- 纤维性发育不良累及面骨，表现为特征性的骨病变，呈膨胀性，显示"磨玻璃样"基质。
- CT 诊断纤维性发育不良是最可靠的，因为 MRI 可能会引起误诊，在病理上纤维性发育不良可能会与其他纤维骨性病变相混淆。
- 巨颌症是一种独特的临床病变，其特征是对称的、膨胀性病变，累及上颌骨和下颌骨，并具有特征性的"肥皂泡"外观。

推荐阅读

Beaman FD, Bancroft LW, Peterson JJ, Kransdorf MJ, Murphey MD, Menke DM. Imaging characteristics of cherubism. AJR Am J Roentgenol. 2004; 182(4):1051–1054

Chung EM, Murphey MD, Specht CS, Cube R, Smirniotopoulos JG. From the Archives of the AFIP. Pediatric orbit tumors and tumorlike lesions: osseous lesions of the orbit. Radiographics. 2008; 28(4):1193–1214

Fitzpatrick KA, Taljanovic MS, Speer DP, et al. Imaging findings of fibrous dysplasia with histopathologic and intraoperative correlation. AJR Am J Roentgenol. 2004; 182(6):1389–1398

第 6 部分
脑和脊柱影像

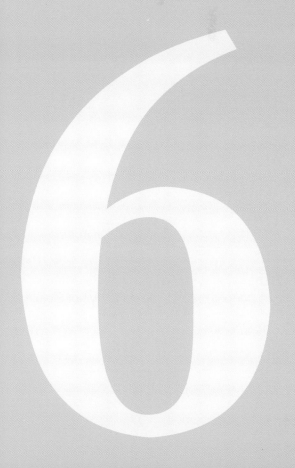

病例 151

Michael Doherty

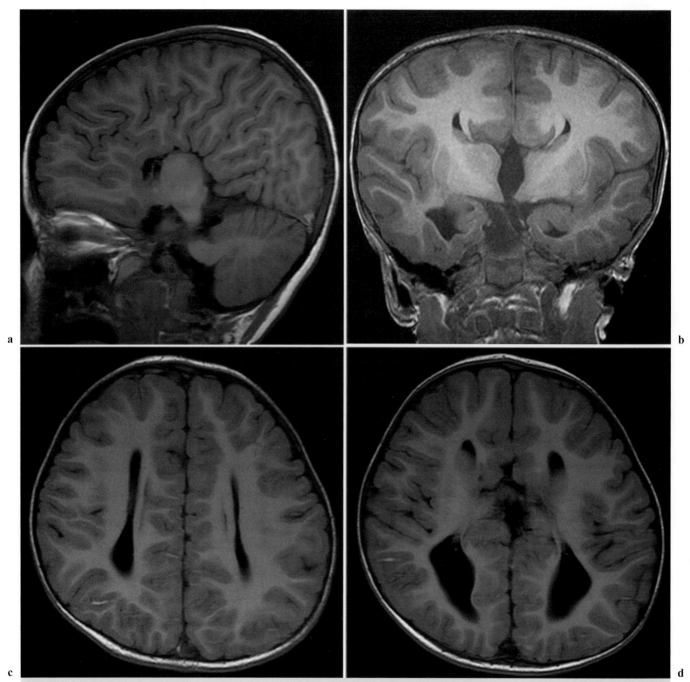

图 151.1 矢状位 T1 FLAIR 像显示从第三脑室向外辐射的内侧半脑沟和异常的扣带回（**a**）。冠状位三维快速扰相梯度（FSPGR）反转恢复（IR）图像显示第三脑室顶部抬高和 Probst 束缩进侧脑室，形成"牛角"形状（**b**）。T1 FLAIR 轴位图像显示变形的脑回（**c**，**d**）、平行的侧脑室（**c**）和扩张的枕角（**d**）

■ 临床表现

一个发育迟缓的 3 岁女孩。

■ 关键影像发现

胼胝体缺如（图 151.1）。

■ 三大鉴别诊断

- **胼胝体发育不全（agenesis of the corpus callosum，ACC）**。ACC 是由于轴突未能形成或未能跨中线迁移引起的。大多数孤立性 ACC 患者最初临床表现正常，但后期会发生轻微的认知缺陷、视觉问题和癫痫。产前超声检查和产后 MRI 检查均显示相似的结果。表现为侧脑室枕角扩大和侧脑室平行排列。中线图像显示第三脑室隆起、胼胝体和扣带回缺失，脑回从第三脑室向外发散。在冠状位成像上，Probst 束与半球间裂平行并缩进侧脑室，形成"牛角"形状。在部分一开始被认为是孤立的病例中，约有 15% 与其他异常相关，预后较差。产后 MRI 和核型检查有助于评估相关异常。
- **Chiari 2 型畸形伴侧脑室枕角扩大**。这种复杂的后脑畸形与神经管缺陷密切相关。大多数患者在产前筛查时被诊断为甲胎蛋白升高和超声异常。大多数患者出生时患有脑积水和脊髓脊膜膨出，但较轻的病例可能出现不同程度的下肢轻瘫或痉挛、马蹄内翻（杵状足）、肠道或膀胱功能障碍、癫痫。在 MRI 上，特征性的表现包括一个拥挤的颅后窝、胼胝体发育不全、顶盖喙状突起、小脑扁桃体下疝和蚓部异位，以及髓质扭转。产前超声显示小脑受压（香蕉征）、额骨凹陷（柠檬征）和脑室异常扩大。产前服用叶酸可以降低 Chiari 2 型畸形的发生率。脊髓脊膜膨出可在出生后 48 h 内进行手术修复，脑积水可通过脑脊液分流术治疗。
- **胼胝体继发性损伤**。胼胝体可以在头部创伤或在神经外科手术过程中导致继发性损伤。另外，患者有广泛的脑室周围白质软化和其他脑室周围白质损伤，可导致胼胝体明显变薄。胼胝体也可能因脑积水发生拉伸，而显得很薄。即使脑积水治愈，胼胝体也可能仍然异常。

■ 其他鉴别诊断

- **前脑无裂畸形**。这种情况包括大脑半球不完全分离。此外，根据解剖的严重程度（无叶、半叶和叶），有部分或全部胼胝体发育不全。

■ 诊断

胼胝体发育不全。

✓ 要点

- 胼胝体发育不全显示半球间裂从第三脑室向外辐射。
- Chiari 2 型畸形是复杂的后脑畸形，常与脊髓脊膜膨出有关。
- 由于外伤、手术、脑积水或脑室周围白质损伤，胼胝体可能出现缺陷。

推荐阅读

Cesmebasi A, Loukas M, Hogan E, Kralovic S, Tubbs RS, Cohen-Gadol AA. The Chiari malformations: a review with emphasis on anatomical traits. Clin Anat. 2015; 28(2):184–194

Craven I, Bradburn MJ, Griffiths PD. Antenatal diagnosis of agenesis of the corpus callosum. Clin Radiol. 2015; 70(3):248–253

病例 152

Anna E. Nidecker

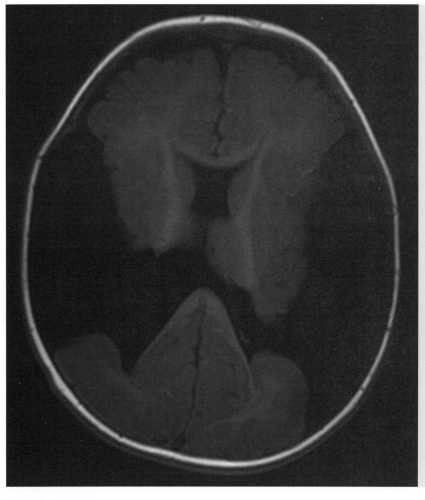

图 152.1　轴位 T1-W MRI 显示连接侧脑室和蛛网膜下腔的顶后区双侧裂隙。裂隙内衬灰质。此外，没有透明隔。

■ 临床表现

7 个月大的男孩，发育迟缓、张力减退和癫痫发作。

■ 关键影像发现

婴儿脑脊液填充的裂隙或间隙（图 152.1）。

■ 三大鉴别诊断

- **脑裂畸形**。脑裂畸形是由于在大脑半球完全形成之前，部分生发基质和相邻大脑遭到早期破坏造成的。这导致内衬灰质的裂隙从侧脑室体部延伸至外侧皮质表面。裂隙内衬多小脑回（polymicrogyric）灰质。对于"闭唇型"脑裂（Ⅰ型），裂隙的边缘在软脑膜–室管膜缝内融合，其间没有脑脊液。对于"开唇型"脑裂（Ⅱ型），其间有脑脊液分离；这些裂隙通常很大，有时是双侧的。视隔发育不良常伴有异位和皮质发育不良。临床表现包括智力低下、癫痫和运动功能障碍。更严重的畸形（开唇型、双侧、累及运动皮质）会导致更严重的神经发育障碍。双侧脑裂的患者通常伴有严重残疾。MRI 和 CT 显示，裂隙内衬灰质。脑室壁上的凹陷提示闭唇型脑裂畸形的位置。
- **脑穿通畸形**。该病有很多定义，但病理上定义为伴有极轻微周围神经胶质增生或星形细胞增生的脑内空腔。囊肿内衬发育不良的白质。脑穿通畸形通常是先天性的，由于胎儿脑血管意外或感染导致。它也可能发生在婴儿早期，继发于头部创伤、血管损伤或感染之后。它通常不会发生于较大的儿童，因为脑对损伤的反应是神经胶质增生而不是坏死。在横断面影像上，脑穿通畸形表现为一个或多个内衬胶质白质的单侧或双侧空腔，通常与脑室系统或蛛网膜下腔相通。邻近脑室扩张。囊肿壁光滑，反转恢复（IR）序列显示邻近白质明亮。
- **蛛网膜囊肿**。在大脑发育过程中，有些区域的脑膜可能未能融合，形成重复蛛网膜层，层间有脑脊液积聚。大多数发生在外侧裂，无症状。蛛网膜囊肿在 CT 上界限清楚且呈低密度，通常在所有的 MRI 脉冲序列上都伴有简单的脑脊液信号。偶尔，由于内出血，内容物略复杂。这些病变没有增强。

■ 其他鉴别诊断

- **梗死后脑软化**。大龄儿童的各种脑实质损害导致脑实质体积减少，通常伴有脑室增大。其病理过程不同于上述的脑穿通畸形。该缺损常呈楔形，通常与脑室或皮质不相通。

■ 诊断

双侧开唇型脑裂畸形。

✓ 要点

- 脑裂畸形包括内衬多小脑回灰质的裂隙，从侧脑室延伸至皮质表面。
- 闭唇型脑裂在软脑膜–室管膜缝内融合，而开唇型脑裂的裂隙内充满脑脊液。
- 脑穿通畸形内衬白质，而不是灰质。

推荐阅读

Epelman M, Daneman A, Blaser SI, et al. Differential diagnosis of intracranial cystic lesions at head US: correlation with CT and MR imaging. Radiographics. 2006; 26(1):173–196

Hayashi N, Tsutsumi Y, Barkovich AJ. Morphological features and associated anomalies of schizencephaly in the clinical population: detailed analysis of MR images. Neuroradiology. 2002; 44(5):418–427

Oh KY, Kennedy AM, Frias AE Jr, Byrne JL. Fetal schizencephaly: pre- and postnatal imaging with a review of the clinical manifestations. Radiographics. 2005; 25(3):647–657

病例 153

Geoffrey D. McWilliams

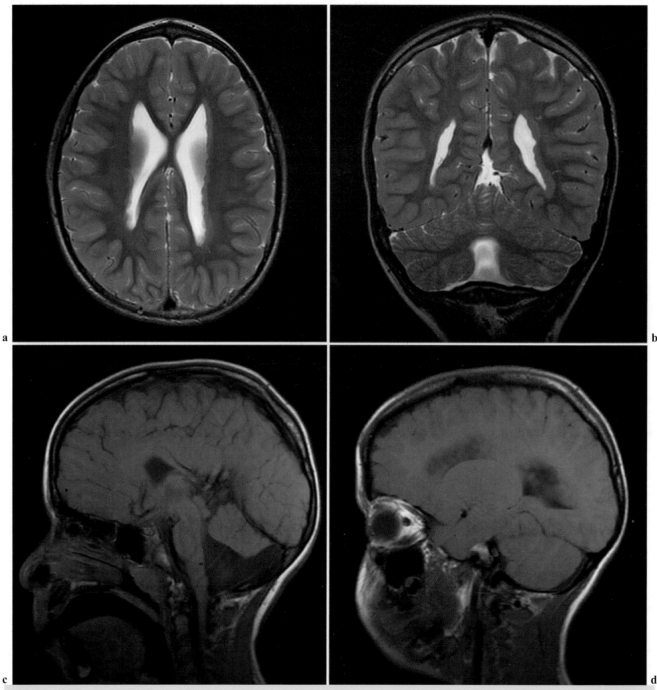

图 153.1　轴位（a）和冠状位（b）T2-W MRI 显示沿侧脑室侧缘的结节，与灰质等信号，伴侧脑室枕角扩大。矢状位 T1-W FLAIR 像显示胼胝体部分发育不全和小脑下蚓部发育不良（c）。中线外矢状位 T1-W FLAIR 像显示无数结节向侧脑室突出（d）

■ 临床表现

一个 6 月大的男孩，难治性癫痫发作。

■ 关键影像发现

脑室壁的结节（图 153.1）。

■ 三大鉴别诊断

- **灰质异位**。灰质异位是指胎儿发育过程中神经元异常迁移导致的灰质异常沉积。患者可能会出现癫痫发作和（或）发育迟缓。异位的灰质可见于沿神经元迁移路线的任何部位，但最常以室周结节形式出现。也可以在皮质、皮质下或在软脑膜表面看到单个或多个结节。弥漫性异位包括带状异位和无脑回畸形。结节在所有序列上与皮质灰质呈等信号，不增强。

- **结节性硬化症（tuberous sclerosis，TS）**。室管膜下错构瘤是 TS 的共同特征，是一种由 *TSC1* 或 *TSC2* 基因突变引起的获得性或遗传性斑痣性错构瘤病。这些基因分别编码 harmartin 和 tuberin。TS 的特点是错构瘤性生长累及多个器官系统。这些包括多个室管膜下结节、皮质或皮质下以及小脑结节，这些结节在幼儿期逐渐钙化。结节可为 T2 FLAIR 高信号，在 CT 上最初为低密度；如果未发生钙化，则可表现为囊性。TS 患者可能发生室管膜下巨细胞星形细胞瘤（subependymal giant cell astrocytoma，SECA），这是一种世界卫生组织（WHO）1 级肿瘤，通常在 Monro 孔附近形成，显示不均匀的 T1、T2 信号，钙化，强对比增强，进行性生长。TS 患者通常还会发生肾血管肌脂肪瘤和心脏横纹肌瘤。患者通常表现为癫痫发作和皮质腺瘤。

- **闭唇型脑裂畸形**。脑裂畸形是由于在大脑半球完全形成之前，部分生发基质和相邻大脑遭到早期破坏引起的。这导致内衬灰质的裂隙从侧脑室体部延伸到外部皮质表面。裂隙内衬多小脑回灰质。对于"闭唇型"脑裂（Ⅰ型），裂隙边缘在软脑膜-室管膜缝内融合，其间没有脑脊液。对于"开唇型"脑裂（Ⅱ），其间有脑脊液；这些裂隙通常很大，有时是双侧的。"闭唇型"脑裂畸形在 MRI 上表现非常轻微。侧脑室侧壁的轻微不规则可能是轴位 MRI 的唯一表现。裂隙与侧脑室相连的室壁可能有一个微小的凹陷，或邻近该区域有少量结节。CT 和 MRI 均可沿裂隙发现灰质。常伴视隔发育不良，以及异位和皮质发育不良。临床表现包括智力障碍、癫痫和运动功能障碍。

■ 诊断

Dandy-Walker 变异型患者灰质异位。

✓ 要点

- 灰质异位是一种神经元迁移障碍，导致结节状或弥漫性异位灰质，最常表现为室周结节形式。

- 结节性硬化症是一种多系统斑痣性错构瘤病，表现为癫痫发作和逐渐钙化的室管膜下结节、大脑和（或）小脑结节；患者发生室管膜下巨细胞星形细胞瘤的风险增加。

- 闭唇型脑裂畸形可能相当轻微，表现为在裂隙处有一个小凹陷或两侧有少量的结节。

推荐阅读

Abdel Razek AA, Kandell AY, Elsorogy LG, Elmongy A, Basett AA. Disorders of cortical formation: MR imaging features. AJNR Am J Neuroradiol. 2009; 30(1):4–11

Daghistani R, Rutka J, Widjaja E. MRI characteristics of cerebellar tubers and their longitudinal changes in children with tuberous sclerosis complex. Childs Nerv Syst. 2015; 31(1):109–113

病例 154

Rebecca Stein–Wexler

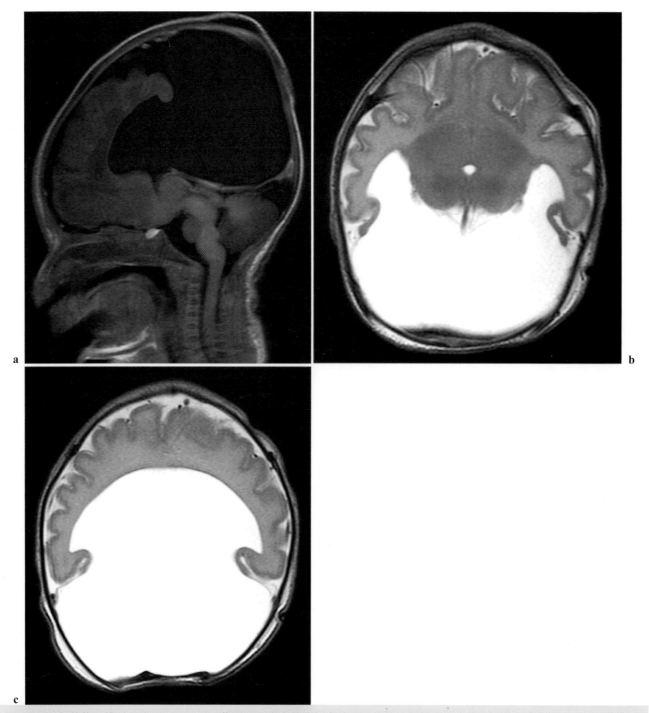

图 154.1　矢状位二维（2D）T1-W FLAIR 像显示一个大的背侧囊肿和饼状额叶实质（**a**）。轴位二维（2D）FSE T2-W 像显示融合的丘脑和基底神经节（**b**）和背侧囊肿周围的新月状单脑室（**c**）

■ 临床表现

新生儿大头畸形伴低张力。

■ 关键影像发现

大量幕上脑脊液（图 154.1）。

■ 三大鉴别诊断

- **大量脑积水**。梗阻、脑脊液生成过多和（或）脑脊液吸收减少可能导致脑室扩张。如果脑积水严重，大脑皮质可沿颅骨的轮廓被压缩。中线镰的存在和丘脑融合的缺失有助于将这种疾病与前脑无裂畸形区分开来，被覆皮质的存在可将其与积水性无脑畸形区分开来。这一区别很重要，因为早期进行脑积水分流，可以使智力和运动功能得以正常发展。在新生儿中，导水管狭窄是引起第三脑室和侧脑室积水的常见原因，同时也应考虑肿瘤和出血后或感染性梗阻，出血和感染也可引起交通性脑积水。

- **积水性无脑畸形**。妊娠 20 ～ 27 周期间的各种损伤可导致幕上实质的大量液化。额叶和颞叶下内侧及丘脑可正常，脑干萎缩，小脑通常正常。镰存在，丘脑分开，但没有皮质的覆盖，这有助于将其与大量脑积水和无脑叶型前脑无裂畸形区分开。头围的变化取决于是否存在脑积水。患者神经系统严重受损。

- **无脑叶型前脑无裂畸形**。这种最严重的前脑无裂畸形是由于前脑没有分裂成两个半球形成的。胎儿期脑实质呈饼状或球状。它前面融合，并包围一个大的背侧半球间囊肿。胼胝体、镰、半球间裂和外侧裂缺失；基底神经节、下丘脑和丘脑在中线融合。面部异常常见，包括眼距过窄、融合的额缝（引起三角头畸形）和腭裂。大约一半的病例与异常综合征有关，通常是 13 三体综合征。大叶型前脑无裂畸形是最轻的一种，其特征是分开的丘脑，但没有透明隔和可变数量的镰。半叶型前脑无裂畸形是中间型，具有融合的丘脑和其他结构的中间外观。

■ 其他鉴别诊断

- **双侧开唇型脑裂畸形**。大的双侧裂隙可能会严重扭曲解剖结构，大量脑脊液可能在缺陷中积聚。裂隙内衬明显的多小脑回灰质。有镰的存在。可能伴有视隔发育不良。

■ 诊断

无脑叶型前脑无裂畸形。

✓ 要点

- 大量脑积水有一个薄的、有时难以察觉的被覆皮质，存在镰和未融合的丘脑。
- 积水性无脑畸形患者有镰和分开的丘脑，但没有皮质覆盖；此外，脑干萎缩。
- 无脑叶型前脑无裂畸形缺乏镰，而丘脑在中线融合。

推荐阅读

Barkovich AJ, Raybaud C. Congenital malformations of the brain and skull. In Barkovich AJ, Raybaud C, eds. Pediatric Neuroimaging, 5th ed. Philadelphia, PA: Lippincott Williams & Wilkins; 2012:367–568

Medina LS, Frawley K, Zurakowski D, Buttros D, DeGrauw AJ, Crone KR. Children with macrocrania: clinical and imaging predictors of disorders requiring surgery. AJNR Am J Neuroradiol. 2001; 22(3):564–570

病例 155

Kriti Gwal

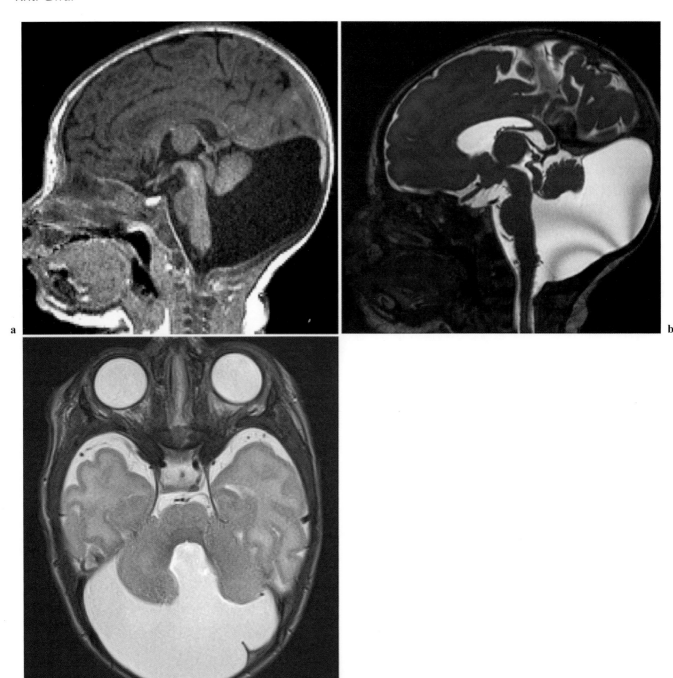

图 155.1　矢状位 T1-W 像显示小脑幕升高，颅后窝体积大，小脑发育不全并出现抬高和旋转，以及小脑延髓池（**a**）。矢状位稳态构成干扰（constructive interference in steady-state，CISS）序列显示窦汇抬高的类似表现（**b**）。轴位 T2-W MRI 显示了小脑蚓部发育不全和小脑延髓池。（这些图像由费城儿童医院提供。）

■ 临床表现

产前超声异常的新生儿。

■ 关键影像发现

新生儿颅后窝囊肿（图 155.1）。

■ 三大鉴别诊断

- **巨型小脑延髓池**。巨型小脑延髓池患者的小脑延髓池增大，但小脑蚓部正常，无脑积水。当矢状位中线图像测量小脑延髓池 ≥ 10 mm 时被认为是"巨型"。第四脑室一般正常，但颅后窝可能扩大。孤立的巨型小脑延髓池被认为是正常变异型。
- **Dandy-Walker 畸形（Dandy-Walker malformation，DWM）**。这种相对常见的颅后窝畸形是由小脑蚓部发育不全或缺失引起的，小脑的其他部分也可能受到影响。该病通常在产前被诊断，可能会出现发育迟缓、张力减退或痉挛、共济失调等临床表现。典型的 DWM 表现为增大的颅后窝伴小脑蚓部发育不全或偶尔缺失。囊样、扩大的第四脑室充满颅后窝，小脑下蚓部发育不全和旋转。小脑蚓部和半球发育不全的严重程度不等。还可见窦汇、硬脑膜横窦及小脑幕抬高。伴发的畸形包括胼胝体异常、多小脑回、灰质异位和枕部脑膨出。脑积水可帮助诊断。存在大小和旋转正常的小脑蚓部可排除 DWM。
- **Blake 囊肿（Blake pouch cyst，BPC）**。这是由位于第四脑室底部的薄膜——Blake 囊在发育过程中无法正常开窗所致。因此 BPC 是胎儿残留部分。它通过 Magendie 孔从第四脑室疝出，限制脑脊液流入蛛网膜下腔。MRI 可显示脉络丛延伸到囊肿内，这对诊断很重要。虽然有些患者没有症状，但梗阻性脑积水是常见的。治疗方法是行第三脑室造口术。

■ 其他鉴别诊断

- **蛛网膜囊肿**。小脑后或上蚓部颅后窝蛛网膜囊肿可引起占位效应，压迫或导致正常的第四脑室移位。通常没有相关的异常。
- **小脑发育不全**。小脑发育不全的特征是小脑体积小，而裂和小脑叶的大小正常。小脑的任何组成部分（小脑半球或小脑蚓）甚至整个小脑，可能是发育不全的。Dandy-Walker 畸形的其他特征不存在。
- **Joubert 综合征**。在 MRI 上表现为特征性的"臼齿征"：小脑蚓部发育不全；小脑上脚增大延长，不交叉且呈水平方向；脚间窝增深。主要是常染色体隐性遗传。

■ 诊断

Dandy-Walker 畸形。

✓ 要点

- 正常的小脑延髓池在矢状位中线图像测量 < 10 mm。
- Dandy-Walker 畸形的定义是增大的颅后窝伴小脑蚓部发育不全，常伴有脑积水和其他先天性异常。
- Blake 囊肿可通过囊腔内存在脉络丛来识别。
- Joubert 综合征的特征性表现是小脑的"臼齿征"外观。

推荐阅读

Barkovich AJ, Raybaud C. Congenital malformations of the brain and skull. In Barkovich AJ, Raybaud C, eds. Pediatric Neuroimaging, 5th ed. Philadelphia, PA: Lippincott Williams & Wilkins; 2012:367–568

Bosemani T, Orman G, Boltshauser E, Tekes A, Huisman TA, Poretti A. Congenital abnormalities of the posterior fossa. Radiographics. 2015; 35(1):200–220

Cornips EM, Overvliet GM, Weber JW, et al. The clinical spectrum of Blake's pouch cyst: report of six illustrative cases. Childs Nerv Syst. 2010; 26(8):1057–1064

病例 156

Kriti Gwal

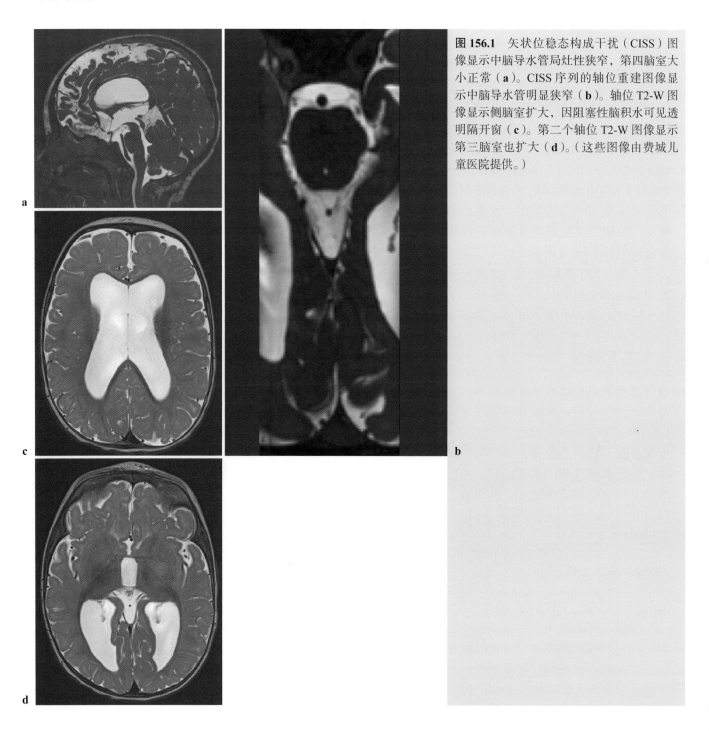

图 156.1 矢状位稳态构成干扰（CISS）图像显示中脑导水管局灶性狭窄，第四脑室大小正常（a）。CISS 序列的轴位重建图像显示中脑导水管明显狭窄（b）。轴位 T2-W 图像显示侧脑室扩大，因阻塞性脑积水可见透明隔开窗（c）。第二个轴位 T2-W 图像显示第三脑室也扩大（d）。（这些图像由费城儿童医院提供。）

■ 临床表现

一个 9 个月的早产男婴。

■ 关键影像发现

脑积水（图 156.1）。

■ 三大鉴别诊断

- **炎症后脑积水**。颅内出血或软脑膜感染可引起获得性脑积水。这两种疾病经常导致室管膜炎症。炎性渗出液或血液可能会影响脑脊液的流动或吸收，导致交通性脑积水，或（较少情况下）非交通性脑积水。此外，慢性炎症后遗症有时引起蛛网膜下腔纤维化，同样影响脑脊液流动，导致迟发性脑积水。如果只有侧脑室和第三脑室扩大，则可以认为是获得性中脑导水管狭窄。

- **阻塞性脑积水**。肿块或囊肿可能阻塞脑室系统的任何部位。当肿块或囊肿阻塞脑脊液流出道，特别是中脑导水管和 Monro、Magendie、Luschka 孔，以及第三和第四脑室时，常发生阻塞性脑积水。CT 显示肿块效应，可部分显示责任病变。然而，磁共振成像要优越得多，是准确诊断的必要手段。如果肿块效应引起急性梗阻，导致急性脑积水，颅内压迅速升高。患者表现为头痛、视盘水肿、进食不良、烦躁不安、恶心和（或）呕吐。侧脑室颞角增大是判断急性阻塞性脑积水最敏感的指标。此外，由于脑室内压力迅速增加，可能存在经室管膜水肿，MRI 表现为脑室周围 T2 延长，CT 表现为低密度。脑脊液间隙可能消失。严重的急性脑积水可引起脑疝。

- **先天性中脑导水管狭窄**。中脑导水管狭窄可阻止脑脊液流出，导致幕上梗阻性脑积水。如果是先天性的，必须没有肿块或之前的炎症、出血之类的致病性病变。MRI 对于排除后天原因引起的脑积水和明确诊断先天性导水管狭窄是必要的。MRI 序列应包括通过中线的薄层矢状面成像。导水管上部常呈漏斗状，狭窄可呈局灶性或更为广泛。

■ 诊断

先天性中脑导水管狭窄。

✓ 要点

- 导水管狭窄显示侧脑室和第三脑室扩张，第四脑室大小正常。
- 急性脑积水可能显示经室管膜积液移位，因此评估疝出的证据是很重要的。
- 出血和感染均可引起炎症后脑积水。

推荐阅读

Barkovich AJ, Raybaud C. Congenital malformations of the brain and skull. In Barkovich AJ, Raybaud C, eds. Pediatric Neuroimaging, 5th ed. Philadelphia, PA: Lippincott Williams & Wilkins; 2012:367–568

Medina LS, Frawley K, Zurakowski D, Buttros D, DeGrauw AJ, Crone KR. Children with macrocrania: clinical and imaging predictors of disorders requiring surgery. AJNR Am J Neuroradiol. 2001; 22(3):564–570

病例 157

Michael Doherty

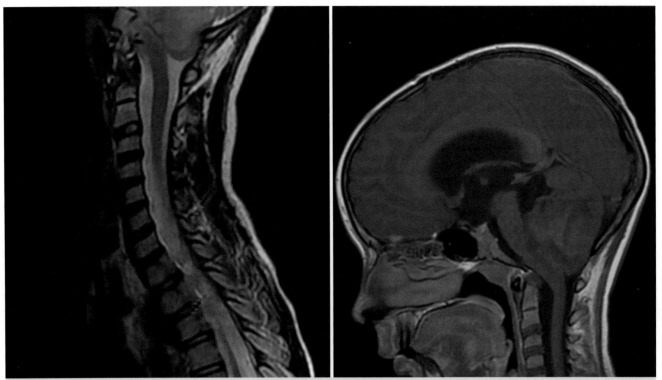

图 157.1 矢状位 T2-W 颈椎 MRI 显示伴有颅后窝拥挤的小脑扁桃体向下异位（移位测量为 10 mm）（**a**）。矢状位 T1-W 钆增强脑 MRI 显示低位的小脑扁桃体、脑积水，以及因不均匀增强肿块而增大的小脑（**b**）

■ 临床表现

一个 8 岁男孩，共济失调。

■ 关键影像发现

小脑扁桃体疝（图 157.1）。

■ 三大鉴别诊断

- **Chiari 1 型畸形**。大多数 Chiari 1 型畸形病例由小的颅后窝引起。这导致一系列的改变，包括小脑扁桃体向下移位和延伸、颅后窝拥挤和脑脊液间隙受压。常见症状包括头痛和颈部疼痛，但高达 50% 的患者无症状。在 MRI 上，小脑扁桃体呈尖状，通常在枕骨大孔以下延伸至少 5 mm（5～15 岁超过 6 mm 是不正常的）。可见枕骨大孔消失、脑池小或无、第四脑室拉长。常见脊髓积水空洞症。其他相关异常包括颅底凹陷和其他骨性颅底异常、脑积水和第四枕骨硬化综合征。

- **Chiari 2 型畸形**。这种复杂的后脑畸形发生在神经管闭合缺陷的情况下。叶酸缺乏和遗传易感［亚甲基四氢叶酸还原酶（MTHFR）突变］联合因素可阻止神经管在胚胎 4 周左右关闭。开放的神经管导致脑脊液从脊柱自由流出，间叶不能正常发

育。这导致一个小的颅后窝。胼胝体和透明隔缺失、灰质异位，后脑回畸形。MRI 的特征性表现包括拥挤的颅后窝、顶盖喙状突起、髓质向下移位伴颈髓扭结。幕上表现可能包括侧脑室枕角扩大、积水、镰有开窗伴交错脑回和胼胝体缺失。胎儿脑的典型特征包括小脑压迫（香蕉征）、额骨凹陷（柠檬征）、脑室扩大。

- **急性脑疝**。儿童急性脑疝最常见的原因是颅后窝肿块。其病因包括创伤、大面积梗死和炎症。CT 平扫可诊断急性脑疝。小脑扁桃体向下推移超过 5 mm，嵌顿于枕骨大孔。小脑延髓池闭塞，脑积水常见。MRI 通常可确定潜在的病因，并评估水肿、出血和梗死等并发症。其他类型的疝包括镰下、经蝶骨翼和经小脑幕。

■ 诊断

继发于髓母细胞瘤的脑积水和小脑扁桃体疝。

✓ 要点

- Chiari 1 型畸形表现为小脑扁桃体向下移位和伸长、颅后窝拥挤，脊髓积水空洞症也很常见。
- Chiari 2 型畸形是一种复杂的后脑畸形，几乎总是

伴发神经管缺陷。
- 颅后窝肿块是急性扁桃体疝最常见的原因，可导致小脑延髓池闭塞，常继发脑积水和脑梗死。

推荐阅读

Hussain SI, Cordero-Tumangday C, Goldenberg FD, Wollman R, Frank JI, Rosengart AJ. Brainstem ischemia in acute herniation syndrome. J Neurol Sci. 2008; 268(1-2):190-192

McVige JW, Leonardo J. Imaging of Chiari type I malformation and syringohydromyelia. Neurol Clin. 2014; 32(1):95-126

病例 158

Rebecca Stein-Wexler

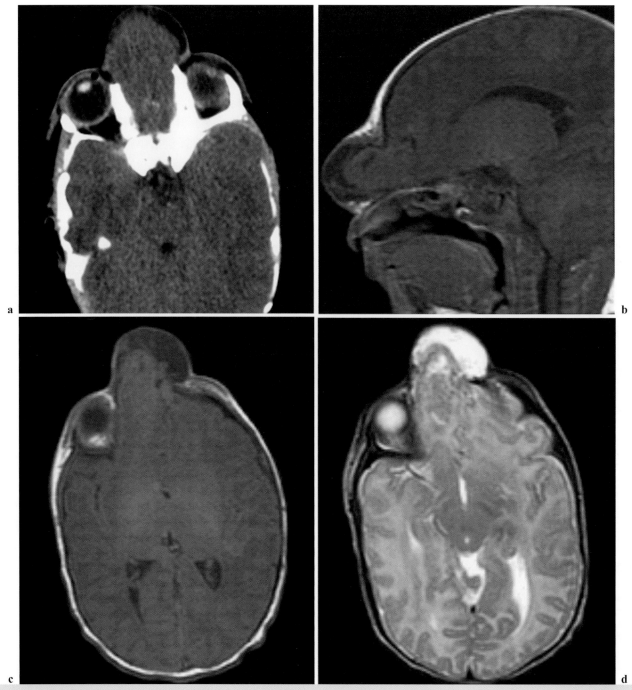

图 158.1 轴位 CT 显示前额区软组织向前延伸（**a**）。矢状位 T1-W 图像显示额中线骨缺损，额叶从中突出（**b**）。轴向 T1-W（**c**）和 T2-W（**d**）图像显示发育不良的额叶和脑实质边缘有一圈脑脊液

■ 临床表现

新生儿中线肿块及鼻畸形。

■ 关键影像发现

先天性中线鼻肿块（图 158.1）。

■ 三大鉴别诊断

- **皮样或表皮样囊肿**。这些病变表现为鼻肿块、囊肿、窦或引流瘘管，最常见于鼻背。它们是由于硬脑膜和皮肤异常分离引起的，通常是在非常接近的情况下发生的。硬脑膜随后会缩回，盲孔会在皮肤和硬脑膜之间形成屏障。如果盲孔不闭合和（或）硬膜组织不缩回，就会形成鼻部皮样或表皮样囊肿。皮样囊肿比表皮样囊肿更常见，在男孩中略多见，它们包括外胚层和中胚层；而表皮样囊肿仅包括外胚层。皮样囊肿可以与中枢神经系统连通，而表皮样囊肿通常不能。CT 显示骨缺损，MRI 显示缺陷和病变内容物。皮样囊肿可能含有脂肪和液体，有可变的 T1 和 T2 信号。脂肪抑制技术对诊断脂肪很有用。表皮样囊肿含单纯的液体，显示弥散受限，这对诊断是重要的。两个病灶的边缘可增强。因为皮样和表皮样囊肿都容易感染，包括（对于皮样囊肿而言）脑膜炎和脑脓肿，所以必须完全切除囊肿和潜在的通道。
- **鼻额部脑膨出**。鼻额部脑膨出的形成与皮样和表皮样囊肿相似，但残留的硬脑膜仍与蛛网膜下腔相通。只有 15% 的脑膨出位于前部。患者还常伴有无眼畸形、小眼畸形、小头畸形、脑积水、胼胝体发育不良和（或）皮质萎缩。脑膨出呈软的淡蓝色肿块，可透照，随 Valsalva 动作体积增大。它们位于鼻中线、眉间或两者均有。MRI 显示软组织肿块与蛛网膜下腔连续，其信号特征与大脑一致。CT 比 MRI 更清楚地显示骨缺损。为了排除脑膨出，必须在对鼻腔肿物活检前进行影像学检查。
- **鼻脑异位（又名神经胶质瘤）**。这些少见肿块的发生与皮样囊肿相似。然而，残余的隔离神经胶质组织和纤维血管组织被保留。大约 60% 的异位向鼻腔外生长，30% 向鼻腔内生长；其余则鼻腔内外都生长。少数通过横穿盲孔至蛛网膜下腔的纤维柄与大脑相连，但大多数不与神经组织连通。大多数患者在眉间、鼻上颌缝或鼻内出现红色或蓝色的硬块。通常不表现为脑膜炎或脑脊液鼻漏。鼻脑异位在 CT 或 MRI 上表现为软组织肿块。T2 上信号往往比正常大脑更亮，因为神经组织是胶质的且发育不良。鼻神经胶质瘤与鼻部脑膨出的鉴别具有重要意义。

■ 诊断

鼻额部脑膨出。

✓ 要点

- 皮样囊肿是常见的先天性鼻肿块，可与中枢神经系统相通，包含液体、脂肪、皮肤和（或）骨骼。
- 表皮样囊肿只含有液体，与中枢神经系统不相通，显示弥散受限。
- 鼻额部脑膨出的 MRI 显示神经组织与额叶相连续。
- 鼻脑异位可能连接到蛛网膜下腔，它们的 T2 信号比大脑更亮。

推荐阅读

Adil E, Huntley C, Choudhary A, Carr M. Congenital nasal obstruction: clinical and radiologic review. Eur J Pediatr. 2012; 171(4):641–650

Kadom N, Sze RW. Radiological reasoning: pediatric midline nasofrontal mass. AJR Am J Roentgenol. 2010; 194(3) Suppl:WS10–WS13

Saettele M, Alexander A, Markovich B, Morelli J, Lowe LH. Congenital midline nasofrontal masses. Pediatr Radiol. 2012; 42(9):1119–1125

病例 159

Rebecca Stein-Wexler

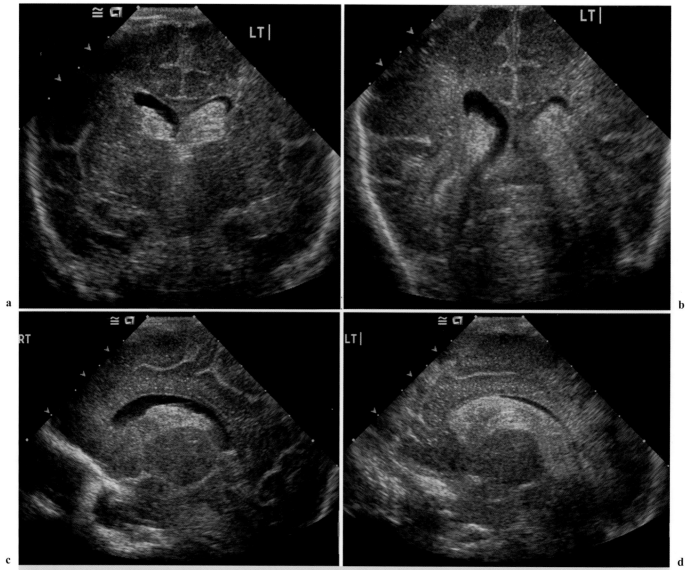

图 159.1　额角水平的冠状位头部超声显示，两个生发基质的回声物质延伸到两个额角。左侧几乎充满了回声物质（**a**）。后顶 / 枕区冠状位超声显示回声物质填充左侧侧脑室，部分填充右侧侧脑室；两者均轻度扩张（**b**）。中线右侧矢状位超声显示丘脑尾沟出血，并延伸至右侧侧脑室（**c**）。中线左侧矢状位超声显示左侧侧脑室扩张，并充满回声物质（**d**）

■ 临床表现

　　3 天的早产新生儿。

■ 关键影像发现

早产儿脑室周围、脑室内出血（图 159.1）。

■ 三大鉴别诊断

- **1级生发基质出血（germinal matrix hemorrhage, GMH）。** GMH 约占早产儿颅内出血的 3/4，大约有一半的早产儿会患上这种病。生发基质（GM）位于室管膜下，最初沿侧脑室的整个长轴分布。到怀孕 35 周后，就局限于丘脑尾沟，神经细胞从这个血管丰富的区域增生和移行。在缺乏大脑自动调节功能的早产儿中，GM 中脆弱的血管由于血流波动可能破裂。GMH 最初表现为强回声，可膨出至侧脑室底部。出血吸收，变成囊性，最终消失。临床后遗症并不常见。

- **2级脑室内出血（intraventricular hemorrhage, IVH）。** 当 GMH 穿透室管膜并突破到脑室系统时，就会发生 2 级 IVH。侧脑室可能扩张，但只有部分侧脑室充满了血液。出血可能淤积在枕角。IVH 常与脉络丛呈等回声，二者可能混淆。然而，因为脉络丛并没有向前延伸这么远，所以额角的回声提示 IVH。随着 IVH 的发展，血栓变成低回声并最终吸收。如果发生化学性室管膜炎，脑室壁就会产生回声。如果血管阻塞 Monro 孔、中脑导水管，或较少情况下阻塞第四脑室流出道，则可能发生脑积水。在没有并发脑积水的情况下，就不太可能有临床后遗症。

- **3级 IVH。** 在本例中，出血至少占脑室的 50%。受累侧脑室扩张，出血形成脑室轮廓的回声铸型。与 2 级 IVH 一样，血栓可能阻断脑脊液通路，导致脑室进一步扩张。大约 50% 的 3 级 IVH 患者会发展为脑瘫和（或）发育迟缓。

■ 其他鉴别诊断

- **4级脑室周围出血（periventricular hemorrhage, PVH）。** GMH 的占位效应或严重的脑室扩张可导致实质引流静脉阻塞，进而引起静脉缺血。这可能发展为动脉出血和出血性梗死。静脉缺血时，超声显示大量 GMH 和广泛的脑室周围回声增强。随着出血性转化，出血呈肿块状。它可导致囊性脑软化和孔洞脑畸形，从而导致脑瘫和（或）发育迟缓。PVH 占颅内出血的 5%。

- **脉络丛出血。** 足月婴儿可在血管丰富的脉络丛发生出血。他们也可能发生丘脑和小脑出血。

■ 诊断

双侧生发基质出血（1级），出血延伸至右侧侧脑室（2级），填满扩张的左侧侧脑室（3级）。

✓ 要点

- 1级生发基质出血位于室管膜下丘脑尾沟，并膨出至侧脑室底。
- 2级 IVH 时，生发基质出血延伸至侧脑室，侧脑室部分充血。
- 3级脑室内出血并发脑室扩张，血液填充大部分脑室，形成脑室铸型。
- 4级脑室周围出血是由于生发基质出血或脑积水导致实质静脉阻塞，随后出现出血性转化而发生。

推荐阅读

Fritz J, Polansky SM, O'Connor SC. Neonatal neurosonography. Semin Ultrasound CT MR. 2014; 35(4):349–364

Orman G, Benson JE, Kweldam CF, et al. Neonatal head ultrasonography today: a powerful imaging tool! J Neuroimaging. 2015; 25(1):31–55

Riccabona M. Neonatal neurosonography. Eur J Radiol. 2014; 83(9):1495–1506

病例 160

Rebecca Stein–Wexler

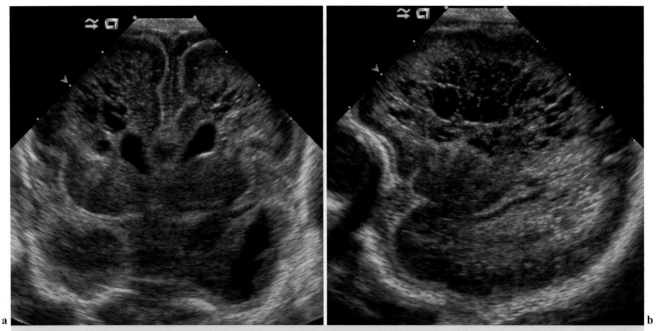

图 160.1　冠状位超声显示双侧脑室周围额叶多发不规则囊性病变，右侧更为明显（**a**）。通过右侧半卵圆中心的矢状面图像显示多个囊性间隙，辐射于脑室周围白质（**b**）

■ 临床表现

　　一个 4 周龄的胎龄 26 周早产儿，呼吸暂停，心动过缓。

■ 关键影像发现

室周的囊肿（图 160.1）。

■ 三大鉴别诊断

- **新生儿囊肿（即额角囊肿，侧脑室缩窄）**。这些囊肿可能是内衬于侧脑室两侧的室管膜彼此相邻时发生的正常变异。它们形成于额角的上外侧角或其正下方，或者与侧脑室的前体部相邻（比较少见）。大多数位于 Monro 孔前方。
- **室管膜下囊肿**。大多数室管膜下囊肿位于侧脑室外角下方、Monro 孔后方。这些囊性腔室在一般人群中可见。有些是由产前出血、缺血或感染（巨细胞病毒、风疹病毒）引起的。位于尾丘脑切迹的囊肿多见于早产儿，是进行性生发基质出血的表现。
- **脑室周围白质软化（periventricular leukomalacia，PVL）**。PVL 发生在围生期缺氧的早产儿。大多数发生在出生时胎龄小于 32 周、体重不足 1.5 kg 的早产儿。PVL 形成于脑室周围白质，这是一个分水岭。大多数 PVL 发生在侧脑室三角区周围和额角前外侧，特别是在半卵圆中心和视、听辐射。超声检查最初可能显示脑室周围回声增强，在病程 2 周左右发展为脑室周围囊肿，但是超声检查也可能是正常的。这时，MRI 可显示脑室周围坏死或空腔化。对发育迟缓的幼儿行 MRI 检查可能显示未被确诊的 PVL：白质体积缩小，脑沟延伸至增大的侧脑室附近，相应的胼胝体较薄。神经胶质增生导致 T2 和 FLAIR 白质信号增强。

■ 其他鉴别诊断

- **黏多糖贮积症**。溶酶体酶的缺乏导致黏多糖沉积在体内多个组织，包括脑的血管周围间隙。这可能导致白质、基底神经节和胼胝体囊肿的发生。此外，深部白质在 CT 上通常呈低密度，T1 为低信号，T2 为高信号，这可能是由于葡糖氨基聚糖和神经节苷脂的积累所致。可累及大脑的所有部位，脑室周围白质最常受累。髓鞘形成延迟，脑积水和脑萎缩可能也很明显。Hurler 综合征是最常见的黏多糖贮积症。Zellweger 综合征和眼脑肾综合征引起的脑白质营养不良可能会发展为深部脑室周围白质囊肿。

■ 诊断

脑室周围白质软化。

✓ 要点

- 新生儿囊肿通常形成于侧脑室额角的上外侧角或其正下方。
- 室管膜下囊肿形成于 Monro 孔后方、侧脑室外角下方。
- 脑室周围白质软化通常见于侧脑室三角区周围或额角前外侧，尤其是在半卵圆中心。
- 血管周围黏多糖沉积可能导致黏多糖贮积症患者的白质、基底神经节和胼胝体囊肿。

推荐阅读

Epelman M, Daneman A, Blaser SI, et al. Differential diagnosis of intracranial cystic lesions at head US: correlation with CT and MR imaging. Radiographics. 2006; 26(1):173–196

Phelan JA, Lowe LH, Glasier CM. Pediatric neurodegenerative white matter processes: leukodystrophies and beyond. Pediatr Radiol. 2008; 38(7):729–749

Simbrunner J, Riccabona M. Imaging of the neonatal CNS. Eur J Radiol. 2006; 60(2):133–151

Zafeiriou DI, Batzios SP. Brain and spinal MR imaging findings in mucopolysaccharidoses: a review. AJNR Am J Neuroradiol. 2013; 34(1):5–13

病例 161

Rebecca Stein-Wexler

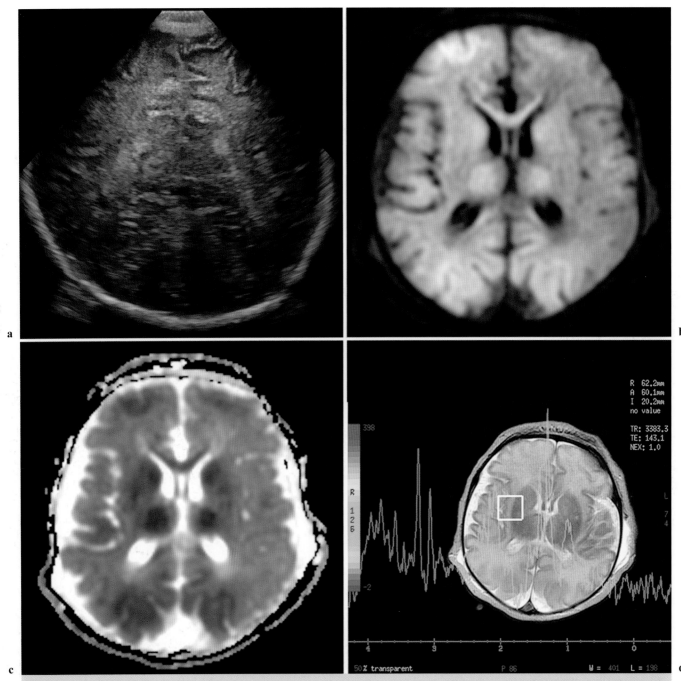

图 161.1　冠状位头部超声表现为弥漫性回声增强和皮质下低回声带（**a**）。5 天后，轴位 DWI 显示基底节区、丘脑、额叶和枕叶分水岭区弥散受限（**b**）。表观弥散系数（ADC）图显示了相应的低信号（**c**）。磁共振波谱成像显示显著升高的乳酸峰和降低的 N- 乙酰天冬氨酸峰（**d**）

■ 临床表现

患有心肺衰竭的足月新生儿。

■ 关键影像发现

弥散受限（图 161.1）。

■ 三大鉴别诊断

- **弥漫性缺血-缺氧性脑病（hypoxic-ischemic ence-phalopathy，HIE）**。HIE 可以在各种情况下发生。在围生期，常因自身调节失败导致血流灌注不足。在非意外创伤（NAT）中，可能是由勒颈窒息或直接损伤脑干呼吸中枢所致。溺水和其他原因导致的循环停止可能使年龄较大的儿童发生 HIE。根据患者的年龄和损伤的严重程度，局部缺血可以是弥漫性的，也可以局限于分水岭区和（或）基底节。严重低血压主要损害发育中的大脑代谢最活跃和最成熟的区域：新生儿的脑干、丘脑、基底节和感觉运动皮质。轻度低血压会损害早产儿脑室周围和深部白质，而足月婴儿则会损害大脑皮质的分水岭部分（及邻近的白质）。在年龄较大的儿童中，基底节和大脑皮质最容易发生深度低血压，而轻度低血压可能导致分水岭区损伤。早期 HIE 的细胞毒性水肿在 DWI 上表现最好。DWI 可提供关于水运动和组织微结构的定量信息。创伤性、代谢性或中毒性脑损伤后，弥散立即减少。弥散受限表现为亮信号，而在相关 ADC 图上表现为暗信号，持续 6 天左右为异常。T2-W 成像在大约 24 h 内出现异常，T1 则需要较长时间。硬膜下血肿、视网膜出血和可疑骨折提示 NAT 是病因。

- **局部脑梗死**。卒中是导致儿童死亡的十大原因之一。半数病例发生在 1 岁前，其中半数发生在新生儿。代谢异常和凝血障碍会导致一些脑卒中，但至少一半是自发性发生的。临床体征和影像学表现随患者年龄而异。由于儿童大脑的可塑性，可以承担受损区域的功能，因此婴幼儿的预后通常更好。超声显示围生期卒中为回声中度增加的界限不清区域。MRI 更有用，尤其是对年龄较大的儿童。沿血管流域分布的急性梗死，数小时内在 DWI 上显示为亮信号。T2-W 图像在 24 h 内呈阳性。儿童卒中的表现类似于成人，除了因婴儿脑高水含量使卒中识别更加困难，特别是在 FLAIR。

- **感染**。DWI 显示新生儿疱疹性脑炎的早期细胞坏死，可引起多灶性破坏，或主要影响颞叶、深部灰质、分水岭区，偶尔也可能影响脑干和小脑。随后是轻微的 T2 高信号，轻微的脑膜强化。脑脓肿的水弥散也减少，这有助于将这些病变与弥散没有受限的囊性或坏死肿瘤相区分。晚期脑炎也表现为水弥散受限。弥散的逐步正常化表明治疗是成功的。如果 DWI 保持高信号，应考虑替代疗法。

■ 诊断

足月新生儿缺血-缺氧性脑病。

✓ 要点

- 弥漫性缺血-缺氧性脑病的模式反映了低血压的严重程度和脑的成熟度。
- DWI 在数小时内出现异常，约 6 天内恢复正常。
- 婴儿脑的高水含量使其难以识别卒中，特别是在 FLAIR 上。
- 脓肿内水弥散受限，但肿瘤弥散没有受限，这使 DWI 有助于鉴别诊断。

推荐阅读

Badve CA, Khanna PC, Ishak GE. Neonatal ischemic brain injury: what every radiologist needs to know. Pediatr Radiol. 2012; 42(5):606–619

Parmar H, Ibrahim M. Pediatric intracranial infections. Neuroimaging Clin N Am. 2012; 22(4):707–725

Schwartz ES, Barkovich AJ. Brain and spine injuries in infancy and childhood. In Barkovich AJ, Raybaud C, eds. Pediatric Neuroimaging, 5th ed. Philadelphia, PA: Lippincott Williams & Wilkins; 2012:240–366

病例 162

Rebecca Stein–Wexler

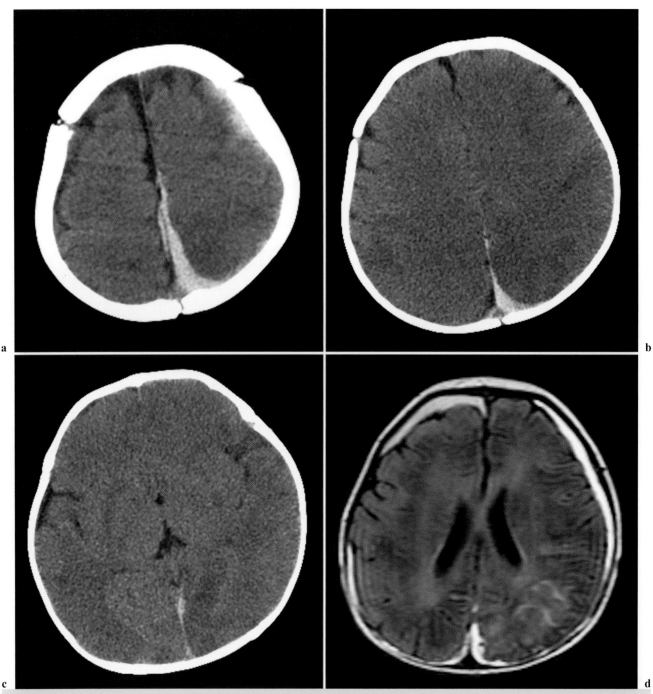

图 162.1 轴位头颅 CT（**a～c**）显示沿着大脑镰和左侧额顶叶分布的高密度液体（**a**）。后顶叶和枕部可见斑片状密度减低，脑沟消失（**b**，**c**）。6 天后 FLAIR MRI 显示脑外（extra-axial）高信号液体，呈双侧、不均质的混杂信号区域，主要在后顶叶和枕叶区（**d**）

■ 临床表现

一个癫痫发作的 9 个月大女孩。

■ 关键影像发现

婴儿硬脑膜下出血（图 162.1）。

■ 三大鉴别诊断

- **新生儿自发性硬脑膜下出血（subdural hemorrhage, SDH）**。无症状 SDH 常见于新生儿期。它可以发生在任何类型的分娩，最常见于器械阴道分娩。SDH 最常发生在颅后窝，也可在镰后部和高凸起处发现，这些位置也常见于非意外创伤（NAT）诱导的 SDH。在大约 4 周内消退，不会进展为慢性 SDH。没有临床意义。
- **创伤后 SDH**。意外 SDH 是由机动车碰撞、跌落超过 3 英尺，以及其他重大创伤造成的。病史有助于诊断。
- **非意外创伤（NAT）**。多灶性 SDH 是一种常见的 NAT 表现。SDH 最常见于半球间裂后部、沿颅顶处（此处有脆弱的桥静脉）和颅后窝。在 CT 上通常是高密度，但如果血凝块迅速形成，如果有两个不同时间的出血事件，或者如果出血发生在 CSF 聚集处，SDH 可能是不均匀的。桥静脉破裂可能导致静脉梗死，约占 10%。SDH 在 MRI 上的信号强度随发展阶段而变化。

■ 其他鉴别诊断

- **凝血障碍**。血友病和 von Willebrand 病是最常见的凝血障碍。患有这些疾病的儿童可能出现瘀伤和关节肿胀。硬膜下和视网膜出血类似于遭受 NAT 的儿童。
- **代谢紊乱**。戊二酸尿症 I 型的婴儿可能会在极轻创伤下出现硬膜下出血和视网膜出血。这种常染色体隐性遗传疾病的患者由于酶缺乏而有过量的戊二酸。典型表现为头围迅速增大的大头畸形，婴儿表现为张力减退、头部发育滞后和其他神经系统异常。除了脑脊液间隙扩大外，还有颞叶发育不全、迟发髓鞘化和苍白球 T2 信号异常。Menkes 病也可能表现为 SDH 和其他脑外积液，并伴有萎缩和梗死。
- **婴儿良性脑外积液**。这些脑脊液聚集可能类似于消退的 SDH，但是源于蛛网膜下腔的液体增加。蛛网膜下腔液体的位置可以通过显示穿过增大的脑外间隙的血管来确定，超声或 MRI 显示得最清楚。脑室和脑池中液体也增加。患者神经系统正常，通常有巨颅，有时也有巨颅家族史。这种疾病在 1 岁时消退。

■ 诊断

非意外创伤引起的镰旁硬脑膜下出血和脑水肿。

✓ 要点

- 新生儿自发性硬脑膜下出血类似于非意外创伤引起的硬脑膜下出血，但通常与器械阴道分娩有关。
- 从 3 英尺以上的地方坠落可能导致意外硬脑膜下出血。
- 非意外创伤的硬脑膜下出血通常发生在镰后部、顶部和颅后窝。
- 婴儿良性脑外积液位于蛛网膜下腔。

推荐阅读

Cakmakci H. Essentials of trauma: head and spine. Pediatr Radiol. 2009; 39 Suppl 3:391–405

Girard N, Brunel H, Dory-Lautrec P, Chabrol B. Neuroimaging differential diagnoses to abusive head trauma. Pediatr Radiol. 2016; 46(5):603–614

病例 163

Rebecca Stein–Wexler

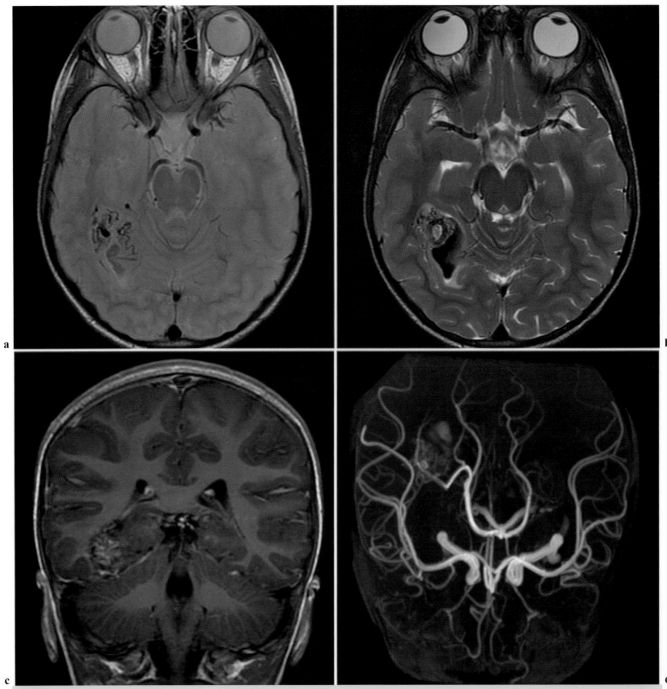

图 163.1 轴位 PD 图像显示右侧颞叶存在蛇形流空信号（**a**）。T2-W 图像也显示流空信号，并伴有出血后的易感伪影（**b**）。冠状位 T1-FLAIR 钆增强图像显示蛇形血管内存在流空及增强（**c**）。三维（3D）时间飞跃 MR 血管造影显示右侧大脑后动脉的颞支延伸至血管病灶（**d**）

■ 临床表现

一名癫痫发作的 5 岁女孩。

■ 关键影像发现

实质出血（图 163.1）。

■ 三大鉴别诊断

- **创伤**。这是儿童脑实质出血的主要原因。外伤史和相关证据通常有助于诊断。CT 检查可以明确，但复杂或可疑的病例可能需要进行 MRI 和 MR 动脉造影或 MR 静脉造影。T1 和 T2 上的表现可以确定实质血肿的时间。
- **血管畸形**。血管畸形是儿童自发性出血的最常见原因。动静脉畸形（arteriovenous malformations，AVM）是最常见的出血性血管畸形。动静脉畸形由紧密缠绕的异常薄壁血管（病灶）组成，连接动静脉，并产生快速动静脉分流。大多数患者表现为癫痫、头痛和（或）自发性出血。CT 可筛查 2 周内的出血，但 MRI 提供更多的信息。病灶呈蛇形缠结的流空信号，有供血动脉和引流静脉。先前出血的含铁血黄素在 T2/T2* 上呈黑色。导管血管造影能显示血管的结构，可在显微外科手术、放射治疗或栓塞治疗之前进行。发育性静脉畸形（developmental venous anomalies，DVA）是最常见的血管畸形，但它们从不自发出血，通常是在偶然检查时被发现。很少会引起头痛或癫痫，如果引流静脉血栓形成，则会导致脑实质内出血。DVA 多见于额叶或颅后窝。它们由放射状排列的扩张的髓质或皮质下静脉组成，引流入单一静脉结构。MRI 显示一簇均匀增强的小血管呈放射状排列。Galen 静脉畸形是另一种血管畸形，很少引起出血。
- **出血性肿块**。室管膜细胞瘤是最常见的出血性肿瘤，但在高级别神经胶质瘤、原始神经外胚层肿瘤（primitive neuroectodermal tumors，PNET）、血管母细胞瘤和其他肿瘤中也可见出血。MR 血管造影或静脉造影有助于鉴别肿瘤引起的出血与 AVM 或其他血管畸形引起的出血。

■ 其他鉴别诊断

- **出血性静脉梗死**。几乎一半的硬脑膜静脉阻塞（dural venous occlusion，DVO）导致梗死，其中 70% 有出血。这导致一些新生儿 4 级出血。超声可在小婴儿中诊断 DVO，但老年患者需要 MRI。在快速旋转回波（FSE）成像上，受累的窦增大且缺乏流空信号。它含有凝块，信号强度随着血栓分期的不同而不同（急性期或亚急性期通常 T1 呈亮信号）。深髓静脉中也可见血栓。评估 DVO 患儿的凝血功能障碍是很重要的。在婴儿期，DVO 常可消退而不遗留神经系统后遗症。
- **新生儿自发性颅内血肿**。大多数新生儿颅内血肿是由出生创伤、窒息、凝血障碍或潜在的动静脉畸形引起的。在其他方面正常的婴儿中，动脉和静脉压力升高、自动调节功能受损也可能导致自发性血肿。

■ 诊断

动静脉畸形。

✓ 要点

- 动静脉畸形是儿童自发性实质出血最常见的原因。
- 室管膜细胞瘤、高级别神经胶质瘤、原始神经外胚层肿瘤（PNET）和血管母细胞瘤容易出血。
- 静脉梗死通常发生在硬脑膜静脉窦血栓形成的背景下。

推荐阅读

Burch EA, Orbach DB. Pediatric central nervous system vascular malformations. Pediatr Radiol. 2015; 45 Suppl 3:S463–S472

Epelman M, Daneman A, Blaser SI, et al. Differential diagnosis of intracranial cystic lesions at head US: correlation with CT and MR imaging. Radiographics. 2006; 26(1):173–196

病例 164

Geoffrey D. McWilliams

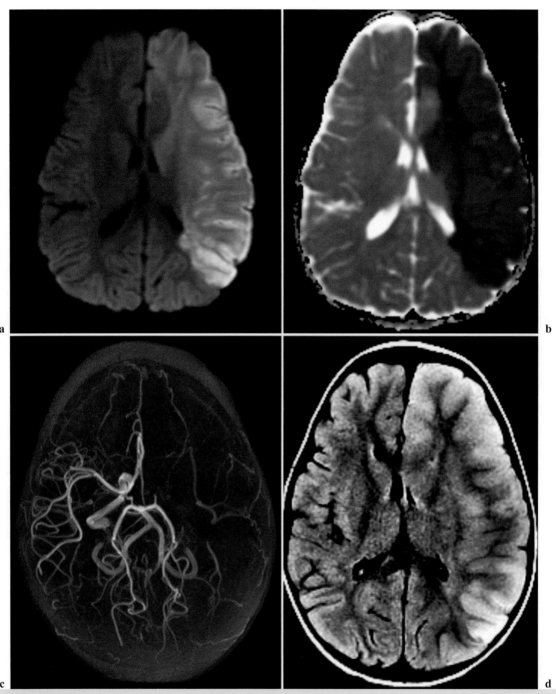

图 164.1　轴位 DWI 图像显示左侧大脑前、中动脉分布区高信号，累及额叶、顶叶及基底神经节（**a**）。这个区域在 ADC 图上呈低信号（**b**）。3D 时间飞跃 MR 血管造影显示左侧颈内动脉和左侧大脑前、中动脉血流缺失（**c**）。1 天后轴位 FLAIR 像显示皮质水肿和轻度的左向右中线偏移（**d**）

■ 临床表现

....

一个突然出现精神状态改变的 3 岁小孩。

■ 关键影像发现

脑梗死（图 164.1）。

■ 三大鉴别诊断

- **镰状细胞病**。脑梗死可影响大约 10% 的镰状细胞病儿童（血红蛋白 β 基因常染色体隐性遗传疾病，主要见于非洲人后裔）。红细胞可能会出现短暂的畸形和僵硬，导致血管闭塞或内弹性膜的损害。这导致缺血、动脉瘤形成或血管病变。梗死在 5 岁之前最常见，通常是局部缺血，但可能 25% 会发生出血。除急性梗死外，血管病变可能引起慢性动脉狭窄，常发生在颈内动脉远端或 Willis 环。慢性闭塞导致基底神经节内豆纹侧支动脉的发生，导致脑血管造影呈"烟雾状"或"冒烟样"外观。镰状细胞病患者的 CT 平扫常显示弥漫性萎缩、既往梗死，偶尔脑室内或脑实质内出血。急性脑梗死 MRI 表现为弥散受限，DWI 表现为高信号，ADC 图表现为低信号。T2 和 FLAIR 常在 6 h 后出现高信号。经颅多普勒超声用于筛查镰状细胞病患者是否脑梗死的风险增加。患者然后可接受预防性慢性输血或羟基脲治疗。
- **血管炎**。血管炎也可导致脑缺血。血管炎可以原发性或继发于多种系统性疾病。CT 检查通常是正常的，但在深部灰质或皮质下白质中可能存在多灶性低密度，提示有缺血或梗死病史。MRI 显示皮质下或深部灰质 FLAIR、T2 高信号，急性缺血时弥散受限。很少情况下，在 T2* 梯度回波（GRE）序列上有明显出血。钆增强 MRI 显示斑片状线样实质强化。MR 血管造影不敏感，但可以显示同心的、光滑的狭窄。
- **可逆性后部脑病综合征（posterior reversible encephalopathy syndrome，PRES），或急性高血压性脑病**。这是一种与急性或亚急性高血压、药物毒性（免疫抑制剂、化疗）、血液病或肾病有关的脑血管自动调节障碍。内皮损伤和由此引起的自动调节障碍会破坏血脑屏障，引起双侧对称性皮质下血管源性水肿，通常表现为枕顶叶分布，可累及大脑的任何区域。CT 可显示轻微的双侧、斑片状顶枕叶低密度灶。MRI 显示 T2 和 FLAIR 高信号。PRES 很少表现为弥散受限、出血和斑片状强化。

■ 诊断

镰状细胞病相关的急性左侧大脑半球梗死。

✓ 要点

- 脑梗死显示 DWI 高信号、ADC 低信号，6 h 后 FLAIR 显示高信号。
- 镰状细胞病患儿中约有 10% 发生脑梗死，可能由于慢性闭塞和侧支循环出现"烟雾状"或"冒烟样"外观。
- 血管炎是小儿脑梗死的另一常见病因。
- 可逆性后部脑病综合征表现为双侧顶枕叶分布，很少显示弥漫受限。

推荐阅读

Abdel Razek AA, Alvarez H, Bagg S, Refaat S, Castillo M. Imaging spectrum of CNS vasculitis. Radiographics. 2014; 34(4):873–894

Aviv RI, Benseler SM, Silverman ED, et al. MR imaging and angiography of primary CNS vasculitis of childhood. AJNR Am J Neuroradiol. 2006; 27(1):192–199

Covarrubias DJ, Luetmer PH, Campeau NG. Posterior reversible encephalopathy syndrome: prognostic utility of quantitative diffusion-weighted MR images. AJNR Am J Neuroradiol. 2002; 23(6):1038–1048

Ohene-Frempong K, Weiner SJ, Sleeper LA, et al. Cerebrovascular accidents in sickle cell disease: rates and risk factors. Blood. 1998; 91(1):288–294

病例 165

Ethan Neufeld

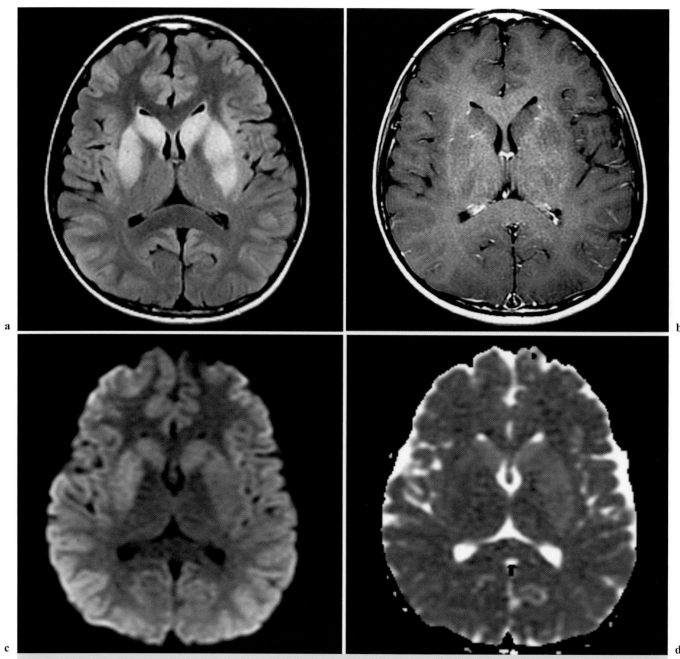

图 165.1　轴位 T2 FLAIR MRI 显示双侧尾状核头和壳核对称性高信号，皮质灰质和白质的信号和形态均正常（**a**）。轴位钆增强 T1-W 图像显示实质没有异常增强（**b**）。DWI 图显示尾状核头和壳核信号轻微升高（**c**）。轴位 ADC 图也显示尾状核头和壳核信号轻度增加，没有明显的信号损失，表明没有弥散受限（**d**）

■ 临床表现

7 岁女童，癫痫及运动功能障碍。

■ 关键影像发现

双侧基底神经节信号异常（图 165.1）。

■ 三大鉴别诊断

- **缺血-缺氧性损伤**。长时间窒息或溺水事件可能导致严重的神经系统损伤与相关的 MRI 表现。损伤发生在代谢活跃的灰质中，因此除皮质外，基底神经节首先受到影响。高 T2 信号见于基底神经节和丘脑，但也可见于周围，这取决于损伤的严重程度。如果脑白质改变发生在晚期，表明预后不良。
- **毒素暴露**。各种毒素可引起脑病，并伴有基底神经节异常。一氧化碳中毒通常导致苍白球 T2 信号增加，有时由于出血坏死导致 T1 信号增加。通常

还伴有白质病变。甲醇中毒可引起壳核 T2 信号增强，并伴有出血。
- **大脑深静脉血栓形成**。动脉阻塞在儿童是不常见的，不会引起双侧病理改变。然而，静脉阻塞可以产生这样的表现。静脉阻塞可见于遗传性凝血功能障碍的患儿或危重症患儿。两个大脑内静脉通常受影响，并伴有硬脑膜窦血栓形成。CT 显示静脉高密度。除了苍白球和纹状体外，丘脑也会受累，这可能是一个有意义的鉴别特征。

■ 其他鉴别诊断

- **遗传性代谢疾病**。一些遗传性代谢疾病以基底神经节异常为特征，如果家族史不明或该疾病是隐性遗传，可能不会被怀疑。Leigh 综合征是一种遗传性线粒体疾病，在儿童时期表现为张力减退和神经退行性变。其特征是纹状体、苍白球和脑干的信号明显增加和肿胀，以及磁共振波谱上的特征性乳酸峰。Wilson 病是一种常染色体隐性遗传疾病，可导致铜的积累；有时出现在童年时期。

MRI 示纹状体高信号，壳核外缘优先受累。
- **传染性脑炎**。几种病毒可引起累及深部灰质的脑炎。流行性乙型脑炎是由黄病毒属病毒引起的，是亚洲最常见的传染性脑炎。基底神经节区和丘脑可见不对称的斑片状 T2 高信号。可能伴有丘脑出血。患者典型表现为发热。该病一般需通过脑脊液检查进行诊断。

■ 诊断

缺血-缺氧性损伤。

✓ 要点

- 双侧基底神经节区信号异常应寻找可能的病因，如缺血-缺氧、毒素暴露、代谢综合征或可能的感染。
- 中毒的特征性模式包括一氧化碳中毒时双侧苍白

球受累，甲醇中毒时双侧壳核受累。
- 如果丘脑受累，应考虑静脉血栓形成；可行 CT 静脉造影或 MR 静脉造影。

推荐阅读

Beppu T. The role of MR imaging in assessment of brain damage from carbon monoxide poisoning: a review of the literature. AJNR Am J Neuroradiol. 2014; 35(4):625–631

Bonneville F. Imaging of cerebral venous thrombosis. Diagn Interv Imaging. 2014; 95(12):1145–1150

Hegde AN, Mohan S, Lath N, Lim CC. Differential diagnosis for bilateral abnormalities of the basal ganglia and thalamus. Radiographics. 2011; 31(1):5–30

病例 166

Rebecca Stein-Wexler

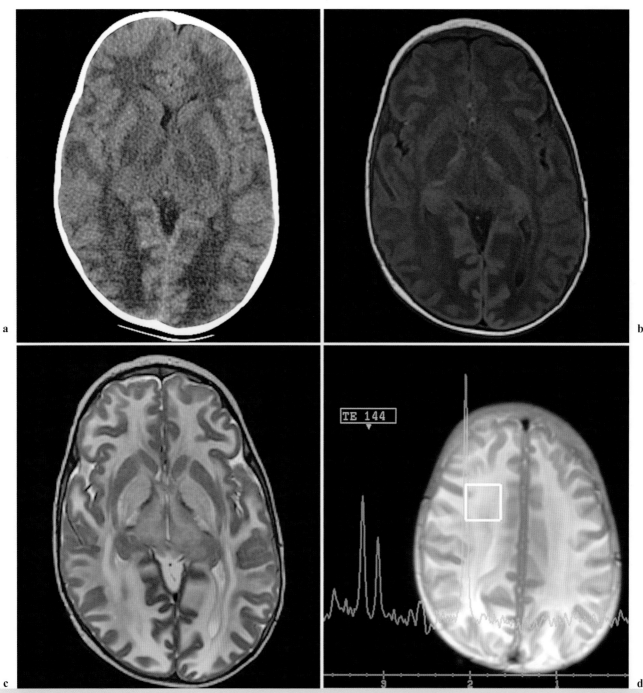

图 166.1 CT 显示深部灰质核团（特别是苍白球和丘脑）以及幕上的白质呈弥漫性对称分布的低密度（**a**）。T1-W MRI 显示相应区域呈 T1 低信号（**b**）。T2-W MRI 显示这些区域呈 T2 高信号（**c**）。额叶的 MRS 显示 N- 乙酰天冬氨酸（NAA）的浓度显著升高，N- 乙酰天冬氨酸 / 肌酐的比率增加（**d**）

■ 临床表现

7 个月大婴儿呕吐和眼球震颤。

■ 关键影像发现

对称性白质异常（图 166.1）。

■ 三大鉴别诊断

- **脑室周围白质软化。**围生期早产儿缺氧损伤可损害脑室周围分水岭区白质。大多数发生在出生时胎龄小于 32 周、体重不足 1.5 kg 的早产儿。未被早期诊断的儿童可能在 1 ～ 2 岁时出现发育迟缓、运动障碍和（或）癫痫。此时，MRI 常显示呈对称分布的深部白质丢失。由于神经胶质增生，伴随胼胝体的相关部分变薄和脑室代偿性扩张，也可能出现脑室周围 T1 和 FLAIR 高信号。
- **肾上腺脑白质营养不良（adrenoleukodystrophy，ALD）。**儿童期 X 连锁脑 ALD 是由于过氧化物酶体酶衰竭导致的极长链脂肪酸在大脑、肾上腺和睾丸中积累造成的。几乎所有患者都是男性。患者在 4 ～ 10 岁之前表现正常，然后首先出现行为变化，随后是感觉和运动能力退化。ALD 是几种脑白质疾病之一，首先累及脑室周围白质，皮质和皮质下 U 形纤维不受累（其他包括 Tay-Sachs 病和 Krabbe 病）。脑部的表现包括脑室周围白质（特别是顶枕部）广泛的连续脱髓鞘、血管周围间隙淋巴细胞浸润和空腔化。MRI 最常见的表现是对称分布在顶枕部深部白质和胼胝体压部的信号异常。视觉和听觉通路、颅后窝、皮质脊髓束、额叶和其他区域也可能受到影响。MRI 显示三个带区。神经胶质增生和瘢痕形成使中央带 T1 暗信号而 T2 亮信号。活性脱髓鞘的中间带增强。最后，周围脱髓鞘带 T1 亮信号，无增强。染色体分析和组织或红细胞分析可以证实诊断。予饮食疗法和骨髓移植治疗可以延缓最终的萎缩。
- **Canavan 病。**像 Alexander 病一样，这种海绵状脑白质营养不良会累及皮质下白质，并导致大头症。Canavan 病是常染色体隐性遗传疾病，在北欧犹太人中最常见。其原因是缺乏天冬氨酸酰化酶，导致 N- 乙酰天冬氨酸（NAA）积累，可能损伤髓鞘。患者在出生后的第 1 个月出现头部发育滞后和张力减退，随后出现癫痫和痉挛，大约在 3 岁时死亡。MRI 显示苍白球和丘脑 T1 暗信号、T2 亮信号，逐渐延伸至大脑皮质。磁共振波谱显示 NAA 峰明显升高具有诊断意义。

■ 诊断

Canavan 病。

✓ 要点

- 脑室周围白质软化通常见于早产儿，表现为脑室周围高 T1 和高 FLAIR 信号，并伴有脑室扩张和胼胝体变薄。
- 肾上腺脑白质营养不良在 4 ～ 10 岁时出现症状，表现为脑室周围白质异常，而皮质和皮质下 U 纤维不受累。
- 肾上腺脑白质营养不良在 MRI 上表现为典型的带状形态，仅在活性脱髓鞘的中间带有增强。
- Canavan 病累及皮质下白质，以及苍白球和丘脑；在磁共振波谱成像上 N- 乙酰天冬氨酸显著增加具有诊断意义。

推荐阅读

Kim JH, Kim HJ. Childhood X-linked adrenoleukodystrophy: clinical-pathologic overview and MR imaging manifestations at initial evaluation and follow-up. Radiographics. 2005; 25(3):619–631

Phelan JA, Lowe LH, Glasier CM. Pediatric neurodegenerative white matter processes: leukodystrophies and beyond. Pediatr Radiol. 2008; 38(7):729–749

病例 167

Kriti Gwal

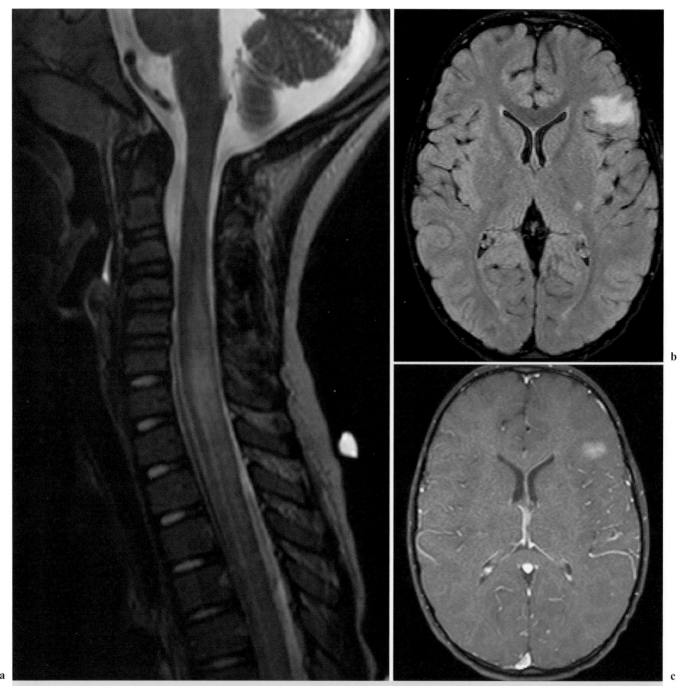

图 167.1　经颈椎矢状位 T2-W MRI 显示颈髓中部的 T2 高信号灶（a）。轴位 FLAIR 像显示左侧额叶及内囊病变的高信号灶（b）。T1-W 钆增强图像显示左侧额叶病变增强（c）。（这些图像由费城儿童医院提供。）

■ 临床表现

一个患有嗜睡症和神经系统缺陷的 5 岁女孩。

■ 关键影像发现

伴有不对称白质异常的脑水肿（图 167.1）。

■ 三大鉴别诊断

- **急性播散性脑脊髓炎（acute disseminated encephalomyelitis，ADEM）**。这种免疫介导的脱髓鞘疾病通常影响灰质和白质的多个部位。诊断需要多灶性急性神经系统障碍的临床事件，以及炎性脱髓鞘疾病的影像学表现。这种脑病通常表现为病毒感染或免疫接种后头痛、呕吐、癫痫和精神状态改变。症状通常在 3 个月内消失，大多数患者很少或没有遗留神经系统异常。然而，ADEM 偶有复发或多次发作。发病 3 个月内，脑 MRI 应显示脑白质弥漫性、界限不清的、常为不对称的病变，代表脱髓鞘区。胼胝体和脑室周围白质通常不受累。CT 显示病灶呈低密度，MRI 表现为 T1 低信号和 T2 高信号。灰质也可能受到影响，包括脊髓的中央灰质。ADEM 在 DWI 上常表现为弥散增加，这可与弥散受限的血管炎相鉴别。对比增强通常强化幅度很小，但可呈弥漫性、结节状或环状强化。

- **多发性硬化（multiple sclerosis，MS）**。这种复发性和通常进行性脱髓鞘性疾病可出现在儿童时期，表现为脑病和精神状态改变，或更局灶的神经系统异常，如视神经炎或横贯性脊髓炎。了解临床病程对于诊断是必要的，因为仅凭影像学很难区分 MS 和 ADEM。MS 和 ADEM 病变均呈 T1 暗信号和 T2 亮信号，但 MS 较 ADEM 更常累及脑室周围白质和胼胝体。如果至少存在以下两种情况，则可能发生 MS：T2-W MRI 上 5 个或 5 个以上病变，2 个或 2 个以上脑室周围病变，和（或）至少 1 个脑干病变。活跃的斑块可能表现为中央 T2 高信号，周围呈中高信号。在急性期或亚急性早期，斑块也会增强，DWI 可能为亮信号。FLAIR 可显示 T2 可能漏诊的微小病变。近皮质、深部白质和幕下病变，以及肿块样斑块（强化边缘不完整）在儿童中比在成人更常见。

- **疱疹性脑炎（herpes encephalitis，HE）**。疱疹病毒是引起儿童脑病的重要原因。患者常表现为发热、头痛、呕吐、癫痫发作、精神状态改变，甚至昏迷，并伴有反射亢进、局灶性神经系统缺陷和共济失调。DWI 高信号是最早的影像表现。受累脑实质在 CT 上呈低密度，MRI 上表现为 T1 低信号和 T2 高信号，反映其高含水量。在婴儿和新生儿中，HE 源于原发性中枢神经系统感染，可导致脑白质和大脑皮质的多灶性异常。发病于颞叶的病变，常为出血性，可表现为强化和弥散受限。影像表现可能与梗死相似，但不遵循血管分布区。在老年患者中，HE 通常是由病毒复活引起的。在这些患者中，边缘系统受到影响，特别是额颞叶内侧和岛叶。

■ 诊断

急性播散性脑脊髓炎。

✓ 要点

- 急性播散性脑脊髓炎是由感染或接种疫苗引起的，通常痊愈后很少有或没有后遗症。

- 如果至少存在以下两种情况，则可能是多发性硬化：在 T2-W 成像上 5 个或 5 个以上病变，2 个或 2 个以上脑室周围病变，和（或）至少 1 个脑干病变。

- 在新发癫痫、发热和 MRI 显示额颞叶病变的患者，应考虑疱疹性脑炎。

推荐阅读

Barkovich AJ, Patay Z. Metabolic, toxic, and inflammatory brain disorders. In Barkovich AJ, Raybaud C, eds. Pediatric Neuroimaging, 5th ed. Philadelphia, PA: Lippincott Williams & Wilkins; 2012:81–239

Tardieu M, Banwell B, Wolinsky JS, Pohl D, Krupp LB. Consensus definitions for pediatric MS and other demyelinating disorders in childhood. Neurology. 2016; 87(9) Suppl 2:S8–S11

病例 168

Kriti Gwal

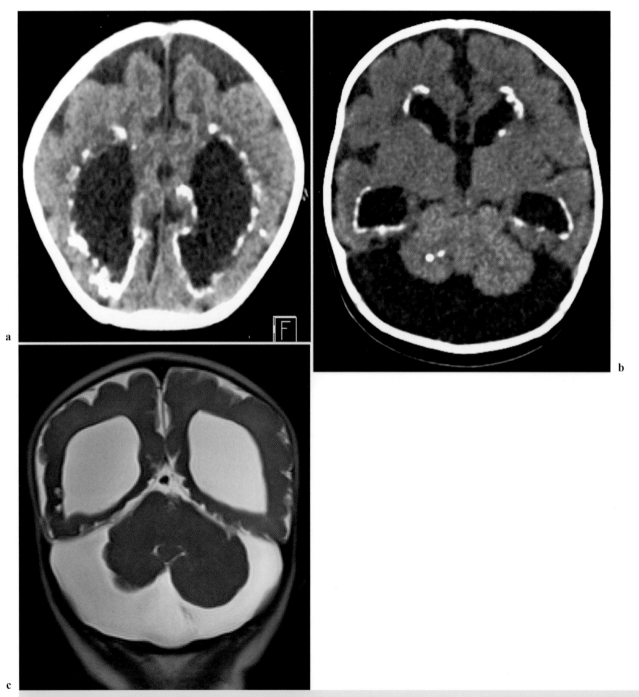

图 168.1 轴位 CT 图像显示以脑室周围为主的粗大钙化、脑萎缩和侧脑室扩张（**a**）。另一个 CT 图像显示小脑半球也有钙化，伴有轻度不对称的小脑实质萎缩（**b**）。冠状位 T2-W MRI 显示萎缩的小脑和扩张的脑室系统（**c**）。（这些图像由费城儿童医院提供。）

■ 临床表现

一个 3 个月大的男孩，癫痫和听力丧失。

■ 关键影像发现

脑实质内散发钙化灶（图 168.1）。

■ 三大鉴别诊断

- **巨细胞病毒（cytomegalovirus，CMV）感染**。巨细胞病毒是可通过胎盘垂直传播的几种重要病毒之一。它们合在一起被称为 TORCH 感染［弓形虫病、其他（梅毒）、风疹、巨细胞病毒和疱疹］。这类感染有许多相似的临床表现，而神经影像学上的细微差异有助于诊断。巨细胞病毒感染是最常见的，可影响许多器官系统。颅内钙化是最常见的表现之一，通常位于脑室周围区域，有时位于基底神经节。其他表现包括小头畸形（预后差的征兆）、迁移性异常（包括无脑回畸形）、脑室增大和白质病变。生发基质、颞前和小脑囊肿也可见。中枢神经系统感染可发生严重的临床后遗症，如感音神经性听力丧失、癫痫和发育迟缓。

- **弓形虫病**。这种原生动物可能导致许多神经影像学表现，包括基底神经节区、大脑皮质、脑室周围区和皮质下白质的钙化。与先天性巨细胞病毒感染不同，先天性弓形虫病经常引起脑积水。每个进行影像学评估的新生儿都应该测量头围以协助诊断。弓形虫病很少发生神经迁移异常，这有助于区分它与先天性巨细胞病毒感染。可见髓鞘延迟形成。

- **风疹**。先天性风疹病毒感染在 CT 上显示脑室扩大、囊肿和贯穿白质的低密度区。被感染的新生儿也可能有脑室周围、大脑皮质和基底神经节的钙化。严重的病例可破坏脑实质，导致小头畸形。

■ 其他鉴别诊断

- **梅毒**。先天性梅毒感染可引起软脑膜炎，进而引起脑积水。感染可能导致的其他后遗症包括梗死和炎症过程引起的垂体功能障碍。MRI 显示软脑膜增强。脑室周围钙化在梅毒中并不常见，但由于是 TORCH 感染中的一种，在这里被提及。

- **结节性硬化症**。这种常染色体显性遗传疾病的特征是大脑、皮肤、肾、眼、心脏和其他部位的多发错构瘤。癫痫发作和发育迟缓是中枢神经系统损害的常见表现。脑 MRI 可显示室管膜下错构瘤呈结节状，有些可钙化。其他表现包括皮质病变和线状 transmantle 发育不良。室管膜下巨细胞星形细胞瘤（subependymal giant cell astrocytoma，SEGA）表现为增大的肿块，通常发现于室间孔附近，可能引起脑积水。SEGA 为连续生长，这有助于将其与室管膜下错构瘤区分开。

■ 诊断

先天性巨细胞病毒感染。

✓ 要点

- 巨细胞病毒感染的主要影像学表现包括颅内钙化、小头畸形、神经元迁移异常、脑室扩大和囊肿。

- 弓形虫病通常在基底神经节、大脑皮质、脑室周围区和皮质下白质中引起较多的散在钙化，并伴有脑积水。

- 结节性硬化症的特征包括室管膜下错构瘤、皮质病变，偶尔也有室管膜下巨细胞星形细胞瘤。

推荐阅读

Blaser S, Jay V, Becker L, et al. Neonatal brain infection. In Rutherford MA, ed. MRI of the Neonatal Brain, 4th ed. London, UK: Saunders; 2002

Fink KR, Thapa MM, Ishak GE, Pruthi S. Neuroimaging of pediatric central nervous system cytomegalovirus infection. Radiographics. 2010; 30(7):1779–1796

Hedlung G, Bale JF Jr, Barkovich AJ. Infections of the developing and mature nervous system. In Barkovich AJ, Raybaud C, eds. Pediatric Neuroimaging, 5th ed. Philadelphia, PA: Lippincott Williams & Wilkins; 2012:954–1050

病例 169

Ethan Neufeld

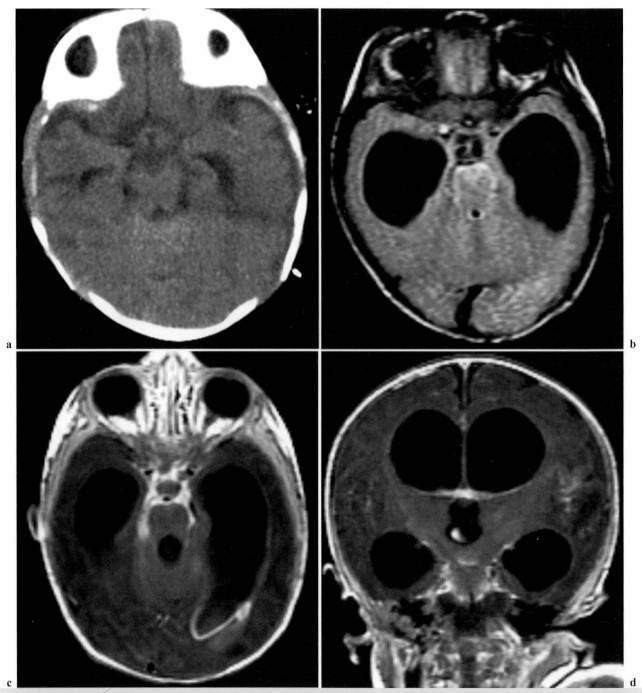

图 169.1 轴位 CT 显示脑积水，表现为侧脑室颞角增大，基底池软组织密度的物质界限不清（**a**）。随后在临床病程中获得的轴位 T2 FLAIR 图像显示脑积水明显恶化，基底池高信号（**b**）。轴位钆增强 T1-W MRI 显示了基底部脑膜增厚且明显强化，侧脑室的室管膜也可见到强化（**c**）。冠状位钆增强 T1-W MRI 显示了类似的表现，但沿大脑凸面的脑膜没有显著增厚或强化（**d**）

■ 临床表现

嗜睡和发热。

■ 关键影像发现

基底部脑膜增厚且强化（图 169.1）。

■ 三大鉴别诊断

- **结核性脑膜炎**。脑膜炎是结核分枝杆菌感染最常见的颅内表现。脑膜通过血行播散被直接感染，患者通常在身体其他部位有感染表现。结核性脑膜炎在所有年龄都可发病，但在儿童，0 ~ 4 岁为发病高峰期。危险因素包括免疫抑制和患有潜在的糖尿病。感染沿基底池内的软脑膜扩散，主要沿额下叶和颞前叶扩散。它常累及视交叉和鞍上池，但很少累及脑凸部。受累区域表现为不规则的软脑膜增厚，并有明显强化。并发症包括脑室扩张以及可能导致梗死的动脉炎。
- **真菌性脑膜炎**。许多颅内真菌感染可引起脑膜炎，如球孢子菌病、组织胞浆菌病、芽生菌病和念珠菌病。球孢子菌病最常与脑膜疾病相关，约有 30% 被感染的患者发生脑膜炎。免疫功能低下的患者容易受到真菌感染。一般情况下，外观类似结核性脑膜炎，颅底区可见增厚、强化的脑膜。影像学表现以实质为主，可见环形强化病变、动脉炎、基底神经节受累，取决于特定的病原体。
- **化脓性脑膜炎**。在儿童中，细菌感染比结核或真菌感染更常见，但其典型表现并非主要分布于颅底区。儿童最常见的病原体是肺炎链球菌和脑膜炎奈瑟菌。化脓性脑膜炎导致的脑膜增厚比结核或真菌感染时更平滑，通常延伸到脑凸面。

■ 其他鉴别诊断

- **软脑膜癌病**。髓母细胞瘤和白血病（特别是急性淋巴细胞性）可沿脑膜出现转移性病灶。患有髓母细胞瘤的儿童以其原发部位在颅后窝为特征，但白血病患者可能也有感染或肉芽肿性脑膜炎的类似影像表现。受累区域呈弥漫性结节样增厚。沿脑神经扩散是特征性的。临床诊断通常缺乏感染性表现，通常需要连续腰椎穿刺进行细胞学诊断。

■ 诊断

结核性脑膜炎。

✓ 要点

- 结核性脑膜炎的特征是厚而强化的基底部脑膜，而不延伸到脑凸面。
- 真菌性脑膜炎可与结核性脑膜炎的外观相同，并对免疫功能低下者有相似的影响。
- 在没有临床证据表明感染的患者中，应考虑软脑膜转移，特别是白血病，可经腰椎穿刺诊断。

推荐阅读

Maclean KA, Becker AK, Chang SD, Harris AC. Extrapulmonary tuberculosis: imaging features beyond the chest. Can Assoc Radiol J. 2013; 64(4):319–324

Porto L, Kieslich M, Bartels M, Schwabe D, Zanella FE, Du Mesnil R. Leptomeningeal metastases in pediatrics: magnetic resonance image manifestations and correlation with cerebral spinal fluid cytology. Pediatr Int. 2010; 52(4):541–546

Smirniotopoulos JG, Murphy FM, Rushing EJ, Rees JH, Schroeder JW. Patterns of contrast enhancement in the brain and meninges. Radiographics. 2007; 27(2):525–551

病例 170

Geoffrey D. McWilliams

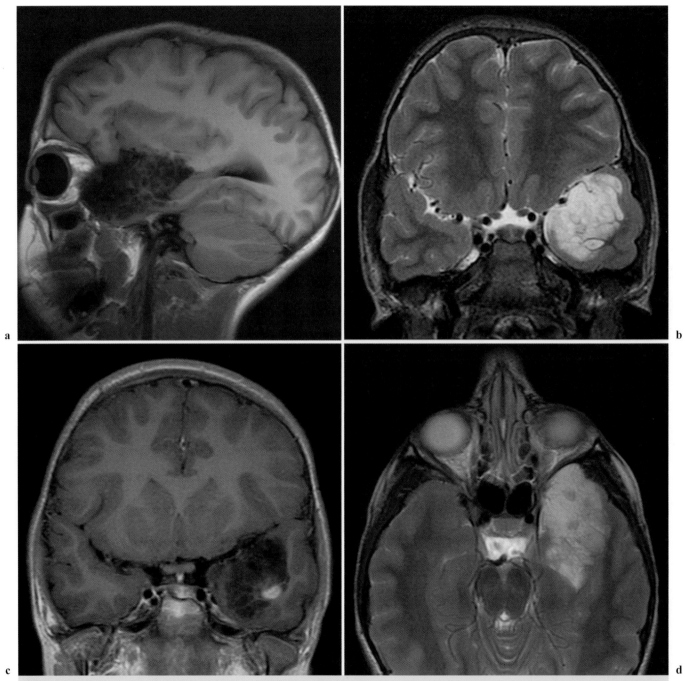

图 170.1 矢状位 T1-W MRI 显示为多囊性、边界清楚的颞叶肿块（**a**）。冠状位 T2-W 图像显示肿块边界清楚，周围无水肿（**b**）。冠状位 T1-W 钆增强图像显示肿块大部分未增强，但可见一个小的增强结节（**c**）。轴位 T2-W 图像显示肿块占位效应和颅中窝前壁的重塑（**d**）

■ 临床表现

11 岁女孩，面部下垂，癫痫。

■ 关键影像发现

边界清楚的幕上肿块（图 170.1）。

■ 三大鉴别诊断

- **低级别星形细胞瘤。**多形性黄色星形细胞瘤（pleomorphic xanthroastrocytoma，PXA）和青少年毛细胞性星形细胞瘤（juvenile pilocytic astrocytoma，JPCA）均为低级别星形细胞瘤。PXA 被认为是世界卫生组织（WHO）2 级肿瘤，尽管它通常是良性的，但也可能复发，并发生恶性转化；而 JPCA 是 WHO 1 级肿瘤。PXA 表现为部分囊性、界限分明的、周围性或皮质性肿块，最常见于颞叶。JPCA 是儿童最常见的原发性脑肿瘤，但幕上病变很少发生在实质（通常发生在视交叉或丘脑）。它的典型表现是囊性肿块伴增强结节，虽然它可能看起来是实性的。PXA 和 JPCA，囊性成分在 T1 和 T2 上与脑脊液的信号一致，实性成分在 T1 上与灰质相比呈等信号或低信号，在 T2 或 FLAIR 上与灰质相比呈高信号。PXA 的实性成分增强不均一，而 JPCA 则增强更为均匀。邻近 PXA 可能有脑膜增厚和强化。
- **神经节神经胶质瘤（ganglioglioma，GG）。**GG 是一种低级别的胶质神经细胞瘤，WHO 1 ~ 2 级，罕见侵袭性的 WHO 3 ~ 4 级变异型。它是颞叶癫痫的常见病因。GG 通常表现为位于颞叶皮质的囊实性肿块，偶见于额叶或顶叶。然而，它也可能发生在中枢神经系统的任何地方。手术切除通常可治愈。CT 上，GG 表现为囊性或囊实性肿块，实性成分与脑实质呈等密度，很少表现为高密度。钙化的程度各不相同。如果病变是膨胀性的，则骨重塑可导致颅骨内板的扇形表现。在 MRI 上，肿块呈 T1 低信号或等信号（相对于灰质），T2 或 FLAIR 呈高信号。磁敏感伪影可见于钙化。增强模式通常是异质性的，但少数 GG 根本没有增强。
- **胚胎发育不良性神经上皮瘤（dysembryoplastic neuroepithelial tumor，DNET）。**这种低级别的 WHO 1 级胶质神经细胞瘤与神经节神经胶质瘤相似。DNET 通常发生在颞叶，也可在其他幕上部位看到。该肿瘤是引起颞叶癫痫的常见原因。与 GG 一样，DNET 通常是基于皮质的肿瘤，可引起骨重塑，通常可通过手术切除治愈。与 GG 不同，DNET 是多囊或分叶的，表现为 T1 低信号、T2 高信号，FLAIR 上表现可变。它几乎没有水肿，并不引起占位效应。增强不常见，但可以看到小的增强结节。弥散不受限制。很少报道有出血、钙化及肿瘤切除后复发。DNET 是 Noonan 综合征患者中最常见的脑肿瘤。

■ 诊断

胚胎发育不良性神经上皮瘤。

✓ 要点

- 多形性黄色星形细胞瘤是一种低级别肿瘤，通常表现为部分囊性、界限分明、周围性或皮质性颞叶肿块。
- 神经节神经胶质瘤是一种低级别的、基于皮质的混合囊性或实性肿瘤，常与颞叶癫痫相关；它们通常增强，并可能钙化。
- 胚胎发育不良性神经上皮瘤也是一种低级别的、基于皮质的肿瘤，常与颞叶癫痫相关，但与神经节神经胶质瘤不同，它通常是多囊或分叶的，增强很少，也很少有水肿。

推荐阅读

Adachi Y, Yagishita A. Gangliogliomas: Characteristic imaging findings and role in the temporal lobe epilepsy. Neuroradiology. 2008; 50(10):829–834

Borja MJ, Plaza MJ, Altman N, Saigal G. Conventional and advanced MRI features of pediatric intracranial tumors: supratentorial tumors. AJR Am J Roentgenol. 2013; 200(5):W483–W503

Collins VP, Jones DT, Giannini C. Pilocytic astrocytoma: pathology, molecular mechanisms and markers. Acta Neuropathol. 2015; 129(6):775–788

Daghistani R, Miller E, Kulkarni AV, Widjaja E. Atypical characteristics and behavior of dysembryoplastic neuroepithelial tumors. Neuroradiology. 2013; 55(2):217–224

病例 171

Rebecca Stein–Wexler

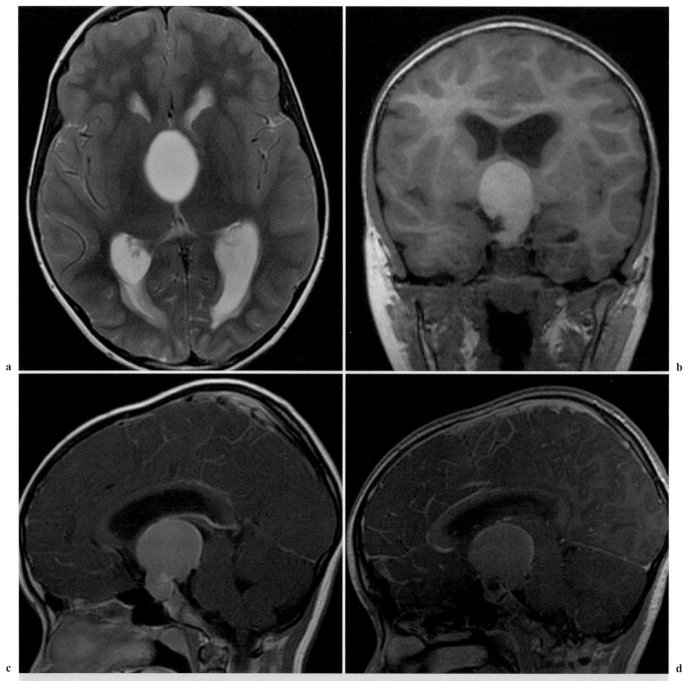

图 171.1　轴位 T2-W MRI 显示椭圆形鞍上 T2 高信号病变，伴脑积水和经室管膜液体移位（**a**）。冠状位 T1-W 图像显示病变呈高信号、分叶状，部分病变位于蝶鞍内（**b**）。中线矢状位 T1-W 钆增强图像显示周边增强，同时有一个小的增强结节（**c**）。矢状位 3D-SPGR 钆增强图像也显示钙化区域内暗的磁敏感伪影（**d**）

■ 临床表现

　7 岁男孩，夜间经常被头痛惊醒，伴呕吐。

■ 关键影像发现

鞍上肿块（图 171.1）。

■ 三大鉴别诊断

- **颅咽管瘤**。10% 的小儿原发性脑肿瘤发生在鞍区和鞍上区。在儿童，大多数是釉质细胞瘤。此病几乎都发生在鞍内和鞍上，1/3 延伸到颅前窝和颅中窝。由于占位效应引起临床症状，包括头痛、视觉障碍和内分泌异常。釉质细胞肿瘤呈囊性，分叶状轮廓，几乎都有钙化。囊肿内容物常呈 T1 亮信号，T2 信号不均匀。实性成分增强，变得比囊肿内容物更亮。少见的乳头状鳞状细胞肿瘤孤立地位于鞍上区，以实性为主。转移非常罕见。肿瘤相对于视交叉的位置对于制订手术计划很重要。

- **生殖细胞肿瘤（germ cell tumor，GCT）**。GCT 在女孩中最常见于鞍上区，而在男孩中通常位于松果体。小病变常局限于垂体柄，大病变常延伸至基底神经节。T1 和 T2 的信号随肿瘤成分而异。在 T2-W 成像上，实性成分通常与灰质相似或较灰质暗，这有助于区分 GCT 与 T2 明亮的胶质瘤。实性区域通常会增强。囊肿常见。

- **Rathke 裂囊肿**。这种非肿瘤性先天性病变是由 Rathke 裂的残余形成的。它起于蝶鞍内，但也可延伸至蝶鞍上方。高达 15% 的病变可见曲线形囊壁钙化，许多病变有囊内结节。囊肿液体信号在 MRI 上有变化，含有黏蛋白的囊肿在 T1 上呈亮信号。

■ 其他鉴别诊断

- **下丘脑和视交叉神经胶质瘤**。儿童的下丘脑和视交叉肿瘤多为低级别神经胶质瘤。在 1 型神经纤维瘤病（NF1）的儿童中发病率增加，在这些患儿中，基本上所有这些肿瘤都是青少年毛细胞性星形细胞瘤。肿瘤累及视神经，通常是双侧的，常延伸至视交叉。在没有 NF1 的患者中，主要累及视交叉或下丘脑，肿瘤较大且呈肿块样。

- **垂体腺瘤**。大多数垂体腺瘤（通常是大腺瘤）儿童的发病年龄在青少年时期。催乳素瘤是最常见的肿瘤，其次是促肾上腺皮质激素肿瘤和生长激素肿瘤。大腺瘤是位于垂体前叶的大于 10 mm 的实性肿块，可能有出血或为囊性病灶。微腺瘤体积更小，呈延迟增强。

- **朗格汉斯细胞组织细胞增生症（LCH）**。大约 1/5 的多系统 LCH 患者有下丘脑和垂体漏斗部受累。小脑也常受影响，灰质和白质病变（包括脱髓鞘）、实质外病变、部分空蝶鞍及垂体萎缩也可见到。

■ 诊断

颅咽管瘤。

✓ 要点

- 釉质细胞性颅咽管瘤通常呈囊性、分叶状，T1 亮信号，常伴有钙化。
- 生殖细胞肿瘤可局限于垂体柄，也可延伸至基底神经节。
- 催乳素瘤是儿童最常见的垂体腺瘤。
- 下丘脑和视交叉神经胶质瘤的实性部分在 T2 为亮信号，而生殖细胞肿瘤的实性部分在 T2 为暗信号。

推荐阅读

Poussaint TY, Panigrahy A, Huisman TA. Pediatric brain tumors. Pediatr Radiol. 2015; 45 Suppl 3:S443–S453

Schroeder JW, Vezina LG. Pediatric sellar and suprasellar lesions. Pediatr Radiol. 2011; 41(3):287–298, quiz 404–405

病例 172

Rebecca Stein—Wexler

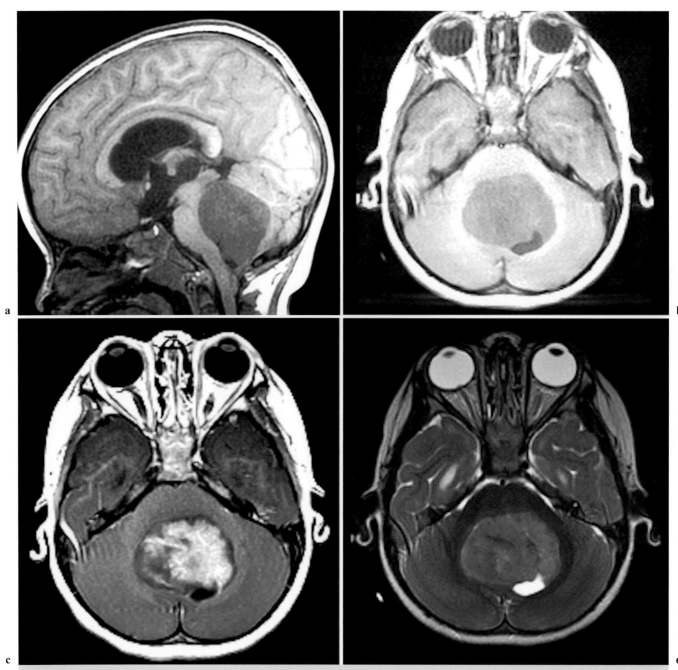

图 172.1　矢状位 T1-W MRI 显示均匀、低信号、边界清楚的肿块压迫第四脑室前部（**a**）。轴位 T1-W 图像显示肿块后部有一个小的明显的低信号成分（**b**）。轴位 T1-W 钆增强图像显示肿块强化不均匀（**c**）。T2-W 轴位像显示肿块信号为中等亮度且不均匀，后部囊肿呈高信号（**d**）

■ 临床表现

3 岁女童，共济失调、呕吐。

■ 关键影像发现

颅后窝实性肿块（图 172.1）。

■ 三大鉴别诊断

- **髓母细胞瘤**。髓母细胞瘤是一种高级别肿瘤，典型的髓母细胞瘤起源于第四脑室顶部，通常位于中线。发病高峰为 4 岁。在青少年中，肿瘤可能是实质性的且位于旁正中位置，它们有时会发展成相对罕见的结缔组织增生型。典型的髓母细胞瘤所含细胞密度高，导致特征性的 CT 密度增高、弥散受限伴低 ADC。肿瘤在 T2 上与灰质相比呈等信号或低信号，几乎 2/3 的病例存在 T2 高信号囊肿。出血很少见，但钙化并不罕见（约 20%）。大多数肿瘤呈不同程度的强化。正中矢状位图像可与室管膜瘤相鉴别，因为髓母细胞瘤起源于第四脑室顶部，而室管膜瘤起源于底部。由于常向蛛网膜下腔播散，诊断时应进行脊柱 MRI 检查。

- **室管膜瘤**。这种肿瘤最常见于出生至 4 岁之间。大多数室管膜瘤起源于第四脑室底和 Luschka 孔内衬的室管膜细胞。肿瘤生长缓慢，患者常有隐匿性的头痛、恶心和呕吐。室管膜瘤具有丰富的细胞内黏液状物质和大量的囊肿，使其在 T2 和 FLAIR 上表现为明亮的高信号。约半数肿瘤可见钙化，并伴有出血，在 T2 呈低信号。室管膜瘤是一种相对较软的肿瘤，倾向于穿过 Magendie 孔和 Luschka 孔延伸。DWI 显示弥散不受限，有助于室管膜瘤与髓母细胞瘤的区分。脊髓（而非脑）室管膜瘤的发病率在 2 型神经纤维瘤病患者中增加。

- **非典型畸胎-横纹肌样肿瘤（atypical teratoid-rhabdoid tumor, ATRT）**。ATRT 通常发生在婴儿，3 岁后不常见。它与髓母细胞瘤有许多共同的影像学特征。然而，ATRT 往往位于中线外，可能伴有出血区域，表现出相对侵袭性，并可能侵犯颅骨，这些特征有助于将其与常见的颅后窝肿瘤区分开来。它的组织病理学是复杂的，因此增强通常是不均匀的。这种侵袭性肿瘤的预后较差，与其他颅后窝肿瘤相比，治疗时需要更强的化疗。

■ 诊断

髓母细胞瘤。

✓ 要点

- 髓母细胞瘤起源于第四脑室顶部，T2 呈不均质性，常有囊肿，可能钙化。
- 室管膜瘤起源于第四脑室底部，常钙化，并倾向于穿过 Magendie 孔和 Luschka 孔延伸。
- 非典型畸胎-横纹肌样肿瘤类似于髓母细胞瘤，但更可能有出血灶，而且位于中线以外。
- 非典型畸胎-横纹肌样肿瘤在 3 岁以下最常见，室管膜瘤在 4 岁以下最常见，而髓母细胞瘤在稍年长的患者中最常见。

推荐阅读

Plaza MJ, Borja MJ, Altman N, Saigal G. Conventional and advanced MRI features of pediatric intracranial tumors: posterior fossa and suprasellar tumors. AJR Am J Roentgenol. 2013; 200(5):1115–1124

Poussaint TY, Panigrahy A, Huisman TA. Pediatric brain tumors. Pediatr Radiol. 2015; 45 Suppl 3:S443–S453

病例 173

Rebecca Stein-Wexler

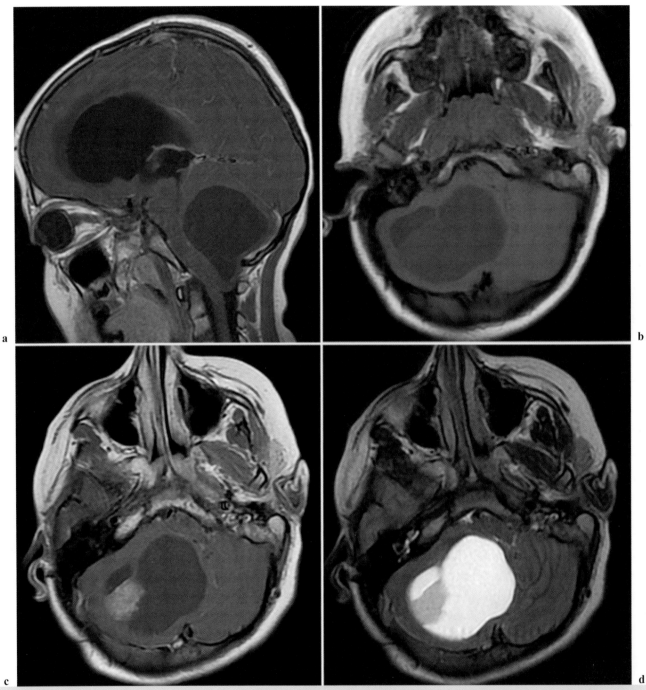

图 173.1　矢状位 T1-W MRI 显示边界清楚的小脑肿块，肿块挤压第四脑室和中脑导水管，导致脑积水和小脑扁桃体疝（**a**）。轴位 T1-W 图像显示肿块在小脑半球外侧（**b**）。T1-W 钆增强图像显示增强的壁结节（**c**）。在 T2 图像上，囊性部分呈非常高的信号，壁结节呈轻度高信号（**d**）

■ 临床表现

9 岁男童，头痛、呕吐 1 个月。

■ 关键影像发现

颅后窝囊性肿块（图 173.1）。

■ 三大鉴别诊断

- **青少年毛细胞性星形细胞瘤（JPCA）。** 小脑星形细胞瘤是儿童最常见的颅后窝肿瘤，发病高峰在 5～13 岁之间。大多数小脑星形细胞瘤为低级别 JPCA 亚型，其典型特征为一个大囊肿伴实性壁结节。肿瘤很少是实性和（或）发生坏死。约有一半的颅后窝 JPCA 位于中线，其余 JPCA 位于小脑半球。大约 2/5 的 JPCA 发生在幕上区。患者可能会出现颈部疼痛、头痛、呕吐和共济失调等症状。在 MRI 上，肿瘤囊性部分显示液体信号强度。由于 JPCA 为低级别，与侵袭性强的肿瘤（如髓母细胞瘤、室管膜瘤和非典型横纹肌样瘤）相比，周围血管源性水肿较少。囊肿内层和壁结节通常增强，实性非坏死部分也增强。弥散不受限制。全切除后的 10 年生存率约为 90%。在 1 型神经纤维瘤病（NF1）患者中 JPCA 的发生率增加，但这些肿瘤通常位于视神经或视交叉。伴随 PHACES（颅后窝畸形、血管瘤、动脉异常、心脏缺陷、眼睛异常、胸骨裂和脐上中缝）综合征、Turcot 综合征和 Ollier 综合征患者的发病率也增加。

- **血管母细胞瘤。** 血管母细胞瘤通常发生于成人。多发血管母细胞瘤可见于患有 von Hippel-Lindau 综合征（VHLS）的儿童。正常的患者通常会发生孤立的病变。此肿瘤具有边界清楚的囊肿、附壁结节和丰富的血管丛。T1 较暗，T2 较亮，壁结节常强化。钙化是罕见的，但表现为 T1 高信号的出血是常见的。血管母细胞瘤在 MRI 上与 JPCA 有些相似。然而，血管母细胞瘤典型表现为明显的蛇形强化血管。此外，灌注 MRI 有助于鉴别二者，因为血管母细胞瘤的相对脑血容量高于 JPCA。

- **表皮样囊肿。** 神经外胚层与皮肤外胚层的不完全分离导致颅内表皮样囊肿的形成，囊肿含有胆固醇和脱落的角蛋白。它们在儿童中很少见。最常见的病变部位是脑桥小脑角，通常表现为脑神经病变。在松果体、鞍上区及颅中窝偶尔可见表皮样囊肿。CT 上呈分叶状低密度肿块。它们通常在 T1 为暗信号，在 T2 为亮信号，虽然偶尔在 T1 为亮信号。病变既没有钙化也没有增强。病变内部可能有线性不均匀。表皮样囊肿在 FLAIR 上呈轻度高信号。

■ 诊断

青少年毛细胞性星形细胞瘤。

✓ 要点

- 青少年毛细胞性星形细胞瘤通常有一个大的囊肿和一个实性增强的壁结节，相邻的水肿相对较少。
- 血管母细胞瘤与青少年毛细胞性星形细胞瘤的区别在于，前者表现为明显的蛇形强化血管，灌注 MRI 上相对脑血容量较高。
- 表皮样囊肿通常位于脑桥小脑角，它们在 FLAIR 上呈轻度高信号。

推荐阅读

Plaza MJ, Borja MJ, Altman N, Saigal G. Conventional and advanced MRI features of pediatric intracranial tumors: posterior fossa and suprasellar tumors. AJR Am J Roentgenol. 2013; 200(5):1115–1124

Poretti A, Meoded A, Huisman TA. Neuroimaging of pediatric posterior fossa tumors including review of the literature. J Magn Reson Imaging. 2012; 35(1):32–47

病例 174

Rebecca Stein-Wexler

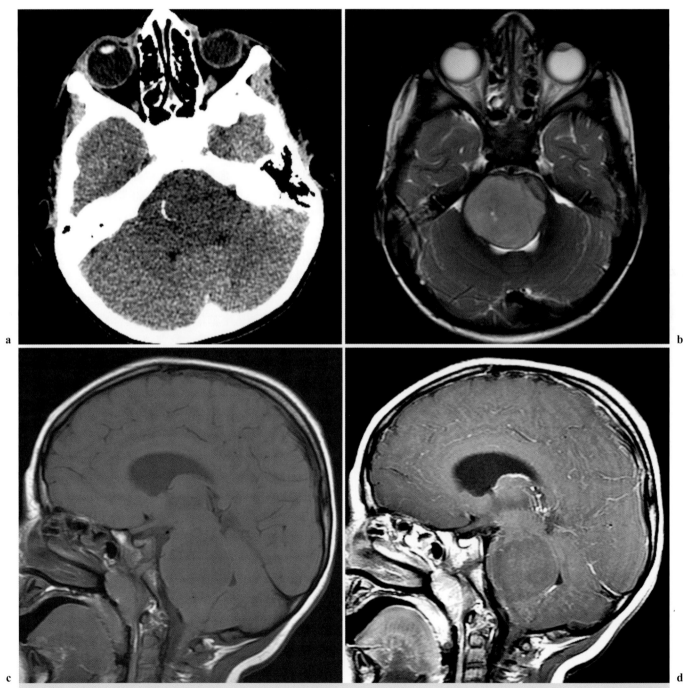

图 174.1　轴位 CT 显示脑干呈低密度且肿胀，压缩第四脑室；病变内部可见线状钙化（**a**）。轴位 T2-W MRI 显示轻度高信号病灶浸润脑桥（**b**）。矢状位 T1-W 图像显示病变信号较灰质稍低（**c**）。T1-W 钆增强图像显示病变未增强（**d**）

■ 临床表现

3 岁男童，步态异常，伴有震颤。

■ 关键影像发现

脑干肿块（图 174.1）。

■ 三大鉴别诊断

- **脑干神经胶质瘤**。大多数脑干神经胶质瘤发生在 3 ～ 10 岁的儿童。大部分位于脑桥［弥漫性内源性脑桥神经胶质瘤（diffuse intrinsic pontine glioma, DIPG）］。它们通常呈弥漫性浸润，但也可以边界清晰。儿童通常有以下至少一种病史：长束征、脑神经缺损、共济失调。影像学显示脑桥弥漫性增大。与灰质相比，肿瘤通常呈 T1 低信号和 T2 高信号。增强是不常见的，如果存在，是微小的和不均匀的。然而，局灶性中脑肿瘤亚型可能会明显增强。弥散通常不受限制，ADC 值高于髓母细胞瘤。大多数脑干神经胶质瘤为低级别，但也可发展为高级别肿瘤。DWI、MR 灌注和 MR 波谱成像可以对疾病进展进行早期评估。1 型神经纤维瘤病（NF1）患者患颅后窝神经胶质瘤的风险增加，肿瘤通常位于延髓而不是脑桥，有更好的预后。DIPG 通常采用放射治疗，化疗用于病情持续进展的病例。手术并不起作用。DIPG 预后差。中位生存期约为 9 个月。然而，局灶性中脑肿瘤有很好的预后，通常在没有尝试治疗的情况下，进行影像学跟踪。
- **急性播散性脑脊髓炎（ADEM）**。这种免疫介导的脱髓鞘疾病通常影响灰质和白质的多个部位。幕上病变是最常见的，但大约一半的病例感染脑干、小脑中脚和小脑白质。1/3 的患者也有脊髓受累。最初表现为水肿、脱髓鞘和巨噬细胞浸润，发展为血管周围神经胶质增生。ADEM 通常发生在上呼吸道病毒感染后数周，偶尔见于细菌感染后数周。接种疫苗也可能引发疾病。症状各不相同，发病相对迅速（与 DIPG 不同），典型进展性病程。诊断 ADEM 必须有脑病（行为或意识改变）。患者通常使用类固醇治疗可康复。脱髓鞘使病变在 CT 呈低密度，在 T1 呈轻度低信号，在 T2 或 FLAIR 呈高信号。脑干可能出现肿胀。然而，大脑其他部位的病变通常不会引起占位效应。与 DIPG 不同，ADEM 很少累及整个脑桥。ADEM 病变很少增强。神经纤维束造影有助于鉴别 ADEM 与脑干神经胶质瘤。ADEM 截断神经纤维，而神经胶质瘤使纤维束偏转。如果也有多灶性幕上疾病，应考虑多发性硬化症（脑脊液检查有助于鉴别）。
- **脑干脑炎**。脑干脑炎是一种影响脑干的炎症性疾病，由感染、自身免疫性疾病或副肿瘤综合征引起。这种情况在儿童中并不常见，但受影响的儿童通常不到 5 岁。外观因病因而异。病变一般在 T2 为亮信号。

■ 诊断

弥漫性内源性脑桥神经胶质瘤。

✓ 要点

- 弥漫性内源性脑桥神经胶质瘤通常呈弥漫性浸润，但也可能界限清晰。
- 弥漫性内源性脑桥神经胶质瘤在 T1 稍暗，T2 稍亮；增强并不常见。
- 急性播散性脑脊髓炎通常发生在病毒性疾病或疫苗接种之后；症状通常会进展，然后消退。
- 急性播散性脑脊髓炎类似弥漫性内源性脑桥神经胶质瘤，但也常伴有幕上或脊髓疾病。

推荐阅读

Plaza MJ, Borja MJ, Altman N, Saigal G. Conventional and advanced MRI features of pediatric intracranial tumors: posterior fossa and suprasellar tumors. AJR Am J Roentgenol. 2013; 200(5):1115–1124

Rossi A. Imaging of acute disseminated encephalomyelitis. Neuroimaging Clin N Am. 2008; 18(1):149–161, ix

Rossi A, Martinetti C, Morana G, Severino M, Tortora D. Neuroimaging of infectious and inflammatory diseases of the pediatric cerebellum and brainstem. Neuroimaging Clin N Am. 2016; 26(3):471–487

病例 175

Kriti Gwal

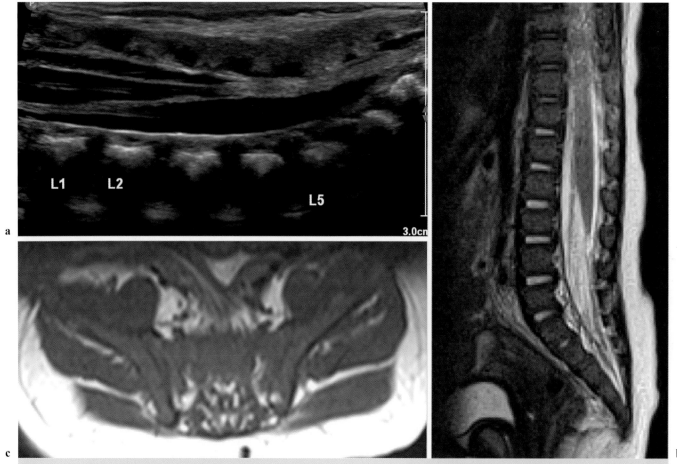

图 175.1　矢状面椎体超声显示脊髓圆锥终止在 L3 ～ L4（**a**）。轴位 T1-W MRI 显示终丝高信号且增厚（**b**）。矢状位 T2-W 图像也显示脊髓拉长（**c**）。（这些图像由费城儿童医院提供。）

■ 临床表现

新生儿骶部浅凹。

■ 关键影像发现

低位脊髓圆锥（图 175.1）。

■ 三大鉴别诊断

- **脊髓栓系综合征（tethered cord syndrome，TCS）。** TCS 是椎管闭合不全的临床表现。虽然脊髓栓系可单独发生，但它常伴有其他类型的闭合不全，如脑膜膨出、脊髓脊膜膨出、脊髓裂和皮样囊肿。在成功的解栓手术后，瘢痕可能会导致再次栓系。任何年龄的患者都可能出现 TCS 的症状。通常有行走困难、反射异常、排尿功能障碍和骨科问题。神经根紧张被认为是导致这些症状的原因，因为终丝通常异常短或紧绷，因此脊髓圆锥异常低。除了低位圆锥外，终丝内可能有脂肪浸润或纤维脂肪增生，或者低位圆锥是唯一的异常表现。在一些 TCS 患者中，所有影像学检查均正常，但手术"松解"仍可缓解症状。如果圆锥终止于 L2 下终板（在很小的婴儿中稍低的位置也可以接受），则可认为圆锥处于临界低位。轴位 T1- 和 T2-W MRI 对评估脂肪丝是必要的，如果直径超过 2 mm 则认为是病理性的。栓系脊髓可终止于沿脊柱尾侧的脂肪瘤或更复杂的畸形。
- **背侧真皮窦。** 背侧真皮窦是一个从皮肤表面延伸到椎管的窦道。它是由于浅表皮肤外胚层和神经外胚层的不完全分离而形成的。因为神经管从中线闭合，枕部和腰椎是最常受影响的部位。大多数患者表现为中线浅凹、一簇毛发或毛痣，促使检查有无潜在的脊柱异常。由于真皮窦道从椎管延伸到皮肤，患者有很高的感染风险，如脑膜炎和椎管内脓肿。没有脂肪抑制的 T1-W 图像描绘了窦道的皮下部分。T2-W 薄切片显示椎管内窦道。大约 50% 的背侧真皮窦终止于皮样或表皮样囊肿。然而，大多数皮样和表皮样囊肿与真皮窦道无关。
- **脂肪性脊髓膨出 / 脂肪性脊髓脊膜膨出。** 当间充质组织通过硬膜缺损进入椎管时，就会发生闭合性椎管闭合不全。两者都与脊髓栓系有关。脂肪性脊髓膨出由背侧神经基板上的脂肪组织组成，通过闭合不全的缺损处延伸，与皮下脂肪邻接。脂肪性脊髓脊膜膨出由含有脂肪、神经基板和脊膜的肿块组成，背侧突出穿过闭合不全的缺损处，进入皮肤覆盖的隆起。患者常表现为腰骶部肿块，可能有下肢无力、腿部疼痛、膀胱功能障碍和感觉问题等神经系统表现。MRI 显示骨缺损和脂肪组织，以及（对于脂肪性脊髓脊膜膨出）神经基板、脊膜和膨出的脑脊液。

■ 诊断

脊髓栓系伴终丝脂肪瘤。

✓ 要点

- 脊髓栓系综合征是由终丝异常引起的；如果脊髓圆锥到达 L2 下终板，则被认为处于临界低位。
- 背侧真皮窦的患者发生脑膜炎和椎管内脓肿的风险显著增加。
- 脂肪性脊髓膨出由附着在神经基板上的脂肪瘤组成，通过闭合性椎管闭合不全的区域延伸至皮下组织，并在该水平有脊髓栓系。

推荐阅读

Raghavan N, Barkovich AJ, Edwards M, Norman D. MR imaging in the tethered spinal cord syndrome. AJR Am J Roentgenol. 1989; 152(4):843–852

Schwartz ES, Barkovich AJ. Congenital anomalies of the spine. In Barkovich AJ, Raybaud C, eds. Pediatric Neuroimaging, 5th ed. Philadelphia, PA: Lippincott Williams & Wilkins; 2012:857–922

Schwartz ES, Rossi A. Congenital spine anomalies: the closed spinal dysraphisms. Pediatr Radiol. 2015; 45 Suppl 3:S413–S419

病例 176

Rebecca Stein-Wexler

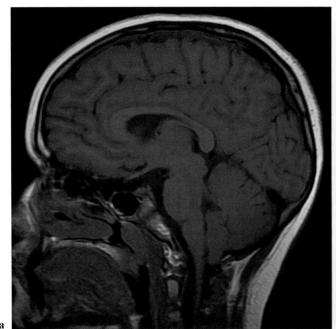

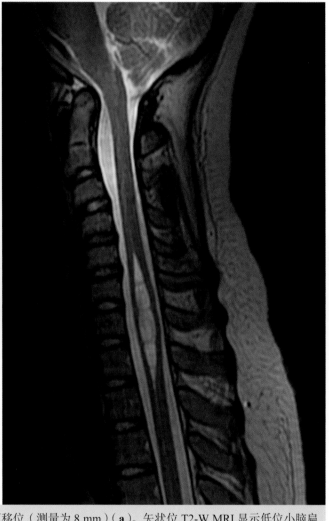

图 176.1 矢状位 T1-W MRI 显示颅后窝拥挤和小脑扁桃体向下移位（测量为 8 mm）（**a**）。矢状位 T2-W MRI 显示低位小脑扁桃体，以及扩张脊髓的中央部分有积液（**b**）

■ 临床表现

12 岁女童，头痛伴共济失调。

■ 关键影像发现

脊髓空洞积水症（图 176.1）。

■ 三大鉴别诊断

- **正常变异**。少数普通人群可见脊髓中央管的局灶性丝状扩大。在矢状面，积液典型表现为轻微不对称，见于颈髓下部或胸髓中部的腹侧。积液较少见于腰椎区域，（若发生）一般位于中央。如果扩张超过 2 mm，可行 MRI 随访，以排除早期的空洞或肿瘤。这种变异与终室或"第五脑室"不同，后者的脊髓圆锥近端局灶性中央扩张是正常的。
- **Chiari 1 型畸形（Chiari 1 malformation，C1M）**。大多数 C1M 病例是由于枕骨发育不全，导致颅后窝小，进而导致小脑扁桃体向下移位和伸长、颅后窝拥挤、CSF 间隙受压。高达 70% 的患者会出现脊髓空洞积水症（syringohydromyelia，SHM）。儿童可主诉枕部头痛、颈部疼痛或脑干压迫相关症状，如吞咽困难、共济失调和呼吸异常。与SHM 有关的症状通常发生在年龄较大的儿童或年轻人，包括上肢轻瘫和上、下肢感觉障碍。约30% 患有脊髓空洞的儿童可发展为进行性单弯曲左旋脊柱侧凸，并伴有左侧神经系统异常。然而，

许多 C1M 患儿无症状。在 MRI 上，小脑扁桃体呈尖状，通常延伸至枕骨大孔以下至少 5 mm 处。枕骨大孔消失，第四脑室和脑池受压。尽管 SHM 可能影响整个脊髓长度，但 SHM 通常是从颈髓中部延伸至胸髓上部。MRI 常显示中央积液内多发不完全分隔，形成串珠状外观。由于微囊肿或星形胶质细胞增生，脊髓空洞近端和远端可能有 T2 高信号，但未见异常强化。动态脑脊液流动研究显示穿过枕骨大孔的流动异常或无流动。Chiari 2 型畸形患者行手术修复脊髓脊膜膨出后可能发生 SHM。
- **脊髓肿瘤**。室管膜瘤和星形细胞瘤是最常见的脊髓髓内肿瘤。它们通常与肿瘤性和非肿瘤性极性囊肿有关。此外，它们经常伴有 SHM。在有潜在疾病（如 C1M）的患者，SHM 可能先于肿瘤发生。或者，SHM 的形成可能是因为肿瘤阻塞了脊髓和蛛网膜下腔的正常脑脊液流动。这种肿瘤性 SHM 在肿瘤切除后会消退。静脉注射对比剂对于排除 SHM 患者是否存在脊髓肿瘤很重要。

■ 诊断

脊髓空洞积水症伴随 Chiari 1 型畸形继发的小脑扁桃体向下移位。

✓ 要点

- 局灶性、丝状中央管扩大至 2 mm 是正常的表现。
- Chiari 1 型畸形患者的枕骨大孔狭窄可能会干扰脑脊液流动，导致高达 70% 的患者出现脊髓空洞积水症。
- 大约 1/3 的 Chiari 1 型畸形患者可见进行性单弯曲左旋脊柱侧凸。
- 静脉对比剂应用于有脊髓空洞积水症的患者，以排除脊髓肿瘤的存在。

推荐阅读

Koeller KK, Rosenblum RS, Morrison AL. Neoplasms of the spinal cord and filum terminale: radiologic-pathologic correlation. Radiographics. 2000; 20(6):1721–1749

Poretti A, Boltshauser E, Huisman TA. Chiari malformations and syringohydromyelia in children. Semin Ultrasound CT MR. 2016; 37(2):129–142

Schwartz ES, Barkovich AJ. Congenital anomalies of the spine. In Barkovich AJ, Raybaud C, eds. Pediatric Neuroimaging, 5th ed. Philadelphia, PA: Lippincott Williams & Wilkins; 2012:857–922

病例 177

Rebecca Stein–Wexler

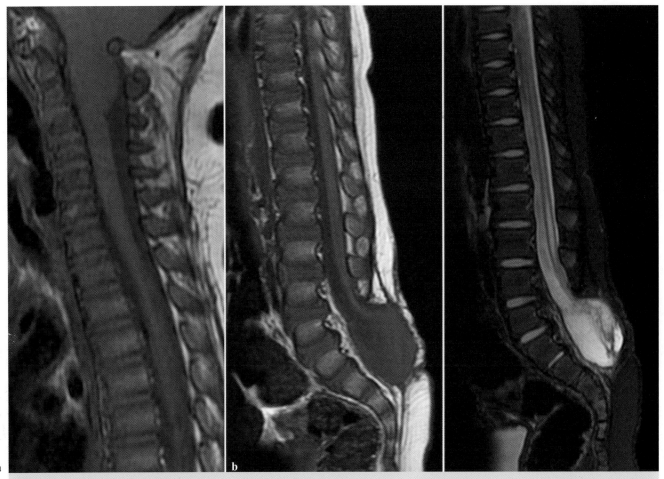

图 177.1　矢状位 T1-W 颈胸椎 MRI 显示，小脑扁桃体向下延伸至 C2 ~ C3，枕骨大孔显得狭窄（**a**）。矢状位 T1-W 腰骶椎 MRI 显示存在下腰椎和上骶部闭合不全，脊髓出现拉长和拉伸，终止于 L5/S1 处的神经基板；覆盖的皮肤表现不规则（**b**）。矢状位 T2-W 成像也显示腰髓局灶性扩张（**c**）

■ 临床表现

一个 10 个月大的男婴，下肢松软无力。

■ 关键影像发现

椎管闭合不全（图 177.1）。

■ 三大鉴别诊断

- **脊髓膨出（myelocele，MC）/ 脊髓脊膜膨出（mye-lomeningocele，MMC）**。当神经管未能在中线处闭合，形成神经基板而不是远端脊髓时，就会发生开放性椎管闭合不全（又名"非皮肤覆盖性闭合不全"）。外胚层成分（如皮肤）和中胚层成分（如骨骼和肌肉）没能覆盖该区域。因此，神经基板在子宫内暴露于羊水中，出生后暴露于外部空气中。骨和皮肤形成的间充质仍然位于神经组织的前外侧，因此，椎弓根和椎板形成异常并张开。椎体分段异常比较常见。MMC 患者脊膜和脊髓从缺损处突出，而 MC 患者只有脊髓突出。MC 的神经组织与皮肤齐平，但 MMC 的神经组织向后突出。只有在围生期手术后神经功能障碍进展时，才在出生后进行 MMC 和 MC 成像。诊断通常需通过产前超声和产前 MRI 进一步成像，显示神经组织、脑脊液和多少不等的脊膜通过背部骨及皮肤缺损处延伸。脊髓终止于开放的神经基板，即未闭合的神经管。腰椎或腰骶部缺损时，脊髓通常发生栓系，脊髓圆锥处于低位。术后影像学检查可显示脊髓空洞积水症、其他异常积液和持续的脊髓栓系。如果没有行胎儿手术，所有的患者都有 Chiari 2 型畸形，可能是因为脑脊液通过开放的脊柱缺损处渗漏，干扰了正常颅后窝和大脑发育所需的压力所致。

- **脂肪性脊髓脊膜膨出（lipomyelomeningocele，LMM）**。当神经管被皮肤外胚层覆盖后，未能发生闭合，就会产生闭合性椎管闭合不全（也称为"皮肤覆盖性闭合不全"）。当周围的中胚层接触到排列在开放神经管内表面的室管膜细胞时，形成了脂肪。由脂肪、神经基板和脊膜组成的团块向背侧突出，穿过闭合不全的缺损处进入皮肤覆盖的隆起。LMM 的临床表现是在臀裂上方存在皮下脂肪块。而与其密切相关的脂肪性脊髓膨出，神经 / 脂肪块不向后突出。MRI 可显示骨性缺损、脂肪组织以及神经基板、脊膜、脑脊液膨出。

- **脑（脊）膜膨出**。这种闭合性椎管闭合不全由脑（脊）膜和脑脊液组成，但没有神经组织通过骨性缺损处疝出。后部脑（脊）膜膨出最常见于腰骶部，也可发生在枕部或颈部。前部脑（脊）膜膨出通常发生在骶前。外侧脑（脊）膜膨出通过椎间孔突出，是 1 型神经纤维瘤病的特征之一。

■ 诊断

Chiari 2 型畸形伴腰骶部闭合不全、腰骶部 MMC 修复、脊髓空洞积水症、低位圆锥。

✓ 要点

- 脊髓脊膜膨出是一种开放性椎管闭合不全，包括神经基板、脊膜和脑脊液，通过背侧骨缺损处延伸，没有皮肤覆盖。
- 几乎所有的脊髓脊膜膨出患者也有 Chiari 2 型畸形，可能是由于流体动力学改变所致。

- 脂肪性脊髓脊膜膨出是一种闭合性椎管闭合不全，由脂肪、神经基板和脊膜组成的团块组成，突出进入背侧闭合不全的缺损处，有皮肤覆盖。
- 脑（脊）膜膨出通常位于后部，最常见于腰骶部脊椎。

推荐阅读

Poretti A, Boltshauser E, Huisman TA. Chiari malformations and syringohydromyelia in children. Semin Ultrasound CT MR. 2016; 37(2):129–142

Rufener SL, Ibrahim M, Raybaud CA, Parmar HA. Congenital spine and spinal cord malformations: pictorial review. AJR Am J Roentgenol. 2010; 194(3), Suppl:S26–S37

Schwartz ES, Barkovich AJ. Congenital anomalies of the spine. In Barkovich AJ, Raybaud C, eds. Pediatric Neuroimaging, 5th ed. Philadelphia, PA: Lippincott Williams & Wilkins; 2012:857–922

Taragin BH, Wootton-Gorges SL. The spine: congenital and developmental conditions. In Stein-Wexler R, Wootton-Gorges SL, Ozonoff MB, eds. Pediatric Orthopedic Imaging. Berlin/Heidelberg: Springer; 2015:43–105

病例 178

Rebecca Stein–Wexler

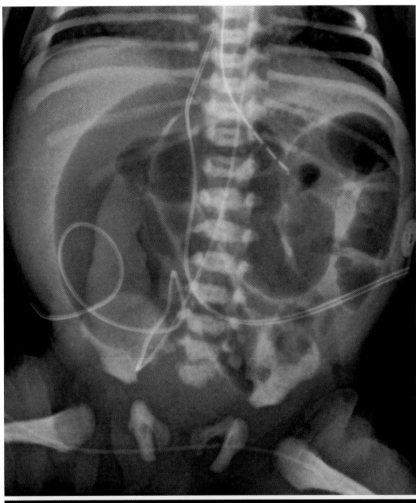

图 **178.1**　仰卧位腹部 X 线片显示多个非常扩张的肠袢，直肠内无气体；只有 3 个骶骨骨化节段，S2 和 S3 畸形（**a**）。矢状位脊柱超声显示圆锥末端相对较高（L1），其末端较钝，不正常地变细；骶骨缺损（**b**）

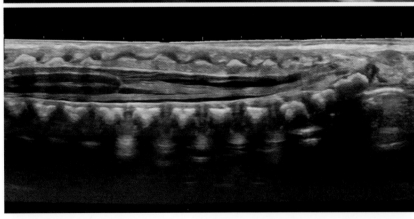

■ 临床表现

....

一名新生儿 24 h 后未能排出胎粪。

■ 关键影像发现

脊髓低位畸形（图 178.1）。

■ 三大鉴别诊断

- **椎管闭合不全**。椎体中线结构可能无法融合，导致闭合性（皮肤覆盖）或开放性（未覆盖皮肤）的闭合不全。大多数开放性闭合不全可早期确诊，但在表现为便秘和排尿困难的年龄较大的儿童，也可见覆盖缺陷。覆盖在闭合不全上的皮肤可能是异常的（毛斑、脂肪瘤、血管瘤），常见脊髓异常。X 线片通常显示椎骨的结构缺陷，如椎弓异常宽、节段间融合、椎体扇形和椎管弥漫性扩大。出生后 3 个月前可以进行超声检查，3 个月后就需要进行 MRI 检查。
- **尾侧退化**。中胚层的异常退行可能导致下脊柱畸形。尾侧退化最常见于糖尿病母亲所生的婴儿，其严重程度各不相同。在其最极端的形式中，下肢融合（并腿畸形），骶骨完全消失，髂骨在中线融合。腰椎也可能缺失。较轻的形式包括部分骶骨缺失（S1 存在）、半骶骨和仅尾骨缺失。肛门闭锁和其他肛门直肠畸形常相关，轻度尾侧退化的患者可能仅表现为便秘。所有缺乏一个或多个骶骨节段的患者都存在神经源性膀胱。因此，行肾超声检查对评估肾积水是必要的。此外，尾侧退化与肾发育不全有关。尿道可能出现异常（巨尿道或尿道瓣膜）。脊髓常是畸形的。它可能表现为栓系或有异常的高位终止，在这种情况下，脊髓圆锥常呈铲形。
- **Currarino 三联征**。这种疾病包括弯刀状骶骨、肛门直肠畸形和骶前肿块。多种神经系统、泌尿生殖系统和其他异常可能与此相关。直肠会阴瘘很常见。或者，瘘管可延伸至膀胱、尿道或阴道。骶前肿块可能包括前脊膜膨出、畸胎瘤、皮样囊肿、直肠重复畸形，或上述的组合。脊髓栓系和脂肪瘤通常共存，因此评估脊柱是必要的。巨结肠病和其他神经节异常也可能存在。便秘是常见的症状，并且可能是唯一的症状。因此，对便秘的患儿仔细评估骶骨 X 线片特别重要。也可见重复肾或输尿管、马蹄形肾、肾发育不良、尿道下裂。Currarino 三联征也与 21 三体有关。Currarino 综合征描述了 Currarino 三联征的常染色体显性遗传形式。

■ 诊断

肛门闭锁伴尾侧退化综合征和铲形脊髓圆锥。

✓ 要点

- 低级椎管闭合不全或轻度尾侧退行的患者可能表现为便秘或膀胱功能障碍，因此始终仔细评估骶骨和腰椎是很重要的。
- Currarino 三联征包括弯刀状骶骨、肛门直肠畸形和骶前肿块。
- 尾侧退化的严重程度各不相同，在糖尿病母亲的婴儿中最常见。
- Currarino 三联征患者骶前肿块的鉴别包括前脊膜膨出、畸胎瘤、皮样囊肿和直肠重复畸形。

推荐阅读

Kocaoglu M, Frush DP. Pediatric presacral masses. Radiographics. 2006; 26(3):833–857

Lynch SA, Wang Y, Strachan T, Burn J, Lindsay S. Autosomal dominant sacral agenesis: Currarino syndrome. J Med Genet. 2000; 37(8):561–566

Martucciello G, Torre M, Belloni E, et al. Currarino syndrome: proposal of a diagnostic and therapeutic protocol. J Pediatr Surg. 2004; 39(9):1305–1311

Tortori-Donati P, Rossi A, Cama A. Spinal dysraphism: a review of neuroradiological features with embryological correlations and proposal for a new classification. Neuroradiology. 2000; 42(7):471–491

病例 179

Rebecca Stein-Wexler

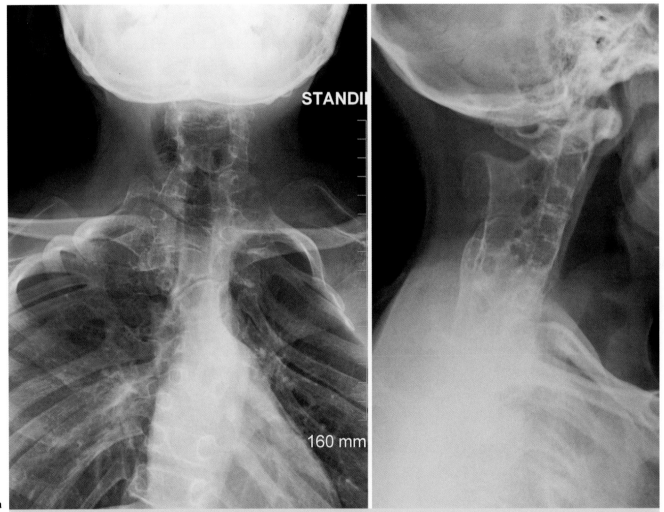

图 179.1　正位像显示多个半椎体和其他分割异常，肋骨融合，左侧肩胛骨升高和旋转（a）。侧位像显示多节段椎体块形成，椎体及后路结构融合（b）

■ 临床表现

17 岁，颈部和肩部活动受限。

■ 关键影像发现

颈椎融合（图 179.1 ）。

■ 三大鉴别诊断

- **Klippel-Feil 综合征**。颈椎和上胸椎部分或完全融合，伴有椎体异常，如半椎体、蝶形椎体和楔形椎体。C2 ～ C3 和 C5 ～ C6 最常受影响。脊柱侧凸很常见，肋骨经常融合。50% 患者的肾出现异常，单侧发育不全最常见，也可见异位和马蹄肾。脊柱未融合区域的灵活性增加可能导致急性和（或）慢性神经损伤。脊髓撞击通常是前部的，这是过度屈曲的结果，但黄韧带肥大可导致背侧撞击。

- **青少年特发性关节炎（ juvenile idiopathic arthritis, JIA ）**。JIA 为临床诊断，表现多样。它包括所有原因不明的、在 16 岁以下患者出现持续 6 周以上的关节炎。该病根据受累关节的数量以及其他临床表现的存在与否进行分型。如果诊断时受累关节少于 5 个，则称为少关节病，而多关节病的受累关节为 5 个或 5 个以上。发热、皮疹、肝脾大提示 Still 病，这是 JIA 的一种系统性和严重类型。约 60% 的 JIA 患者发生颈椎异常，在多关节病和系统性疾病的患者中尤其常见。发病后 3 ～ 5 年内可发生关节强直。上颈椎最常受累，特别是 C2 ～ C3 的椎间关节。受累椎体表现为异常狭窄，椎间盘狭窄并且可能完全消失。滑膜增生可能侵蚀齿状突，合并韧带松弛导致脊柱不稳定。

- **Klippel-Feil 综合征伴随 Sprengel 畸形**。当肩胛骨未从颈椎中部水平下降到 T3 以下时，就会发生 Sprengel 畸形或肩胛骨未降。多达 50% 的 Klippel-Feil 综合征患者存在 Sprengel 畸形，而多达 20% 的 Sprengel 畸形患者存在 Klippel-Feil 综合征。Sprengel 畸形患者通常在肩胛内侧缘和颈椎下部或 T1 的背侧结构之间存在连接。在大约一半的患者中，这种连接是骨性的（肩椎骨）。X 线片显示肩胛骨倾斜、抬高和向内侧移位。肋骨数目常增加或减少，肋骨可融合或分裂。MRI 和 CT 可显示肩椎骨或其纤维软骨连接。Sprengel 畸形患者的肩关节活动度降低，颈底部丰满。这种情况在女孩中更为常见，通常见于左侧。泌尿生殖系统异常很常见。

■ 诊断

Klippel-Feil 综合征和 Sprengel 畸形。

✓ 要点

- Klippel-Feil 综合征包括颈椎融合和分割异常，常导致脊柱侧凸。
- 青少年特发性关节炎患者可发生颈椎融合，通常影响 C2 ～ C3 的椎间关节。
- 青少年特发性关节炎的受累椎体通常又高又窄，椎间盘至少部分消失。
- 大约 50% 的 Klippel-Feil 综合征患者伴有 Sprengel 畸形或肩胛骨未降。

推荐阅读

Azouz EM. CT demonstration of omovertebral bone. Pediatr Radiol. 2007; 37(4):404

Schwartz ES, Barkovich AJ. Congenital anomalies of the spine. In Barkovich AJ, Raybaud C, eds. Pediatric Neuroimaging, 5th ed. Philadelphia, PA: Lippincott Williams & Wilkins; 2012:857–922

Sheybani EF, Khanna G, White AJ, Demertzis JL. Imaging of juvenile idiopathic arthritis: a multimodality approach. Radiographics. 2013; 33(5):1253–1273

病例 180

Kriti Gwal

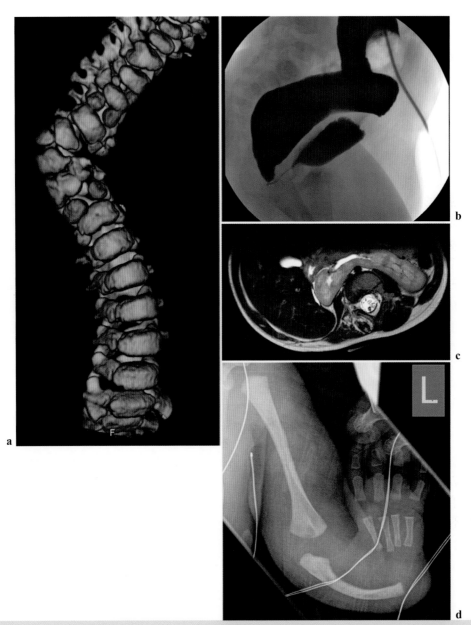

图 180.1　脊柱 3D-CT 重建显示脊柱右旋侧凸，一个右侧半椎体与相邻水平融合，一个蝴蝶椎，一个右侧半椎体伴相邻异常椎体，一个楔形椎体，和第 2 个蝴蝶椎（从头侧向尾侧罗列）（**a**）。在导管插入结肠造瘘口后在瘘管造影期间获得的 X 线透视图像显示一个直肠盲端通过一个瘘管与膀胱底部连接，正常的前列腺尿道显示不清（不同的患者，新生儿）（**b**）。轴位 T2-W 图像显示肾组织在中线融合，终丝增厚（**c**）。上肢 X 线片显示桡骨缺失，尺骨变短弯曲；拇指缺失，手呈 90° 弯向前臂（**d**）。（图像 a、c 和 d 都是同一患者于不同年龄拍摄，由费城儿童医院提供。）

■ 临床表现

脊柱侧凸和肢体畸形。

■ 关键影像发现

椎体分割异常（图 180.1）。

■ 三大鉴别诊断

- **VACTERL 联合**。VACTERL 或 VATER 描述了往往在一起发生的多发先天性异常，它不是一种真正的综合征。患者必须至少有以下三种情况：椎体异常、肛门闭锁、心脏缺陷、气管食管瘘、肾异常，伴或不伴肢体畸形。肛门闭锁在出生时很明显，肢体异常通常也很明显。当新生儿喂养不耐受时，食管闭锁伴或不伴气管食管瘘也可被及时诊断。椎体异常可在评估脊柱侧凸的 X 线片上发现或因其他原因被发现。椎体异常包括半椎体、蝴蝶椎和楔形椎体，如果椎体不平衡，常引起脊柱侧凸。如果以上任何一个异常被确定，其他类别的异常也应该被评估。

- **Alagille 综合征（又名肝动脉发育不良）**。Alagille 综合征患者可能有蝶形椎、心脏异常（如法洛四联症）、肾异常、脑和脊髓血管异常。肝内胆管异常比较常见，类似胆道闭锁，导致新生儿期胆汁淤积和肝损伤。蝴蝶椎的鉴定对诊断 Alagille 综合征至关重要，因为肝门空肠吻合手术并不能帮助这些患者，而且可能导致症状恶化。患者通常有前额宽阔和眼球深陷的面部特征。

- **Klippel-Feil 综合征**。颈椎和上胸椎部分或完全融合，伴有椎体异常，如半椎体、蝴蝶椎和楔形椎体。C2～C3 和 C5～C6 最常受累，脊柱侧凸常见。其他表现包括头部和颈部活动受限、颈短和后发际线低。相关畸形包括面部不对称、听力和眼部异常、先天性心脏病和泌尿生殖系统问题。先天性肩胛骨抬高的 Sprengel 畸形也经常出现。

■ 诊断

VACTERL 联合伴椎体异常、肛门闭锁伴瘘管、马蹄肾、桡骨纵向缺失伴桡侧畸形手。

✓ 要点

- VACTERL 或 VATER 联合至少包括以下三种情况：椎体异常、肛门闭锁、心脏缺陷、气管食管瘘、肾异常，伴或不伴肢体畸形。

- 在 Alagille 综合征患者中识别蝴蝶椎很重要，因为他们的胆管异常不能通过肝门空肠吻合手术治疗。

- Klippel-Feil 综合征包括颈椎分段异常，导致头颈部活动受限、颈短和后发际线低。

推荐阅读

Dilli A, Ayaz UY, Damar C, Ersan O, Hekimoglu B. Sprengel deformity: magnetic resonance imaging findings in two pediatric cases. J Clin Imaging Sci. 2011; 1:13

Saker E, Loukas M, Oskouian RJ, Tubbs RS. The intriguing history of vertebral fusion anomalies: the Klippel-Feil syndrome. Childs Nerv Syst. 2016; 32(9):1599–1602

Saleh M, Kamath BM, Chitayat D. Alagille syndrome: clinical perspectives. Appl Clin Genet. 2016; 9:75–82

Solomon BD. VACTERL/VATER Association. Orphanet J Rare Dis. 2011; 6:56

病例 181

Rebecca Stein-Wexler

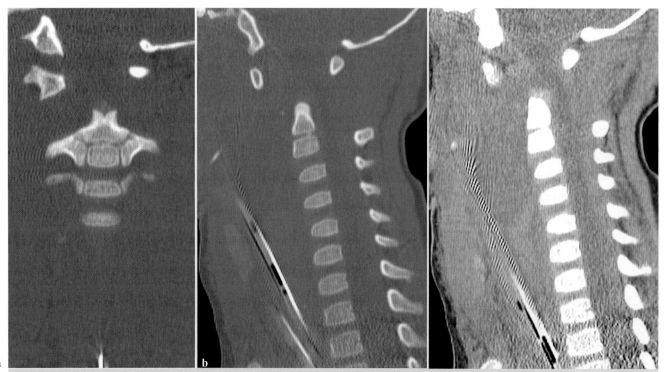

a　　　　　　　　　　　　　　　b　　　　　　　　　　　　　　　c

图 181.1　冠状位 CT 重建显示 C1 和 C2 之间的间隙变宽，左侧稍严重（**a**）。矢状位 CT 重建显示广泛的椎前软组织使食管导管和气管导管向前移位，伴随 C1 与 C2 的间隙变宽、C1 椎弓向前移位和齿突前部的一个小骨碎片（**b**）。软组织窗可显示椎体前部和椎管背面的密度增加（**c**）

■ 临床表现

　　一个 2 岁的女孩被车撞，在去急诊室的路上需要心肺复苏。

■ 关键影像发现

上颈椎骨折、脱位（图 181.1 ）。

■ 三大鉴别诊断

- **寰枢关节断裂**。幼儿比大龄儿童和成人更容易损伤颈椎上部。这是由于较高的运动支点（C2 ~ C3）、韧带松弛、正常的前部椎体楔形变、关节突关节的形态和相对大的头围造成。幼儿创伤的机制通常与机动车、行人和自行车事故有关，而较大的儿童往往会因摔倒和运动损伤导致。在儿童，C1 前弓的后部与齿突前皮质之间的正常间距 [寰齿间距（atlanto-dens interval, ADI）] 可达 5 mm，比成人大。横韧带的损伤使 C1 椎弓向前滑动，增加了 ADI。这种损伤在儿童中很少单独发生，可能与类风湿疾病或解剖异常有关。严重的创伤可能导致广泛的韧带损伤和明显的寰枢关节断裂。旋转半脱位也发生在这个水平。

- **颅颈分离（craniocervical separation，CCS）**。幼儿的枕骨髁相对较小，寰枕关节相对水平，这使他们容易发生这种通常致命的损伤。它是由突然减速引起的，导致韧带断裂。如果枕骨髁与寰椎髁突表面之间的距离超过 5 mm，可能存在 CCS。Wachenheim 斜坡线和 Power 比也可评估 CCS。

- **Jefferson 骨折**。这是由轴向载荷引起的。力通过枕髁传导至侧块，导致 C1 前后弓骨折。张口齿突切面显示齿突与侧块之间的不对称性。如果 C1 侧块和齿突之间存在 6 mm 或以上的间隙，则横韧带断裂将其从稳定骨折转变为不稳定骨折。椎管宽度减小则需关注脊髓损伤的可能性。

■ 其他鉴别诊断

- **Hangman 骨折（悬吊性骨折）**。由于过伸性损伤引起的 C2 椎弓峡部骨折，导致外伤性 C2 椎体前移，即 Hangman 骨折。这比齿突和 C1 骨折少见。评估后颈线（posterior cervical line，PCL），沿着 C1 ~ C3 的棘突前面划线，以此线来评估该区域的对齐程度。C2 棘突应在此线 1 mm 以内。如果不是，则可能出现 Hangman 骨折。C2 ~ C3 移位和较小程度的 C3 ~ C4 移位通常是幼童的生理现象。

- **压缩性骨折**。这必须与儿童颈椎常见的高达 3 mm 的正常的前部楔形变相鉴别，后者可能在 C3 处更明显。楔形压缩性骨折是常见的，但如果没有后冲碎片，通常愈合且没有后遗症。

■ 诊断

严重寰枢关节断裂伴硬膜外血肿。

✓ 要点

- 上颈椎损伤最常见于儿童。
- 如果 C1 侧块与齿突之间的距离 ≥ 6 mm，则 C1 的

- Jefferson 骨折是不稳定骨折。
- 颈椎前部楔形变达 3 mm 在儿童是正常的。

推荐阅读

Egloff AM, Kadom N, Vezina G, Bulas D. Pediatric cervical spine trauma imaging: a practical approach. Pediatr Radiol. 2009; 39(5):447–456

Lustrin ES, Karakas SP, Ortiz AO, et al. Pediatric cervical spine: normal anatomy, variants, and trauma. Radiographics. 2003; 23(3):539–560

病例 182

Rebecca Stein–Wexler

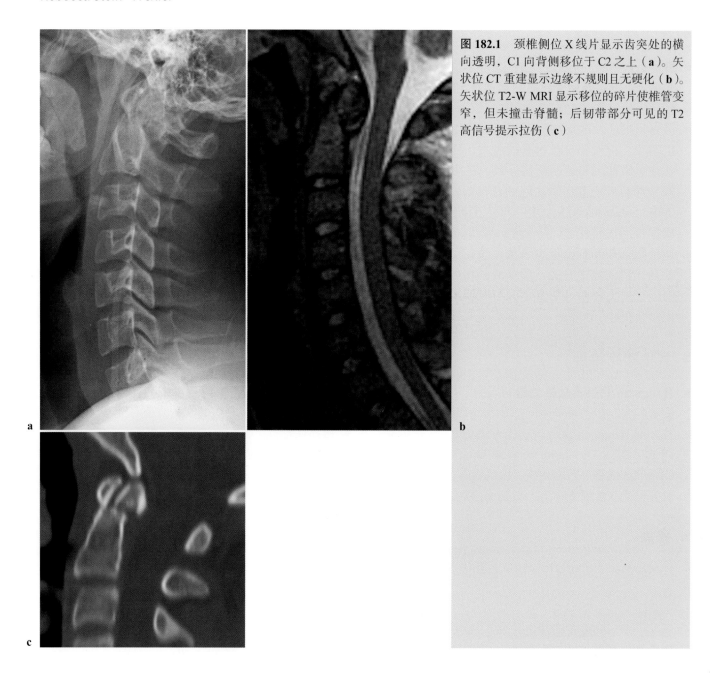

图 182.1　颈椎侧位 X 线片显示齿突处的横向透明，C1 向背侧移位于 C2 之上（**a**）。矢状位 CT 重建显示边缘不规则且无硬化（**b**）。矢状位 T2-W MRI 显示移位的碎片使椎管变窄，但未撞击脊髓；后韧带部分可见的 T2 高信号提示拉伤（**c**）

■ 临床表现

一个青少年创伤后颈部疼痛。

■ 关键影像发现

齿突透明（图 182.1）。

■ 三大鉴别诊断

- **终末小骨**。3 ～ 6 岁时，齿突顶部的次级骨化中心，即终末小骨，开始骨化。它通常在 12 岁左右与齿突融合，但在一些患者可能永远不会融合。终末小骨与骨折的区别在于，前者具有光滑的、皮质化良好的边缘。
- **C2/ 齿突软骨结合**。齿突在 3 ～ 6 岁与 C2 椎体融合；但在 X 线片上直至青春期，在 MRI 上直至成年早期，软骨结合仍然很明显。在融合完成之前，软骨结合可能与骨折相混淆。边缘轮廓有助于区分。
- **齿突骨折**。这是儿童，特别是 7 岁以下儿童最常见的颈椎骨折。它通常通过软骨结合（2 型齿突骨折），并且愈合后没有成人常见的并发症。X 线片显示椎前肿胀和前移位，齿突后倾。轴位 CT 可能漏诊，因此矢状位和冠状位重建图像是必要的。其次是 3 型齿突骨折，骨折从齿突延伸至 C2 椎体。1 型齿突骨折少见。它包括齿突尖端在翼状韧带插入部位的撕脱性骨折，它可能与终末小骨相混淆，但由于其锋利、非硬化的边缘，可加以区分。儿童齿突骨折通常对 Halo 支具固定的反应良好，但成人往往需要内固定，因为成人骨不连的风险增加。

■ 其他鉴别诊断

- **游离齿突**。这包括位于相对较短的齿突上方的皮质化良好的骨密度。无论是先天性的或是源于非常早期的创伤残留，其与急性创伤性骨碎片的区别在于，游离齿突有光滑的、皮质化良好的边缘及其与相对发育不全的齿突间的联系。游离齿突有两种类型。最常见的正位型位于齿突上缘的上方。如果它与 C1 后弓相关连，则可能导致寰-齿不稳定。异位齿突可出现在不寻常的位置，如与斜坡底部融合。

■ 诊断

背侧移位的 2 型齿突骨折。

✓ 要点

- 终末小骨是一个正常的次级骨化中心，位于齿突尖端，通常在 12 岁左右融合。
- 齿突基部的软骨结合可能持续到成年，其光滑的、皮质化良好的边缘可将其与 2 型齿突骨折区分。
- 颈椎骨折的儿童很可能会损伤他们的齿突，无论是 2 型（齿突基部）骨折还是 3 型（齿突和 C2 椎体）骨折。
- 无论是先天性的还是源于很久以前的创伤，游离齿突与相对较短的齿突之间的联系，是其与终末小骨的区别。

推荐阅读

Egloff AM, Kadom N, Vezina G, Bulas D. Pediatric cervical spine trauma imaging: a practical approach. Pediatr Radiol. 2009; 39(5):447–456

Lustrin ES, Karakas SP, Ortiz AO, et al. Pediatric cervical spine: normal anatomy, variants, and trauma. Radiographics. 2003; 23(3):539–560

O'Brien WT Sr, Shen P, Lee P. The dens: Normal development, developmental variants and anomalies, and traumatic injuries. J Clin Imaging Sci. 2015; 5:38

病例 183

Ethan Neufeld

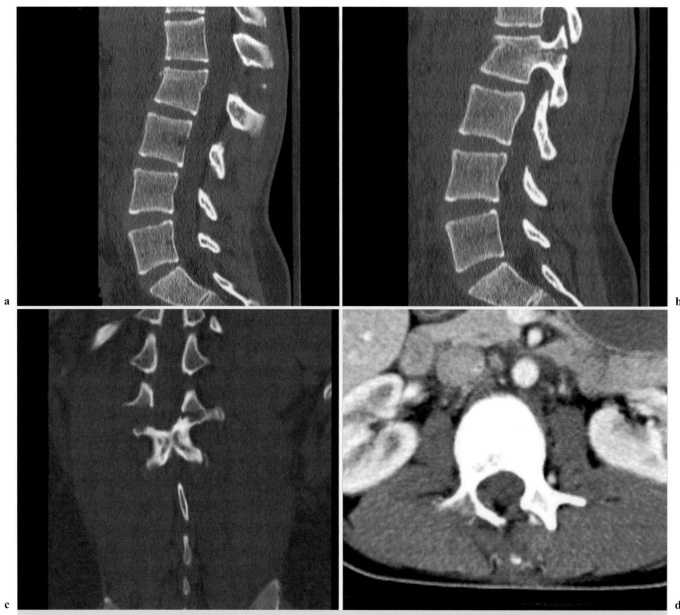

图 183.1　中线矢状位 CT 重建显示 L2 椎体前部压缩，伴有上终板不规则，L1 和 L2 棘突撑开，棘突间有骨碎片插入（**a**）。中线左侧的矢状位 CT 重建显示骨折线延伸穿过左侧椎弓根和上关节突（**b**）。冠状位 CT 重建更好地显示骨折向后路结构延伸（**c**）。软组织算法轴位 CT 显示脂肪在 L2 椎前组织和棘间韧带后方周围的软组织中堆积（**d**）

■ 临床表现

15 岁男童，机动车碰撞后背部疼痛。

■ 关键影像发现

胸腰椎外伤（图 183.1）。

三大鉴别诊断

- **偶发性 / 安全带骨折**。偶发性骨折是与机动车碰撞相关的屈曲-牵张损伤，往往发生在胸腰椎交界处和腰椎中部。它们累及范围较广，因此不稳定。接近 50% 的儿童有腹内损伤。椎体前部表现为高度丢失和不同程度的终板不规则。水平骨折线穿过椎弓根，不同程度地穿过椎板、横突和关节突。由于韧带损伤很常见，应注意棘突和关节突关节的对齐。
- **爆裂性骨折**。爆裂性骨折也以椎体高度损失为特征，但是由轴向负荷引起，在胸腰椎，这种负荷通常伴随着从较高的高度强行着陆。高度损失的程度各不相同，但由于损伤的压缩性质，有骨碎

片向后推入椎管的风险。后部结构可能合并骨折，但其方向是垂直的，而不是像偶发性骨折那样是水平的。由于韧带损伤罕见，所以很少有后部结构排列不良。相关的损伤主要是肌肉骨骼方面，由于着陆机制，跟骨骨折特别常见。

- **伸展过度损伤**。单纯过伸性损伤并不常见，但常与脊髓损伤有关。它们发生在下胸椎，很少发生在腰椎和上胸椎。椎体高度没有损失，以区别偶发性骨折和爆裂性骨折。由于前纵韧带断裂，椎间盘前部间隙变宽，后部结构承受压力时可能发生复杂的骨折。

■ 其他鉴别诊断

- **病理性骨折**。如果复杂骨折与损伤机制不成比例，应怀疑是否有潜在病变。应考虑原发性病变如尤因肉瘤，也应考虑与系统性疾病相关的病变，如朗格

汉斯细胞组织细胞增生症或白血病。提示潜在病理改变的发现包括具有斑驳样外观的异常骨髓背景、CT 或 MRI 上广泛的软组织成分，以及相关强化。

■ 诊断

偶发性 / 安全带骨折（屈曲-牵张损伤）。

✓ 要点

- 偶发性骨折的特征是前路高度丢失，水平骨折线穿过后部结构，后关节变宽。
- 爆裂性骨折的特征是高度损失伴反推碎片，垂直

骨折线穿过后部结构，没有明显的韧带损伤。
- 如果背景骨异常和（或）损伤程度与损伤的机制不成比例，应考虑是否存在潜在病变。

推荐阅读

Bernstein MP, Mirvis SE, Shanmuganathan K. Chance-type fractures of the thoracolumbar spine: imaging analysis in 53 patients. AJR Am J Roentgenol. 2006; 187(4):859–868

Daniels AH, Sobel AD, Eberson CP. Pediatric thoracolumbar spine trauma. J Am Acad Orthop Surg. 2013; 21(12):707–716

Khurana B, Sheehan SE, Sodickson A, Bono CM, Harris MB. Traumatic thoracolumbar spine injuries: what the spine surgeon wants to know. Radiographics. 2013; 33(7):2031–2046

病例 184

Rebecca Stein-Wexler

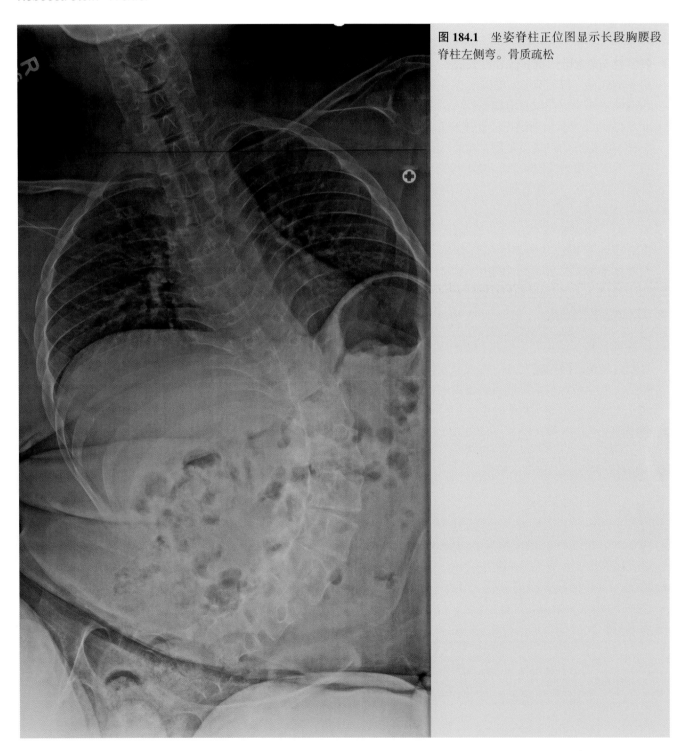

图 184.1　坐姿脊柱正位图显示长段胸腰段脊柱左侧弯。骨质疏松

■ 临床表现

一个患有残疾和极度虚弱的 16 岁男孩。

■ 关键影像发现

脊柱侧凸（图 184.1）。

■ 三大鉴别诊断

- **特发性脊柱侧凸（idiopathic scoliosis，IS）**。青少年 IS 在 11 岁以后有临床表现，多见于女孩，通常表现为原发性胸椎右凸曲线和代偿性腰椎左凸曲线。原发性弯曲不能通过侧弯来校正，而代偿性弯曲可以。曲度在生长高峰期发展最快。许多中心使用 Cobb 角来测量弯曲的进展。幼年 IS 发病于 4～10 岁，病程常进展，与青少年一样，表现为原发性右凸曲线。相反，婴儿 IS（＜4 岁）是左凸型，如果在 1 岁以前治疗通常会痊愈。

- **先天性脊柱侧凸**。分割异常可导致幼儿脊柱侧凸。半椎体和楔形椎体可以作为曲线的顶点，而这种先天性的障碍限制了曲线的凹侧生长。对称的蝴蝶椎、平衡半椎体不会导致脊柱侧凸。脊柱 X 线片可监测曲线进展，但 MRI 通常用于评估相关脊髓栓系、脊髓空洞积水和脊髓裂畸形，发生率高达 40%。

- **神经肌肉性脊柱侧凸**。神经肌肉性脊柱侧凸多见于年轻患者，进展迅速，并在骨骼成熟后继续进展。无论是否由于脑瘫、脊髓发育不良、Duchenne 型肌营养不良或脊髓性肌萎缩，进行性躯干不平衡都是由于不对称的肌力所致。典型的神经肌肉性脊柱侧凸以单一左凸 C 形曲线的形式累及整个脊柱，也延伸到骨盆，引起骨盆倾斜。除了患有 Duchenne 型肌营养不良症的儿童可能需要使用类固醇治疗，支具疗法是唯一的非手术疗法。

■ 其他鉴别诊断

- **骨骼和软组织肿块**。骨和椎旁肿瘤也可引起脊柱侧凸。需要考虑的病变包括神经纤维瘤、神经嵴肿瘤、骨样骨瘤、动脉瘤性骨囊肿、成骨细胞瘤、朗格汉斯细胞组织细胞增生症、淋巴瘤和各种肉瘤。

- **脊髓潜在病变**。脊髓肿瘤或脊髓空洞积水症常导致胸椎左凸。由于长期的占位效应，也可能出现椎弓根的展开和伸直。儿童可能会主诉背痛或神经系统症状。

■ 诊断

Duchenne 型肌营养不良引起的神经肌肉性脊柱侧凸。

✓ 要点

- 特发性青少年脊柱侧凸在生长高峰期进展最快；通常在胸椎为右凸，在腰椎为左凸。

- 半椎体、楔形椎体、不对称蝴蝶椎和先天性椎体发育受阻可能引起先天性脊柱侧凸。

- 神经肌肉性脊柱侧凸通常表现为快速进展的长段胸腰段左凸曲线。

- 脊髓肿瘤或脊髓空洞积水症患者可能发展为孤立的胸椎左凸，同时由于占位效应导致椎弓根重塑。

推荐阅读

Schwartz ES, Barkovich AJ. Congenital anomalies of the spine. In Barkovich AJ, Raybaud C, eds. Pediatric Neuroimaging, 5th ed. Philadelphia, PA: Lippincott Williams & Wilkins; 2012:857–922

Taragin BH, Wootton-Gorges SL. The spine: congenital and developmental conditions. In Stein-Wexler R, Wootton-Gorges SL, Ozonoff MB, eds. Pediatric Orthopedic Imaging. Berlin/Heidelberg: Springer; 2015:43–105

病例 185

Rebecca Stein–Wexler

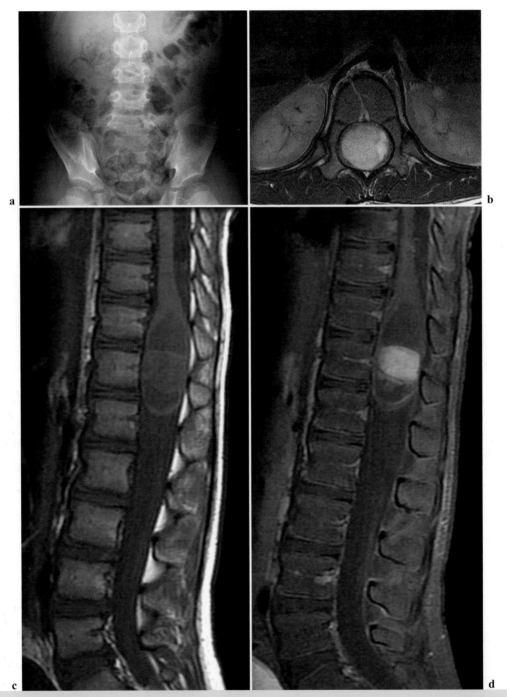

图 185.1 L1 椎弓根略呈八字形展开，内侧缘不如下面的腰椎水平凸起（**a**）。轴位 T2-W MRI 显示一个 T2 高信号的病变，导致脊髓和椎管扩张（**b**）。矢状位 T1-W 像显示病变延伸超过大约 3 个椎体，该病变为囊性，囊内可见软组织结节（**c**）。矢状位 T1-W 钆增强脂肪抑制成像显示结节增强（**d**）

■ 临床表现

一名 6 岁女童，有慢性腰痛，近期出现腿部无力。

■ 关键影像发现

脊髓肿块（图 185.1）。

■ 三大鉴别诊断

- **星形细胞瘤。**这些生长缓慢的肿瘤最常见于幼童。患者常表现为背部疼痛、运动功能障碍或脊柱侧凸。大多数星形细胞瘤为毛细胞性或纤维性。颈胸连接处最常见。肿瘤通常延伸不超过 4 个椎体节段，但通常也有一个大的相邻肿瘤性或非肿瘤性囊肿。逐渐的骨重塑可导致椎管变宽和椎体扇形。由于肿瘤起源于脊髓实质，通常呈偏心。MRI 显示脊髓扩张，T1 暗而 T2 亮，病灶通常增强。强化程度与肿瘤分级无关。高级别、浸润性强的肿瘤边缘不明显。可见瘤内或极性囊肿。出血是不常见的。弥散张量成像（diffusion tensor imaging，DTI）可以评估可能中断的纤维束。由于可能发生脑膜播散，对整个神经轴进行影像学检查是很重要的。星形细胞瘤和其他脊髓肿瘤通常采用显微外科手术切除治疗。
- **室管膜瘤。**这些肿瘤是由内衬于脊髓中央管的室管膜细胞引起的，在年龄较大的儿童中更常见。因为它们的中心位置且靠近脊髓丘脑束，患者常出现感觉症状。组织学良性的室管膜瘤通常压迫而不是浸润脊髓。因此，DTI 通常显示纤维束的移位。X线片和 CT 可显示骨重塑。在 MRI 上，室管膜瘤在 T1 表现为等或低信号，在 T2 通常表现为高信号。位于中央的边界分明的肿瘤周围有时可见裂隙。室管膜瘤比星形细胞瘤表现出更多的不均匀强化。出血很常见，导致 T2 暗黑边缘（"帽征"提示诊断）。极性囊肿也很常见。脑脊液扩散较星形细胞瘤少见。2 型神经纤维瘤病患者的发病率增加。
- **神经节神经胶质瘤。**这些缓慢生长的低级别肿瘤由肿瘤性神经节和神经胶质细胞组成。钙化、长度较长、无水肿、T1 信号不均匀提示神经节神经胶质瘤。囊肿比其他脊髓肿瘤更常见。增强可能是斑片状的，脊髓表面增强可能提示诊断。神经节瘤通常是偏心的。切除后常见局部复发。

■ 其他鉴别诊断

- **血管母细胞瘤。**这些富含毛细血管的肿瘤通常发生在髓内，但可能在硬膜内或硬膜外。大约 1/3 的肿瘤与 von Hippel-Lindau 综合征有关。血管母细胞瘤表现为边界清楚的结节肿块。T1 表现各不相同，但肿瘤通常呈明显增强，T2 呈高信号。可见囊肿、流空和出血后遗症。手术切除前可行血管内栓塞术。

■ 诊断

星形细胞瘤。

✓ 要点

- 小儿脊髓肿瘤往往生长缓慢，因此 X 线和 CT 可显示骨重塑。
- 星形细胞瘤和神经节神经胶质瘤是偏心的，而室管膜瘤位于中心位置。
- 血管母细胞瘤和室管膜瘤可能出血（引起室管膜瘤"帽征"），但星形细胞瘤通常不会出血。
- 室管膜瘤通常边界清晰。

推荐阅读

Menashe SJ, Iyer RS. Pediatric spinal neoplasia: a practical imaging overview of intramedullary, intradural, and osseous tumors. Curr Probl Diagn Radiol. 2013; 42(6):249–265

Smith AB, Soderlund KA, Rushing EJ, Smirniotopolous JG. Radiologic-pathologic correlation of pediatric and adolescent spinal neoplasms: part 1. Intramedullary spinal neoplasms. AJR Am J Roentgenol. 2012; 198(1):34–43

病例 186

Geoffrey D. McWilliams

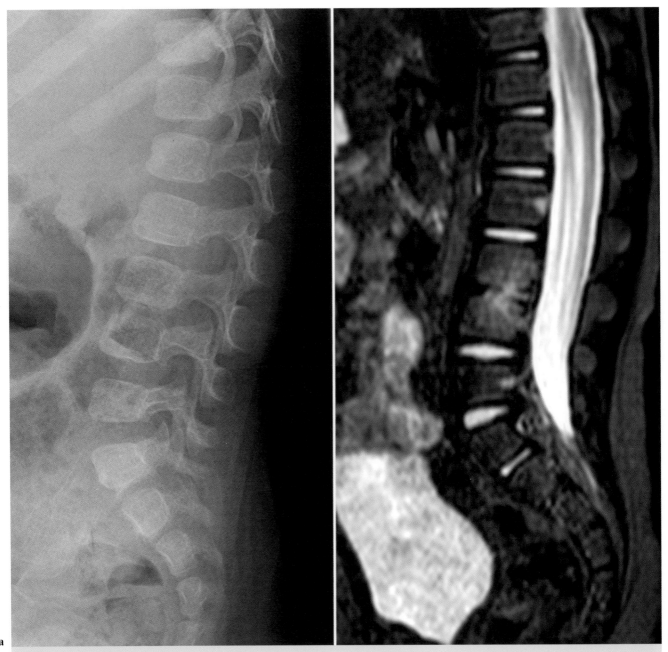

a   b

图 186.1　侧位腰骶椎 X 线片显示 L3 ～ L4 椎间盘轻度狭窄，且 L4 椎体上终板密度减低（a）。2 个月后，T2-W 矢状位 MRI 显示 L3 ～ L4 椎间盘狭窄更加明显，T2 呈高信号，相邻部分的椎体可见水肿（b）。（这些图像由 Hermann Kan 提供。）

■ 临床表现

  2 岁男童，跛行。

■ 关键影像发现

椎体 / 椎间盘炎症（图 186.1）。

■ 三大鉴别诊断

- **椎间盘炎 / 骨髓炎**。对于小儿椎间盘炎 / 骨髓炎，感染通常开始于相对血管丰富的椎间盘，有时会扩散到椎体。与成人不同，原发性骨感染并不常见。起病隐匿，儿童常表现为跛行或慢性背痛。大多数病例发生在 4 岁之前，第二个起病高峰出现在 10 ~ 14 岁。典型病例好发于腰椎，但可累及胸椎，较少累及颈椎。椎间盘高度可能降低，终板皮质侵蚀是常见的。更严重的病例可能出现椎体塌陷。椎旁或硬膜外脓肿或肉芽肿可导致脊髓受压。病程早期 2 个月内的 X 线检查可能正常。在椎间盘炎病例，MRI 表现为椎间盘 T1 低信号伴可变的 T2 高信号，椎间盘弥漫性增强，相邻终板不清晰。相邻椎体常显示轻度反应性骨髓水肿（T1 低信号，STIR 或 T2 高信号）和强化，或可能有更活跃的感染征象。CT 可显示椎体终板的局灶性溶骨和硬化性改变，以及椎间盘、骨髓和软组织的强化。
- **结核性脊椎炎**。脊柱是骨性结核最常见的部位。结核性脊椎炎对儿童的影响比成人更严重。胸椎受累在儿童中最为常见，可以导致相邻 2 个或多个椎体的感染，以及由此产生的后凸畸形。几乎所有的儿童都有脊柱旁或椎管内软组织肿块，常与脊髓相邻。骨可见强化，软组织成分表现为多变的边缘强化。相邻受累椎节之间的椎间盘被破坏，但在受累区域上方或下方的椎间盘通常是完整的。
- **青少年特发性关节炎（JIA）**。JIA 是一组根据年龄和病程定义的炎症性关节病，发生于 16 岁以下儿童，症状持续超过 6 周。尽管任何关节都可能受累，但大关节最常受累。许多患者发展为椎体疾病。颈椎最常见，胸椎有时也受影响。X 线显示椎体生长异常，如椎间融合和椎体大小改变，这是由于早期融合和与充血相关的过度生长所致。侵蚀性改变影响齿突关节、椎间关节和肋椎关节。可以看到早期退行性椎间盘疾病。多节段半脱位常见，且可能影响颅颈交界。MRI 可显示软骨侵蚀、关节周围翳形成、关节积液和滑膜增厚，而 X 线检查仍然正常。

■ 诊断

椎间盘炎 / 骨髓炎。

✓ 要点

- 儿童的椎间盘炎 / 骨髓炎通常影响腰椎，从椎间盘开始，在病程早期 8 周内的 X 线片上可能不明显。
- 结核性脊椎炎通常累及胸椎，表现较成人更为严重，常表现为脊柱后凸和软组织肿块。
- 青少年特发性关节炎通常影响颈椎，表现为生长障碍、融合、侵蚀和半脱位。

推荐阅读

Andronikou S, Jadwat S, Douis H. Patterns of disease on MRI in 53 children with tuberculous spondylitis and the role of gadolinium. Pediatr Radiol. 2002; 32(11):798–805

Elhai M, Wipff J, Bazeli R, et al. Radiological cervical spine involvement in young adults with polyarticular juvenile idiopathic arthritis. Rheumatology (Oxford). 2013; 52(2):267–275

Fucs PM, Meves R, Yamada HH. Spinal infections in children: a review. Int Orthop. 2012; 36(2):387–395

病例 187

Ethan Neufeld

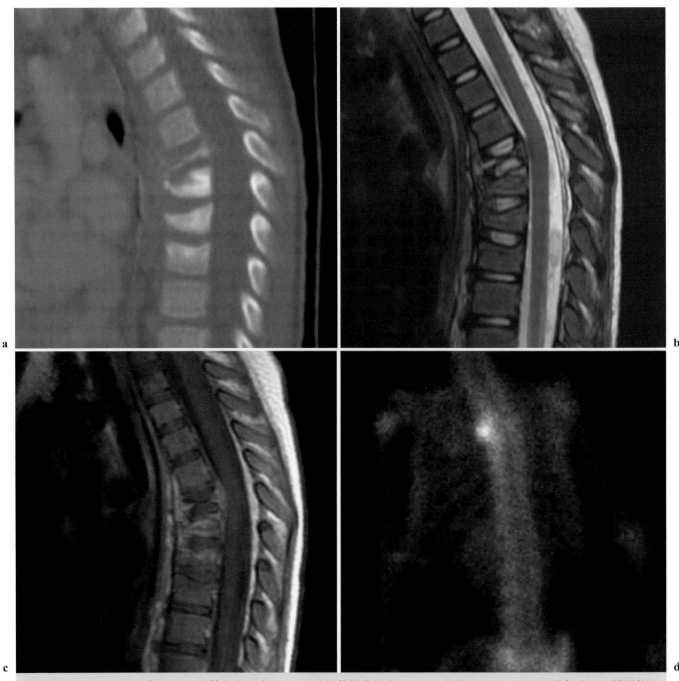

图 187.1　矢状位 CT 重建显示 T6 椎体完全塌陷，T7 ～ T9 椎体部分塌陷（**a**）。矢状位 T2-W MRI 显示类似表现，周围软组织少量高信号，相邻椎前间隙的软组织界限不清（**b**）。矢状位 T1-W 钆增强图像显示椎前软组织和受累椎体轻度增强（**c**）。锝 -99m 亚甲基二磷酸盐全身骨扫描斜位图像显示放射性示踪剂摄取（**d**）

■ 临床表现

4 岁女童，背部疼痛。

■ 关键影像发现

椎体塌陷（扁平椎）（图 187.1）。

■ 三大鉴别诊断

- **朗格汉斯细胞组织细胞增生症（LCH）**。LCH 包括一系列广泛的疾病谱，这些疾病均由一种称为朗格汉斯细胞的组织细胞肿瘤性增生引起。90% 的病例发生在 15 岁以下的儿童，多灶性疾病更常见于 5 岁以下的儿童。3/4 的患者骨骼受累。扁平椎常见，通常在胸椎。一个或几个椎体可能受累。MRI 病灶呈弥漫性强化，可见周围水肿。其他部位的骨髓是正常的，这有助于将其与其他疾病区分开来。
- **急性淋巴细胞性白血病**。急性淋巴细胞性白血病是儿童最常见的恶性肿瘤。发病高峰为 2 ～ 10 岁。

弥漫性骨痛常见，由骨髓浸润引起。骨密度弥漫性降低，可见贯穿轴部和四肢骨骼的渗透性病变。脊柱的病变可导致扁平椎。骨髓呈弥漫性 T1 低信号、T2 高信号。局灶病灶显示轻度强化。

- **转移性疾病**。孤立塌陷的椎体应该考虑由于转移性疾病引起的病理性骨折。以这种方式表现的最常见的实体恶性肿瘤是神经母细胞瘤和肾母细胞瘤。除非有广泛的骨转移，否则其他部位的骨髓是正常的。受累椎体呈肿块样外观，伴有不同程度的强化。确定恶性肿瘤的原发部位可简化诊断。

■ 其他鉴别诊断

- **尤因肉瘤**。尤因肉瘤最常见于外周骨骼，也可发生于脊柱，特别是大一点的儿童。它通常集中于椎体，经常有转移性病变。X 线显示渗透性病变，椎体高度丧失。在 MRI 上能清楚地看到一个大的、增强的软组织成分，由于其富含细胞，在 T2 上典型表现为与骨髓呈等信号。骨化并不是主要特征。

常见坏死。

- **创伤**。只有当有弥漫性骨质疏松、有潜在病变或发生继发性缺血性坏死时，创伤才会引起真正的椎体塌陷。远端创伤引起的椎体塌陷在 T1 和 T2 上呈暗信号（硬化），不应强化。

■ 诊断

朗格汉斯细胞组织细胞增生症。

✓ 要点

- 当发现扁平椎时，其他部位骨髓的外观和是否存在其他病变有助于缩小鉴别诊断范围。
- 朗格汉斯细胞组织细胞增生症是一种多系统疾病，累及脊柱时可引起椎体塌陷。

- 急性淋巴细胞性白血病可引起多水平椎体塌陷，其他部位骨髓呈低密度或斑驳状。
- 较大的软组织成分应考虑尤因肉瘤或转移瘤的可能。

推荐阅读

Jeh SK, Jee WH, Hong SJ, et al. Extracranial skeletal Langerhans cell histiocytosis: MR imaging features according to the radiologic evolutional phases. Clin Imaging. 2012; 36(5):466–471

Kim HJ, Ryu KN, Choi WS, Choi BK, Choi JM, Yoon Y. Spinal involvement of hematopoietic malignancies and metastasis: differentiation using MR imaging. Clin Imaging. 1999; 23(2):125–133

Rodriguez DP, Poussaint TY. Imaging of back pain in children. AJNR Am J Neuroradiol. 2010; 31(5):787–802

病例 188

Michael Doherty

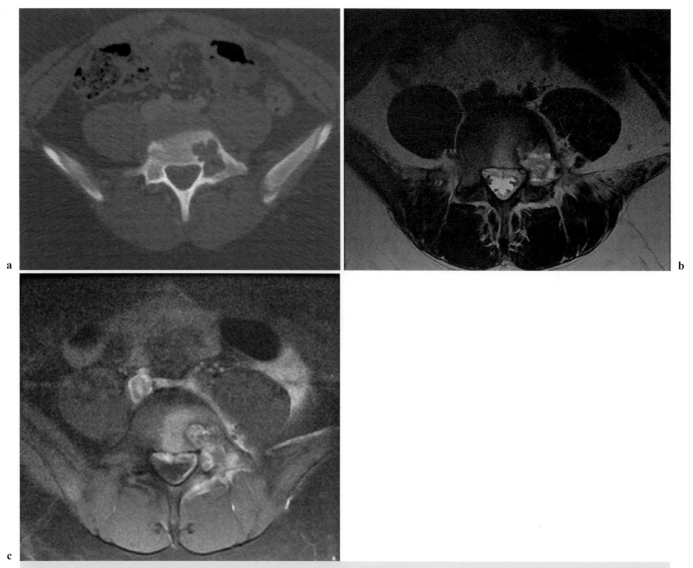

图 188.1 轴位 CT 显示一个位于 L5 左侧椎弓根狭窄过渡区的膨胀性透光肿块（**a**）。T2-W MRI 显示肿块包含不同信号强度的囊性空腔，伴有液-液平面和病灶周围水肿（**b**）。轴位 T1-W 钆增强 MRI 显示间隔增强，病灶周围也有增强（**c**）

■ 临床表现

16 岁少年，背部疼痛。

■ 关键影像发现

椎体后部结构的溶骨性肿块（图 188.1）。

■ 三大鉴别诊断

- **动脉瘤性骨囊肿（aneurysmal bone cyst，ABC）**。多达 1/3 的 ABC 发生在脊柱，最常发生在颈胸区。患者通常由于神经根和（或）脊髓压迫而出现隐匿的背部疼痛和神经系统症状。病变不具恶变潜能。脊柱 ABC 在 X 线上通常不明显，可能显示后部结构的扩张、透明和（或）硬化。CT 显示一个膨胀性、溶解性肿块位于椎体后部中心，有一个狭窄的过渡区和"蛋壳状"皮质。MRI 示分叶状肿块，边缘呈低信号，病灶周围水肿。囊性空腔包含不同信号强度的液-液平面。囊肿被不同厚度的间隔分离，间隔可增强。治疗方案包括手术切除、注射硬化剂、栓塞或放射治疗。巨细胞瘤和毛细血管扩张性骨肉瘤可能包含 ABC 区。
- **成骨细胞瘤**。这种膨胀性、成骨的良性肿瘤约 40% 发生于脊柱的椎弓。因其体积大（> 1.5 cm），患者可表现为疼痛或因神经根或脊髓受压引起的神经系统缺陷。X 线可显示椎弓根扩张和（或）硬化。在 CT 上，成骨细胞瘤通常表现为边界清楚的膨胀性肿块，伴有狭窄的过渡区。侵袭性病变可表现为皮质突破。T1 呈低至中间信号，T2 或 STIR 呈低至高信号，瘤周明显水肿（闪烁现象）。强化程度各异。
- **骨样骨瘤**。这种肿瘤与骨母细胞瘤的区别在于前者体积往往小于 1.5 cm。骨样骨瘤在长骨中更为常见。当它发生在脊柱时，最常受影响的是腰椎后部结构。患者通常表现为疼痛性脊柱侧凸。CT 显示中央病灶明显透明，伴有致密硬化反应区和不同的骨膜反应。中央病灶 T1 呈低信号强度，T2 和 STIR 呈低至高信号强度。强化明显。反应区以水肿和强化为特征。

■ 其他鉴别诊断

- **转移性疾病**。脊柱转移性疾病最初累及椎体，可扩散至椎弓根。椎体受累相对较难观察，X 线片可能更容易识别椎体后部病变。脊柱朗格汉斯细胞组织细胞增生症通常表现为扁平椎，罕见累及后部结构。

■ 诊断

动脉瘤性骨囊肿。

✓ 要点

- 脊柱动脉瘤性骨囊肿表现为位于椎体后部中心的膨胀性肿块；MRI 显示含有液-液平面的囊性空腔，间隔增强。
- 成骨细胞瘤是一种主要发生于椎弓的膨胀性、成骨性良性肿瘤，体积大（> 1.5 cm），瘤周水肿明显。
- 骨样骨瘤小于 1.5 cm，有中央透光病灶伴有硬化反应区。

推荐阅读

Doss VT, Weaver J, Didier S, et al. Serial endovascular embolization as stand-alone treatment of a sacral aneurysmal bone cyst. J Neurosurg Spine. 2014; 20:234–238

Zileli M, Isik HS, Ogut FE, et al. Aneurysmal bone cysts of the spine. Eur Spine J. 2013; 22:593–601

病例 189

Ethan Neufeld

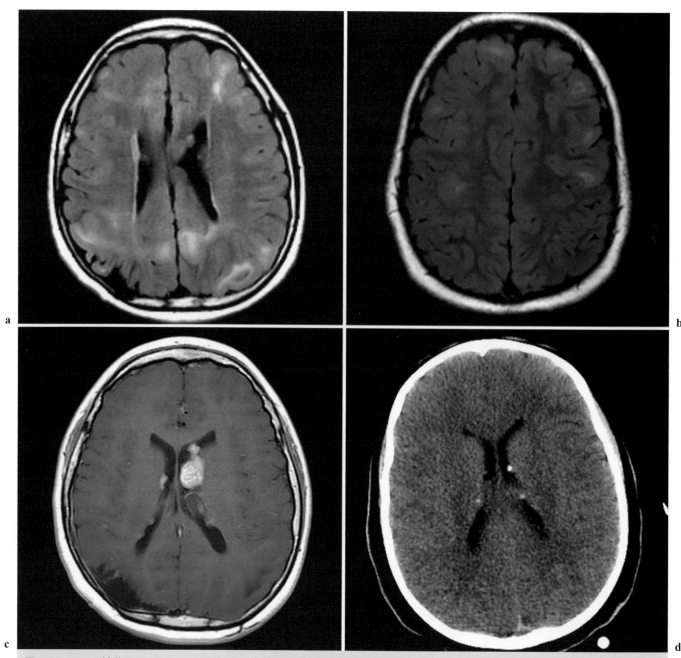

图 189.1　MRI 轴位 T2 FLAIR 显示沿侧脑室室管膜的散在高信号区伴小结节（**a**）。T2 轴位不同窗口高水平的 FLAIR 像显示皮质下高信号伴脑回增厚（**b**）。另一位患者的轴位 T1-W 钆增强 MRI 显示多个室管膜下结节，伴大体积的强化肿块，在左侧 Monro 孔附近向下延伸（**c**）。另一位患者的轴位 CT 平扫显示室管膜下结节伴有不同程度的钙化（**d**）

■ 临床表现

12 岁男孩，癫痫发作。

■ 关键影像发现

室管膜下软组织和钙化结节，皮质下 T2 高信号，脑回增厚，Monro 孔附近的强化肿块（图 189.1）。

■ 诊断

结节性硬化症（tuberous sclerosis，TS）。TS 是一种神经皮肤综合征和多系统遗传疾病，以起源于外胚层（即皮肤、眼和神经系统）的良性肿瘤为特征。由于缺乏两个肿瘤抑制基因的其中一个，大多数病例是散发性的。大多数患者出现癫痫发作，其中一半患者伴有智力低下。只有 1/4 的 TS 患者存在典型的临床三联征：癫痫发作、智力低下和皮脂腺瘤。临床诊断基于对主要标准和次要标准的评估。

皮质异常是该病的主要组成部分，主要是由于生发基质细胞的阻滞和无序迁移而造成。位于脑室的室管膜下错构瘤在几乎所有的 TS 患者中可见，聚集在尾丘脑沟。它们经常钙化，在老年患者的 CT 上很明显。结节在 MRI 的信号强度不同，但接近灰质。结节逐渐扩大，发展为低级别肿瘤，称为室管膜下巨细胞星形细胞瘤（SEGA）。增大的室管膜下结节大于 1.3 cm 且增强，则应考虑 SEGA。SEGA 最常邻近

Monro 孔。对于这些低度恶性病变常采用保守的治疗方法，除非它们引起梗阻。

皮质结节是皮质或皮质下白质的错构瘤，主要临床症状是引起癫痫。这些结节呈额顶叶分布。信号强度的变化取决于患者的髓鞘形成模式。在新生儿，T1 可最佳显示。FLAIR 在年龄大于 2 岁的患者中效果最好，因为这些患者有成熟的髓鞘化模式。辐射状迁移线和囊性白质病变也可见到，这是无序迁移的后遗症。

TS 的非神经系统表现很多，在任何特定的患者中存在差异。皮肤表现包括血管纤维瘤和低色素斑。横纹肌瘤是儿童最常见的心脏肿瘤，与 TS 密切相关，可能无症状或伴有心律失常。肾血管肌脂肪瘤是一种以肉眼可见的脂肪为特征的良性实质肿瘤，如果病变较大就容易出血。最后，TS 患者可能会发生一种与淋巴管平滑肌瘤病相同的肺部疾病，其特征是遍及肺部的广泛的薄壁囊肿，可能导致气胸和乳糜积液。

✓ 要点

- 结节性硬化症的颅内表现包括室管膜下结节、皮质结节，以及由于神经元无序迁移导致的白质病变。
- 在新生儿，病变在 T1-W MRI 显示最好；在 2 岁以上患者，病变在 T2 FLAIR 显示最好。CT 上可以看到较陈旧的病变常发生钙化。

- 室管膜下结节增强或超过 1.3 cm 可能是低级别肿瘤，称为室管膜下巨细胞星形细胞瘤（SEGA）。
- 非神经系统表现包括心脏横纹肌瘤、肾血管肌脂肪瘤、皮肤病变，以及肺的淋巴管平滑肌瘤病样病变。

推荐阅读

Kalantari BN, Salamon N. Neuroimaging of tuberous sclerosis: spectrum of pathologic findings and frontiers in imaging. AJR Am J Roentgenol. 2008; 190(5):W304–W309

Takanashi J, Sugita K, Fujii K, Niimi H. MR evaluation of tuberous sclerosis: increased sensitivity with fluid-attenuated inversion recovery and relation to severity of seizures and mental retardation. AJNR Am J Neuroradiol. 1995; 16(9):1923–1928

Umeoka S, Koyama T, Miki Y, Akai M, Tsutsui K, Togashi K. Pictorial review of tuberous sclerosis in various organs. Radiographics. 2008; 28(7):e32

病例 190

Ethan Neufeld

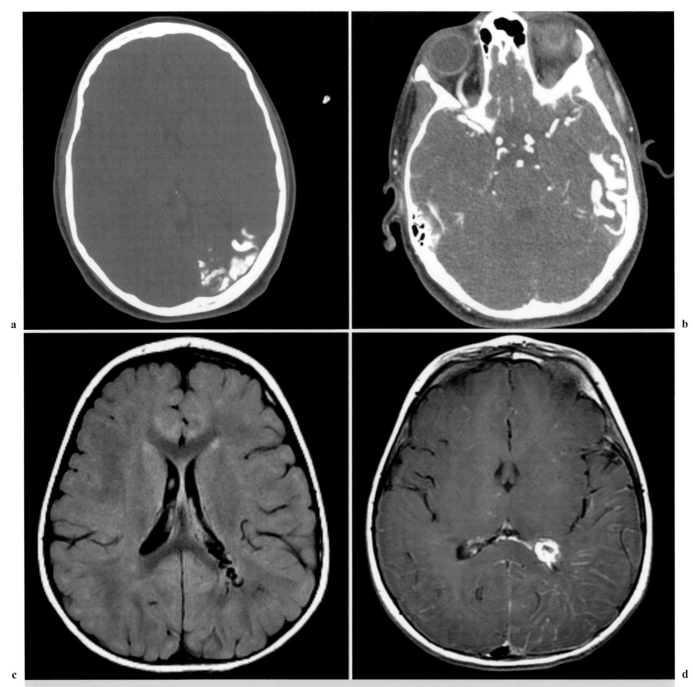

图 190.1　轴位 CT 显示左侧顶枕部脑回钙化，符合皮质层状坏死（**a**）。轴位增强 CT 显示左侧颞叶脑回钙化，可见软脑膜增强（**b**）。轴位 T2 FLAIR MRI 显示左后侧脑室周围白质流空影，符合扩大的髓质和室管膜下静脉（**c**）。轴位 T1-W 钆增强 MRI 显示左侧脉络丛的不对称扩大，以及不对称的白质和脑沟强化（**d**）

■ 临床表现

癫痫发作的儿童。

■ 关键影像发现

脑回钙化和强化，软脑膜血管瘤病，脉络丛扩大（图 190.1）。

■ 诊断

Sturge-Weber 综合征。Sturge-Weber 综合征（也称为脑三叉神经血管瘤病）是一种斑痣性错构瘤病，最近已被归类为几种颅面动静脉异构综合征（craniofacial arteriovenous metameric syndromes，CAMS）之一。目前还没有已知的遗传模式。这种情况是由于一种特殊的基因突变导致颅内和颅外胎儿血管系统的持续存在。这导致了软脑膜血管畸形，伴同侧皮肤面部血管瘤——典型的"葡萄酒色斑"。这发生在三叉神经眼支［脑神经（CN）V-1］的分布区。5% 的 Sturge-Weber 综合征患者没有皮肤病变。

颅内血管畸形导致窃血现象，有明显的血液分流入病变。其特征性表现为同侧脉络丛扩大，下层白质的髓鞘形成加速。畸形最终引起静脉停滞，导致皮质缺血并伴有发育不良和神经胶质增生。大多数患儿在出生后的头几年会发生癫痫。当患者的患侧大脑半球发生神经胶质增生时，癫痫往往会发展，导致更多的神经胶质增生。患者最终会发展为患侧大脑半球的神经功能缺陷，并且也呈进展的趋势。

在新生儿中，Sturge-Weber 综合征的最早期表现是由于血流增加导致的受累半球髓鞘成熟加速。其特征是不对称的早期 T1 高信号。由于受影响的皮质经历慢性缺血，大脑出现萎缩和发育不良。由此产生的信号异常反映了神经胶质增生。随着时间的推移，由于畸形导致血栓形成，所累及的皮质发生营养不良性钙化，在 CT 上表现为典型的"有轨电车轨道"。在 T1 和 T2-W MRI 上钙化呈低信号。CT 及 MRI 显示因软脑膜血管畸形而呈蛇形、脑回状强化。相关表现包括同侧脉络丛扩大、颅骨代偿性扩大和同侧鼻旁窦过度气化。

治疗包括用抗癫痫药控制癫痫发作。低剂量阿司匹林通过延缓血栓形成，可能减缓病情进展。一些患者需要进行大脑半球切除术来治疗难治性癫痫。

✓ 要点

- Sturge-Weber 综合征是由一种散发的突变引起，导致同侧 CN V-1 分布区的软脑膜和皮肤血管畸形。
- 早期表现包括髓鞘成熟加速和同侧脉络丛扩大。
- 进行性脑萎缩是由微血管血栓形成引起的，导致下面的皮质营养不良性钙化和神经胶质增生引起的信号异常。
- 颅骨代偿性增厚和鼻旁窦过度气化也可能发生。

推荐阅读

Griffiths PD. Sturge–Weber syndrome revisited: the role of neuroradiology. Neuropediatrics. 1996; 27(6):284–294

Lo W, Marchuk DA, Ball KL, et al; Brain Vascular Malformation Consortium National Sturge– Weber Syndrome Workgroup. Updates and future horizons on the understanding, diagnosis, and treatment of Sturge–Weber syndrome brain involvement. Dev Med Child Neurol. 2012; 54(3):214–223

Ragupathi S, Reddy AK, Jayamohan AE, Lakshmanan PM. Sturge–Weber syndrome: CT and MRI illustrations. BMJ Case Rep. 2014; 2014(Nov):9

病例 191

Rebecca Stein-Wexler

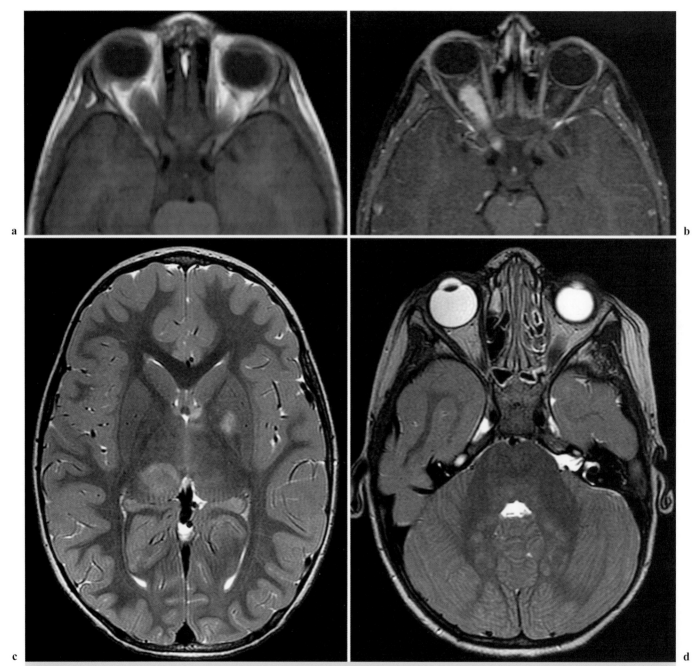

图 191.1　轴位 T1-W MRI 显示右侧视神经增粗（**a**）。轴位 T1-W 钆增强脂肪抑制成像显示增粗的视神经弥漫性强化（**b**）。另一位患者的轴位 T2-W MRI 显示左侧基底神经节区高信号，右侧丘脑及下丘脑可见大的病灶，MR 波谱成像上该病灶的胆碱 / 肌酐比值升高（未展示）（**c**）。轴位 T2-W 图像显示小脑脚和脑干多个 T2 高信号灶（**d**）

■ 临床表现

4 岁女孩，癫痫和发育迟缓。

■ 关键影像发现

视神经胶质瘤，T2 高信号灶，以及下丘脑胶质瘤（图 191.1）。

■ 诊断

1 型神经纤维瘤病（NF1，或 von Recklinghausen 病）。这种相对常见的常染色体显性遗传病是由 *NF1* 基因缺陷引起的，该基因主管肿瘤抑制、髓鞘形成、神经干细胞增殖、血管壁维护、骨形成或重塑。大约一半的病例是由自发突变引起。NF1 的诊断依据至少存在以下诊断标准中的 2 种：至少 6 个大的咖啡牛奶斑、神经纤维瘤、腋窝或腹股沟雀斑、视路神经胶质瘤、Lisch 结节、骨发育不良和（或）一级亲属受累。这种斑痣性错构瘤病的神经系统和肿瘤并发症有很多，许多中心对幼儿行脑 MRI 筛查。神经系统表现包括学习障碍、注意力缺陷、精神障碍和癫痫。许多其他器官系统也受到影响。

大约 1/5 的患者发生视路神经胶质瘤，导致多达一半的患者视力丧失，通常在 6 岁前发生。肿瘤可为单侧或双侧，可累及视交叉，很少累及视神经束。视神经和视交叉神经胶质瘤通常会增强，但在视神经束中的肿瘤可能表现很轻微，类似 T2 高信号病变。星形细胞瘤——通常为毛细胞性——的发生率在整个神经轴增加，而多形性胶质母细胞瘤的发生率在成人中增加。错构瘤性脑干增大可能与脑干胶质瘤相似。丛状神经纤维瘤常见于眼眶、颈部及其他部位。随着年龄的增长，恶性变性的风险增加，最终发生在约 10% 的患者中。预警信号包括疼痛、体积增大、T1 高信号、不均匀增强、T2 "靶征"（周边亮，中心暗）消失。神经纤维瘤也常见于脊柱和皮肤。

高信号的 T2 病变在脑干、大脑和小脑中脚、小脑白质、基底神经节区（特别是苍白球）、丘脑、内囊和其他部位极为常见，但在皮质下白质则不常见。这些在 7 岁以下的儿童中最多，并逐渐消失。病变往往是多发的。它们缺乏占位效应，不增强，通常与 T1 上的灰质相似。脑白质体积总体增加。

无症状的脑血管发育不良在儿童的发生率高达 15%，表现为狭窄、闭塞、扩张、梭形动脉瘤和烟雾病。病变往往是轻微的，磁共振血管造影显示效果最好。

与神经纤维瘤病相关的骨表现包括胫骨假关节，这在高达 10% 的患者中发生。丛状神经纤维瘤很常见，中胚层发育不良可影响蝶骨和枕骨。畸形椎体、神经纤维瘤和相对罕见的外侧脊膜膨出易导致营养不良性脊柱侧凸。特发性脊柱侧凸的发生频率也增加。肋骨可能显得很薄，呈带状。非骨化纤维瘤通常很多。

✓ 要点

- 1 型神经纤维瘤病半数为常染色体显性遗传，外显率为 100%；其他为散发突变。
- 视神经胶质瘤、星形细胞瘤和其他中枢神经系统肿瘤的发病率在患有 1 型神经纤维瘤病的幼儿中增加。

- T2 高信号病变在幼儿中极为常见，除皮质下白质外几乎到处可见，并在 7 岁以后开始消退。
- 丛状神经纤维瘤常见于眼眶和颈部，它们可能导致眼眶、蝶骨发育不良。

推荐阅读

Lopes Ferraz Filho JR, Munis MP, Soares Souza A, Sanches RA, Goloni-Bertollo EM, Pavarino-Bertelli EC. Unidentified bright objects on brain MRI in children as a diagnostic criterion for neurofibromatosis type 1. Pediatr Radiol. 2008; 38(3):305–310

Scalzone M, Coccia P, Ruggiero A, Riccardi R. Neurofibromatosis type 1 clinical features and management. Pediatr Med Chir. 2009; 31(6):246–251

Vézina G. Neuroimaging of phakomatoses: overview and advances. Pediatr Radiol. 2015; 45 Suppl 3:S433–S442

病例 192

Rebecca Stein–Wexler

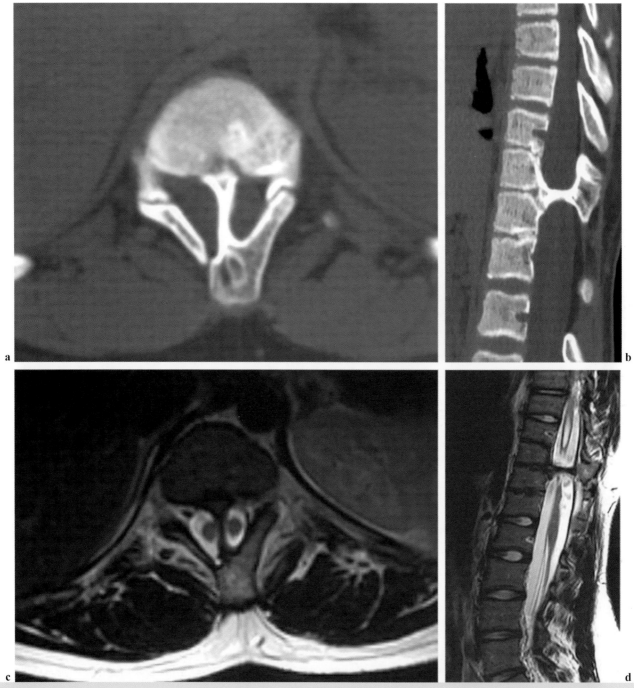

图 192.1　轴位 CT 显示一个骨刺将椎管分离成两个独立的结构（**a**）。矢状位重建 CT 显示了骨刺，以及该水平附近的块状椎形成（**b**）。轴位 T2-W MRI 也显示两个脊髓，各自都有自己的硬膜囊（**c**）。矢状位 T2-W MRI 显示骨性异常，伴随脊髓空洞积水症影响骨刺上方的一个椎体节段（**d**）。（这些图像由 William T. O'Brien，Sr. 提供。）

■ 临床表现

　　13 岁女孩，脊柱侧凸和长期的神经功能障碍。

■ 关键影像发现

脊髓分裂（图 192.1）。

■ 诊断

1 型脊髓分裂畸形（split spinal cord malformation，SSCM；通常被称为脊髓纵裂）。SSCM 是一个通用术语，包括相对常见的脊髓纵裂（diastematomyelia）和相对罕见但通常难以区分的脊髓纵裂畸形（diplomyelia）。它是指脊髓在矢状面呈对称或不对称的分裂。两条脊髓各有自己的椎管、背角和腹角，以及软膜覆盖。畸形是脊索发育异常和裂开造成的。3/4 的患者有脊髓栓系，脊髓脊膜膨出、脂肪瘤、真皮窦和（表）皮样肿瘤常见。一半以上的病例有皮肤上的红斑，如毛斑、痣或血管瘤。马蹄内翻足和肌肉萎缩可帮助年幼儿童确诊，而较大的儿童常表现为脊柱侧凸、背痛或坐骨神经痛。这种情况在女性中更为常见。

大多数脊髓裂隙在 T9 和 S1 之间。它们延伸几个椎体节段，脊髓通常于裂隙远端融合。可能会发生两种类型的分裂。当硬膜外骨或软骨骨刺完全将两个半髓分开时，就会发生 1 型 SSCM。有两个硬膜囊，每一个包住自己的脊髓。这种类型更常见，以前被称为脊髓纵裂。2 型 SSCM（以前被称为脊髓纵裂畸形）发生于硬膜内形成纤维骨刺，形成一条带子将两根脊髓分开。然而，只有一个硬膜囊包住两根脊髓。患者往往无症状，除非同时伴发脊髓空洞积水症或脊髓栓系。在这两种类型的 SSCM 中，骨刺经常导致脊髓栓系，通常必须切除。

由于椎骨也由脊索发展而来，因此脊椎异常是常见的，包括神经管原肠囊肿、背侧肠瘘、半椎体、蝴蝶椎、块状椎和脊柱侧凸。除了椎体异常外，X 线片可能显示椎弓根在分裂处轻度伸展，如果骨刺是骨性的，则可见薄层垂直密度。

CT 显示骨刺，但不能显示软骨或纤维结构。骨或软骨骨刺可在分裂脊髓的最远端于轴位或冠状位成像得到最好的显示。在 MRI 上，信号强度根据骨刺是软骨性还是骨性而变化，并随患者年龄而变化。由于在 T1 上很难看到骨性和软骨性骨刺，因此用 T2 或 T2* 成像对脊柱进行显像是很重要的。骨刺通常位于中线，脊髓的两半在大小和冠状位置上相对对称。然而，有时骨刺呈斜线走行，则很大程度上导致脊髓不对称。此外，脊柱侧凸在 1 型 SSCM 患者中通常很严重，可使椎管旋转，导致两根脊髓在矢状面上呈平躺状。虽然脊髓分裂和 2 型 SSCM 可能的椎体异常很明显，但纤维骨刺很少在影像学检查中被发现。

✓ 要点

- 脊髓分裂畸形包括在矢状面上的脊髓分裂。
- 1 型脊髓分裂畸形的特征是骨性或软骨性骨刺将硬膜囊分开，使每条脊髓有自己的硬膜囊。
- 脊髓分裂畸形常伴有其他脊柱畸形，如脊髓栓系、Chiari 畸形、闭合不全和脊柱侧凸。

推荐阅读

Schwartz ES, Barkovich AJ. Congenital anomalies of the spine. In Barkovich AJ, Raybaud C, eds. Pediatric Neuroimaging, 5th ed. Philadelphia, PA: Lippincott Williams & Wilkins; 2012:857–922

Schwartz ES, Rossi A. Congenital spine anomalies: the closed spinal dysraphisms. Pediatr Radiol. 2015; 45 Suppl 3:S413–S419

Taragin BH, Wootton-Gorges SL. The spine: congenital and developmental conditions. In Stein-Wexler R, Wootton-Gorges SL, Ozonoff MB, eds. Pediatric Orthopedic Imaging. Berlin/Heidelberg: Springer; 2015:43–105

病例 193

Rebecca Stein-Wexler

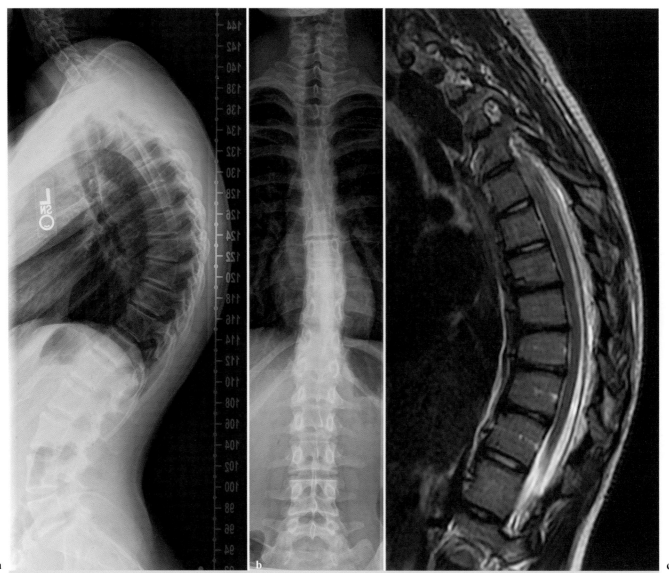

图 193.1 脊柱侧位片显示胸椎后凸增加，中部胸椎椎体多发前部楔形变，终板不规则，椎间盘狭窄，腰椎前凸增加（**a**）。有非常轻微的脊柱左凸（**b**）。来自不同患者的矢状位 T2-W MRI 显示类似的结果，注意椎体信号正常（**c**）

■ 临床表现

15 岁女孩，背部疼痛。

■ 关键影像发现

脊柱后凸，椎体前部楔形变，终板不规则，椎间盘多节段狭窄（图 193.1）。

■ 诊断

Scheuermann 病。Scheuermann 病的脊柱后凸发生在青春期。这种疾病的定义是脊柱后凸超过 45° 和至少 3 个相邻椎体前部楔形变至少 5°。它具有遗传性，可能是常染色体显性遗传，外显率可变。病理生理学还没有完全明确，可能是由于易感患者在儿童时期的创伤和压力导致软骨终板裂开所致。椎间盘疝入 Schmorl 结节，导致椎间盘前部变窄。关节突维持椎间盘后部的高度。相邻椎体前部压力的增加限制了垂直生长，导致前部楔形变。大约一半的患者可出现症状，通常在 10 岁以后。

应在患者站立时拍摄侧位 X 线片，以突出曲度。终板不规则，椎间盘间隙变窄，前面观最为明显。Schmorl 结节较为明显。椎体呈前部楔形变，受累椎体可被拉长。椎体骺环可能发生不规则骨化。通常在中部胸椎表现最明显，但 Scheuermann 病可发生在从 T3 到上腰椎的任何部位。脊柱后凸的程度由 Cobb 技术测量，类似于测量脊柱侧凸。灵活性可在患者仰卧在软垫上拍摄侧位片进行评估。

胸椎后凸常伴有腰椎过度前凸。这可能促使脊椎滑脱和脊椎前移的发生率增加。许多 Scheuermann 病患者也有轻度脊柱侧凸。中度脊柱后凸患者对运动反应良好。支具可以扭转这种情况。更严重的脊柱后凸通常要求手术治疗。术前 MRI 评估伴发的椎间盘突出，通常发生在弯曲的顶点。

Scheuermann 病与从侧面观察患者身体前倾时由不良姿势导致的圆形驼背是有区别的。Scheuermann 病患者表现为成角畸形，而体位性脊柱后凸患者表现为脊柱光滑圆润。

✓ 要点

- Scheuermann 病脊柱后凸的特征是后凸至少 45°，椎体终板不规则，椎间盘前部狭窄，至少 3 个相邻椎体楔形变。
- Scheuermann 病最常见于胸椎中部，但可见于 T3 至上腰椎的任何部位。
- 如果脊柱后凸是中度的，运动和支具可能是有效的。
- 椎体前部楔形变的原因是生长受限而不是压迫。

推荐阅读

Lowe TG. Scheuermann's kyphosis. Neurosurg Clin N Am. 2007; 18(2):305–315

Swischuk LE, John SD, Allbery S. Disk degenerative disease in childhood: Scheuermann's disease, Schmorl's nodes, and the limbus vertebra: MRI findings in 12 patients. Pediatr Radiol. 1998; 28(5):334–338

Tsirikos AI. Scheuermann's Kyphosis: an update. J Surg Orthop Adv. 2009; 18(3):122–128

病例 194

Rebecca Stein-Wexler

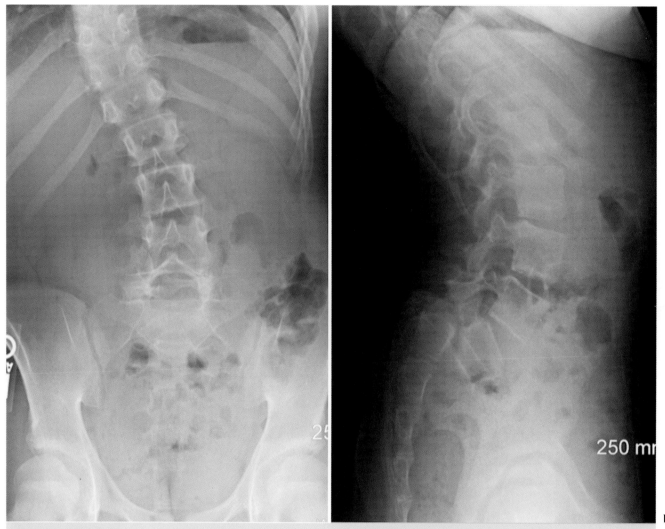

a   b

图 194.1 腰骶椎正位片显示脊柱侧凸和腰骶交界处硬化增加（a）。侧位片显示 L5 椎弓峡部透光，以及 L5 椎体成角和前移位（b）

■ 临床表现

12 岁女孩，腰痛和腘绳肌痉挛。

■ 关键影像发现

L5 椎弓峡部双侧缺损，伴 L5 前移位（图 194.1）。

■ 诊断

脊椎滑脱伴V级脊椎前移。脊椎滑脱是椎弓峡部的一种后天性缺陷，最常见是在 L5。体位、体质、体育活动和遗传因素易导致这种病变，其被认为是由重复性微创伤导致的骨折。它在脊柱侧凸和 Scheuermann 病脊柱后凸患者中更为常见。大约一半的病例是无症状的。患者可能会因椎间孔或椎管狭窄而主诉疼痛或神经功能障碍。即使早期就发生脊椎滑脱，患者在青春期生长高峰期间出现症状也并不罕见。

这种疾病通常可以通过 X 线来诊断。脊柱外侧显示椎弓峡部透光。斜位片上，由后部结构形成的"猎犬"征在颈部有一个透亮的项圈，即峡部的裂口。边缘可以是粗糙的或光滑的，呈正方形或锥形。如果脊椎滑脱是单侧的，常有对侧椎板硬化和肥大。骨扫描可显示硬化但完整的椎弓根活动度增强，类似骨样骨瘤。CT 清晰显示脊椎滑脱，但可能难以与正常的关节突关节区分。然而，脊椎滑脱缺损位于椎间盘上部，它位于上、下关节面之间正常关节的前部。

脊椎滑脱在 MRI 上最容易被识别。信号变化取决于缺损中有多少骨、软骨和纤维组织。

大约 50% 的双侧脊椎滑脱患者会发生脊椎前移。骨折上方的椎体向前滑过下方椎体，典型的是 L5 滑过 S1。很少情况下，如果先天性小关节突和椎板发育不良（如神经纤维瘤病和脊髓脊膜膨出）不能限制向前运动，则可能发生脊椎前移。滑移通常在 9～12 岁发生或增加，并在 20 岁时稳定。患者的典型症状是腰痛和腘绳肌痉挛。

如果 L5 在 S1 上有明显的滑移，正位 X 线将显示骶骨上部的双密度，使人联想到倒置的三角帽。直立侧位观对确定滑移的程度很重要，滑移程度往往大于仰卧侧位观。将尾侧椎体的前后宽度分为 4 个节段，然后确定头侧椎体的后角与哪个象限相交，据此将脊椎前移分为 I～V级。在 I 级滑移中，上椎体的后角覆盖在下椎体的后 1/4 处。在IV级滑移中，上椎体的后角位于下椎体的前 1/4 处，而在 V 级则完全向前滑移。

✓ 要点

- 脊椎滑脱包括椎弓峡部缺陷（"猎犬"的项圈），最常见于 L5 水平。
- 脊椎滑脱是由重复性的微创伤引起，其诱因包括遗传、体位和运动等。

- 大约 50% 的双侧脊椎滑脱患者会发生脊椎前移，即椎体向前滑移。
- 尾侧椎体被分为 4 个节段，据此将脊椎前移分为 I～V级。

推荐阅读

Belfi LM, Ortiz AO, Katz DS. Computed tomography evaluation of spondylolysis and spondylolisthesis in asymptomatic patients. Spine. 2006; 31(24):E907–E910

Ganiyusofoglu AK, Onat L, Karatoprak O, Enercan M, Hamzaoglu A. Diagnostic accuracy of magnetic resonance imaging versus computed tomography in stress fractures of the lumbar spine. Clin Radiol. 2010; 65(11):902–907

McCleary MD, Congeni JA. Current concepts in the diagnosis and treatment of spondylolysis in young athletes. Curr Sports Med Rep. 2007; 6(1):62–66

附录
——关键影像发现

索引
——鉴别诊断